# 中医适宜技术外治法

张 磊 王晓敏 熊武忠 周 祥 赵 敏 蒋晓蕾◎主编



长江出版传媒 湖北科学技术出版社

**图书在版编目(CIP)数据**

中医适宜技术外治法 / 张磊等主编 ; 王晓乾等副主编. -- 武汉 : 湖北科学技术出版社, 2025. 5. -- ISBN 978-7-5706-4058-4

Ⅰ. R244

中国国家版本馆 CIP 数据核字第 202510G4Z2 号

责任编辑：袁瑞旌

责任校对：陈横宇　　　封面设计：喻　杨

出版发行：湖北科学技术出版社

地　　址：武汉市雄楚大街 268 号（湖北出版文化城 B 座 13-14 层）

电　　话：027-87679468　　　邮编：430070

印　　刷：武汉精艺彩广告印务有限公司　　　邮编：430048

787 毫米×1092 毫米　1/16　24.5 印张　400 千字

2025 年 5 月第 1 版　　　2025 年 5 月第 1 次印刷

定　　价：68.00 元

# 《中医适宜技术外治法》

## 编委会

**主　　编：** 张　磊　王晓敏　熊武忠　周　祥
赵　敏　蒋晓蕾

**副 主 编：** 王晓乾　白书仙　奚海翔　段　洁
周　磊　曹　磊　何亚男　王　翠
余新健　陈　威

# 简　介

中医适宜技术属于中医传统疗法，它有着深厚的理论基础，与中医脏腑学说、经络学说、中医体质辨识理论等有着密切的联系。其主要分为外治法和内治法两种，外治法包括针法类、灸法类、按摩类、导引类、其他类五大类。中医适宜技术外治法临床应用历史悠久，治疗疾病范围广泛，遍及内、外、妇、儿、骨伤、皮肤、五官、肛肠等科。中医适宜技术外治法有舒筋通络、祛风除湿、理气活血、恢复人体阴阳平衡的作用，并具有简、便、廉、验的特色。但中医适宜技术外治法理论的体系化并未完成，无论是中医外科教材还是各类中医外科专著，关注的重点也都在中医外科疾病的内治部分，对于中医适宜技术外治法应用的梳理均处于较为表浅的阶段，或者仅能看到框架，内容却不够丰富，并不能为中医适宜技术外治法的发展和推广提供助力和保障。本书详细介绍了中医适宜技术外治法的功效和操作方法，以及临床常见疾病的中医适宜技术外治法。作者基于中医理论结合临床实践，对中医适宜技术外治法进行了深度总结，利于从业人员学习，能够让更多的人掌握中医适宜技术外治法。

# 目　录

# 第一章　乳腺疾病

## 第一节　概　　论

发生在乳房部位的多种疾病，统称为乳房疾病。是外科中的常见病。由于女子生理特点不同，其发病率高于男子。因其发病种类较多，故《妇科玉尺》中说："妇女之疾，关系最钜者，则莫如乳。"

关于乳房疾病，早在汉代就有记载，如《中藏经》中的"乳癖"。以后历代文献都有发展，如晋代《肘后备急方》、《刘涓子鬼遗方》中的"乳痈""发乳"；隋代《诸病源候论》中的"乳疽""乳漏"；宋代《妇人大全良方》中的"乳岩"；明代《外科理例》中的"乳痨"，《疮疡经验全书》中的"乳疬"；清代《疡医大全》中的"乳衄"等。且多有各种疾病的病因、症状、治法的记载。综合上述，可以看出前人对乳房疾病的认识和发展概况，对后世诊治乳房疾病，具有一定指导意义。本章除乳岩在岩章中论述外，如乳痈、乳漏、乳痨、乳癖等均在本章中讨论。

**【乳房与脏腑、经络的关系】**

乳房位于胸前第3和第6肋骨水平之间。分乳房、乳晕、乳头、乳络等四个部分。乳房与经络的关系，如足阳明胃经行贯乳中；足太阴脾经，络胃上膈，布于胸中；足厥阴肝经上膈，布胸胁绕乳头而行；足少阴肾经，上贯肝膈而与乳联。冲任两脉起于胞中，任脉循腹里，上关元至胸中；冲脉夹脐上行，至胸中而散。故后世医家指出："男子乳头属肝，乳房属肾；女子乳头属肝，乳房属胃。"所以乳房疾病与肝、胃两经有密切关系，但与肾经、冲任两脉也有联系。

《疡医大全》引胡公弼说："妇人乳有十二穰。""穰"即"乳络""乳管"，实则分15～20个乳腺腺叶。每个腺具有单独的"乳管"，呈放射状聚向乳头，分娩后借以分泌乳汁。乳汁的来源与月经的关系，如《女科经论》引程若水说："妇人经水与乳，俱由脾胃所生。经脉别论云，食气入胃，其清纯津液之气，归于心，入于脉，变赤而为血，血有余，则注于冲任而为经水……冲为血海，任主胞胎，若男子媾精，阴阳和合而成孕，则其血皆移荫于胎矣。胎既产，则胃中清纯津液之气，归于肺，朝于脉，流入乳房，变白为乳。”总之，乳汁由脾胃水谷之精华所化生，脾胃气壮，乳汁多而浓；血衰则少而淡。冲任为气血之海，上行为乳，下行为经，妇女哺乳期则经止。乳汁的分泌与控制和肝木之气有关，因肝主疏泄，若肝气不舒，疏泄不利，则可发生病变。

## 【病因病理】

乳房疾病的发生，主要由于肝气郁结，或胃热壅滞，或肝肾不足，或痰瘀凝结，或乳汁蓄积，或外邪侵袭等，皆可影响肝肾、脾胃的生理功能而产生病变。如《外证医案汇编》说：“乳症，皆云肝脾郁结，则为癖核；胃气壅滞，则为痈疽。”

从临床上来看，感染性乳房疾病，多由乳头破碎、感染毒邪，或嗜食厚味、脾胃积热；或情志内伤、肝气不舒，以致乳汁瘀滞，排泄障碍，久而化热，热腐而成脓肿。肿瘤性乳房疾病，则因忧思郁怒，肝脾受损，气滞痰凝而成“乳中结核”。

乳房疾病多与肝胃两经有关。临床辨证除局部观察病变外，尚需结合全身症状，从而辨证求因，审因论治。现将辨证要点归纳分述如下。

（1）肝郁胃热：由于肝气不舒，失于条达；胃经积热，经络阻塞，气血瘀滞，日久化热，致局部红肿热痛，成脓时则剧痛。伴有恶寒发热、口渴欲饮、小便短赤、舌苔白或黄、脉弦数。如乳痈、乳发等多与肝郁胃热有关。

（2）肝气郁结：情绪郁闷忧思，致肝气不舒而失调达，气不舒则气滞血瘀；肝郁而致脾失健运，则痰浊内生，气滞痰瘀互结而成肿核，形如桃李，质地坚实或坚硬，表面光滑，推之可动或固定不移。伴有胸闷不舒、心烦易怒、月经不调、舌苔薄白、脉弦滑等。如乳癖、乳岩均与肝气郁结有关。

（3）肝肾不足：由于先天不足或后天失调，生育过多，以致肝肾亏损，冲任失调，精血不足，水不涵木，易致肝火上升，火灼津为痰，痰瘀互结聚而成核。其核生长与发展，常与发育、月经、妊娠等有关。胀痛常在经前加重。伴有头晕、耳鸣、腰瘦肢软、月经不调、舌苔薄白、脉弦细数症状。如乳疬等疾病，多与肝肾不足有关。

（4）阴虚痰凝：由于肺肾阴虚，致阴虚火旺，肺津不布，灼津为痰，痰火循经结于乳房，其肿块皮色不变，微微作痛，化脓迟缓，脓水清稀。常伴有午后潮热、夜寐盗汗、形瘦食少、舌质红苔薄白、脉细数等症状。如乳痨与肺肾阴虚有关。

## 【乳房肿块检查法】

及时正确地进行乳房检查，对早期发现乳岩及其他乳房疾患有着重要意义。在肿瘤普查时所推广的自我检查法，简单易行，广大妇女都可以掌握，应当推广。具体检查方法是：左手叉腰，用自己的右手触诊左侧乳房，然后再用右手叉腰，左手触诊右侧乳房。如有发现或疑似肿块，应立即到当地医疗单位就诊，以进一步确定肿块性质，便可以早期发现乳岩。乳房的检查方法主要是望诊和触诊，但后者是主要的。

（1）望诊：让患者坐正，解开上衣，将两侧乳房完全显露，以作详细比较。注意乳房体积的变化，有无增大或缩小；乳头的位置有无内缩或抬高；乳房皮肤有无结节、凹陷或橘皮状、湿疹样改变等。如果有凹陷可让患者两臂高举过头，或用手抬高整个乳房，则凹陷部分更为明显。

（2）触诊：坐位与卧位相结合，根据需要选择。应先检查健侧乳房，再检查患侧，以便对比。正确的检查方法是四指并拢，用指腹平放乳上轻柔按摸，切勿用手指去抓捏，否则会将捏起的腺体组织错误地认为是乳腺肿块。其顺序是先按整个乳房，然后按照一定次序按摸乳房的4个象限：上内、上外、下内、下外象限，继而按摸乳晕部分，注意有无血液从乳头溢出，如见到乳头溢血，可能是乳岩、乳衄，最后按摸腋窝、锁骨下及锁骨上区域。

触诊时应注意的几个问题：①发现乳房内肿块时，应注意肿块的位置、大小、坚硬度、疼痛、表面情况及活动度；②肿物是否与皮肤粘连，可月手指轻轻提起肿物附近的皮肤，以确定有无粘连；③要熟悉正常与异常的乳房，对乳房情况不太熟悉的医生，有时把乳房正常的腺体误认为肿块；④检查乳房时间选择，最好在经后7～10天，是乳房生理最平稳时期，有病变容易发现；⑤确定一个肿块的性质，需要结合年龄、病史或其他检查方法。触诊的正确性取决于经验、手感、正确的检查方法等。

## 【腋窝及锁骨下淋巴结检查方法】

对腋窝淋巴结应有次序地进行检查，医生从前面用左手伸入患者右腋窝；或用右手伸入左腋窝，然后让患者将上臂靠近胸壁，前臂松弛放在检查者的手臂上，这就使腋窝完全松弛，可清楚地摸腋窝、胸肌的肿大淋巴结。至于腋后淋巴结（肩胛下）和锁骨上淋巴结的检查，应站在患者背后为宜。

## 【治疗】

1.中医内治法　乳房疾病的治疗，离不开一“气”字。《外证医案汇编》指出：“治乳症，不出一气字定之矣。脾胃土气壅，则为痈；肝胆木气郁，则为疽；正气虚，则为岩；气虚不摄，为漏；气散不收，为悬；痰气凝结，为癖、为核、为痞。气阻络脉，乳汁不行，或气滞血少，涩而不行。若治乳从一气字著笔，无论虚实新久，温凉攻补，各方之中，夹理气疏络之品，使其乳络舒通。气为血之帅，气行则血行……自然壅者易通，郁者易达，结者易散，坚者易软。”《外科正宗》中说：“初起发热恶寒，头眩体倦，六脉浮数，邪在表，宜散之。发热无寒，恶心呕吐，口干作渴，胸膈不利者，宜清之。忧郁伤肝，思虑伤脾，结肿坚硬微痛者，宜疏肝行气。已成炊肿发热，疼痛有时，已欲作脓者，宜托里消毒。脓已成而胀痛者，宜急开之。脾胃虚弱，宜更兼补托。溃而不敛，脓水清稀，肿痛不消，疼不止，宜大补气血。结核不知疼痛，久而渐大，破后唯流污水，宜养血清肝。”可见前人对乳房疾病的辨证论治较为详细，至今仍有一定指导意义，可作为临床借鉴。现将常用治法分述如下。

（1）疏表解毒法：适用于乳痈初期，局部肿痛，伴有恶寒发热，舌苔薄白、脉浮数等。由于邪气阻滞经络，营卫不和，治宜疏表清热解毒，选用瓜蒌牛蒡汤、银翘散等。

（2）清热解毒法：适用于热毒炽盛、肉腐成脓阶段，局部红肿高突、灼热疼痛，伴有壮热口渴、尿赤便秘、舌苔黄、脉弦数等。治宜清热解毒，以抑热毒之势，可选用内疏黄连汤、橘叶散等。

（3）托里透脓法：适用于体质虚弱、脓成难溃，或溃后脓水清稀。症如疮形平塌，漫肿不收，日久不易破溃，隐隐作痛；或溃后脓水清稀，久不收口，唇舌淡红，脓沉细无力等。为气血两虚，不能托毒外出，治宜补益托毒，使之毒聚透脓，或生肌收口。选用托里透脓汤、托里消毒散等。

（4）解郁化痰法：适用于肝气不舒，情志不畅，失其疏泄，气机不利，运化失司，痰气互结而致“乳中结核”类的乳房疾病，伴有胸闷不舒、乳房胀痛、舌苔白腻、脉弦滑等。治宜疏肝解郁、化痰软坚，选用开郁散、逍遥散合小金丹等。

（5）补益扶正法：适用于乳癌、乳痨破溃后，面色无华，气短乏力，食欲不振，唇舌淡红，脉细无力；或潮热盗汗，头晕耳鸣，舌质红，脉细数；或形寒肢冷，大便溏薄，苔白质淡，脉沉迟等症状。或感染性乳房疾病破溃后，脓出毒泄而气血两虚者，难于生肌收口的，均可酌情使用补益扶正法，所谓“虚者补之”。气血虚者，可用香贝养荣汤、归脾汤等；肝肾不足者，可选用右归饮、二仙汤、六味地黄丸等。

2. 中医外治

敷贴：感染性乳房病，初起宜清热解毒，活血消肿为主，用金黄散、玉露散、双柏散等，用水、蜜调后外敷，每天1～2次。或用金黄膏、玉露膏外敷。溃破后提毒祛腐，选用八二丹、九一丹药捻；脓尽腐脱，肉芽新鲜，改用生肌散、生肌玉红膏等。肿瘤性乳房疾病，宜温经和阳，化痰通络，消肿止痛，选用阳和解凝膏掺黑退消、桂射散等。

3. 手术　对感染性乳房疾病，脓肿形成，宜及时切开排脓。肿瘤性乳房疾病，经积极药物治疗无明显好转时，亦可施行手术。对凝有恶变以及恶性肿瘤，应早期采取手术治疗，以免耽误病机。

# 第二节　乳 头 破 碎

乳头和乳晕部分发生大小不等的皲裂，称为乳头破碎，又名乳头风。多发于哺乳期妇女，是引起乳痈、乳发的重要原因之一。其特点是：多发生在乳头、乳晕部位，皮肤破裂，喂奶时痛如刀割，往往愈后复发，部分患者至停止哺乳后才能痊愈。

**【病因病理】**

患者素体阳盛，复因恚怒，致肝火不得疏泄，与阳明湿热相结而成。另外与下列因素有关：产妇乳汁不足，或乳头内缩，吮吸过度，加之初产妇乳头皮肤柔嫩，以致乳头破碎；或因乳汁过多，流溢皮肤，浸淫湿烂所致。

**【辨证】**

乳头及乳晕部皮肤破裂，分泌脂水，结黄色痂，发生燥裂性疼痛，尤以小儿吮乳时痛如刀割，其痛难忍。如结痂后乳窍阻塞；或乳妇怕痛拒儿吸乳，致乳汁排泄不畅，可继发乳痈。若乳头破裂，乳晕周围皮肤干燥皲裂，奇痒难受，愈后仍易复发。舌苔白或黄，脉弦数。

**【鉴别诊断】**

乳瘤：生于非哺乳期妇女。初起乳头破碎、糜烂脱皮，经年不愈，乳头光而无皮，甚至乳头腐脱其半，形如破莲蓬样。虽名乳府，实是乳头部岩症，即西医所称的乳头湿疹样癌。

**【治疗】**

1. 内治　轻者不必内服中药，肝火湿热盛者，治宜清肝火利湿热，可用龙胆泻肝汤治之。

2. 外治　一般选用润肤止痒、生肌燥湿等药物，如黄连膏、青黛散油膏，或蛋黄油等涂敷患处。

**【护理】**

用玻璃罩橡皮乳头，放在乳头上哺乳，可减轻疼痛，防止发生乳痈；亦可患侧乳房暂不哺乳，但要定期按摩乳房，挤去乳汁，待乳头破碎愈合后再行哺乳。

# 第三节 乳 痈

本病是发生于乳房部的一种急性化脓性疾病。多见于哺乳期妇女，以初产妇多见，好发于产后3~4周，是乳房疾病中的常见病。

乳痈之病名最早见于《肘后方》。《诸病源候论》中提出了乳痈的后遗症“乳漏”。由于发病时期和致病因素的不同，《寿世保元》中提出“外吹”“内吹”之名。前者是哺乳期乳痈；后者指怀孕期乳痈。乳房深部或乳房后位的脓肿称为乳疽。如《医宗金鉴》中说：“此证……俱生于乳房，红肿热痛者为痈，十四日脓成。若坚硬木痛者为疽，月余成脓。”《外科理例》中不但主张乳痈成脓后宜早期切开，而且还认识到成脓不切开有传囊之变。如说：“夫乳者，有囊橐，有脓不针，则遍患诸囊矣。”《疡医大全》指出：“妇人乳有十二穰。”这与现代医学所说乳腺管有15 ~ 20个相近似。总之，前人对乳房的解剖有一定的认识，在病因、诊治方面也有较丰富的理论和实践经验。

**【病因病理】**

本病发生原因在《外科冯氏锦囊秘录精义》中论述较详，其说：“乳子之母，不知调养，怒忿所逆，郁闷所遏，厚味炙博所酿，以致厥阴之气不行，故窍不得通，而汁不得出，阳明之血热沸腾，故热胜而化脓；亦有所乳之子，膈有滞痰，口气炊热，含乳而睡，热气所吹，遂生结核。于初起时，便须忍痛，揉吮令通，自可消散，失此不治，必成痈疖。”扼要地说明乳痈的发病原因。现将病因病理分述如下。

（1）乳汁淤积：乳头破碎、乳头畸形和内陷，哺乳时疼痛，影响充分哺乳；或乳汁多而少饮；或小儿口中热毒之气；或因毒邪外袭，均可使乳汁淤滞，乳络不畅，乳管阻塞，败乳蓄积，化热而成痈肿。

（2）肝郁胃热：情志不畅，肝气不舒；产后饮食不节，胃中积热。根据经脉循行分布，乳头属足厥阴肝经，主疏泄，能调节乳汁分泌；乳房属足阳明胃经；乳汁为气血所化，源出于胃，实为水谷之精华。若肝气不舒，厥阴之气不行而失于疏泄，胃热壅滞，与阳明之热蕴结，以致经络阻塞，气血瘀滞而成乳痈。

**【辨证】**

（1）初起：乳房肿胀疼痛，皮肤微红或不红，肿块或有或无，乳汁分泌不畅，伴有恶寒发热、头痛、胸闷不舒、舌苔薄黄或黄腻、脉象弦数等。

（2）成脓：肿块逐渐增大，皮色炊红，疼痛加重，壮热不退，口渴喜饮，舌苔黄，脉弦数，已有化脓趋势。若壮热，疼痛10余天不见减轻、硬块中央变软，按之有波动感时，是属成脓阶段；患于乳房深部（乳房后位）的乳痈，常需穿刺确诊。若脓液穿入乳管，有时脓液可从乳窍中流出。

（3）溃后：破溃出脓后，一般热退，肿消痛减，逐渐愈合。若溃破后，脓出不畅，肿痛不减，身热不退，属脓液波及其他乳络，而成“传囊”之变。亦有破溃后，乳汁从疮口溢出，形成乳漏，愈合较慢。

## 【治疗】

1.中医内治法

（1）初起：疏肝清热、通乳消肿为主，用瓜蒌牛蒡汤加减：通乳加穿山甲、王不留行、漏芦、木通；气郁加橘叶、川楝子；恶露未尽加归尾、益母草、川芎；热重加石膏、黄芩；肿痛者加乳没、赤芍；回乳加焦山楂、焦麦芽。

（2）成脓：宜清热解毒，托里透脓为主，用透脓散加味。

（3）溃后：溃后热退身凉，肿痛逐渐消退，宜排脓托毒，用四妙汤加味；若溃后身热不退，肿痛不减，为余毒未尽，而成“传囊”之变，宜参照初起、成脓期治法。

若乳痈经治后，局部肿硬不消微痛，不发热，脉弦缓，舌苔薄白，为使用寒凉药物太过，致气血凝结，治宜疏肝理气，温阳消肿。方用四逆散加鹿角、穿山甲。温则血得行，络脉畅通，肿硬消散。

2.中医外治法

（1）初起。

乳房按摩：局部肿痛、乳汁不通、瘀乳明显，可行乳房按摩，使郁滞乳汁得以疏通。先在患侧乳房涂上少许润滑油，患者自己或术者，用五指由乳房四周轻轻向乳头方向按摩，但不宜用力挤压或旋转按压，而是沿着乳络方向施以正压，把瘀滞的乳汁，逐步推出。在按摩的同时可以轻揪乳头数次，以扩张乳头部的乳络。若在按摩前先做热敷，其效更好。

外敷药：金黄散、玉露散或双柏散，用水或鲜菊花叶、鲜蒲公英等捣汗调敷患处；也可用50%芒硝溶液湿敷，每天3～4次；或用仙人掌去刺捣烂外敷。

针刺疗法：取肩井、膻中、足三里强刺激，留针15分钟，每天1次；发热者加曲池。

（2）成脓。

脓肿形成：宜切开引流，应循乳络方向做放射状切口，以免损伤乳络、乳晕、乳头。

脓肿小而浅者：可用针管穿刺抽脓后，外敷金黄散或金黄膏；或用火针放脓，一般用三棱针烧红，在波动明显距乳晕较远低垂部位刺入脓腔，稍加转动，将针拔出，待脓出后，疮口内插入提毒祛腐药捻。

（3）溃后：八二丹或九一丹药捻，外敷金黄膏；脓尽改用生肌散、生肌玉红膏。

【护理预防】

（1）产后可用橘核30g，水煎服，一般2～3剂，可防止乳汁郁滞而发生乳痈。

（2）妊娠后期，常用温水洗乳头；乳头内陷者，洗后轻柔按摩牵拉；或用75%酒精经常擦洗乳头。

（3）养成定时哺乳习惯，注意乳头清洁。产妇乳汁过多，哺乳后尚未排尽时，可用吸乳器或用手挤压按摩，使乳汁排出，防止淤积。

（4）如有乳头擦伤、皲裂，或身体其他部位有化脓性感染时，应及时治疗。

## 第四节　乳　　发

发生在乳房部肌肤之间，容易腐烂坏死的化脓性感染称为乳发。其特点是：病变范围较乳痈大，局部嫩红漫肿疼痛，很快皮肉腐烂，病情较重，甚至可致热毒内攻。本病最早见于《刘涓子鬼遗方》，称为发乳。由于病变范围较大，故名乳发。如《外科真诠》中说："乳肿最大者名曰乳发。"

【病因病理】

多因火毒外侵，以及肝胃两经湿热蕴结乳房而成。乳痈火毒炽盛者亦可并发本病。

【辨证】

（1）初起：发病迅速，开始乳房部皮肤泛红漫肿，疼痛较重，毛孔深陷，恶寒发热，苔黄，脉数等。

（2）成脓：2~3天后皮肤湿烂，继而发黑溃腐，疼痛加重，壮热口渴，舌苔黄腻，脉象弦数。

（3）溃后：经恰当治疗后，腐肉渐脱，身热渐退而疮口逐渐愈合。若正虚邪盛，毒邪内攻，症见高热神昏，舌苔黄，脓数等，为火毒攻心。

【治疗】

1. 中医内治法　《外科大成》说"发为乳房焮赤俱肿，势大如痈，未成形者消之，已成形者托之，内有脓者针之，以免遍溃；诸囊为害，防损囊膈，致难收敛。"可见本病的治疗必须及时，以控制其扩散。

（1）初起：宜泻火解毒，佐以利湿，龙胆泻肝汤加减。

（2）成脓：宜泻火解毒，佐以透托，上方加山甲、皂角刺。

（3）火毒内攻：宜清热解毒、凉血开窍，方用犀角地黄汤合黄连解毒汤、安宫牛黄丸等。

2.中医外治法

（1）初起。

乳房按摩：局部肿痛、乳汁不通、瘀乳明显，可行乳房按摩，使瘀滞乳汁得以疏通。先在患侧乳房涂上少许润滑油，患者自己或术者，用五指由乳房四周轻轻向乳头方向按摩，但不宜用力挤压或旋转按压，而是沿着乳络方向施以正压，把瘀滞的乳汁，逐步推出。在按摩的同时可以轻揪乳头数次，以扩张乳头部的乳络。若在按摩前先做热敷，其效更好。

外敷药：金黄散，玉露散或双柏散，用水或鲜菊花叶、鲜蒲公英等捣汗调敷患处；也可用50%芒硝溶液湿敷，每天3～4次；或用仙人掌去刺捣烂外敷。

针刺疗法：取肩井、膻中、足三里强刺激，留针15分钟，每天1次；发热者加曲池。

（2）成脓。

脓肿形成：宜切开引流，应循乳络方向作放射状切口，以免损伤乳络、乳晕、乳头。

脓肿小而浅者：可用针管穿刺抽脓后，外敷金黄散或金黄膏；或用火针放脓，一般用三棱针烧红，在波动明显距乳晕较远低垂部位刺入脓腔，稍加转动，将针拔出，待脓出后，疮口内插入提毒祛腐药捻。

（3）溃后：八二丹或九一丹药捻，外敷金黄膏；脓尽改用生肌散、生肌玉红膏。

## 第五节　乳　　痨

乳痨是乳房部的结核性疾病。因其病变后期常有虚痨表现，故名乳痨。溃后脓液稀薄如痰，所以又名乳痰。其特点是：病程进展缓慢，初起乳房内有一个或数个结块如梅李，边界不清，皮肉相连。本病临床少见，约占所有乳房疾病的1%。多发于20～40岁的已婚、生育妇女。

乳痨病名最早见于《外科理例》："妇乳内肿一块如鸡子大，劳则作痛，久而不消，服托里药不应，此乳痨症也。"《外科大成》中更为详细，其说："乳房结核，初如梅子，数月不疗，渐大如鸡子，串延胸胁，破流稀脓白汁而内实相通，外见阴虚等症。”不但叙述了局部症状，而且还指出了阴虚的全身情况。《医宗金鉴》还指出：“形势虽小，不可轻忽，若耽延日久不消，轻成乳痨，重成乳岩。”其实不是轻与重的问题，而是早期乳房结核的肿块，不易与乳岩鉴别，至后期瘘管或溃疡形成，诊断并不困难。

**【病因病理】**

多因体质素虚，肺肾阴亏，阴虚则火旺，火灼津为痰，痰水凝结成核；或肝郁化火，耗损阴液，痰凝气郁所致。

**【辨证】**

（1）初起：乳中一个或数个结块，大小不等，边界不清，硬而不坚，推之可动，皮色不变，不痛或微痛，舌苔薄白，脉象弦滑。

（2）成脓；结块渐大，皮肉相连，皮色不红或微红，肿块变软，形成脓肿，常可延及胸胁、腋下，舌苔白或黄，脉数等。

（3）溃后：脓肿溃破后，形成一个或数个溃疡，出败絮样稀薄脓液，或日久形成乳漏。身体瘦弱，伴有潮热盗汗、食欲减退、舌质红而少苔、脉象细数等。即前人谓“疮痨”之症。

**【治疗】**

1.中医内治法　《外科大成》中说：“初起宜……蒌贝散消之；已成者用瓜蒌散调之，兼八珍汤加姜、炒香附、夏枯草、蒲公英补之；已成者必见阴虚等证，兼用六味地黄丸料，以培其本。”可见对本病的治疗方法，论述较详，对临床治疗有一定指导价值。

（1）初起。为肺肾阴虚，肝郁痰凝，治宜疏肝解郁，滋阴化痰，用开郁散合消疬丸加减。

（2）成脓。脓已成而不破溃，治宜托里透脓，透脓散加味。

（3）溃后。阴虚者，养阴清热，用六味地黄汤合清骨散加减；气血虚者，宜调补气血，香贝养荣汤加减。不论已溃未溃，均可兼服小金丹或芩部丹（黄芩、百部、丹参）。

2.中医外治法

（1）初起。用阳和解凝膏掺桂麝散敷贴。

（2）成脓。波动明显宜切开排脓。

（3）溃后。八二丹药线引流，红油膏盖贴；腐脱肉鲜，改用生肌散、生肌玉红膏。形成瘘管，用白降丹或红升丹药捻条插入，脓尽后改用生肌散。

# 第六节 乳 癖

乳房部位出现形状大小不一的硬结肿块，称为乳癖。本病是乳房部常见的肿瘤性疾病。由于乳房部自觉症状不明显，肿块不易被发现，故名乳癖。《诸病源候论》谓："癖者，癖侧在于两胁之间，有时而痛是也。"《医宗必读》进一步指出："癖者，僻也，内结于隐僻，外不可见乜。"其特点是：乳中结核，形如鸡卵，表面光滑，推之移动，一般多为单发。好发于20～25岁的青年妇女，其发病率约占乳房肿块的10%。

本病名称最早见于汉《中藏经》。《疡科心得集》对该病的症状描述较为具体，其说："乳中结核，形如丸卵，不疼痛，不发寒热，皮色不变，其核随喜怒为消长，此名乳癖。"《外科真诠》指出有岩变可能，谓："宜节饮食，息恼怒，庶免乳岩之变。"实为经验之谈。

## 【病因病理】

本病多因情志内伤，肝郁痰凝，痰瘀互结乳房所致。如《疡医大全，乳痞门主论》说："乳癖……多由思虑伤脾，怒恼伤肝，郁结而成也。"或因冲任失调，气滞痰凝所致。

## 【辨证】

好发于乳房的外上方，一般多为单发，也有多个在一侧或两侧乳房出现，呈卵圆形，小的如樱桃，大的如梅李、鸡卵，表面光滑，质地坚实，皮核不相亲，推之活动，边界清楚，皮色如常，多无痛感，也不溃破，可能数年无变化；但也有在妊娠期迅速增大，有岩变可能。

## 【治疗】

1. 中医内治法 本病主要成因是肝郁痰凝，治宜疏肝理气、化痰散结，用开郁散加减；冲任失调者加用二仙汤。小金丹也可使用。

2. 中医外治法 宜温阳活血，化痰软坚，阳和解凝膏加黑退消贴敷，7天换1次。

# 第七节　乳腺增生病

乳腺增生病是乳房部一种非炎症性疾病。其特点是：乳房肿块，经前肿痛加重，经后减轻。好发于30～40岁妇女，是较为常见的疾病。

本病是现代医学病名，属于祖国医学的“乳癖”范围。据《疡科心得集》所论述：“乳中结核，形如丸卵，不疼痛，不发寒热，皮色不变，其核随喜怒而消长，此名乳癖。”其中“乳中结核，形如丸卵”的描述，与现代医学的乳腺纤维瘤相似，为了不致与前者相混，故把它分开论述。

## 【病因病理】

本病多由于郁怒伤肝，肝郁气滞；思虑伤脾，脾失健运，痰湿内蕴，以致肝脾两伤，痰气互结，瘀滞而成块。或因肝肾不足，冲任失调，阳虚痰湿内结所致。

## 【辨证】

双侧乳房内发生大小不一的肿块，常同时或相继出现。其形态不规则，或圆或扁，分散于乳房，或局限于一处、肿块与周围组织分界不清，不与皮肤粘连，推之移动，在月经前3～4天疼痛加重，肿块增大，经后疼痛减轻或消失，肿物变小，有时乳头溢出黄绿色、棕色的血性液体。属于肝郁痰凝者，伴有心烦易怒、失眠梦多、情绪急躁、乳房胀痛、舌苔薄白、脉象弦滑。属于冲任失调者，伴有月经不调、腰膝乏力、经水少而色淡，或闭经、舌苔白质淡红、脉弦细或沉细等。其肿块分有以下数种类型。

（1）片块型：其肿块为厚薄不等的片块状，数目不一，呈长圆形或不规则形，立体感差，质地中等，或软有韧性，活动，不粘连，边界不清或部分清楚，表面光滑或呈颗粒状。若表面明显不平，软硬不一，称之为结节状片块。

（2）结节型：呈结节状，形状不规则，立体感强，中等硬度，活动，表面光滑或不平，边界清楚或比较清楚，大小多在0.5～0.3cm。若直径＜0.5cm者称为“砂粒”。

（3）混合型：同一乳房内有片块、结节、条索、砂粒等两种形态以上的肿块者。

（4）弥漫型：肿块分布的范围超过3个象限以上，或分散于整个乳房内称为弥漫型。若肿块分布广泛，形态多样则称为混合弥漫型。临床以片块型多见，结节型较少；且在治疗上也较难以消失。

【鉴别诊断】

乳癖：多发于青年妇女，肿块为卵圆形，边界清楚，光滑，活动，发生于单侧乳房，一般无胀痛感觉。

【治疗】

1. 中医内治法

（1）肝郁痰凝：治宜疏肝解郁、化痰散结，用逍遥蒌贝散或六神全蝎丸。

（2）冲任失调：治宜调理冲任，温阳化痰，宜二仙汤合四物汤或合十全大补汤加减。

2. 中医外治法　阳和解凝膏加黑退消外贴，7天换1次。

## 第八节　乳　疬

男女儿童或中老年男性在乳晕部出现疼痛性结块，称为乳疬。是一种乳房异常发育症。其特点是：乳晕中央有扁圆形肿块。分为男性乳房发育异常和儿童乳房发育异常两类，前者见于中、老年男性，后者见于10岁左右的儿童。其病名最早见于《疮疡经验》。

【病因病理】

男子由于肾气不充，肝失所养；女子因冲任失调。《疮疡经验全书》说："此疾因女子十五六岁，经脉将行，或一月两次，或过月不行，致生此疾。"说明本病发生与冲任两脉有关。总之由于肾气不足，冲任失调，肝失所养，气滞痰凝所致。

【辨证】

乳晕中央有扁圆形肿块，一般发生于一侧，偶见双侧，有轻度压痛或胀痛，甚则乳房肥大。男性患者，可有发音较高，缺少胡须，阴毛按女性分布等特征。肝脏损害严重的患者，亦易发生本病。

【治疗】

1. 中医内治法　肾阳虚者，宜温阳化痰，用右归丸合小金片。肾阴虚者，宜滋阴化痰，用左归丸合小金片。

2. 中医外治法　宜温阳活血，化痰软坚，阳和解凝膏加黑退消贴敷，7天换1次。

## 第九节　乳　漏

发生于乳房部的漏，称为乳漏（“漏”亦作“瘘”）。其特点是：疮口脓水淋漓，久不收口而成管道。发生于乳房和乳晕两个部位，而以前者多见，且预后较好；后者常见于未婚妇女，病程较长。

本病记载最早见于《诸病源候论》如说：“因发痈疮，而脓汁未尽，其疮暴瘥，则恶汁内食，后更发，则成瘘者也。”《外科真诠》对乳漏的症状作了较详细的论述，如说：“乳漏乳房烂孔，时流清水，久而不愈，甚则乳汁从孔流出。”在病因方面认为是：“多因先患乳痈，耽延失治所致。”说明对乳漏的症状，病因的认识是正确的。

### 【病因病理】

乳房部漏管，多因乳痈、乳发失治，脓出不畅；或切开不当，损伤乳络，乳汁从疮口溢出以致长期流脓、溢乳而形成；或因乳痨溃后，身体虚弱，日久不愈所致。乳晕部的漏管，多因乳头内缩凹陷感染毒邪，粉瘤化脓，疮口久不愈合而成，常见于未婚妇女。

### 【辨证】

（1）乳房部漏：发病前患有乳痈、乳发病史，疮口经久不愈，常流乳汁或脓水，周围皮肤潮湿浸淫。若因乳痨溃破成漏，疮口多为凹陷，周围皮肤紫暗，脓水清稀或夹有败絮样物质，伴有潮热、盗汗、舌质红、脉细数等症。

（2）乳晕部漏：又称乳头漏。多发于非哺乳的20～40岁妇女，亦可偶见于男子，常伴有乳头内缩，并在乳头旁（乳晕部）有黄豆大小结块，质软不坚，不痛不痒，不易发现。发作时结块增大，疼痛，色红；成脓溃破后，流出脓性分泌物，兼有灰白色脂状物质，往往久不收口，若用球头银丝从疮孔中探查，银丝球头可从乳窍中穿出。亦有愈合后在乳窍中仍有粉质外溢，带有臭气；或愈后疮口又红肿疼痛而破溃，反复发作，难以痊愈。

### 【治疗】

1. 中医内治法

（1）乳痈溃后毒邪未尽，治宜清热解毒，用五味消毒饮。气血虚者，治宜调补气血，用托里消毒饮加减。

（2）乳痨溃后阴虚者，治宜养阴清热，用六味地黄汤合青蒿鳖甲汤加减。

2. 中医外治法

（1）敷贴法：适用于乳房部漏。先用提脓祛腐药，如八二丹或七三丹药捻，外敷红油膏，脓尽后改用生肌散、生肌玉红膏，均用厚棉垫加压。无效时需作扩创。

（2）手术疗法：适用于浅层皮下漏。先用球头细银丝探针弄成弯形，自乳晕部外口探入，由乳头口穿出。探查时动作轻柔，以免造成假道。然后沿探针将瘘管（包括乳头）全部切开，修剪切口两侧创缘，使其略呈蝶状，并检查漏管有无分支。如有，须一并切开，术后用八二丹棉条填塞伤口，外敷红油膏。若手术时乳晕部外口已呈假性愈合，可在该处作一小切口，再以探针从切口探入，从乳头穿出；挤压乳晕部可挤出灰白色脂状物，自乳孔排出，再以探针从该孔探入，从乳晕部假性愈合处穿出，然后按前述方法切开漏管。术后七三丹棉条嵌塞，肉芽新鲜后改用生肌药物。

（3）挂线疗法：适用乳晕部乳漏。但乳晕部漏管，其管道通向乳窍，须将球头银丝弄成弯形，方能自溃疡口探入，由乳窍穿出。

## 第十节　乳　　衄

乳窍不时溢出少量血液，称为乳衄。本病多发生于40～50岁妇女。本病最早记载于《疡医大全》，说：“妇女乳房并不坚肿结核，唯乳窍常流鲜血，此名乳衄。”引起乳衄发生的疾病有多种，如乳管内乳头状瘤、乳腺囊性增生病、乳岩等。本节所讨论的乳衄是指乳管内乳头状瘤。

### 【病因病理】

发病原因，多由忧思郁怒，肝气不舒，郁久化火，迫血妄行；或因肝郁伤脾，脾不统血所致。如《疡医大全》说：“忧思过度，肝脾受伤，肝不藏血，脾不统血，肝火亢盛，血失统藏，所以成衄也。”

### 【辨证】

乳头溢出血性液体，无痛感，有的乳晕部能摸到豆大圆形肿物，质软，不与皮肤粘连，推之活动。轻按肿物时，即可从乳头内溢出血性或黄色液体。若肝火偏旺者，伴有性情急躁、心烦易怒、胸胁胀痛、口苦咽干、舌苔白或黄、质边尖红、脉象弦数。若脾不统血者，伴有四肢倦怠、食欲不振、舌苔薄白、脉象沉细等。

## 【治疗】

1. 中医内治法

（1）肝火偏旺：治宜疏肝解郁、清热凉血，用丹栀逍遥散加减。

（2）脾虚失统：治宜健脾养血，用归脾汤加减。

加减法：血色鲜红加生地、小蓟；乳房胀痛加橘叶、川楝子、香附；肿块不消加山慈姑、土贝母、牡蛎；心烦不寐加柏子仁、炒枣仁；食欲不振加太子参、橘叶、砂仁等。

2. 中医外治法　本病如治疗无效，反复发作，或已怀疑为岩变者，应及时手术治疗。

# 第二章　甲状腺疾病

## 第一节　概　　论

颈前结喉两侧肿大的一类疾病，统称为瘿。见于《肘后备急方》。有关瘿属于颈部疾患的解释，早在《说文解字》中已有记载："瘿，颈瘤也，从病婴音。"刘照释曰："瘿，婴也，在颈婴喉也。"谓瘿之病状如贝壳编成之圈状佩于颈也，或如有物系于喉间状。由此可见，瘿是指颈前部疾患，相当于甲状腺疾病的总称。其特征为颈前结喉两侧漫肿或结块，皮色不变，逐渐增大，病程缠绵。我国西北高原地带及山区较为多见。

早在晋唐时期，祖国医学文献中就提出用含碘药物和动物甲状腺口服治疗本病，如《肘后备急方》载有海藻酒；《备急千金要方》记述了鹿靥和羊靥内服治瘿的经验。《诸病源候论》谓："瘿者，由忧恚气结所生。"又谓："诸山水黑土中出泉流者，不可久居，常食令人作瘘病，动气增患。"《太平圣惠方》谓："夫瘿者，由忧恚气结所生也。亦由饮沙水，随气入于脉，搏于颈下而为之也。"明确地指出了本病与地区、饮水、情绪有关。

瘿在古代文献中，有五瘿之分，如《外科正宗》引薛立斋云："筋骨呈露曰筋瘿，赤脉交结曰血瘿，皮色不变曰肉瘿，随忧喜消长曰气瘿，坚硬不可移曰石瘿，此瘿之五名也。"这样的命名和分类，主要依据瘿的临床表现以及配合五脏所属。本章将讨论气瘿、肉瘿、瘿痈和石瘿。

### 【颈部经脉所属】

瘿的病位，在于颈前结喉两侧，颈前乃属任脉之所主。任脉起于少腹中极穴之下，沿腹和胸部正中线直上，抵达咽喉，再上至颏部，经过面部进入两目。且颈前亦属督脉之分支，盖督脉其少腹直上者，贯脐中央，上贯心，入喉。而任督两脉皆系于肝肾，且肝肾之经脉，皆循喉咙。所以颈前部位，与任、督、肝、肾经络有一定的联系。故气瘿的成因，除由于长期饮食沙水（缺碘之水）外，情志不畅、肝气郁结，亦为发病原因之一。瘿病有时伴有月经紊乱、两手震颤、突眼、心悸等，与冲任不调、肝木失养、肾阴不足等有关，所以在瘿的辨证过程中，结合病位的经脉所属，对指导治疗有一定的意义。

**【病因病理】**

有关瘿的发病原因，总的来说，不外乎正气不足，外邪入侵。正气不足，以致外邪乘虚侵入，结聚于经络、脏腑，导致气滞、血瘀、痰凝等病理变化，而逐渐形成瘿病，说明了正气不足是形成瘿病的内在依据。下面将有关瘿病的发病因素扼要地予以分述。

（1）气滞：气为人体生理功能的主要表现，是维持人体生命活动的重要物质基础。在正常情况下，气与血相辅而行，循环全身，流行不息。如因饮食过偏（长期饮用沙水）或因忧怨气结的情志抑郁，皆可影响气的正常运行，造成气的功能失调，形成气滞、气郁的病理现象。长期的气滞、气郁，积久聚而成形，则导致肿块的发生，如蕴结于颈部结喉两侧而为气瘿。

（2）血瘀：气为血帅，气行则血行，而血的阻滞凝结，除了因某种病邪引起外，多由气滞不畅所致，故血瘀多伴气滞，凝滞日久，则成瘢结肿块，如发生于颈部的石瘿。

（3）痰凝：痰在正常人体中是不存在的，它是一种病理性的产物。因外邪所侵，或情志内伤，以及体质虚弱等，多能使气机阻滞，津液积聚为痰。《丹溪心法》说："痰之为物，随气升降，无处不到。""凡人身上、中、下有块者，多是痰。"故瘿的发生和痰凝有一定的内在联系。如痰凝于结喉两侧为肉瘿。

总之，瘿的成因是多种因素造成的，其他尚有湿聚、肝肾不足、心火妄动等，而主要的在于正气不足、外邪入侵，以致气滞、血瘀、痰凝相互交结，而成瘿病。

**【检查方法】**

检查瘿病时，嘱患者端坐，双手放于两膝，显露颈部。检查者坐在患者对面，观察颈部轮廓，两侧是否对称，有无肿块隆起，并注意其位置、大小、形态，邻近血管有否充盈，如有肿块，让患者做吞咽动作，看是否能随吞咽动作而上下移动。进一步是扪诊检查，检查者坐于患者对面，也可站立在患者后面，用双手进行检查，一般先健康部位，后肿块部位，顺序进行，然后做肿块的重点检查，要注意其位置、数目（单个或多个）、硬度（坚实如木、坚硬如石）、光滑度（光滑、高低不平）、活动度（活动、固定）、有否压痛、边缘境界是否清楚等。如感到肿块随吞咽动作上下移动，这是瘿病肿块的特点。在扪诊时，还应注意有无震颤，气管有无移动，颈部淋巴结有否肿大。检查瘿的另一方法，检查者也是面对患者，让患者的头部略微俯下，使颈部肌肉和筋膜松弛，检查者用一手的拇指将患者的甲状软骨推向检查之侧，使检查的甲状腺突出，另一手的手指按放在检查侧的胸锁乳突肌前后，这样，整个甲状腺的侧叶就能掌握在检查者的手中，对甲状腺的大小、形状、质地等，能够做出更为精确的判断。

**【治疗】**

有关对瘿病的治疗记载，早在《肘后备急方》中就有首先应用海藻酒；《备急千金要方》有治瘿13条，其内服九方中有八方皆用海藻、昆布。唐、宋后亦有新的药方增添，如《普济方》中的猪靥散、羊靥丸。但总的不外乎两大类，即植物类的含碘药物如海藻、昆布、海带、黄药子等；含甲状腺素的药物如猪靥、羊靥等制剂。目前，现代医学治疗某些甲状腺疾患也同样应用这些碘剂或甲状腺素等进行治疗。由此可见，祖国医学对瘿的治疗，早已积累了丰富经验。今结合上述瘿病的发病因素，分别将理气解郁、活血祛瘀、化痰软坚等治法，归纳分述于下。

（1）理气解郁法：适用于发病与精神因素有关者，病变在肝经部位，结块漫肿软绵，或坚硬如石，胸胁胀痛，舌苔薄白，脉弦滑，如气瘿，宜逍遥散主之。常用药物如柴胡、川楝子、延胡索、香附、青皮、陈皮、木香、八月札、砂仁、枳壳、郁金等。

（2）活血祛瘀法：适用于肿块色紫坚硬，或肿块表面青筋盘曲或网布红丝，痛有定处，舌质紫黯、瘀点瘀斑，脉濡涩，如石瘿，宜挑红四物汤主之。常用药物如桃仁、红花、赤芍、丹参、三棱、莪术、当归尾、泽兰、王不留行、乳香、没药、自然铜、地鳖虫、石见穿、血竭等。

（3）化痰软坚法：适用于结块位于皮里膜外，患处不红不热，按之坚实或有囊性感，舌苔薄腻，脉滑，如气瘿、肉瘿等，以海藻玉壶汤主之。常用药物如海藻、昆布、海带、夏枯草、海蛤壳、海浮石、生牡蛎、半夏、贝母、黄药子、山慈姑、白芥子等。

此外，尚有清热化痰、补益肝肾、调摄冲任等，在临床应用时，须根据辨证和结合实际病况，加以综合选择应用。有关外治疗法，将在各病中叙述。

# 第二节　气　瘿

气瘿是瘿病的一种，因其患部肿块柔软并可随喜怒而消长，故称为气瘿。见于《诸病源候论》，谓："气瘿之状，颈下皮宽，内结突起，膇膇然亦渐大，气结所致也。"常见于离海较远的高原山区，尤其云贵高原和陕西、山西、宁夏等地区的居民最为多见。

**【病因病理】**

《诸病源候论》说："瘿者，由忧恚气结所生。亦曰饮沙水，沙随气入于脉，搏颈下而成之。"因此，本病的原因是：一为忧怨，二为水土。但主要因素，由于忧恚的情志内伤，以致肝脾气逆，脏腑失和而生。其与人的生活地区和所饮水质有关者，亦每因动气而增患。故《诸病源候论》说："诸山水黑土中出泉流者，不可久居，常食令人作瘿病，动气增患。"总之，本病的成因：外因平素饮水或食物中含碘不足；内因情志不畅、忧怒无节、气化失调、升降障碍、营运阻塞，对本病的发生或加重有着密切关系。此外，若产后肾气亏虚，外邪乘虚侵入，亦能引起本病。

**【辨证】**

本病好发于青年，女多于男，尤以怀孕期及哺乳期妇女更为多见，但在流行地区内常发生于入学年龄的儿童。初起时一般全身症状并不显著，颈部呈弥漫性肿大，逐渐肿势增加，边缘不清，皮色如常，并不疼痛，按之皮宽而软，有的肿胀过大而呈下垂，觉局部沉重，如果肿胀进一步发展压迫气管，轻则在剧烈活动时感到呼吸困难，重则静卧时亦有喘鸣；如脉络受阻（压迫颈深部大静脉），则颈、胸部表浅静脉明显扩张（即是中医文献中的血瘿），如喉间气机阻塞（压迫喉返神经），可有发音嘶哑等。在流行地区除颈部呈弥漫性肿大外，可以伴有一个或数个大小不等的结节，能随吞咽动作而上下移动。

**【治疗】**

一般采用内治法，宜疏肝理气、解郁消肿，四海舒郁丸加减，怀孕期或哺乳期加菟丝子、首乌、补骨脂。

**【预防】**

（1）在流行地区内，除改善饮水来源外，都应以碘化食盐（即每千克食盐中，加入5~10mg碘化钾）煮菜，做集体性预防，服用至青春发育期过后。

（2）经常用海带或其他海产植物佐餐，尤其在怀孕期或哺乳期。

（3）平时保持心情舒畅，勿郁怒动气。

# 第三节　肉　　瘿

瘿病肿块较局限而柔韧者，称为肉瘿，见于《三因极一病证方论》。其特征为颈前结喉一侧或双侧结块柔韧而圆，如肉之团，按之能随吞咽动作上下移动，发展缓慢，好发于青年及中年人，女多于男。

**【病因病理】**

由于忧思郁怒，湿痰凝结而成。肝为刚脏，主宰谋虑，性喜条达，因情志抑郁，肝失条达，遂使肝旺气滞内结，肝旺侮土，脾失运化，饮食入胃，不能化生津微，形成湿痰内蕴。颈前乃属任脉所主，亦属督脉之分支；而任督之脉皆系于肝肾。因气郁湿痰内生，随经络而行，留注于结喉，气血为之壅滞，聚而成形，乃成肉瘿。

**【辨证】**

患者年龄常在40岁以下，且以女性占多数。在结喉正中一侧或双侧有单个肿块，呈半圆形，表面光滑，可随吞咽动作而上下移动，按之不痛，生长缓慢，一般并无明显全身症状。如果肿块增大，喉部气机阻塞（压迫气管），可引起呼吸困难，甚则声音嘶哑。甲状腺同位素碘131扫描图显示多为温结节。有的可伴有性情急躁、胸闷易汗、心悸、脉数、月经不调、手部震颤等；或有能食善饥、体重减轻、形体消瘦、神疲乏力、脱发、便溏等甲状腺功能亢进的征象。极少数病例可以癌变。

**【治疗】**

1. 中医内治法　宜理气解郁、化痰软坚，用海藻玉壶汤加减。胸闷不舒加香附、郁金；脉数、悸、易汗加茯神、枣仁、熟地；手、舌震颤加钩藤、真珠母、白芍；能食善饥加生石膏、知母；消瘦乏力、便溏加白术、山药、扁豆；月经不调加鹿角片、肉苁蓉、益母草、菟丝子；肿块坚硬加赤芍、露蜂房、蛇六谷；尚可选用小金片，逍遥丸、芋艿丸等。

2. 中医外治法

（1）外敷：阳和解凝膏掺黑退消。

（2）针刺：取定喘穴，隔日针刺1次。

3. 手术　在应用中药治疗3个月后，如肿块无明显缩小，或伴有甲状腺功能亢进，或肿块坚硬的，宜考虑手术。

## 第四节　瘿　　痈

颈前喉结两侧炎症性肿块性疾患，称为瘿痈，是瘿病的一种。其特征是颈中两侧结块，皮色不变，微有灼热，疼痛牵引至耳后枕部，常伴发热、头痛等症状，较少化脓。

**【病因病理】**

多因风温，风火客于肺胃，内有肝郁胃热，积热上壅，挟痰蕴结，以致气血凝滞，郁而化热所致。

**【辨证】**

发病前多有感冒、咽痛等病史，或突然发病，恶寒高热，颈前两侧结块，皮色不变，微有灼热，按之疼痛，其痛可牵引至耳后枕部，活动或吞咽时加重。严重者，则有声嘶、气促、吞咽困难，常伴有口渴、咽干、舌苔黄、脉浮数或滑数等风温、风热之证。本病一般多能消散吸收，较少化脓。

**【治疗】**

1. 中医内治法　表证明显者，宜疏风清热化痰，用牛蒡解肌汤加减；表证消失后，宜疏肝清热，化痰消肿，用柴胡清肝汤加减。若气促声嘶、吞咽疼痛者，加桔梗、射干、玄参、藏青果；口苦咽干者，加石斛、生地、麦冬；肿块日久不消者，加海藻、昆布、丹参、赤芍等。

2. 中医外治法　初期宜用箍围药，如金黄散、四黄散、双柏散，水蜜调制外敷，每天1～2次。偶有化脓者，可切开引流。

# 第五节　石　　瘿

瘿病坚硬如石不可移动者，称为石瘿。为颈部的恶性肿瘤，其特征为颈中两侧结块，坚硬如石，高低不平，不能随吞咽动作而上下移动，故《三因方》说："坚硬不可移者，名曰石瘿。"中年以上者罹患此病较多。

## 【病因病理】

由于情志内伤，肝脾气逆，以致气郁、湿痰、瘀血凝滞而成。亦有由肉瘿日久转化而来。

## 【辨证】

多见于40岁以上的患者，女多于男。或既往有肉瘿病史。颈前多年存在的肿块，突然迅速增大，质地坚硬如石，表面高低不平，随吞咽动作移动减少或推之不移，并伴有疼痛，可波及耳、枕部和肩部，声音嘶哑，甚则发生呼吸、吞咽困难。并在早期出现颈部淋巴结肿大。甲状腺同位素碘131扫描图显示多为凉结节（或冷结节）。

## 【治疗】

1. 中医内治法　化痰软坚、开郁行瘀。以海藻玉壶汤主，可加当归、三棱、莪术、蛇六谷、石见穿、白花蛇舌草等。

2. 手术　宜早期施行手术。

# 第三章 肿瘤疾病

## 第一节 概 论

肿物赘生于人体，坚硬如石，形状不规则的称为岩。岳、严、岩、癌通用。其临床特点是：多发于中老年人，局部肿块坚硬，高低不平，推之不移，溃烂后如翻花榴子，色紫恶臭，疼痛剧烈，不易治愈，每多危及生命。本章所讨论的是属于外科范围的岩病。祖国医学对岩的认识较早，远在隋代《诸病源候论·妇人杂病诸候·石痈候》说："石痈之状，微强不甚大……结核如石。"又在"痈疽病诸候石痈候"中说："其肿结确实，至牢有根，核皮相亲。"系指肿块推之不动，肿块与皮肤粘连。《仁斋直指附遗方论》说："癌或上高下深，岩穴之状，颗颗累赘，……毒根深藏，穿孔透里，男则多发于腹，女则多发于乳或项或肩或臂，外症令人昏迷。"这是癌症临床特点的最早论述。不但描述了癌的症状、好发部位和严重后果，而且也符合某些癌症的发展情况。宋代《妇人大全良方》对乳痈与乳岩作了区别，指出："若乳房忽壅肿痛，结核色赤，数日之外，掀痛胀溃，……名曰乳痈。""若初起内结小核，或如鳖棋子，不赤不痛，积之岁月渐大，峥岩崩破如熟石榴，或内溃深洞……名曰乳岩。"宋代《疮疡经验全书》对乳岩预后叙述说："此疾若未破可疗，已破即难治，捻之内如山岩，故名之，早治得生，若不治内溃肉烂见五脏而死。"尤其是提出："早治得生"的早期诊断与治疗的科学论断。明代《外科正宗》对乳岩的症状描述较为详细，如说："聚结成核，初如豆大，渐若棋子，半年一年，二载三载，不疼不痒，渐渐而大，始生疼痛，痛则无解，日后肿如堆栗，或如覆碗，紫色气秽，渐渐溃烂，深者如岩穴，凸者若泛莲，疼痛连心，出血则臭，其时五脏俱衰，四大不救，名曰乳岩。"清代《疡科心得集》对肾岩（阴茎岩）症状、病因、治疗等有较详细的记载。《医宗金鉴》说："其证最恶，初如豆，次如菌，头大蒂小，又名舌菌，疼痛红烂无皮，……若失于调治，以致焮肿，突如泛莲，……久久延及项颔肿如结核，坚硬臀痛，皮色如常。"描述了舌岩的体征和晚期累及颈部情况。清代《外科全生集》指出："大忌开刀，开则翻花最惨。”认识到恶性肿瘤禁忌在局部切开，以免促使岩症转移。综上所述，历代医家对岩症具有一定的认识，这是十分可贵的。

## 【病因病理】

祖国医学认为肿瘤是一种全身性疾病，是全身性疾病的局部表现。在致病因素中较注重内因。岩症发病原因较为复杂，但归纳起来不外乎外因和内因两个方面，外因为六淫不正之气，内因为七情刺激和正气不足。致病因素的作用导致机体阴阳失调，脏腑功能障碍，经络阻塞，气血运行失常，气滞血瘀，痰凝邪毒等互相交结而造成肿瘤的发生。当然与年龄、生活习惯等方面也有一定关系。分述如下。

（1）情志郁结：人的情志变化与内脏有密切关系。七情所伤，情绪抑郁不畅，主要影响内脏的气机失于正常运行，气滞日久，必有瘀血，气滞血瘀长期蕴结不散，常可逐渐形成肿块。《内经·举痛论》说：“百病生于气也，怒则气上，喜则气缓……思则气结。”《外科正宗》说：“忧郁伤肝，思虑伤脾，积想在心，所愿不得志者，致经络痞涩，聚结成核。”《医宗金鉴》也说：“乳癌由肝脾两伤，气郁凝结而成。”这就说明了乳癌的发生与气郁有关。当然其他岩症的发生与情志不畅所致的气郁也有密切关系。

（2）脏腑失调：瘤形成与脏腑功能失常，正气虚弱有密切关系。正虚不能抵御邪气侵袭，就会导致疾病发生。《内经·评热病论》说：“邪之所凑，其气必虚。”对恶性肿瘤发生来说同样有着一定意义。故《外证医案汇编》说：“正气虚则为岩。”《妇人大全良方》也说：“肝脾郁怒，气血亏损，名曰乳岩。”由此可见，肿瘤形成与脏腑功能失调，正气虚弱，邪气留滞而致气滞血瘀，痰凝毒聚，互相搏结所致。

（3）饮食不节：恣食辛辣厚味，脾胃运化失常，痰浊内生结聚成核。痰与肿瘤的发生有一定关系。《丹溪心法》说：“痰之为物，随气升降，无处不到。”又说：“凡人身上、中、下有块者，多是痰。”故前人认为痰与肿瘤、瘰疬、石瘿等有着内在联系。如《外科正宗》说：“茧唇……因过食煎炒，炙煿，又兼思虑暴急，痰随火行，留注于唇。”

（4）六淫之邪：外感六淫之邪，与肿瘤的发生发展有一定关系。《灵枢·五变》中说：“寒温不次，邪气稍至，蓄积留止，大聚乃起。”就是说冷热不注意，致癌因素侵入人体，留积不散，就会发生大的积聚。《诸病源候论》说：“有下于乳者，其经虚，为风寒气客之，则血涩结成痈肿。而寒多热少者，则无大热，但结核如石。”

上述病因病理中，主要是正气不足，即机体抗病力减低，加之邪毒侵袭，日积月累，导致肿瘤发生。《诸病源候论·积聚候》说：“积聚者，由阴阳不和，腑脏虚弱，受于风邪，搏于腑脏之气为也。”《医宗必读·积聚候》说：“积之成者，正气不足，而后邪气踞之。”进一步指出正气不足，是形成岩肿的内在因素。

**【辨证论治的大法和常用药物】**

辨证论治是诊治的核心，肿瘤也不例外。但应首先掌握整体与局部统一的辨证关系，处理好扶正与祛邪，标本缓急等治疗原则。

扶正与祛邪恶性肿瘤的治疗步骤，概括地说有二：一是祛邪。一般根据《内经·至真要大论》“寒者热之，热者寒之……坚者削之……结者散之，留者攻之。”的理论，选用攻坚破积、活血化瘀、虫类搜剔、清热解毒等峻猛药物，以达到消除岩肿的目的。但这些药物使人体正气耗损，抗病力低下而致病情加重。故应遵照《内经·六气正纪大论》中所说“大积大聚，其可犯也，衰其大半而止，过则死”的论述。切不可滥施攻伐。正如《外科真诠》中说：“若妄行攻伐，是速其危也。”二是扶正。是应用补益药物，以扶助正气，提高机体抗病力，以利于扶正祛邪而消除岩肿。这是治疗恶性肿瘤关键。《内经素问遗篇·刺法论篇》说：“正气存内，邪不可干。”在治疗恶性肿瘤时，必须权衡扶正与祛邪的时机，这也是极为重要的环节。《医宗必读》提出了这个问题。说：“正气与邪气势不两立，若低昂然，一胜一负，邪气日盛，正气日削，不攻去之，丧亡从及矣！然攻之太急，正气转伤，初中末三法不可不讲也。初者病邪初起，正气尚强，邪气尚浅，则任受攻；中者受病渐久，邪气较深，正气较弱，任受且攻且补；未者病魔经久，邪气侵凌，正气消残，则任受补。盖积之为义，日积月累，非伊朝夕，所以去之，亦当有渐，大亟则伤正气，正气伤则不能运化，而邪反固矣。”所以，一般来说，岩症早期以祛邪为先，中期以攻补兼施，晚期重在扶正。总之，如何确定扶正与祛邪的主次，应根据患者体质强弱，病程长短，肿瘤大小，以及早期、晚期等具体情况，全面考虑而决定。

标本缓急是指疾病的主次和轻重缓急，从而确定先后缓急的治疗步骤。在正常情况下，岩症先治本，即以祛邪的方药以消除岩肿。但疾病的发展是复杂的，如并发发热、出血等症时，则先当治其标，待标症缓解后，再以消除岩肿的方法以治其本。所谓“急则治标，缓则治本”的原则。如标本俱急，则宜标本兼顾。

根据祖国医学对岩症的认识，其治疗大法和常用药物归纳如下。

（1）清热解毒法：恶性肿瘤破溃，灼热疼痛，渗液腥臭，常伴有发热、心烦口渴、尿赤便秘、苔黄质红，脉数等症，为毒邪内蕴，热毒炽盛，治宜清热解毒，以达到减轻症状。

常用的清热解毒药有白花蛇舌草、半枝莲、石上柏、肿节风、山豆根、板蓝根、银花、地丁等。

（2）活血祛瘀法：人之气血运行于经络，升降出入，畅行无阻，循行全身。气为血帅，血为气母，气行血行，气止血止。如气郁、气滞皆可血凝成瘀而出现肿块。体表恶性肿瘤，藏腑癥瘕、积聚的形成，其病机和瘀血有关。《医林改错》说：“肚腹结块，必有形之血。”《血证论》也说：“又有积聚之证……此非凝痰，即是里血……凡在脐下，多是血积。”说明腹内有形之包块肿物，多由血瘀所致。症如肿块坚硬，痛有定处，舌有瘀斑，脉弦清等，治宜活血化瘀。它是治疗岩肿常用法则之一，有通行血脉，促进血行，消除瘀血，从而起到消除肿块的作用。但对体质虚弱之人，不宜久用。

常用的活血化瘀药有三棱、莪术、桃仁、赤芍、土鳖虫、水蛭、石见穿等。

（3）化痰散结法：痰既是病理产物，又是致病因素。其发病原因脾肺失调，水湿内停，津液不布，凝结成痰。或因“气塞不通，血壅不流，凝血蕴里，津液凝涩，渗着不去而成痰”（《奇效良方》）。痰之为病较多，故前人有“顽痰生百病”之说。外科疾病中如瘰疬、瘿瘤、舌岩、失荣等疾病，多与痰浊凝聚、痰火胶结、痰瘀互阻有关。如肿块不痛不痒、癥瘕、积聚坚硬难消，舌苔白腻，脉滑等，治宜化痰散结，以消肿块。

常用的化痰散结药有南星、半夏、海藻、昆布、牡蛎、山慈姑、僵蚕、瓜蒌、白芥子等。

（4）疏肝理气法：由于七情所伤，肝气郁结，气郁血凝而成肿块。如乳岩、石瘿等。多伴有胸胁作痛、郁闷不舒，或乳房胀痛、月经不调、舌苔薄白、脉弦等。治宜疏肝理气，以调节脏腑功能，使气机流畅，气血调和。可达到行气活血散结、消肿止痛的目的。正如《外证医案汇编》中说：“气为血之帅，气行则血行，阴生阳长，气旺流通……自然壅者易通，郁者易达，结者易散，坚者易软。”同时强调情绪乐观，无疑对肿瘤的防治起有一定的作用。

常用的疏肝理气药有橘叶、香附、枳壳、八月札、九香虫、佛手、绿萼梅、柴胡等。

（5）扶正补虚法：恶性肿瘤发展迅速，邪毒嚣张，症情险恶，很快出现体质消瘦，而见阴、阳、气、血不足之症。如面色苍白、倦怠乏力，或潮热盗汗、手足心热、舌质淡红或红赤，脉沉细无力或细数等症。治宜扶正培本。通过补益，能增强机体抗病能力，调整人体内部平衡，控制肿瘤的发展，延长寿命。如《卫生宝鉴》中说：“养正积自除……令真气实，胃气强，积自消矣。”又如《外科真诠》在乳岩中说：“内服归脾汤等药，虽不能愈，亦可延生。”由此可知扶正补虚法的重要。因此，恶性肿瘤的治疗，必须祛邪不忘扶正，扶正祛邪相结合。不少临床资料及实验证明，扶正培本法与机体免疫功能有密切关系，所以说是治疗恶性肿瘤的重要方法。

常用的扶正补虚药有紫河车、党参、人参、黄芪、白木耳、菟丝子、女贞子、阿胶、首乌、熟地、淫羊藿等。

肿瘤患者除用扶正培本法外，尚需维护“胃气”。《内经·平人气象论》说：“人以水谷为本，故人绝水谷则死。”故前人有“有胃气则生，无胃气则死”的论述。岩症邪毒易消耗人体正气，致脾胃运化功能失常。食欲不振是恶性肿瘤通病，因而健脾益气、调理脾胃，也是扶正补虚的重要内容。只有胃纳旺盛，中土健运正常，使“生化”之源不竭，养营充沛，才能耐受岩症邪毒的伤害，同时也有利于祛邪药物的攻伐。

上述一些常用治疗大法，是通过各种不同的治疗法则来达到治疗肿瘤的目的。有的用清热解毒法以清其邪热，解其毒邪；有的用活血化瘀以消其岩肿；有的用疏肝行气法以行气散结；有的用化痰散结法以消肿块；有的用扶正补虚法以提高机体抗病能力，控制岩症的生长和发展。但临床症状是错综复杂的，治法不是固定不变，而是根据辨证结果，灵活选用不同的治疗方法，才能取得较为满意的效果。因此，立法的正确与否，对疾病的预后有着十分重要的关系。

**【中医中药治疗恶性肿瘤的方向】**

大量的临床资料或实验研究表明，中医药或中西医结合治疗恶性肿瘤，出现了令人鼓舞的苗头，有着广阔的前景。关于治疗肿瘤的发展方向，大体有以下几个方面。

（1）辨证论治：运用祖国医学理论进行辨证治疗肿瘤，取得了较好的效果。如晚期原发性肺癌阴虚型用养阴法；晚期胃癌脾肾两虚用健脾益肾法等，不但增强机体抗病能力；提高疗效，延长寿命，而且可减轻或解除化疗药物的毒性副作用。若能掌握辨证论治治疗各种癌症的规律，以及辨证与辨病、脏腑、经络学说、局部与整体等结合起来，必将可提高治疗肿瘤的效果。

（2）在实践中总结提高：治疗肿瘤研究工作虽有较大的进展，但治疗各种癌症的规律尚未探索清楚，疗效也不十分满意。因此，在临床实践中不断摸索、研究、总结，找出治疗肿瘤的辨证规律及其治疗方药，无疑是一个重要的途径。

（3）寻找抗癌有效药物：对各种不同的肿瘤，有针对性地选用抗癌疗效高的药物，可提高疗效。如皮肤癌用农吉利；浅表肿瘤用“皮癌净”外敷；宫颈癌用载术；原发性肝癌用斑蝥素等。同时学习民间单验方的使用，如冬凌草，原是群众用以治疗噎膈的一种草药，而后进行系统研究，用于治疗上消化道癌症，取得了较满意的效果。但在使用上述药物的时候，也要根据患者具体情况，进行辨证施治。

（4）中西医结合：治疗肿瘤，中西医结合为我国独创，已在临床上引起国内外重视。实践证明只有逐步深入、全面地掌握了中医理论，运用传统医学和现代科学（包括现代医学）方法，经过不断实践，发挥各自的优势，对肿瘤的治疗进行有机地结合。

# 第二节　舌　　菌

生于舌部的岩证，因其形状似菌，故称舌菌。其特点是：早期为突出舌体的肿物，形如豆粒而质硬，溃烂后形成坚硬而高低不平的溃疡。本病是口腔岩中最多见的一种，恶性程度也高。多发于40岁以上的患者，男多于女。好发于舌中1/3的边缘部位，其次是舌根、舌面及舌尖部。口腔黏膜白斑、卫生不良、经久不愈的溃疡、假牙等长期慢性刺激，都可能诱发本病。

舌菌病名首见于《沈氏尊生》。《外科真诠》中名舌岩，其说："舌岩，舌根腐烂如岩。"《医宗金鉴》中名舌疳，对病因、症状、治疗有较详细记载，尤其是指出舌菌性恶，晚期累及至颈、颌而出现硬块及预后不良等特征。这与临床所见舌岩的症状较为符合。

## 【病因病理】

舌为心之苗，心脉系舌本；脾脉络舌旁，散舌下；肾脉亦系舌本，终于会厌。故本病由于心脾之火，循经上升结于舌体，气血瘀滞所致。病久可出现阴虚火炽、气血两虚等症。

## 【辨证】

本病多发于舌之两侧边缘，初起肿如豆粒，按之坚硬，逐渐增大，或如菌状，头大蒂小。继而形成溃疡，渐向深部和周围发展，其边缘隆起，状若泛莲，触之易于出血。甚则穿腮透舌，颈、颌部出现结块，坚硬疼痛。终因舌不能转动，饮食难下，体质日渐衰败而死亡。在临床上可做如下辨证。

（1）心脾火郁：舌体肿物坚硬，或破溃腐臭，心烦失眠，口渴尿赤，舌尖红苔黄，脉数。

（2）脾胃火毒：舌体胖大，肿物溃腐、味臭难闻，伴有发热口渴、便秘尿黄、舌苔黄腻而厚、脉滑数。

（3）阴虚火炽：病久体虚，虚火上炎，舌质溃烂无皮、边缘隆起、易于出血、剧痛难忍，午后潮热，舌红无苔，脉细数。

（4）气血两虚：舌体溃烂，甚则穿透舌体，侵犯腮部，饮食难下，体质消瘦，唇舌淡红，脉沉细无力。

## 【治疗】

本病治疗，应首先分辨所属脏腑经络，郁火之虚实，根据实则泻之，虚则补之的原则进行治疗。

1. 中医内治法

（1）心脾火郁：治宜清火解毒，导赤散加黄连、山豆根等。

（2）脾胃火毒：治宜清泄火毒，黄连解毒汤加山慈姑、茵陈、茯苓、山豆根等。

（3）阴虚火炽：治宜滋阴降火，知柏地黄汤加减，出血加丹皮、侧柏叶等以凉血止血。

（4）气血两虚：治宜补气养血，归脾汤治之。

上述辨证治疗中，可配服六神丸、梅花点舌丹、犀黄丸等。

2. 中医外治法

（1）初起局部用玉枢丹外敷。

（2）溃烂搽青吹口散或锡类散。

（3）出血不止，可用蒲黄炭、芦荟、马勃等研末外敷。

（4）颌下肿核，初起贴红灵丹油青，或阳和解凝膏加桂射散。溃后按溃疡处理。

## 第三节 茧　唇

生于口唇部位的肿块，形如蚕茧，故名茧唇，是一种唇部的恶性肿瘤。其特点是：初起下唇无痛性局限性硬结，或似乳头、草状突出，溃烂后翻花如杨梅。本病占口腔岩中第三位，多见于50岁以上男性。大多数发生于下唇的唇红缘部位，少数发生于下唇的外中1/3交界处。发病与长期吸烟，尤其使用烟嘴及烟斗的人有关。口唇白斑、赘疣及皲裂等病变长期不愈，也有可能岩变。

茧唇病名首见于《疮疡经验全书》，说："若肿起白皮皱裂如蚕茧，故名曰茧唇也。"《外科正宗》描述茧唇的早期症状为："初起如豆，渐大若蚕茧，突肿坚硬。"《医宗金鉴》描述晚期病变为："若溃后如翻花。"在病因病理方面认为是："此证由脾、胃积火结聚而成。"这些症状的记载，是符合唇岩临床特征的。

**【病因病理】**

脾气开于口，唇本脾之外候，其荣在唇。因此本病发生与脾经有密切关系。

（1）心思太过，忧虑过深，致心火内炽，移热于脾而发为本病。

（2）过食煎炒炙博，醇酒厚味，脾胃受伤，积热移脾，火盛生痰，痰随火行，留注于唇。

（3）日久肾水亏损，相火上炎，火毒蕴结于唇所致。

**【辨证】**

本病局部表现有3种情况：①初起唇部结块如豆，逐渐增大，肿而坚硬，继而破溃。②初起圆形肿物，似乳头，蕈状突出，进一步溃烂似翻花，时流血水。③初起为溃疡，周围呈堤状，底部发硬，肉似翻花。以上三者均可累及颌下而出现坚硬肿块。

在临床上可做如下辨证。

（1）心脾火炽：唇肿高突坚硬，或溃烂疼痛，口渴尿赤，舌质红、苔黄，脉数等。

（2）脾胃实热：口唇肿块突起，灼热疼痛，面赤口渴，唇口燥裂，便秘尿黄，舌苔黄腻，脉滑数等。

（3）相火上炎：口唇溃烂，痛如火燎，色紫暗，时流血水，两颧发红，手足心热，舌红无苔，脉细数等。

**【治疗】**

1.中医内治法

（1）心脾火炽：治宜清火解毒、养阴生津，清凉甘露饮加全蝎、山豆根等。

（2）脾胃实热：治宜通腑泄热、化痰解毒，凉膈散加僵蚕、半枝莲等。

（3）相火上炎：治宜滋阴降火，知柏地黄汤加减。

2.中医外治法

（1）外用玉枢丹。

（2）可用皮癌净外敷。

## 第四节　失　　荣

凡是发于颈部或耳之前后的一类岩证，面容憔悴，形体消瘦，状如树木之枝枯皮焦，失去荣华者，称为失荣。其特点是：颈部肿块，坚硬如石，身体消瘦。本病有原发和其他部位的岩症累及所致。《内经·疏五过论》说："凡未诊病者，必问尝贵后贱，虽不中邪，病从内生，名曰脱营；尝富后贫，名曰失精。"指出"脱营""失精"与情志有关。《外科正宗》说："失荣者先得后失，始富终贫，亦有虽居富贵，其心或因六欲不遂，损伤中气，郁火相凝，隧痰失道停结而成。"继承了内经之理论，说明其成因为情志内伤，痰火凝结。同时叙述了症状和预后，如说："其患多生肩以上，初起微肿，皮色不变，日久渐大，坚硬如石。推之不移，按之不动；半载一年，方生阴痛，气血渐衰，形容瘦削，破烂紫斑，渗流血水。或肿泛如莲，秽气薰蒸，昼夜不歇，平生疙瘩，愈久愈大，越溃越坚，犯此俱为不治。”

**【病因病理】**

多因忧思郁怒，情志内伤，肝气郁结，痰瘀凝结少阳、阳明之经所致。溃后破烂流血，外耗于卫，内夺于荣，气血耗损，终成败症。

**【辨证】**

本病有原发性和继发性两类，除少数原发者外，大多由鼻咽、口腔等岩肿转移而来。根据病程进展，症状改变，临床可分为如下3期。

（1）初期：颈部或耳后耳前肿物如栗，顶突根深，按之石硬，推之不移，皮色不变，体质尚健，舌苔白滑或白腻，脉弦缓。

（2）中期：肿块渐大，微微作痛，肤色紫暗，肿物融合如堆粟，逐渐气血衰少，形体消瘦，舌苔白或黄，脉弦数。

（3）后期：若溃破之后，只流血水，其味臭秽。虽腐溃而坚硬不消，相反愈肿愈坚，疮口渐大，凹凸不平，形如岩石。此时疼痛彻心，或疮口出血如喷射状，夜不安寐，胸闷烦躁，面色无华，形体消瘦，终至气血衰竭，而致不救。若由其他岩症转移者，可伴有鼻孔出血、视力模糊、耳窍失聪，或声音嘶哑、吞咽困难、唇舌淡红、脉细无力。

**【治疗】**

《外证医案汇编》说：“失荣一症……其起之始，不在脏腑，不变形躯，正气尚旺，气郁则理之，血郁则行之，肿则散之，坚则消之。久则身体日减，气虚无精，顾正消坚散肿，其病日深，外耗于卫，内夺于营，滋水淋漓，坚硬不化，温通气血，补托软坚，此三者，皆郁则达之义也，不但失荣一症，凡郁症治法俱在其中矣。若治不顾本，犯经禁病禁，气血愈损，必为败症。”指出了本病的治疗原则，同时强调“扶正培本”的重要性。

1.中医内治法

（1）初期：为肝郁痰凝、痰瘀互结，治宜解郁化痰、活血散结，开郁散治之。

（2）中期：毒聚正衰，攻补兼施，治宜益气养荣、疏肝散结，和营散坚丸加减。

（3）后期：气血衰败，补益为主，治宜调补气血，香贝养荣汤治之。

此外水金丹、犀黄丸、蜈蚣、全蝎、蜂房、僵蚕、海藻、昆布等各期均可适当选用。

2.中医外治法

（1）初起：阿魏化痞膏外贴。

（2）溃后：用生肌玉红膏掺海乳散外敷。

## 第五节　乳　　岩

发生在乳房部的肿块，坚硬如石，溃后状如岩穴者，称为乳岩。其特点是：乳房部肿块，质地坚硬，溃后凸如泛莲或如菜花。他是女性最常见的恶性肿瘤之一，据资料统计，发病率占全身各种恶性肿瘤的7%～10%，在妇女仅次于子宫癌。它的发病常与遗传因素有关，以及40～60岁绝经期前后的妇女发病率较高。男子乳癌较为少见，占乳岩的1%～2%，发病年龄较女性晚些。有关乳岩的发生与生育和哺乳的关系，意见尚未一致。一般认为生育和哺乳可减少本病的发生。

祖国医学文献对本病早有记载，隋、唐时期称为“乳石痈”。乳岩病名首见于《妇人大全良方》，同时还记载了初起、晚期症状和病因。其说：“若初起，内结小核，或如鳖棋子，不赤不痛，积之岁月渐大，巉岩崩破如熟石榴，或内溃深洞，此属肝脾郁怒，气血亏损，名曰乳岩。”《疮疡经验全书》明确指出早期诊断与治疗的重要性。其说：“早治得生，若不治，内溃肉烂见五脏而死。”《丹溪心法》不但详细描述了乳岩的病因、症状、治疗，也记载了男子患有乳岩。《外科正宗》对本病认识更为详细，其说：“初如豆大，渐若棋子；半年一年，二载三载，不疼不痒，渐渐而大，始生疼痛，痛则不解，日后肿如堆栗，或如覆碗，紫色气秽，渐渐溃烂，深如岩穴，凸者若泛莲，疼痛连心，出血则臭，其时五脏俱衰，四大不救，名曰乳岩。”《医宗金鉴》提出了乳岩晚期累及腋下与胸壁的症状。说：“乳岩初起结核隐痛……耽延继发如堆栗，坚硬岩形引腋胸。”综合上述，历代医家对乳岩的认识是较深刻的。

**【病因病理】**

（1）乳房为阳明经所司，乳头为厥阴肝经所属，情志不畅，肝失条达，郁久而气血瘀滞；脾伤则运化失常，痰浊内生，脾肝两伤，经络阻塞，痰瘀互结于乳所致。

（2）冲为血海，任主胞胎，冲任之脉棣于肝肾。冲任失调，月经不正，气血运行不畅，经络阻塞而发病。因其发病年龄多见于绝经期前后，故与冲任失调有关。

**【辨证】**

乳癌中以硬癌最为多见。至于其他一些少见的湿疹样癌、胶样癌、炎性癌等，为了与某些疾病作鉴别，故一并叙述。

（1）硬癌：占乳岩的60%～70%。初起：常无症状，偶尔发现乳房有大小不等的肿块，质地坚硬，表面高低不平，不易推动，边界不清，或乳头有血性分泌物溢出。中期：逐渐发生疼痛。肿块渐增如堆栗，乳头内缩或抬高，皮肤呈“橘皮样”改变，色紫褐，此时将欲溃烂。后期：溃后疮口边缘不齐，中央凹陷如岩穴，外翻如菜花，时渗紫红血水，恶臭难闻，累及腋下及锁骨上下，可触及肿块，体质消瘦，面色苍白，食欲不振，终成败症。

（2）湿疹样癌：约占乳岩的3%。初起：一侧乳晕部或邻近的乳房处发红潮湿，糜烂出水，结黄色痂皮，去除后露出鲜红色颗粒状肉芽，有轻度发痒及烧灼感。中期：数年后，病变蔓延至乳晕以外皮肤，色紫而硬，乳头凹陷。后期：乳头溃烂，烂去半截，甚至全部蚀落。乳房内出现坚硬如石的肿块。《外科启玄》之乳痞与本病相似，其说：“有养螟蛉之子，为无乳，强与吮之，久而成疮，经年不愈，或腐去半截，似破莲蓬样，苦楚难忍，内中败肉不去，好肉不生……”

（3）胶样癌：临床少见，初起，乳房部有一肿块，质地较软，不痛不痒。中期：肿块渐渐增大，胀痛不舒，肿块中央按之有弹性，常有乳头溢血。后期：溃后出血，疮口凹陷，边缘坚硬。

（4）炎性癌：临床更少见，多发生于年轻妇女，尤其在妊娠和哺乳期。发病急，伴发热，乳房迅速增大，皮肤红色或紫红色，灼热感，但无明显肿硬物，其病在1～2年内即可发生死亡。

临床辨证可分为以下几种。

（1）情志郁结证：乳房结块，皮色如常，质地坚硬，伴有心情不舒、胸闷不适、舌苔薄白、脉弦缓或弦滑。

（2）冲任失调证：乳房结块坚硬，伴有月经不调；婚后未生育或生育过多，舌质淡红苔薄白，脉沉细。

（3）毒蕴溃烂证：岩肿破溃，血水淋漓，臭秽不堪，色紫剧痛，饮食不佳，身体渐瘦，舌苔薄黄，脉弦数。

（4）气血两虚证：乳岩晚期，破溃外翻如菜花，不断渗流血水，疼痛难忍，面色苍白，动则气短，身体瘦弱，饮食不思，舌淡红，脉沉细无力。

## 【鉴别诊断】

本病应与乳癖、乳腺增生病、乳痨等鉴别，除病史、体征外，有时靠活体组织病理检查确诊。

## 【治疗】

《妇人大全良方》说：“用益气养荣，加味逍遥，加味归脾，可以内消，若用行气破血之剂，则速其亡。”《外科真诠》说：“于肿核初起时，果能清心涤虑，静养调理，内服和乳汤，归脾汤等，虽不能愈，亦可延生，若妄行攻伐，是速其危也。”由此可知，乳岩治疗宜疏肝解郁，补益肝脾，不宜过用攻伐之剂。

1. 中医内治法

（1）情志郁结：治宜疏肝解郁、化痰散结，神效栝楼散合开郁散加减。

（2）冲任失调：治宜调理冲任、理气散结、二仙汤合开郁散加减。

（3）毒蕴溃烂：治宜解毒扶正，化岩汤合白花蛇舌草、半枝莲等。

（4）气血虚弱：治宜调补气血，归脾汤治之。

2. 中医外治法

（1）初起：阿魏化痞膏外贴。

（2）溃后：用红油膏、海浮散外敷。

# 第六节　肾岩翻花

本病是生于阴茎头部的岩肿。因阴茎属肾且其溃后如翻花之状故名肾岩翻花。其特点是：阴茎头部表面为丘疹、结节、疣状等坚硬物，溃后如翻花。好发于阴茎马口（冠状沟）及外尿道口边缘。发病年龄大多为40～60岁。

本病始见于《疡科心得集》，又名肾岩，俗名翻花下府。在发病原因中，明确指出：“此非由交合不洁，触染淫秽而生。”说明与梅毒、下疳由传染而生有所不同。而是由于“肝肾素亏或又郁虑忧思，相火内灼，水不涵木，肝经血燥，而络脉空虚，久之损者愈损，阴精消涸，火邪郁结，遂遘疾于肝肾部分”。对早期症状描述为：“初起马口之内，生肉一粒，如竖肉之状，坚硬而痒……”晚期为：“其马口之督肉处，翻花如石榴子样，此肾岩已成也……”在预后方面指出：“若至成功后，百无一生。”称为四大绝证之一。从上述引文看出前人对本病的发生、转归都有一定的认识。

## 【病因病理】

肝主筋，阴茎为宗筋所聚之处，为肾之外窍，隶属肝肾之经。因此本病发生，多由肝肾阴虚，忧思郁虑，相火内灼，水不涵木，肝经血少，络脉空虚，虚火痰浊侵袭，导致经络阻塞，积聚阴茎而成。其次本病的发生与包茎或包皮过长秽毒积聚有密切关系。

## 【辨证】

乳头状阴茎癌：多由丘疹或疣状病变开始，表面高低不平，时有溃疡，有奇臭的脓液，最后溃疡呈菜花样。

浸润性阴茎癌：多有湿疹或白斑样病变开始，表面呈结节状，灰白色，可有溃疡，质较硬，体积不大，生长较快。兹分期辨证如下。

（1）初起：阴茎马口附近有丘疹、结节、疣状肿物，逐渐增大，溃后渗流滋水或血水，或有痒痛，舌苔薄白或白腻，脉弦或滑，为肝气郁结，痰浊积聚。

（2）中期：阴茎部溃疡，肿胀疼痛，翻花如石榴状，有浆液血样渗出物，腐臭难闻，小便黄，舌质红苔黄腻，脉弦数，为肝经湿毒所致；若局部溃烂，伴有腰疲腿软、头晕耳鸣、口燥咽干、舌质红而无苔，为阴虚火炽。

（3）后期：烂通尿道，形成尿漏，甚则阴茎溃烂脱落，身体瘦弱，饮食不思，舌质淡红，脉沉细无力，为气血不足。

**【治疗】**

1. 中医内治法

（1）初起：肝郁痰凝，治宜疏肝解郁，化痰散结，散肿溃坚汤加减。

（2）中期：肝经湿毒，治宜清利湿热，泻火解毒，龙胆泻肝汤加减；若虚火内炽，治宜滋阴降火，知柏地黄汤加减。

（3）后期：气血不足，脾胃虚弱，治宜补益气血，和胃健脾，当归补血汤合香砂六君子汤加减。

以上各期，可选加白花蛇舌草、半枝莲、莪术、海藻、僵蚕、夏枯草等。

2. 中医外治法

（1）初起：敷千金散、红油膏。

（2）溃后：皮癌净，藤黄膏；癌肿平复，肉芽新鲜，改用生肌散、生肌玉红膏。

（周　磊、周　祥）

# 第四章 皮 肤 病

## 第一节 概 论

皮肤病大多数发生在人体的表面，是中医外科学的重要组成部分。中医文献内有关皮肤病的防治经验早有记载。如《内经·素问·生气通天论》中说："汗出见湿，乃生痤疿……劳汗当风，寒薄为被，郁乃痤。"在《至真要大论》中又说："诸痛痒疮，皆属于心。"《金匮要略》中有"浸淫疮，黄连粉主之"的记载。《诸病源候论》中，对皮肤病已有了详细的描述，提到的有疣、癣、疥、瘾疹等几十种病。《千金要方》和《外台秘要》中，收载了很多丹药以及雄黄、矾石、硫黄等药治疗皮肤病的方药，至今尚有临床实用价值。16世纪以后的外科著作，有关皮肤病的病因病机、临床症状、治疗方法等方面的记载更是丰富，给我们留下了宝贵的经验。目前，我国已基本上控制了麻风、头癣等病；职业性皮肤病的发病率也有所下降，但皮肤病仍是劳动人民的常见病、多发病。虽然运用中医中药治疗皮肤病积累了丰富的经验，但仍需在实践中不断总结，不断提高，更好地为人民的健康服务。

**【病因病理】**

了解皮肤病的病因病理，必须从各种病的具体症状结合四诊八纲加以分析、归纳，然后找出他是属哪一种或哪几种病因致病，再从病因中探测疾病的转归，为治疗提供依据。皮肤病的常见发病因素有风、湿、热、虫、毒、血瘀、血虚风燥、肝肾不足等，今概要地予以分述。

（1）风：风为百病之长，许多种皮肤病与风邪有着密切的联系，除在《内经》中已有论述外，《诸病源候论》中则有更多的记载，如风瘙隐疹生疮候中说："人皮肤虚，为风邪所折，则起隐疹。""风瘖瘟候"中说："夫人阳气外虚则多汗，汗出当风，风气搏于肌肉，与热气并，则生瘖瘟。"尚有风邪搏于肌肉，则生疣目。风邪在头，有偏虚处，则发脱落，而为斑秃等记述。此外，风邪每多挟热、挟湿等而发生皮肤病，所以《诸病源候论》中又说："夫体虚受风热湿毒之气，则生疮。"由此可见，凡人体腠理不密，卫气不固，风邪得以乘隙侵袭，阻于皮肤之间，内不得通，外不得泄，可使营卫不和，气血运行失常，肌肤失于濡养，以致发生风团、丘疹、疣目、干燥等病变，且风有善行而数变，风性燥烈等特点，故由风邪引起的皮肤病其症候发生迅速，消退也快，游走不定，泛发全身，瘙痒无度，多为干性，如兼皮损色白、遇寒易发、苔薄白、脉浮紧的为"风寒"；如兼皮损色红、遇热易发、苔薄黄、脉浮数的为"风热"。

（2）湿：湿邪有外湿、内湿之分，皮肤病病因的湿邪，以外湿为多，因皮肤为人体的外卫，湿邪侵犯，首当其冲，但有时外湿常与内湿相合致病，故在辨证时不能孤立对待。由湿而致的皮肤病，早在《内经》中已有记载："汗出见湿，乃生痤痱。"《诸病源候论・湿病疮候》说："肤腠虚，风湿搏于血气生病疮，若风气少，湿气多，其疮痛痒，搔之汁出……"因此，湿邪侵入肌肤，郁结不散，与气血相搏，可发生皮疹、瘙痒、渗液等。且湿邪具有黏腻、留着难去、病位常趋于下部等特点。故由湿邪引起的皮肤病，其皮损为水疱或为多形性，或皮肤糜烂，常患于下部，或浸淫四窜，滋水淋漓，迁延日久，缠绵难愈。若与内湿相合，则伴胸闷，食欲不振、肢体无力、苔白腻、脉濡缓等症状。

（3）热：由热而致的皮肤病，亦有外热、内热之分，外热引起的皮肤病，如《诸病源候论夏日沸烂疮候》中说："盛夏之月，人肤腠开，易伤风热，风热毒气，搏于皮肤，则生沸疮，其状如汤之沸……"它如水火烫伤，可令人皮溺肉烂，此即指外热作用于皮肤为患。内热引起的皮肤病，如《诸病源候论・时气疱疮候》中说："夫表虚里实，热毒内盛则多发疱疮。"又如："夫热病疱疮者，此由表虚里实，热气盛则发疮。"都是指脏腑实热外发而成疮，由此可见，不论外感热邪，或脏腑实热，蕴郁肌肤，不得外泄，熏蒸为患，可发生皮疹、灼热、痒痛、溃烂、流脓等；且热邪具有热微则痒，热甚则痛、热胜肉腐、火性炎上等特点。故由热邪引起的皮肤病，其症候是皮损色红、糜烂、脓疱、灼热、作痒、作痛，可伴身热、口渴、便秘、尿赤、苔黄、脉数等。

（4）虫：由虫而致的皮肤病，一为确由虫所引起，如《诸病源候论・疥候》中说："……湿疥者，小疮皮薄，常有汁出，并皆有虫，人往往以针头挑得，状如水内病虫……"一为由虫的毒素侵入或过敏而引起的皮肤病，如《诸病源候论・蚝虫螫候》中说："此则树上蚝虫耳，以其毛刺能螫人，故名蚝虫，此毒盖轻，不至深毙，然亦甚痛，螫处作疹起者是也。"此即现代所称的虫咬皮炎；如由肠寄生虫过敏可引起的皮肤病临床较为多见。此外，在中医文献中较多的皮肤病均说有虫，尤以《诸病源候论・癣候》中所列11种皮肤病，言有虫的约占10种，由于古代条件限制，此虫大部分可能是指真菌而言；或以虫形容皮肤病的瘙痒，"痒如虫行"，而皮损中实非有虫；此外，有肠寄生虫的患者往往能引起湿热蕴蒸肌肤，而易导致皮肤病的发生。上述这些情况，可以看出由虫引起的皮肤病，其症候是皮损瘙痒甚剧，有的表现糜烂，有的能相互传染，有的可伴局部虫斑，脘腹疼痛，大便中可查到虫卵。

（5）毒：由毒而致的皮肤病，分有药物毒、食物毒、虫毒、漆毒等。①药物毒。如《外科正宗》说："砒乃阳精大毒之物，服之令人脏腑干涸，皮肤紫黑，气血乖逆而死。"②食物毒。如《诸病源候论·食鲈鱼肝中毒候》中说："此鱼肝有毒，人食之中其毒者，即面皮剥落，虽尔不至于死。"③虫毒。如《诸病源候论·蜂螫候》中说："……唯地中大土蜂最有毒，一螫中人，便即倒闷，举体洪肿……"又"蝎螫候"说：此虫五月六月毒最盛，云有八节九节者弥甚，螫人毒势流行，多至牵引四肢皆痛，过一周时始定。"④漆毒。如《诸病源候论·漆疮候》说："漆有毒，人有禀性畏漆，但见漆便中其毒。"又曰："若火烧漆，其毒气则厉，着人急重，亦有性自耐者，终日烧煮，竟不为害也。"上述各种由毒而引起的皮肤病，总的来说，不外乎中毒及过敏两大类。且在文献中早已指出，由毒过敏引起的皮肤病，只有人体在过敏状态下，接触某种致敏物质，才会发病，所谓"人有禀性畏漆，但见漆便中其毒"；人体在正常情况下，即使接触某种致敏物质，亦不发病，所谓"亦有性自耐者，终日烧煮，竟不为害也"。这种说理，直至今日临床上仍在采用。由毒引起的皮肤病，发病前有内服某种药物或食物史，或有某种物质接触史，或有毒虫叮咬史，经过一定的潜伏期后才发病，其症候是皮肤表现红、肿、丘疹、水疱、风团、糜烂等多种形态，或痒或痛，或局限在一定，或泛发于全身，来势较急，去病亦快，有的可以反复发作。

（6）血瘀：血瘀乃指肝气郁结或外邪入侵，以致气机不畅所致的瘀血证候。中医文献对血瘀早有记载，如《灵枢·水胀篇》说："恶血当泻不泻，衃以留止。"张景岳《类经》注云："衃，凝败之血也。"《灵枢·贼风篇》说："若有所堕坠，恶血在内而不去。"指的均是瘀血。《伤寒论》中说："阳明证，其人喜忘者，必有蓄血，所以然者，本有久瘀血，故令喜忘。"《金匮要略》中说："产后腹痛……此为腹中有干血着脐下。"蓄血、干血都是瘀血，《诸病源候论》中称留血，积血；《血证论》才列"瘀血"为一篇。血瘀成因于气滞，因为气行则血行，气滞则血凝；亦可因寒或由热而致血瘀，如《医林改错》中说："血受寒则凝结成块，血受热则煎熬成块。"其他如外伤、出血等均可导致血瘀。如《灵枢·贼风篇》中说："若有所堕坠，……则血气凝结。"明·缪希雍《神农本草经疏·杂症门》中说："蓄血俗名内伤，或积劳，或多怒，或饱后行房，或负重努力，或登高坠下，或奔逐过急，皆致蓄血。"明代王肯堂《证治准绳·杂病》中说："夫人饮食起居，一失其宜，皆能使血瘀滞不行，故百病由污血者多。"说明情志因素，饮食起居失宜也可导致血瘀。皮肤病中凡见皮损色黯、紫红、青紫，或出现瘀点、瘀斑、肥厚、结节、肿块、舌质紫有瘀点、脉弦涩等，皆为血瘀之证。

（7）血虚风燥：血虚风燥是慢性皮肤病所出现的病理现象，其原因主要由于长期的瘙痒，寝食不安；或导致脾胃虚弱，饮食减退，以致不能从食物中吸收精华化生血液，造成血虚生风生燥。血虚风燥亦为多种皮肤病的发病因素，由于血虚不能营养肌肤，肤失濡润，血虚生风生燥，逗留肌肤，可引起皮肤发生干燥、粗糙、脱屑、瘙痒等病况，如《诸病源候论·蛇身候》中说：“蛇身者，谓人皮肤上，如蛇皮而有鳞甲，世谓之蛇身也，此由血气否（痞）涩，不通润于皮肤故也。”又血虚之后，可使护卫不固，腠理不密，易致风、湿、热等病邪乘虚侵袭肌肤发生多种皮肤疾患。血虚不能滋养肝脏，则常使虚阳上亢，肝火易于妄动。基于这些因素，由血虚风燥而引起的皮肤病，其症候往往是病期较长，皮损干燥、肥厚、粗糙、脱屑、作痒，很少糜烂流水，可伴头目晕眩、面色苍白、苔薄、脉濡。若兼皮损处在情绪波动时作痒加剧，头痛，面红，急躁易怒，口苦，咽干，舌红苔黄，脉弦数等，为“血虚肝旺”。

（8）肝肾不足：肝有贮藏调节血液的功能开窍于目，在体为筋，其荣在爪，其色属青；肾主藏精，为生殖发育之源，开窍于耳，其荣在发，其色属黑。肝肾不足，即可产生反常的病理现象，在病理过程中，其与皮肤病的发生亦较为密切，如血虚无以滋养肝脏，爪失所荣，则指甲肥厚干枯；肝虚血燥，筋气不荣，则生疣目；肝经怒火郁血，可致血痣。《医宗金鉴》说：“血痣初起似痣形，渐大如豆其色红，揩破外皮流鲜血，肝经怒火郁血成。”如肾脏精血不足，发失所养，则毛发易于枯脱。《诸病源候论·令发润泽候》说：“足少阴之经血，外养于发，血气盛，发则光润，若虚，则血不能养发，故发无润泽也……”肾虚黑色上泛，则面生黧黑，因此，凡肝肾不足，可引起多种皮肤病，其症候大多是呈慢性过程，皮损干燥，肥厚粗糙，脱屑，或伴脱发、色素沉着、指甲变化，或伴生疣目、血痣等，且皮肤病的发生、发展往往同患者的生长、发育、妊娠、月经不调等有关，如兼头晕目眩、耳鸣、面部烘热、腰膝疲软、失寐梦多、遗精、舌红少津、苔少或光剥、脉细等，为“肝肾阴虚”。若兼面色淡白、怕冷、四肢不温、腰膝疲软、头昏、耳鸣、阳痿、舌淡白舌体胖、边有齿痕、脉沉细等，为肾阳不足。

皮肤病在发病过程中，往往不是单一原因所引起，常为两个或两个以上病因共同作用，如风热、风湿、湿热，或风湿热同时存在，或肺卫不固、脾虚生湿、肝胆湿热等。有的纯为实证，有的纯为虚证，有的虚中杂实，所以在“审因”时，要善于分析，加以区别。

**【辨证概要】**

皮肤病的辨证，首先是对病情进行周密的调查，运用四诊八纲的辨证方法，除详询病史外，要注意辨认皮肤损害、发病部位、确定性质等，掌握第一手资料，有时还需反复多次地调查，才能使资料逐步完善，随后经过辨证分析，综合归纳做出正确的诊断。

辨皮肤病的常见症状皮肤病的发病过程中，可产生一系列症状。凡患者能自觉反映给医务人员的，称为自觉症状；凡皮肤上客观存在的病变能看到、摸到、检查到的，则称为他觉症状。此外尚有一些症状虽不发生在皮肤上，而与皮肤病有关，如发热、畏寒、便秘、溲赤、关节痛以及其他内脏损害等。

（1）自觉症状：自觉症状是多样的，要看皮肤病的性质和严重性及患者个体特殊性而定。主要为痒、痛、烧灼、麻木、蚁走感等感觉。由于患者的特殊性，对痒和痛的感受力因人而异。如蛇串疮在小孩中不一定产生痛感，在老年人则疼痛可以达到难以忍受的程度；而同一种痒感的病，由于敏感程度不同，在不同人身上，引起不同程度的痒感，轻的仅微痒，可以不抓，重的可以使患者寝食不安，精神上感到很大的痛苦。

（2）他觉症状：他觉症状是诊断皮肤病的重要指征。不论病情如何复杂，其所表现的基本皮肤损害（或称皮损、损害、皮疹）究属有限，如果我们认识其皮损形态，对诊断皮肤病有很大的帮助。一般将皮肤损害分为原发性及继发性两种，凡斑疹、丘疹、疱疹、脓疱、结节、风团等皆属原发性损害；凡鳞屑、糜烂、痂、抓痕、皲裂、色素沉着、苔藓样变等皆属继发性损害，今分辨于下。

斑疹：为既不高凸亦不凹陷于皮肤的明显色素变化。其色有红有白，红斑压之褪色的多属血分之热，压之不褪色的多为血热或血瘀。红而带紫的为热毒炽盛，红斑稀疏的为热轻，密集的为热重；白斑多因气滞或血虚。

丘疹：为高出皮面的丘形小粒，呈界限性突起，多为血热、风热所致。

疱疹：为有腔隙高出皮面的损害，腔内含有水样或血样液体，水疱呈白色，血瘀呈淡红色，疱壁一般较薄易破，破后形成糜烂，干燥后结成薄痂，疱疹往往发生于红斑之上，多属湿热或热毒所致。

脓疱：疱内含有脓液，其色呈浑浊或为黄色，周围常有红晕，疱破后形成糜烂，上有脓液或脓痂，多因湿热或热毒炽盛所致。

结节：为大小不一界限清楚的实质性损害，或陷没于皮下，或高出皮面，多由气血凝滞所致。

风团：为皮肤上的局限性水肿隆起，常突然发生，迅速消退；不留任何痕迹，有白色与红色之分，白色的为风寒所致；红色的为风热引起。

鳞屑：为表皮角质层的脱落，急性病后见之，多为余热不清；慢性病见之，则血虚生风生燥皮肤失养所致。

糜烂：为局限性的表皮缺损，由于疱疹、脓疱的破裂，痂皮的脱落，或丘疹的表皮破损，露出潮湿面的称为糜烂，愈后一般无瘢痕，多属湿热所致。

痂：皮肤渗液（滋水）、渗血或脓液干燥后即成为痂，脓痂为热毒未清，血痂为血热所致，滋痂为湿热形成。

抓痕：为搔抓所引起的线状损害，发生于有损害或正常皮肤上，其痒大多由于风盛或内热所致。

皲裂：为皮肤上线形裂缝，多由血虚、风燥所致。

色素沉着：大多数发于慢性皮肤病之后期，多呈褐色、暗褐色或黑褐色，由于气血不和或肾虚所致。

苔藓样变：为皮肤增厚、粗糙、皮纹加宽、增深、干燥、局限性边界清楚的大片或小片损害，常为某些慢性瘙痒性皮肤病的主要表现。多由血虚风燥所致。

瘢痕：是溃疡愈合后所形成的新生结缔组织。可分两类，一类为增生性的、较硬的隆起，表面呈红色；一类为萎缩性的，表皮光薄柔软，呈白色。均为局部气血凝滞不散所致。

辨性质皮肤病的性质，依据临床表现来分，主要分成急性、慢性两大类。

（1）急性的皮肤病：大多发病急骤，皮损表现以红、热、丘疹、疱疹、脓疱、糜烂等，伴有渗液或脓液；发病原因大多为风、湿、热、虫、毒，以实症为主；其与内脏关系，一般与肺、脾、心三脏的关系最为密切，“诸痛痒疮，皆属于心”，因心主热，火之化，热甚则疮痛，热微则疮痒；“肺主气，候于皮毛；脾主肌肉。气虚则肤腠开，为风湿所乘；内热则脾气温，脾气温则肌肉生热也。湿热相搏，故头面身体皆生疮也。”

（2）慢性的皮肤病：大多发病缓慢，皮损表现苔藓样变、色素沉着、皲裂、鳞屑等，或伴有脱发、指（趾）甲变化。发病原因大多为血瘀或营血不足，肝肾亏损，冲任不调，以虚症为主。其与内脏关系，一般与肝、肾两脏关系最为密切，肝主藏血，血虚则生风生燥，肤失濡养而为病；肾主藏精，黑色属肾，发为肾之所华，肾精不足，则可产生皮肤的色素改变以及脱发等病。

辨部位皮肤病的发病部位，凡发生于人体上部者，多因风温、风热引起；凡发于人体中部者，多因气郁、火郁所致；凡发于人体下部者，多因湿热、寒湿引起。它如发于鼻部者，每多与肺经有关，发于胁肋部者，每多与肝经有关。

**【治疗】**

皮肤病是人体全身性疾病在皮肤上的表现，许多全身性疾病，可反映在皮肤上；而皮肤上的局部刺激，也可引起全身性病变。因此，中医治疗皮肤病主张“治外必本诸内”，局部与整体并重。治疗方法分内治、外治两大类，在临床应用时，必须根据患者的体质情况，不同的致病因素和皮损形态，然后订出内治和外治的法则。

1.中医内治法

（1）疏风散寒：用于风寒证，多选用桂枝汤、麻黄汤。常用药物如：荆芥、防风、桂枝、麻黄、制川乌、羌活等。

（2）疏风清热：用于风热证，多选用银翘散、桑菊饮、消风散。常用药物如：银花、连翘、桑叶、薄荷、牛蒡、山栀、黄菊等。

（3）清热利湿：用于湿热证和暑湿证，多选用茵陈蒿汤、龙胆泻肝汤、草薢渗湿汤。常用药物如：茵陈、蒲公英、山栀、黄柏、地骨皮、车前草、龙胆草、土大黄、草薢、生苡仁、土茯苓、六一散等。

（4）凉血解毒：用于热毒证与血热证，多选用黄连解毒汤、犀角地黄汤、化斑解毒汤，常用药物如：山栀、黄芩、黄连、黄柏、蒲公英、紫草、板蓝根、鲜生地、赤芍、丹皮等。

（5）凉血化瘀：用于气滞血瘀证，多选用桃红四物汤，血府逐瘀汤等。常用药物如：桃仁、红花、丹参、当归、赤芍、川芎、三棱、莪术等。

（6）杀虫驱虫：用于虫积证，多选用乌梅丸。常用药物如：使君子肉、槟榔、雷丸、鹤虱、百部、乌梅、苦楝根皮等。

（7）平肝潜镇：用于血虚肝旺证，或疣类皮肤病；或由皮肤病所引起的神经痛。多选用天麻钩藤饮。常用药物如：牡蛎、磁石、珍珠母、代赭石、钩藤、石决明等。

（8）化痰软坚：用于痰凝结块证，多选用二陈汤、香贝养营汤。常用药物如：半夏、陈皮、南星、白芥子，夏枯草、昆布、海藻、贝母等。

（9）滋阴降火：用于阴虚内热和肝肾不足证，多选用大补阴丸、知柏八味丸。常用药物如：生地、玄参、麦冬、知母、黄柏、枸杞子、龟板、鳖甲、蛇舌草等。

（10）养血润燥：用于血虚风燥证，多选用四物汤加味。常用药物如：生地、熟地、当归、川芎、赤芍、白芍、小胡麻、鸡血藤、女贞子等。

（11）健脾利湿：用于脾虚湿阻证，多选用参苓白术散、除湿胃苓汤。常用药物如：党参、白术、淮山药、茯苓、猪苓、草薢、白扁豆、苡仁、白鲜皮等。

（12）温补肾阳：用于脾肾阳虚证，多选用附桂八味丸、二仙汤。常用药物如：仙茅、仙灵脾（淫羊藿）、附子、肉桂、党参、黄芪、锁阳、菟丝子、炙狗脊、巴戟肉等。

（13）养阴生津：用于阴伤胃败证，多选用增液汤、益胃汤。常用药物如：鲜生地、鲜沙参、鲜石斛、天花粉、麦冬、肥玉竹、玄参等。

（14）温阳通络：用于寒湿阻络证，多选用阳和汤、独活寄生汤。常用药物如：麻黄、桂枝、鹿角、制川乌、红花、羌活、独活、络石藤、桑枝、牛膝等。

2. 中医外治法　外治疗法是应用各种不同的剂型和药物，依据皮肤损害情况进行治疗的方法。同一皮肤病皮损情况不同，处理亦不同，不同性质的皮肤病，其皮损表现相同，处理方法可以相仿。外治疗法可以减轻患者自觉症状，并使损害迅速消退。甚至有些皮肤病，可以单用外治达到治愈目的。

（1）外用药物的剂型。

溶液：有清洁、止痒、退肿、收敛、清热解毒的作用。适用于急性皮肤病，渗出较多或脓性分泌物多的皮损，或伴轻度痂皮性损害。常用药物如：蒲公英、野菊花、苦参、生地榆、马齿苋、茶叶等煎出液，或10%黄柏溶液、生理盐水等。其为外洗剂作清洁伤口用，消炎退肿时需作湿敷。湿敷是将5~6层纱布置于药液中浸透，挤去多余药液后，敷于患处，一般每1～2小时换1次即可，如渗液不多，可4～5小时换1次。

粉剂：有保护、吸收、蒸发、干燥、止痒的作用。适用于无渗液性的急性或亚急性的皮炎。常用药物如青黛散、六一散、九一丹、枯矾粉、滑石粉、止痒扑粉。其用法为每天3～5次扑患部。

洗剂：（又名混悬剂、悬垂剂，是水剂和粉剂混合在一起的制剂）有消炎、止痒、保护、干燥的作用。适用同粉剂。常用药物如：三黄洗剂、炉甘石洗剂、青黛散洗剂（青黛散3份加冷开水7份调匀）。其用法为用时充分摇匀，每天3～5次，用毛笔蘸后涂搽。如止痒可加1%薄荷、樟脑，或0.5%~1%酚；杀菌可加10%九一丹或5%～10%硫黄。凡小儿面部、皮损广泛及冬天最好不用薄荷。

酊剂：有杀真菌、止痒的作用。适用于手癣、足癣、甲癣、体癣、神经性皮炎。常用药物如：一号癣药水、复方土槿皮酊、5%水杨酸酒精、成药癣药水。其用法为每天2～3次。复方土槿皮酊对有明显皮肤破损、头面躯干等部位禁用，用后易引起皮肤烧灼及剧痛。

软膏：有保护、润滑、杀菌、止痒、去痂的作用。适用于一切慢性皮肤病具有结痂、皲裂、苔藓样变等皮损。常用药物如：青黛膏、疯油膏、5%水杨酸软膏、雄黄膏、5%硫黄软膏。其用法为每天外搽2~3次，或涂于纱布上敷贴于患部再加包扎，去痂时宜涂得厚些。用于皲裂、苔藓样变皮损时如加用热烘疗法效果更佳。

油剂：有保护润滑、止痒、干燥的作用。适用于亚急性皮肤病具有糜烂、鳞屑、脓疱等皮损。常用药物如青黛散、三石散、蚕豆荚灰等用麻油调成糊状；糠锌油等。其用法为每天外搽2～3次。

（2）外用药物使用原则：皮肤病的外用药物使用原则是根据皮肤损害的表现来选择适合的药物。

皮肤炎症在急性阶段，如仅有红斑、丘疹、水疱而无渗液，用洗剂、粉剂，有时可用溶液湿敷；如为大量渗液或剧烈红肿，则用溶液湿敷为宜。皮肤炎症在亚急性阶段，渗液与糜烂很少，红肿减轻，有鳞屑和结痂则用油剂为宜。皮肤炎症在慢性阶段，有浸润肥厚、角化过度时，则用软膏为主。

有感染时先用清热解毒、抗感染制剂控制感染，然后再针对原来皮损选用药物。

先用性质比较温和的药物。尤其对年幼或女患者不宜采用刺激性强、浓度高的药物。面部、阴部皮肤慎用刺激性强的药物，以免引起红肿。

先用低浓度制剂，根据病情需要再提高浓度。

随时注意药物的过敏反应，一旦出现过敏现象，应立即停用，并给予及时处理。

外涂软膏在第二次涂药时，需用棉花蘸上各种植物油或石蜡油轻轻揩去第1次所涂的药膏，然后再涂药膏，切不可用汽油或肥皂、热水擦洗。

3.针刺 针刺治疗皮肤病，应用范围非常广泛，具有简便易学、疗效高、容易普及及推广等很多优点。

针灸与耳针：有止痒、止痛、镇静、安眠、消炎，促使毛发生长，调节血管舒缩、内分泌紊乱等作用。

常用穴位如针灸：上肢取穴曲池、列缺、合谷；下肢取穴血海、阴陵泉、三阴交；躯干取穴肺俞、心俞、膈俞、脾俞。耳针：取穴肺、皮质下、神门、肾上腺、交感等穴，或取病变相应的部位。其手法为针灸以提插重刺激，留针15～20分钟，每天1次。耳针以捻转后留针20分钟，每天1次。适用于湿疮、荨麻疹、神经性皮炎、接触性皮炎、虫咬皮炎等。

**【预防】**

（1）讲究卫生：大力开展除四害、讲卫生的爱国卫生运动。养成勤洗澡、勤换衣、勤理发、勤修剪指甲等讲卫生的良好习惯，保持皮肤清洁，以减少各种传染性皮肤病的发生。

（2）加强宣教：对各种皮肤病的防治知识进行广泛的宣传教育，以减少皮肤病的发生。如因接触某类药物、生漆、农药、化妆品等引起皮炎后，在短时期内应尽量避免再接触这类物质；如由磺胺类药、止痛退热药、抗生素、安眠药等引起的药物性皮炎，除发给患者药物禁忌卡外，并嘱患者今后禁用这类药物。此外，如纠正以往认为治好头癣、足癣后会发生其他疾病的错误说法，必须加强宣传，说明真菌的生长繁殖最适宜于人体的正常体温和皮肤的干湿度，当其他疾病改变人体这种环境时，真菌会得到暂时的抑制，癣病的症状有所改善，而并不是真正在癣病治愈后会引起其他疾病的发生。

（3）预防和隔离：对各种传染性皮肤病，如头癣、脓疱疮、麻风病等患者，应做好预防和隔离工作。如对患者接触过的衣服、枕席、床单、毛巾等日常生活用品，进行消毒。患者予以隔离，并积极治疗，切断传染源，防止广泛传播。

（4）饮食宜忌：某些患者因饮食鱼腥、虾蟹等食物引起荨麻疹的，发病期间应注意调换其他食物。其他过敏性皮肤病一般均应忌食加剧疾病的食品，如酒类、辛辣等物，宜多吃蔬菜、瓜果。如结核性皮肤病则宜多食富有营养的食物，增加全身抵抗力，促进疾病的痊愈。

（5）加强工矿职业性皮肤病的防护：改善生产设备和操作过程，加强劳动保护。并根据不同工种配制不同的防护剂和清洁剂，如防御水溶性物质的刺激，可用无水羊毛脂70g加蓖麻油30g制成防护膏，有保护皮肤的作用；用木屑混以肥皂粉，可以清除皮肤上的油污、油漆，代替汽油、松节油并减少对皮肤的刺激等。

## 第二节　热　　疮

热疮是发热后或高热过程中所发生的一种急性皮肤病。《圣济总录》中说："热疮本于热盛，风气因而乘之，故特谓之热疮。"本病多见于高热患者的发病过程中，如感冒、猩红热、疟疾等。其他如劳累、月经来潮、妊娠、肠胃功能障碍亦可使本病发生。其特点是：好发于口唇、鼻孔周围、面颊、外阴等皮肤黏膜交界处，且易复发。

**【病因病理】**

外感风热之毒，阻于肺胃两经，蕴蒸皮肤而生；或由肝胆湿热下注，阻于阴部而成；或因反复发作，热邪伤津，阴虚内热所致。

**【辨证】**

初起在皮肤上出现成群的小水疱，四周红晕，疱液澄清，破裂后露出糜烂面，逐渐干燥结痂脱落而愈，留有轻微的色素沉着，病程为1周左右，但易反复发作。自觉有瘙痒及灼热感。重者可引起颌下和颈部的肿痛。一般无全身不适。发于眼部者，常有刺痒、疼痛、怕冷、发热等风热毒盛的症状；发于外阴者，水疱易糜烂染毒，可伴有发热、便干、溲赤、苔黄、脉数等湿热下注的症状；反复发作多年不愈者，常有咽干、口渴、舌红、脉数等阴虚内热的症状。

**【治疗】**

1. 中医内治法　一般不需内服。风热毒盛者，宜疏风清热解毒，用辛夷清肺饮；湿热重者，宜清热利湿，用龙胆泻肝汤；阴虚内热者，宜养阴清热解毒利湿，用增液汤加板蓝根、马齿苋、紫草、生苡仁。

2. 中医外治法　青吹口油膏，每天2～3次。

# 第三节 蛇 串 疮

蛇串疮是一种在皮肤上出现成簇水疱，痛如火燎的急性疱疹性皮肤病。因其皮肤上有红斑水疱，累累如串珠，每多缠腰而发，故又名缠腰火丹，或称火带疮、蛇丹。《外科启玄·卷七》中又叫“蜘蛛疮”，并说“此疮生于皮肤间，与水窠相似，淡红且痛，五七个成攒，亦能荫开。”本病多发于春秋季节，以成年患者为多。其特点是：常突然发生，集簇性水疱，排列成带状，沿一侧周围神经分布区出现，伴有刺痛。大部分患者患病后很少复发，极少数患者有时可以再次发病。

## 【病因病理】

由于肝气郁结，久而化火妄动，脾经湿热内蕴，外溢皮肤而生；偶因兼感毒邪，以致湿热火毒蕴积肌肤而成。年老体弱者，常因血虚肝旺，湿热毒盛，气血凝滞，以致疼痛剧烈，日久才能消失。

## 【辨证】

发病时患部常有带索状皮肤刺痛，疼痛有的发生在皮疹出现之前；有的伴随皮疹同时出现；有的产生在皮疹出现之后。皮肤刺痛轻重不等，儿童患者疼痛轻微，年老体弱者疼痛剧烈，常扩大到皮损范围之外，即使皮疹消失，尚可后遗持续数月，甚至更长时间。或伴有轻度发热、疲乏无力、胃纳不佳、苔薄黄、脉弦数等全身症状。皮损多先为带片状的红色斑丘疹，很快即成为绿豆到黄豆大小的水疱，3~5个簇集成群，累累如串珠，聚集一处或数处，排列成带状，疱群之间间隔正常皮肤，疱液初透明，5~6天后转为浑浊，重者有出血点，血疱或坏死。轻者无皮损，仅有刺痛感，或稍有潮红，没有典型的水疱。皮疹常发生于身体的一侧，如腰胁部、胸部、颜面部、大腿内侧等，一般不超过正中线。但发于面部者，病情较重，疼痛剧烈，往往伴有附近臀核的肿痛，甚至影响视力和听觉，应特别注意。病程2周左右，严重者可迁延日久，一般不会超过1个月。

## 【鉴别诊断】

热疮：多发生于皮肤黏膜交界处，皮疹为针头到绿豆大小的水疱，常为一群，1周左右痊愈，但易复发。

【治疗】

1. 中医内治法

（1）一般宜清肝火、利湿热，用龙胆泻肝汤加紫草、板蓝根；发于颜面者，加牛蒡子、野菊花；发于腹部、下肢者，加苍术、黄柏。若皮疹消退后，皮肤仍刺痛者，宜疏肝理气，活血重镇止痛，用逍遥散加丹参、珍珠母、牡蛎、磁石、延胡索。

（2）成药验方：症状轻微者，用龙胆泻肝丸9g（分吞）或苦胆草片，每次4片，每天3次吞服；亦可用板蓝根或大青叶30g，煎汤代茶。

2. 中医外治法

（1）初用玉露膏外敷；或外搽双柏散、三黄洗剂、解毒洗剂、颠倒散洗剂，每天3次；亦可用草纸卷条蘸油燃点后吹灭，烟熏患处；或玉簪花叶捣烂外敷。

（2）水疱破后，用青黛膏；有坏死者加掺九一丹外敷。

（3）若水疱不破，可用三棱针刺之，使疱液流出，以减轻胀痛。

3. 针刺　取穴内关、阳陵泉、足三里；局部周围卧针平刺，留针30分钟，每天1次。疼痛日久者，加支沟，或加耳针，刺肝区，埋针3天。

## 第四节　疣

发生在皮肤浅表的赘生物称为疣。中医文献中早有记载。《五十二病方》中用灸法治疣，《灵枢·经脉篇》中有“虚则生胱”的说法。以后诸书记载更详。如《诸病源候论·疣目候》说：“疣目者，人手足边忽生如豆，或如结筋，或五个，或十个，相连肌里，粗强于肉，谓之疣目。”此外尚有“鼠乳候”之记载，如“鼠乳者，身面忽生肉，如鼠乳之状”。描述了疣的另一种类型。《外科启玄》中叫“千日疮”、又名“瘊子”。《外科正宗》称枯筋箭，如说：“枯筋箭……初起如赤豆大，枯点微高，日久破裂，攒出筋头，蓬松枯槁。”临床上依据疣的皮损形态，可分为寻常疣、扁平疣、传染性软疣、掌跖疣、丝状疣等五种。

【病因病理】

《外科正宗》说：“枯筋箭乃忧郁伤肝，肝无荣养，以致筋气外发。”《薛己医案》指出：“疣属肝胆少阳经，风热血燥，或怒动肝火，或肝客淫气所致”。总之，本病多由风热毒邪搏于肌肤而生；或由怒动肝火，肝旺血燥，筋气不荣所成。

## 【辨证】

（1）寻常疣：多见于儿童及青年，好发于手背、手指，亦可见于头面部。局部皮损为隆起的赘生物，小如粟米，大如黄豆，突出表面，色呈灰白或污黄，表面蓬松枯槁，状如花落，少者一两处，多则数十处，有时可呈群集状。有的生在指甲边缘者，可向甲下蔓延，增大时可将指甲顶起。大多数无自觉症状，用两手指轻挤之则有疼痛，碰撞或摩擦后易于出血。本病当原发的母疣治愈后，在其周围续发的子疣，有时能自行消失或脱落。发于头皮的损害为单个或多个堆在一起的呈指状突起，尖端呈角质样，常因搔抓、梳头破伤而易出血。

（2）扁平疣：多见于青年人，尤以青春期前后的少女为多。好发于面部和手背，皮损为表面光滑的扁平丘疹，如针头、米粒到黄豆大小，呈淡红、褐色或正常皮肤颜色。数目很多，散在分布或簇聚成群，有的互相融合，有时由于搔抓，新的损害沿着表皮剥蚀处发生，形成一串。一般无自觉症状，成批发出时，偶有瘙痒感，有时皮疹可自行消失，然后不久又可复发。

（3）传染性软疣：以儿童为多见，好发于躯干和面部。皮损为半球形丘疹，米粒到黄豆、豌豆大小，中央有脐凹，表面有蜡样光泽，挑破顶端，可挤压出白色乳酪样物质。数目不定，由数个到数十个不等，呈散在性或簇集性分布，但不相互融合。新损害不断发生。愈后不留瘢痕，可自然消失。

（4）掌跖疣：因发生于手掌、足底或指（趾）间，而命名为掌疣或跖疣。皮损为角化性丘疹，中央稍凹，外周有稍带黄色高起的角质环，除去表面角质后，可见疏松的白色乳头状角质物，揩或挑后容易出血，数目多时可融合成片。有明显的压痛，用手挤之则疼痛更剧。常在外伤部位发生，足部多汗者，更易生本病。

（5）丝状疣：中年妇女较为多见，多生于颈项或眼睑部位。皮疹为单个细软的丝状突起，呈褐色或淡红色，可自己脱落，不久又可长出新的皮损，一般无自觉症状。

## 【鉴别诊断】

鸡眼：多生于足底和趾间，损害为圆锥形的角质增生，表面为褐黄色鸡眼样的硬结，步履疼痛，压之也痛，用手指挤之则不甚疼痛，用针轻挑之不出血。

## 【治疗】

1.中医内治法　适用于寻常疣、扁平疣、传染性软疣、掌跖疣等皮疹广泛者。

（1）清热解毒、活血化瘀、平肝潜镇。常用药物有大青叶、蒲公英、野菊花、丹参、赤芍、莪术、牡蛎、磁石、珍珠母等。

（2）验方。

马齿苋合剂、马齿苋、大青叶、败酱草各30g，紫草9g。

生煅牡蛎各30g，金钱草60g，红花9g。孕妇忌服。

紫草15g，生苡仁15g，煎汤代茶。

以上可任选一方，每天1帖，2周为一个疗程。

2.中医外治法　各种疣均可用板蓝根30g或苦参片30g，煎汤洗涤，每天2~3次。

（1）寻常疣。

推疣法：适用于明显高出皮面，损害较小的疣，在疣的根部用棉花棒或刮匙（刮匙头部用棉花包裹）与皮肤成30°角，向前推之（用力不可过猛），有的疣即可推除，推除后创面压迫止血，或掺上桃花散少许，并用纱布盖贴，胶布固定。如疣体表面角化，则在局麻下，进行推除。

艾灸法：数目少者，可用艾柱着疣上灸之，每天1次，至脱落为止。

鸦胆子散敷贴法：先将患部以热水浸洗，用刀刮去表面的角质层，然后将鸦胆子仁5粒，捣烂贴敷，用玻璃纸及胶布固定，3天换药1次。

荸荠或菱蒂摩擦法：把荸荠削去皮，用其白色果肉摩擦疣体，每天3~4次，每次摩擦至疣体角质层软化、脱掉，微有痛感和点状出血为止，一般数天可愈。或取菱蒂长约3cm，洗去污垢，在患部不断涂擦，每次2～3分钟，每天6~8次。

针刺：用针尖从疣顶部刺到基底部，四周再用针刺以加强刺激，针后挤出少量血液，有效者3～4天可以脱落。

（2）扁平疣。可用内服方的第二汁外洗，每天2~3次。

（3）传染性软疣。用消毒注射针头，挑破皮损处，挤出豆腐渣样小栓，外涂紫药水或碘酒。如损害较多，可分批治疗，隔3～4天1次。

（4）掌跖疣。

挖除法：先以刀尖在疣与健康组织交界处修割，然后用血管钳钳住疣体中央，向外拉出，可以见到一个疏松的软蕊，但软蕊的周围皮损往往不易挖净，而易复发，故挖后可敷上腐蚀药，如千金散或成药鸡眼膏，敷药时间不宜过长，一般5~7天即可，否则腐蚀皮肤过深，影响愈合。

电灼法：在局部消毒局麻下，进行电灼，但不宜过深，以免影响愈合，或形成过大的瘢痕。

（5）丝状疣。除采用推疣法外，亦可用细丝线或头发，结扎疣的根底部，数日后即可自行脱落。

# 第五节 脓 疱 疮

脓疱疮是常见的化脓性皮肤病。多发于夏秋季节，因其皮损主要表现为脓疱，有传染性，常在托儿所、幼儿园、家庭中传播流行，所以中医称为“天疱疮”。如《外科大成》中说：“天疱疮者，初起白色燎浆水疱，小如芡实，大如棋子，延及遍身，疼痛难忍，由肺受暑热，秽气伏结而成。”又称“黄水疮”“滴脓疮”，如《洞天奥旨》说：“黄水疮又名滴脓疮，言其脓水流到之处，即便生疮，故名之。”并很早就认识到该病有传染性，如《疮疡经验全书》说：“此疮之发……合家相染。”

## 【病因病理】

因夏秋季节，气候炎热，感受暑湿热毒，以致气机不畅，疏泄障碍，熏蒸皮肤而成；若小儿机体虚弱，皮肤娇嫩，汗多湿重，暑邪湿毒侵袭，则更易发生，且可相互传染。反复发作者，由于邪毒久羁，可造成脾气虚弱。

## 【辨证】

好发于头面、四肢等暴露部位，也可蔓延全身。皮损初起为红斑，或为水疱，约为黄豆、豌豆大小，迅速变为脓疱，界限分明，四周有轻度红晕，疱壁极薄，内含透明水液，逐渐变成混浊，疱壁容易破裂，显出湿润而潮红的疮面，流出黄水，干燥后结成脓痂，逐渐痂皮脱落而愈，愈后不留瘢痕。自觉瘙痒，破后形成糜烂时疼痛，常引起附近臀核的肿胀疼痛。一般无全身不适，或有轻度发热；严重者可有高热、形寒、面目浮肿、尿少等症状。若治疗不及时或治疗不当，可绵延数周或数月。新生儿患脓疱疮，因抵抗力弱，症状重，易产生并发症，而致生命危险。

临床辨证分为湿热证和脾虚证两种类型，以湿热证为多见。

（1）湿热证：脓疱较密集、色黄、周围有红晕，破后糜烂面鲜红，附近臀核肿大，或伴有发热、口干、便燥、尿黄、苔黄腻、舌质红、脉濡数等症状。

（2）脾虚证：脓疱稀疏，色淡白或淡黄，周围红晕不显，破后糜烂面淡红不鲜，或伴有面色苍白或萎黄、纳呆、便溏、苔薄、舌淡、脉濡细等症状。

## 【鉴别诊断】

（1）水痘：多在冬、春季节流行，全身症状明显，皮疹以大小不等发亮的水疱为主，可同时见到红斑、疱疹、结痂等各种不同的皮损。

（2）脓窝疮：常因虱病、疥疮、湿疹、虫咬皮炎等继发感染而成，脓疱壁较厚，破后凹陷成窝，结成厚痂。

**【治疗】**

一般不需内服，单用外治即可。伴有全身症状或有并发症者，须予内治。

1.中医内治法

（1）辨证施治。

湿热证：宜清暑利湿解毒，用清暑汤加减。形寒高热者，加黄连、黄芩、山栀；面目浮肿者，加桑白皮，桔梗、猪苓。

脾虚证：宜健脾渗湿，用参苓白术散加减。

（2）症状轻者，用清解片或六应丸等。

2.中医外治法

（1）青黛散或煅蚕豆荚灰外扑，或用麻油调搽，每天2~3次。

（2）用颠倒散洗剂外搽，每天4~5次。

（3）糜烂脓痂较厚，数目少者，用红油膏掺九一丹外敷；或用5%硫黄软膏外敷。

**【护理与预防】**

（1）病变处禁用水洗，如欲清洗脓痂可用10%黄柏溶液揩洗。

（2）炎夏季节每天洗澡1~2次，浴后扑痱子粉，保持皮肤清洁干燥。

（3）病变部位应避免搔抓，以免传播。

（4）幼儿园、托儿所在夏季对儿童应做定期检查，发现患儿立即隔离治疗。病孩接触过的衣服物品，要进行消毒。

## 第六节　癣

癣是最常见的皮肤病。中医文献早有记载，我国现存最早的中医外科专著《刘涓子鬼遗方》中已有用雄黄、矾石、水银、黄柏等治疗癣的记载。隋·《诸病源候论·癖候》说："癣病之状，皮肉隐胗如钱文，渐渐增长，或圆或斜，痒痛，有匡郭。"当时分为干癣、湿癣、风癣、白癣、牛癣、圆癣、狗癣、雀眼癣、刀癣等九种。言癣者，病名既多，包括的病种亦广。本节所叙述的癣，主要是指发生在表皮、毛发、指（趾）甲的浅部的真菌病，常见的有头癣、手足癣、体癣、花斑癣等。癣病具有长期性和广泛性的特征，它一直是皮肤病防治工作的重点。

## 一、白秃疮

白秃者，因头生白屑，发落而秃成疮而定名。《诸病源候论·白秃候》中说："言白秃者，……白痂甚痒，其上发并秃落不生，故谓之白秃。"本病多见于儿童，尤以男孩为多。

### 【病因病理】

明·《外科正宗》说："白秃疮因剃发腠理洞开，外风袭入，结聚不散，致气血不潮，皮肉干枯，发为白秃。久则发落，根无荣养，如秃斑。"已指出了本病的致病因素和传染途径。临床所见，互相接触传染者为多。或因脾胃湿热内蕴，湿盛则瘙痒流汁，热盛则生风生燥，肌肤失养，以至皮生白屑，发焦脱落而成。

### 【辨证】

初起丘疹色红，灰白色鳞屑成斑，小者如豆，大者如钱，日久蔓延，扩大成片。毛发干枯，容易折断，易于拔落，而不疼痛。多数在离头皮2～4mm处，头发自行折断，长短参差不齐。在接近头皮的毛发干外围，常有灰白色菌鞘围绕，是本病的特点。

自觉瘙痒，少数患者有轻微的红肿、丘疹、脓疱、结痂而稍有疼痛。病程缠绵，往往迁延多年不愈。不经治疗常常到青春期可以自愈，新发再生，不留瘢痕。亦有继发感染者，则在化脓处溃留瘢痕，该处头发永不再生。

### 【鉴别诊断】

（1）肥疮：有典型的黄癣痂和特殊的鼠尿臭味，愈后有瘢痕，毛发永久脱落。

（2）黑点癣：头皮散在黄豆到杏子大小的鳞屑斑，细薄的鳞屑不多，病发刚出头皮即折断，毛囊口的断发呈黑点状。

（3）油风：常突然发生，呈斑片状脱落，病变处光泽而无鳞屑。

### 【治疗】

1.中医内治法　一般不必服汤剂。

2.中医外治法　关键在于将病发连根拔去。外涂一扫光或雄黄膏，或5%硫黄膏并配合拔发治疗。

具体方法如下。

（1）治疗前先在头部寻找病区及可疑病区，然后在该区周围1cm处的头发剃光或剪平，以便敷药。

（2）每天以明矾水或热水洗头后，即在病区敷药，用油纸盖上，并嘱患者包扎或戴帽子固定。每天换药1次，涂药必须厚些。

（3）用药1周，头发比较松动，即可用镊子拔出病发，并争取3天内全部拔完。如果头发未松动，更需多上些药膏，不能间断，一直到病变处头发拔光为止。

（4）病区间发拔光后，继续涂原用药膏。此时涂药不宜过厚，每天1次，连续2～4周。

如果病区内发现有残余的头发或断发时，应及时彻底拔除。

**【预防】**

（1）首先要做到早期发现，早期治疗，以减少感染来源。

（2）不可使用患者的梳子、帽子和枕套等生活用具。

（3）加强对理发室的管理。理发用具每天应分别用水煮沸15分钟，或75%酒精、5%石炭酸、10%福尔马林溶液浸泡，或流水冲洗等方法清洁消毒。理发后用流水洗头。

（4）患儿须经彻底治愈后，才能参加集体活动。如入学、托儿所、游泳等。

## 二、肥疮

《诸病源候论·赤秃候》中说："此由头疮、虫食，发秃落，无白痂，有汁，皮赤而痒，故谓之赤秃。"这是类似"肥疮"的最早记载。以后诸家有所发挥。《外科启玄》称"肥粘疮"，如说："小儿头上多生肥粘疮，黄脓显暴。皆因油手抓头生之，亦是太阳风热所致，亦有剃刀所过"而成。本病有传染性，多发于儿童，流行地区成人亦可发生。

**【病因病理】**

由于脾胃湿热蕴蒸，上攻头皮所致。或由污手摸头、枕头不洁、理发工具等传染毒邪而成。

**【辨证】**

初起红色丘疹，或有脓疱，干后结痂，颜色蜡黄。蔓延扩大，形如黄豆。外观呈蝶形，边缘稍隆起，中央微凹陷，毛发从中贯穿，称为黄癣痂，由黄癣菌与头皮碎屑等组成，这是本病的重要特征。黄癣痂不易剥去，刮去后可见潮红的湿润面。此痂逐渐扩大、增多或相互融合，结成大片的黄色厚痂，往往散发出似鼠屎的臭味，亦是本病的特征之一。自觉瘙痒。病变多先从头顶部开始，逐渐向四周扩大，可侵及整个头皮，但头皮四周约1cm宽区域不易受累，所以该处毛发仍可健存。头发干燥，失去光泽，散在脱落，日久痊愈，留有萎缩性瘢痕。其上残存少数毛发，虽不折断，但易于拔除。病程缠绵，多由儿童期开始，持续到成人。少数糜烂化脓，伴有附近臀核的肿胀疼痛；有的侵犯面、颈部，仅有丘疹和少数鳞屑；亦可累及指（趾）甲，使甲板混浊、变形，甲板游离缘下可有黄癣痂。

**【鉴别诊断】**

（1）白秃疮：病发容易折断。到青春期可自愈。不发生成片的萎缩性瘢痕。

（2）白疕：在棕红色的斑片上，有较厚云母状的银白色鳞屑，头发不脱落，不发生秃疤。

**【治疗】**

同白秃疮。

**【预防】**

同白秃疮。

## 三、鹅掌风

鹅掌风因手掌粗糙开裂如鹅掌而得名。在《外科正宗》已有了详细的记载，如“鹅掌风由足阳明胃经火热血燥，外受寒凉所凝，致皮枯槁”。本病以成年人为多见。

**【病因病理】**

多由外感湿热之毒，蕴积皮肤，或由相互接触，毒邪相染而成。病久湿热化燥伤血则气血不能来潮，皮肤失去荣养，以致皮厚燥裂，形如鹅掌。亦可由脚湿气传染而得。

**【辨证】**

皮损为皮下小水疱，散在或簇集，不久疱壁破裂，叠起白皮，中心已痊愈，四周续起疱疹，是本病的特点。初起多在指端的腹侧或手掌，多数不断蔓延，指端损害可侵及甲板，形成灰指甲，手掌损害可延及手背和腕部，呈边界清楚，中心有自愈倾向的圆形，椭圆形或不规则的斑片，多伴有小片的潮红或脱屑。

部分患者发在指间，多为潮红的斑片，边界清楚，糜烂湿润，时有流滋，白皮翘起。重者指部稍有肿胀。容易因搔抓而化脓引起红丝疔及附近臀核肿痛。

反复发作或治疗不彻底，使病程延长，经年不愈。自觉瘙痒，秋冬季节皮肤肥厚、干燥，发生皲裂、疼痛，手掌、手指失去弹性以致屈伸不利。有的患者并无水疱，亦不糜烂，只有鳞屑和皮肤肥厚、粗糙。即使在夏季也发生皲裂、疼痛，冬季则裂口更深，疼痛更甚，容易引起化脓而肿痛。大多数先在一侧手部发病，以后再传染到对侧而左右对称。少数亦可长时间仅一手发病。

**【鉴别诊断】**

（1）手部湿疮：常对称发生，损害呈多形性，境界不明显，瘙痒剧烈，可反复发作。

（2）汗疱疹：对称性发生于手指侧缘，主要为密集的小水疱。

**【治疗】**

中医外治法如下。

（1）潮红湿润者，用雄黄膏或皮脂膏外涂，每天2次。

（2）水疱为主者，用一号癣药水或二号癣药水或复方土槿皮酊外搽，每天2～3次；或在大暑期间用鹅掌风浸泡方浸泡。

（3）粗糙皲裂者，用疯油膏外涂，加热烘疗法，每天1～2次；或用烟熏法熏疗；或每晚睡前，先用半边莲60g，煎汤待温，浸泡患手，15分钟后擦干，再厚涂上述药膏，用塑料袋套扎患手，次日晨擦去药膏。

（4）二矾汤熏洗，以白矾、皂矾各120g，儿茶15g，侧柏叶250g煎汤熏洗。

## 四、脚湿气

因足丫糜烂流汁而有特殊气味者，叫“脚湿气”。中医文献中称的“臭田螺”“田螺泡”“脚痒烂”等，指的均是本病。《外科正宗》说：“妇人脚丫作痒，乃三阳风湿下流，凝结不散，故先作痒而后湿烂，又或足底弯曲之处痒湿皆然。”在“臭田螺”中指的则是继发感染的情况，如“臭田螺乃足阳明胃经湿火攻注而成，此患多生足趾脚丫，随起白斑作烂，先痒后痛，破流臭水，形似螺靥。甚者脚面俱肿，恶寒发热”。本病好发于成年人，儿童较为少见。夏、秋两季为重，春、冬两季为轻。

**【病因病理】**

由脾胃两经湿热下注而成。或久居湿地，水中工作，水浆浸渍，感染湿毒所致。多数则由公用足盆、拖鞋、水池洗足等相互传染而得。尤以穿胶鞋、球鞋、塑料鞋者最易发生。

**【辨证】**

脚湿气虽然在临床上可分为水疱型、糜烂型、脱屑型等，但水疱、糜烂、角化过度、脱屑等皮损往往同时存在。其中以一两种损害为主。发病常先在足部一侧，以后侵延两侧。

（1）水疱型：初起为皮下小水疱，四周无红晕，有瘙痒感，数天后水疱吸收而隐没，叠起白皮；如感染毒气，水疱变成有红晕的脓疱，并且引起疼痛及灼热感。另一种初起亦为水疱，以后发展为圆形或环形边界清楚的褐色斑片，患处皮肤变厚，皱纹深而阔，入冬产生皲裂。

（2）糜烂型：在第三及第四趾缝间潮湿、糜烂，覆以白皮，渗液较多。将表皮除去后，基底呈鲜红色，亦可在其他趾间发生同样皮损，伴有剧烈瘙痒，患者往往搓至皮烂疼痛，渗出血水方止，并有特殊臭味。

（3）脱屑型：多发生在足跟或趾旁，亦有在足底、足侧或趾间的。损害为鳞屑不断剥脱，角质层增厚显著，洗脚时可刮下一层白粉样物质。以老年患者为多。

其中水疱型和糜烂型常可继发小腿丹毒、红丝疔，或足丫化脓，肿连足底足背等，致使里股臀核肿痛，并可出现形寒、身热、头痛骨楚等全身症状。患者发高热时，因真菌活动减低，足癣常可好转，热退后又复发。

**【治疗】**

1. 中医内治法　一般不需内治，如有足丫化脓，肿连足背者，宜清热利湿，用草薢渗湿汤合五神汤加减。

2. 中医外治法

（1）脱屑型和水疱型：均用一号癣药水或复方土槿皮酊或藿黄浸剂外搽，每天2次；脱屑干燥或有皲裂者用雄黄膏外搽，每天2次；有脓疱考用青黛膏外搽，每天2次。

（2）糜烂型：先用半枝莲60g，煎汤待温，浸泡患足15分钟，次以皮脂膏或雄黄膏外涂，每天2次。

并发小腿丹毒、红丝疔者，参照丹毒、红丝疔的治疗。

**【预防】**

（1）应注意经常保持足部的清洁干燥。

（2）夏天尽可能不穿胶鞋，多穿布鞋或风凉鞋。

（3）每晚洗足后扑一些痱子粉或枯矾粉。

（4）脚盆、脚布、拖鞋等用具要分开使用。

（5）患足湿气者穿过的鞋袜，最好用开水烫过或在阳光下暴晒。

## 五、灰指（趾）甲

因指（趾）甲失去光泽，增厚色灰而定名。《外科证治全书》中称“鹅爪风”。以成人为多，绝大多数伴有脚湿气和鹅掌风。

**【病因病理】**

由于脚湿气，鹅掌风之毒邪日久蔓延至甲板，湿毒内蕴，爪甲失去荣养所致。

**【辨证】**

初起甲旁发痒，继则指（趾）甲出现高低不平，逐渐增厚或蛀空而残缺不全；最后指（趾）甲变形，失去光泽而呈灰白色。可由三种不同表现。增厚型者，甲缘增厚渐至整个指（趾）甲肥厚、高低不平；萎缩型者，甲板萎缩色白，甲板翘起，其下蛀空；破损型者，甲板部分增厚，边缘破损，略带草绿色，少数甲沟红肿，甲板高低不平。

轻者只有1~2个指（趾）甲受损，重者所有的指（趾）甲皆可累及。一般无痛痒感，但指（趾）甲过厚，也可引起疼痛。

**【治疗】**

（1）用棉花蘸二号癣药水或复方土槿皮酊浸渍甲部，每天1次，每次10分钟。用药前最好用小刀刮除部分已灰化的指（趾）甲，每隔1周，刮除1次，连续用药3个月以上，方能获效。

（2）大暑天用鹅掌风浸泡方浸泡。

（3）白凤仙花捣烂涂甲上，用布包好，每天换1次，直至转好为止。

## 六、圆癣

皮损多呈圆形，故名圆癣。《诸病源候论》中“癣病之状，皮肉隐胗如钱文，渐渐增长，或圆或斜，痒痛，有匡郭，里生虫，搔之有汁。此由风湿邪气，客于腠理，复值寒湿，与血气相搏，则血气否（痞）涩，发此疾也”指出了本病的特点。生在阴部者，《外科寿世方》中称“阴癣”。

【病因病理】

肥胖痰湿之体，外受风湿热之邪而蕴积皮肤所致；或接触不洁之物而引起。如由患癣的猫、狗直接接触传染；或由衣物用具等间接传染；亦有患者自身传染，如因脚湿气而引起本病。

【辨证】

初起为丘疹或水疱，逐渐形成边界清楚的钱币形红斑，其上覆盖细薄鳞屑。以后病灶中央常有自愈倾向，而向四周蔓延，有丘疹、水疱、脓疱、结痂等损害，日久形成环形，多环形或同心环形等多种形态。

本病有不同程度的瘙痒感，好发于面部、颈部、躯干、四肢等处。亦有发于近腹股沟的大腿内侧、外阴、臀部、会阴、肛门周围等处者。多因患处温度较高，潮湿多汗，易受摩擦，故常见糜烂、流滋、结痂，亦可蔓延到耻骨、下腹部、阴囊。因剧烈搔抓，使皮肤呈苔藓样变。有时无中心自愈倾向。多在夏季发作或加重，入冬则痊愈或减轻。

【治疗】

（1）用二号癣药水或一号癣药水、颠倒散洗剂外搽，均每天2～3次。

（2）皮损有糜烂、疼痛者，用雄黄膏外涂，每天2次。糜烂消失后，仍用二号癣药水或一号癣药水外搽。

## 七、紫白癜风

因病变处损害以紫斑、白斑而得名。又因夏季出汗后皮疹明显，故俗称“汗斑”。紫白癜风之名，见于《外科正宗》，如“紫白癜风乃一体二种。紫因血滞，白因气滞，总由热体风湿所侵，凝滞毛孔，气血不行所致”。《外科大成》说：“紫白癜风，俗名汗斑也。”《外科证治全书》则有了进一步的说明，如“紫白癜风，初起斑点游走成片，久之可延蔓遍身。初无痛痒，久则微痒。由汗衣经晒著体，或带汗行日中，暑湿浸滞毛窍所致”。本病具有传染性，常发生于多汗体质的青年，家庭中可有数人同时患病，尤多见于不经常洗澡者。

【病因病理】

多由热体被风湿所侵，郁于皮肤腠理；或因汗衣著体，复经日晒，暑湿浸滞毛窍而成。

【辨证】

初起皮肤上出现豌豆到蚕豆大小的斑片，色淡红或赤紫，或棕黄，或淡褐。继则游走成片，上有细小糠秕状鳞屑，刮之更明显，微微发亮，将愈时呈灰白色斑片。多发于颈侧、胸背、肩胛、腋窝，下部躯干、乳下、会阴等处。亦可蔓延全身。一般无自觉症状，或稍有瘙痒，经过缓慢，冬轻夏重，或入冬自愈，至夏又发。

【鉴别诊断】

（1）白癜风：皮损为纯白色斑片，白斑中毛发亦白，境界明显，周围皮肤色深，多无痛痒感觉，亦无传染性。

（2）风热疮：皮疹呈淡红色，损害长轴沿肋骨方向排列，自觉瘙痒剧烈，经过1~2个月后就自然消失。

【治疗】

外治用密陀僧散干扑；或用二号癣药水或10%土槿皮酊外搽，每天2~3次。

【护理与预防】

患者所着汗衫，短裤宜煮沸消毒。

## 第七节　麻　　风

因感受风邪疠毒而致肌肤麻木的一种慢性传染病。以肌肤麻木不仁而定名，又叫“疠风"，因其酷烈暴悍，为疠风侵袭所致。若蔓延全身者，又名“大风”。在我国已流行了两千多年，早在《内经》中已有记载，如《素问·风论》中说：“疠者，有荣气热腑，其气不清，故使其鼻柱坏而色败，皮肤疡溃，风寒客于脉而不去，名曰疠风。”在《诸病源候论》中称“大风”“疠风”“诸癞”等。《外科正宗》说：“其患初起，麻木不仁，次发红斑，久则破烂，浮肿无脓，其症最恶。故曰：皮死麻木不仁，肉死刀割不痛，血死破烂流水，筋死指节脱落，骨死鼻梁崩塌。”《疠疡机要》《解围元薮》等是祖国医学中的麻风病专著。本病以青壮年发病者为多。潜伏期较长，平均2~5年，最长可超过10年。早期常因症状不明显，易被忽略而贻误治疗，应引起注意。

**【病因病理】**

《医宗金鉴》指出："一因传染或遇生麻风之人，或父母夫妻家人递相传染。"总由体虚或经常接触患者及其污染之厕所、床、被、衣服用具等。感染疠气（麻风杆菌）内侵血脉而成。

**【辨证】**

麻风分为两型两类，即结核样型、瘤型；界线类及未定类。

（1）结核样型麻风：主要累及皮肤和周围神经，不侵犯内脏和黏膜。传染性较小。皮损好发于面、臀、四肢等暴露部位，开始多呈单侧性，边缘较清楚。损害多伴冷、热、痛、痒的感觉减退或消失。

斑：有红色斑、白色斑、麻木萎缩斑等。

斑块：为红色、暗红色或紫红色，大小不等的、普遍高起的扁平隆起。

眉毛外1/3可以脱落，全脱者少。皮肤干燥，不出汗而起白屑。

神经很早就被累及。病期超过1年左右者，冷、热、痛、痒感觉皆可完全消失；稍久耳大神经、尺神经、腓总神经等，常变粗、变硬，有压痛。晚期并可产生各种畸形，如面瘫、兔眼（眼睑闭合不全）、鸟爪、垂腕、垂足及足底穿孔性溃疡、指（趾）骨吸收等，但无其他全身症状。预后良好。一般常规查菌阴性。

（2）瘤型麻风：有较大的传染性，患者多有家族史或和麻风患者接触史。皮损好发于面、胸、背及四肢等处，多呈对称性、全身性，边缘多不清楚。在损害处较晚期有冷、热、痛、痒感觉减退或消失。

斑：可发生红斑、白色斑及黄色斑。

结节：新生的结节为红色、黄红色或正常皮色，顶圆发亮；陈旧的结节颜色深红或褐红。晚期颜面满布大小不等的结节，形成"麻风狮面"。

斑块：红色、黄红色或暗红色，大小不等的扁平隆起。常为弥漫性浸润。

早期脱眉脱睫，脱眉多自眉的外端开始，或普遍脱稀，以后迅即脱光；晚期头发脱落，脱落的形式多为斑脱，严重时可见胡须、阴毛、腋毛等均脱落。皮肤无汗干燥而起糠秕样白屑。

患者的浅神经，如尺神经、颈旁神经、眶上神经等均可受累；粗大而软，常两侧同时变大。

发生于手足部的，常可因外伤而发生溃疡；鼻部、眼部也可发生溃破而或鼻梁崩塌、眼盲；咽喉受病往往音哑，垂痰带血；手足也可发生肌肉萎缩、筋脉挛缩而成"爪形手"。往往有发热、形体衰弱等全身症状。预后较差。

实验室检查：早期在鼻黏膜或皮疹部涂片检查或切片，即可找到麻风杆菌。华、康氏反应假阳性，血沉加速。

（3）界线类麻风：皮损呈多环形或斑块状，病情很不稳定。

偏结核样型者，皮损为斑疹或略隆起的斑块，淡红或褐黄，其特点是环状损害的内外界线均较清楚，中央皮肤正常。有多发性浅神经粗大，一般不对称。

中间界线类者，皮损的特点为多颜色、多形态、斑疹、结块、浸润、结节、有的似瘤型，有的似结核样型。甚至在同一皮损上有两种形态。皮色有淡红、淡褐、紫红、棕色等多种。

偏瘤型者，斑块、结节、浸润性隆起似瘤型，眉毛，头发均可脱落。晚期亦可形成“狮面”。皮损查菌阳性。

（4）未定类麻风：是各型麻风的早期表现，皮损单纯，仅为边界清楚之圆形红斑或白斑，可自行消退，可演变为结核样型。有的斑疹小、数目多、分布广且对称，可演变为界线类或瘤型。

## 【治疗】

1. 中医内治法　不论何种类型，均宜祛风化湿、活血杀虫。

（1）万灵丹、神应消风散、磨风丸。服法：第1日服万灵丹1粒，温酒送下；第2～4日服神应消风散，每天6g，早晨空腹温酒送下；第5~6日服磨风丸，每次60～70丸（约9g），每天2次，温酒送下，连续循环应用，至痊愈为止。

（2）一号扫风丸，成人初用6g，每天2次；3日后如无呕吐、恶心等反应，可每次加1.5g；至第8天后，每天服3次，不再增加剂量。

（3）蝮蛇酒每次10～15ml，每天1～2次。

（4）苍耳草膏每次1匙，每天3次，开水冲下。或用苍耳草30g，加水煎服，并逐渐增加剂量到90g，每天1帖。

（5）体虚者可服何首乌酒，按患者酒量大小，时时饮之，以醺醺然作汗为度，避风。

2. 中医外治法　先以苦参汤洗涤溃疡处，并用狼毒制成糊剂，涂于患处；或用七三丹、红油膏外敷；腐脱新生后，改用生肌散、红油膏外敷。

## 【护理】

（1）加强营养，禁止饮酒（药引为酒例外），忌房事。居室须注意空气新鲜及充足阳光。

（2）建立合理生活制度。

（3）参加适当劳动，防止和纠正手足的挛缩和畸形。

【预防】

（1）对瘤型麻风患者，必须实行隔离收容治疗。

（2）在流行地区，普遍进行卡介苗接种，以增加易感人群对麻风的抵抗力。

口服法：每周1次，连续服3次，第1次服卡介苗100mg，以后每周200mg。儿童口服剂量为25～50mg，最大剂量不超过100mg。

注射法：不论儿童与青年均予皮内注射卡介苗0.1ml。

（3）对群众开展有关麻风的宣传教育，以利早期发现患者，并加强现有患者的防治。

## 第八节 疥 疮

疥疮是疥虫引起的接触性传染性皮肤病，常在集体生活中造成流行。中医文献早有记载，如《诸病源候论·疥候》中说："疥者，有数种，有大疥、有马疥、有水疥、有干疥、有湿疥。多生手足，乃至遍体。大疥者，作疮有脓汁，燃赤痒痛是也。马疥者，皮内隐嶙起作根填，搔之不知痛，此二者则重。水疥者，痦瘟如小瘭浆，摘破有水出。此一种小轻。干疥者，但痒，搔之皮起作干痂。湿疥者，小疮皮薄，常有汁出，并皆有虫，人往往以针头挑得，状如水内病虫。此悉由皮肤受风邪热气所致也。"《外科启玄》《外科正宗》称本病为"疥疮"，《医宗金鉴》称"虫疥"，其继发感染者，称为"脓窝疥"。

【病因病理】

由于直接接触疥疮患者，或使用患者用过而未经消毒的衣服、被席、用具等，由疥虫传染而得。或由疥虫寄生的动物传染所致。患病之后，多伴有风湿热郁于肌肤的证候。

【辨证】

好发于皮肤皱褶部位，如指侧、指缝、腕肘关节的屈侧、腋窝前缘、女子乳房下、少腹、外阴、臀沟、大腿内侧等处。只有幼儿可见于面及头部。皮损初起为针头大小的丘疹或水疱，并可见到隧道。隧道为一灰白色、浅黑色或普通皮色的细浅纹，稍弯微隆起，长约0.5cm，疥虫常埋藏在隧道的一端，多出现在指缝和腕屈面。但经常淋浴和皮肤颜色较深的患者，往往表现不大显著。不及时治疗，迁延日久，则全身遍布抓痕、结痂、黑色斑点，甚至引起脓疱。自觉奇痒，遇热及夜间更甚，常常影响睡眠。若用针头将新发的水疱挑破轻刮一下，或将隧道一端的灰白色小点拨开后挑取，对光观察，可见到发亮而活动的小白点，即是疥虫。

【鉴别诊断】

风瘙痒：无疥疮的好发部位，无特有的丘疹、水疱和隧道。皮损主要为抓痕、血痂和脱屑。

【治疗】

1. 中医内治法　一般不需内服，若继发感染者，宜疏风清热利湿，用消风散合黄连解毒汤加减。

2. 中医外治法　《外台秘要》曾记载晋代葛洪治疗疥疮方："石硫黄无多少，研粉，以麻油或苦酒涂摩之。"此法至今仍在应用。目前临床常用5% ~ 20%的硫黄软膏，小孩用5% ~ 10%，成人用10% ~ 15%，若患病时间长，可用20%，但浓度不宜过高，否则易产生皮炎。亦可外搽一扫光或雄黄膏。

涂药方法：先以花椒9g，地肤子30g，煎汤外洗，或用温水肥皂洗涤全身后，再擦药。一般先擦好发部位，再涂全身。每天早、晚各涂1次，连续3日，第4日洗澡，换洗席被，此为一个疗程。一般治1 ~ 2个疗程，停药后观察1周左右，如无新皮损出现，即为痊愈。因为疥虫卵在产生后1周左右，才能发育为成虫。

【预防】

（1）平时应注意清洁卫生，勤洗澡，勤换衣服，被褥常洗晒。

（2）接触患者后用肥皂水洗手。患者衣服、被褥均需煮沸消毒，或在阳光下充分暴晒，以便杀灭疥虫及虫卵。

（3）应与患者分居家庭和集体宿舍患者要同时治疗，以杜绝传染源。

## 第九节　虫 咬 皮 炎

本病是被虫类叮咬，接触其毒液或虫体的粉毛而引起的皮炎。较为常见的害虫有跳蚤、虱类、蝶、刺毛虫、飞蛾、蚊、臭虫、蜂等。常见于春末、秋初季节，尤以小儿和青少年为多见。

**【病因病理】**

被昆虫叮咬或接触其毒液或虫体的粉毛，邪毒侵入，阻于肌肤而成。

**【辨证】**

皮疹以丘疹、风团或斑点为多见，亦可起红斑、水疱。损害呈散在性分布，往往在风团样损害的上面，有一针头大的瘀点、小丘疹或水疱，疱破后引起糜烂，有的因继发感染而形成脓疱疮。自觉瘙痒、灼热或疼痛。症状的轻重，可随患者的体质而不同，有的皮损较轻，有的局部成片红肿，水疱较大，甚至发生瘀斑。

**【治疗】**

1. 中医内治法　宜清热利湿解毒，用五味消毒饮加减；或清解片，每次5片，每天3次；儿童减半。

2. 中医外治法　用1%薄荷三黄洗剂外搽，有继发感染者外敷青黛膏，或外搽颠倒散洗剂、解毒洗剂。

**【预防】**

注意环境卫生，可用烟草、除虫菊、青蒿、野艾、百部等晒干，用烟熏法或敌敌畏、六六六等消灭虫类。

**【附】毒虫咬伤**

（1）蜈蚣蜇伤：伤处红肿，疼痛较重，可伴有肢体麻木、头痛、眩晕、恶心、呕吐等全身症状。

（2）蜂蜇伤：伤处有烧灼感，或显著的痛痒感。如被群蜂同时蜇伤，可产生大面积的肿胀。可伴有头晕、恶心、呕吐等症状，严重者可晕厥。

内服蛇药片；外用金黄散或玉露散冷开水调敷。严重者参考毒蛇咬伤的治疗。

## 第十节　接触性皮炎

本病是因皮肤或黏膜接触某些外界致病物质所引起的皮炎。中医文献中，由于接触物的不同而有不同名称，如因漆刺激而引起者，称“漆疮”。如《诸病源候论·漆疮候》中说：“漆有毒，人有禀性畏漆，但见漆便中其毒。喜面痒，然后胸臂胫皆悉瘙痒，面为起肿，绕眼微赤。”《外科启玄》中说：“凡人感生漆之毒气，则令浑身上下俱肿，起疮如痱子，如火刺，刺而痛，皮肤燥烈。”若因贴膏药引起者，称“膏药风”；接触马桶引起者，称“马桶癣”。发病前均有明显的接触某种物质的病史。

**【病因病理】**

由于禀赋不耐，接触某些物质，例如漆、药物、染料、塑料制品，植物的茎、叶、花粉等，使毒邪侵入皮肤，郁而化热，邪热与气血相搏而发病。但体质因素是主要的，同一物质，有的人接触后发病，而其他人同样接触。并不发病。正如《诸病源候论》中所说：“漆有毒，……亦有性自耐者，终日烧煮，竟不为害也。”

**【辨证】**

发病前均要经过一定的潜伏期，第1次在4~5天，再次接触发病时间缩短，多数在数小时或1天左右。急性者，常见于暴露部位，如在面颈、四肢等处发疹。表现为红斑、肿胀、丘疹、水疱，甚至大疱、糜烂等。皮疹境界清楚鲜明而局限于接触部位，其形态随接触物而异，如由膏药引起，则皮损为圆形；如接触马桶引起的，则臀部两侧呈现半月形红斑。若发生在组织疏松部位，如眼睑、包皮或阴囊处，则表现为红色的局限性水肿，而无明显边界。若患者反应强烈，则皮疹不仅局限于接触部位，还可播散到身体各处。自觉痒痛，严重者伴有怕冷、发热、头痛、苔黄腻、脉滑数或弦数等症状。病因去除后可在数日或1～2周内治愈。慢性者，是因为长期接触或反复发作所引起，皮损表现为粗糙、肥厚，呈苔藓样变。

**【鉴别诊断】**

（1）与急性湿疮鉴别。

（2）颜面丹毒：无异物接触史，全身症状严重，常有寒战、高热、头痛、恶心等证。局部红肿灼热疼痛而无瘙痒。

**【治疗】**

1. 中医内治法

（1）宜清热解毒利湿：发于上部者，用消风散；发于下部者，用龙胆泻肝汤；严重者用普济消毒饮或清瘟败毒饮加减。

（2）成药验方：清解片每次5片，每天3次；或三黄丸每次3g，每天2~3次吞服。

2. 中医外治法

（1）以潮红、丘疹为主者，用三黄洗剂外搽，或青黛散冷开水调敷，每天4～5次。

（2）肿胀、糜烂、流滋较多者，用蒲公英或野菊花30g，或用桑叶10g，生甘草15g，煎汤待冷后湿敷；亦可用10%黄柏溶液湿敷。

（3）糜烂、结痂者，用青黛膏或清凉油乳剂外搽，每天3～4次。

**【护理与预防】**

（1）不宜用热水或肥皂水洗涤或摩擦，禁用刺激性强的止痒药物。

（2）多饮开水，并给予易于消化的饮食，忌食辛辣、油腻、鱼腥等发物。

（3）明确病因，避免继续接触过敏物，如“漆疮”患者应避免再接触生漆、漆树及新漆而未干的漆器。

（4）与职业有关者，应改进工序及操作过程，加强防护措施。

## 第十一节　湿　　疮

湿疮是指皮损多种，形态各异，总有瘙痒糜烂流滋结痂证候的皮肤疾患。一般可分为急性、亚急性和慢性三类。本病具有多形性损害、对称分布、自觉瘙痒、反复发作、易演变成慢性等特点。男女老幼皆可发病，而以先天禀赋敏感者为多，无明显季节性，但冬季常常复发。急性者多泛发全身，慢性者往往固定在某些部位，亚急性者介于两者之间，在有些部位，尚有其特殊的表现。中医文献依据其发病部位和性质的特点而有不同的名称。浸淫遍体，滋水极多者。称“浸淫疮”。如《诸病源候论》中说：“浸淫疮是心家有风热，发于肌肤，初生甚小，先痒后痛而成疮。汁出浸溃肌肉，浸淫渐阔，乃遍体。”以丘疹为主的又称“血风疮”或“粟疮”，如《医宗金鉴》中说：“遍身生疮，形如粟米，瘙痒无度，搔破时，津脂水，浸淫成片”。发于耳部的称“旋耳疮”；发于手部的称“病疮”；发于乳头部的称“乳头风”；发于脐部的称“脐疮”；发于阴囊部的称“肾囊风”；发于下肢弯曲部的称“四弯风”等等。

**【病因病理】**

由于禀赋不耐，风、湿、热阻于肌肤所致。急性者以湿热为主；亚急性者多与脾虚不运，湿邪留恋有关；慢性者因病久伤血，血虚生风生燥，肌肤失去濡养而成；发于小腿伴有青筋暴露者，常由于气血运行失常，湿热蕴阻所致。

**【辨证】**

本病皮疹多种多样（多形性损害），急性者常潮红、丘疹、水疱、脓疱、流滋、结痂并存。慢性者有鳞屑、苔藓化等损害。皮损有融合及渗出的倾向。根据病程和皮损特点，可分为急性、亚急性、慢性三种，分述如下。

（1）急性湿疮：起病较快，常对称发生，可发于身体的任何部位，亦可泛发全身，但以面部的前额、眼皮、颊部、耳部、口周围以及肘窝、腋窝、手部、小腿、外阴、肛门周围等处多见。初起皮肤潮红、肿胀、瘙痒，面积大小不一，边界不清。继而在潮红或其周围的皮肤上，出现丘疹、丘疱疹、水疱，群集或密集成片，常因搔抓，水疱破裂，形成糜烂、流滋、结痂，最后痂盖脱落，露出光滑红色的皮肤，并有少量的脱屑，至痊愈。自觉瘙痒，轻者微痒，重者不可忍受，呈间歇性或阵发性发作，常在夜间增剧，影响睡眠。急性湿疮皮损广泛者，可有发热，一般常伴有大便秘结，小溲短赤，苔黄腻，脉滑数等症状。病程2～3周，皮损广泛者，常4～6周痊愈。愈后有复发倾向。常由吃五辛和发物所引起。

（2）亚急性湿疮：多从急性湿疮迁延而来，急性时的红肿、水疱减轻，流滋减少，尚有红斑、丘疹、脱屑。一般无全身不适，或有胸闷、纳呆、便溏、苔腻、脉滑等症状。

（3）慢性湿疮：多由急性、亚急性湿疮多次反复发作而成，亦有少数起病即为慢性者。其特征为患部皮肤增厚，触之较硬，呈暗红或紫褐色，表面粗糙，皮纹显著或出现苔藓样变，常伴有少量抓痕、血痂、鳞屑及色素沉着，间有糜烂和流滋。瘙痒剧烈，尤以夜间或情绪紧张时更甚。若发生在掌跖、关节部的易并发皲裂，引起疼痛。病程很长，可拖延数月至数年。常伴有头昏乏力、腰疲肢软、苔薄、脉濡细等症状。

湿疮有好发于某些特殊部位的倾向，常见的如下。

（1）头面部：发于头皮者，多糜烂、流滋、结黄色厚痂，有时把头发粘集成团，常因继发感染引起脱发；在面部者，多有淡红色的斑片，上覆细薄的鳞屑。

（2）耳部：好发耳窝、耳后皱襞及耳前部，损害为潮红、糜烂、流滋、结痂及裂隙，有的耳后裂开，如刀割之状。痒而不痛，多对称发生。

（3）乳房部：主要发于女性，表现为潮湿、糜烂、流滋，上覆鳞屑，或结黄色痂片，有时皲裂疼痛。

（4）脐部：皮损为鲜红或暗红色的斑片，有或多或少地流滋和结痂，边界清楚，不累及外围的正常皮肤，常有臭味和继发感染。

（5）阴部：皮损呈淡红色斑片，表面糜烂、结痂，滋水常浸湿衣裤。日久皮肤粗糙肥厚，色素沉着或减退，瘙痒剧烈，夜间更甚。在肛门周围者，往往发生辐射状皲裂。

（6）手部：形态多样，手背处的呈钱币状，皮损为潮红、糜烂、流滋、结痂；在手掌的边缘不清，皮肤肥厚粗糙，冬季皲裂疼痛，病程很长。

（7）小腿部：常伴有青筋暴露，多见于长期站立工作者，皮损主要在小腿下1/3

内外侧皮肤上。初为暗红斑，表面潮湿、糜烂、流滋，或干燥、结痂、脱屑，呈局限性或弥漫性分布。常伴发小腿溃疡。以后皮肤肥厚，色素沉着，中心部分色素减退，可形成继发性白癜风。

钱币状湿疮是湿疮中的一个特殊类型。因其皮疹形态类似钱币而得名。多发四肢伸侧，由小丘疹或丘疱疹群集构成钱币大小的斑片或环形损害，滋水较多，呈亚急性经过，常冬重夏轻，不易治愈。

临床辨证可分为以下几种。

（1）湿热证：急性者较多见，表现为潮红、肿胀、糜烂、流滋、浸淫成片，结痂、瘙痒不堪，或伴有大便秘结、小溲短赤、苔黄腻、脉滑数等症状。若起病较缓慢，皮损以丘疹、丘疱疹为主，滋水较多，或伴有倦怠乏力、纳呆、大便不干或溏、小溲清长、苔白腻、脉弦滑等症状，此湿重于热。

（2）血虚风燥证：常是慢性湿疮，反复发作，病程较长，皮损颜色暗淡，浸润肥厚，苔藓样变，色素沉着，血痂，脱屑等。或伴有头昏乏力、腰疲肢软、苔薄白、舌淡红、脉濡细无力等症状。

## 【鉴别诊断】

（1）急性者应与接触性皮炎鉴别。

（2）慢性者应与牛皮癣鉴别，牛皮癣好发于颈项部，无潮红、水疱、湿润、糜烂等，日久皮肤粗糙、肥厚，呈席纹状，往往伴色素减退。

## 【治疗】

1.中医内治法

（1）辨证施治。

湿热证：宜清热利湿为主，用龙胆泻肝汤、草薢渗湿汤合二妙丸加减。湿重于热者，宜健脾利湿，佐以清热，用除湿胃苓汤加减。加减法：发于上部者，加桑叶、野菊花、蝉衣；发于中部者，重用龙胆草、黄芩；发于下部者，重用车前子、泽泻；伴有青筋暴露者，加泽兰、赤芍、川牛膝；瘙痒甚者，加白鲜皮、地肤子、徐长卿；焮红热盛者，重用鲜生地、赤芍、丹皮；便秘者，加生大黄（后下）；便溏者，重用淮山药、焦扁豆。

血虚风燥证：宜养血祛风、清热利湿，用四物汤合草薢渗湿汤。加减法：瘙痒不能入眠者，加真珠母（先煎）、生牡蛎（先煎）、夜交藤、酸枣仁；腰疲肢软者，加炙狗脊、仙灵脾、菟丝子（包）；皮肤粗糙肥厚者，加丹参、益母草、鸡血藤。

（2）成药验方：急性者，清解片合地龙片、每次各5片，每天2次；慢性者，当归片合乌梢蛇片，每次各5片，每天2次。不论急性、亚急性、慢性，均可用龙胆泻肝丸或三妙丸9g（分吞）。

2. 中医外治法

（1）急性者：滋水多时可用10%黄柏溶液或蒲公英30g，野菊花15g，煎汤待冷后湿敷；滋水减少时，再用青黛散麻油调搽。

（2）亚急性者：外用三黄洗剂或黄柏霜。

（3）慢性者：外搽青黛膏或皮枯膏，加热烘疗法更好；亦可用烟熏法或苦参汤药浴。小腿部者，可加用缠缚疗法。

3. 针刺　主穴大椎、曲池、足三里，备穴血海、三阴交、合谷。针血海要用6~9cm针，针尖斜向上，使针感达到腹部；针尖斜向下，可使针感达到足跟部。

亦可应用耳针，取相应部位穴位或肺区。

【护理与预防】

（1）急性者忌用热水烫洗和肥皂等刺激物洗涤。

（2）不论急性、慢性，均应避免搔抓，并忌食辛辣、鸡、鸭、牛、羊肉等发物。

（3）急性湿疮或慢性湿疮急性发作期间，应暂缓预防注射。

## 第十二节　婴儿湿疮

婴儿湿疮在临床中甚为多见，主要发生在头面，重者也可延及躯干和四肢。中医文献中称“奶癣”“胎癥疮”。如《外科正宗》说：“奶癣，因儿在胎中，母食五辛，父餐炙博，遗热与儿，生后头面遍身发为奶癣，流滋成片，睡卧不安，瘙痒不绝。”《医宗金鉴》说：“此证生婴儿头顶，或生眉端，又名奶癣，痒起白屑，形如癣疥，由胎中血热，落草受风缠绵，此系干癥；有误用烫洗，皮肤起粟，瘙痒无度，黄水浸淫，延及遍身，即成湿癥。”本病湿性者多发于1~3个月的肥胖婴儿；干性者往往发生在1岁以上较为消瘦的小儿。

【病因病理】

禀性不耐，脾胃运化失职，内有胎火湿热，外受风湿热邪所致，两者蕴阻肌肤而成；或因消化不良、衣服摩擦、肥皂水洗等刺激而诱发。

【辨证】

皮损多先起于头面部，初为簇集的或散在的红斑和丘疹、在头皮或眉部有黄色的鳞屑和结痂，若过分搔抓、摩擦、洗烫则糜烂、流滋，损害逐渐扩大到颈部、躯干和四肢。容易继发染毒，而伴有发热、纳呆、吵闹、全身臀核肿大、苔薄黄、脉细数等症状。湿性者，以红斑、水疱、糜烂、流滋为主；干性者，皮肤潮红、干燥、脱屑，或有丘疹和片状浸润，常反复发作，不易治愈。均有剧烈瘙痒，患儿头面部常在枕头上或其衣领上摩擦，或用手搔抓，情绪烦躁，睡眠不安。病情时轻时重，时愈时发，常在发热、腹泻时症状突然消失，待热退、腹泻停止后，皮疹又复出现。往往到2岁后才会痊愈。部分患儿和其父母、兄弟、姐妹，有哮喘等病史者，2岁后仍发病，至儿童期可在四肢部发生慢性湿疮或痒疹，成年期发生牛皮癣样病变，皮损常与哮喘交替发作。很难治愈。

**【治疗】**

1.中医内治法

（1）宜疏风清热利湿，用消风导赤汤加减。

加减法：湿性者，加车前子、茯苓皮、苍术皮、黄柏；干性者，加太子参、麦冬、制黄精、白茅根。

（2）成药验方：五宝散0.9g，分3次吞服；或清解片6片，分3次溶化，加糖少许送服；或人造牛黄粉0.3g，分2次吞服。

2.中医外治法

（1）湿性者，用青黛膏或黄连油或蛋黄油外搽，每天3～4次。

（2）干性者，用三黄洗剂或黄柏霜外擦，每天3～4次。

**【护理】**

（1）忌用水洗涤，如结痂厚时，先用麻油湿润，再轻轻揩去结痂。

（2）患儿不宜穿羊毛衣，避免强烈日光照射。

（3）乳母忌食辛辣、鱼腥、鸡、鸭、鹅、牛、羊肉等发物。

（4）患儿及哺乳者，均应避免接触热疮患者。

## 第十三节　药物性皮炎

凡口服、注射或皮肤黏膜直接用药后，而引起机体的反应叫药物反应。以皮肤黏膜急性炎症为主者，叫药物性皮炎，简称药疹。中医文献把药物引起的内脏或皮肤反应，统称为“中药毒”。《诸病源候论》《千金方》等书有“解诸药毒篇”。该病的发生与药物的剂量及其药理作用无关，某些处于敏感状态的患者，即使使用致敏药物的极小剂量，也可发生药疹。

【病因病理】

总因禀赋不耐，毒邪内侵所致。或因风热之邪侵袭腠理；或由湿热蕴蒸郁于肌肤；或是外邪郁久化火，血热妄行，溢于肌表；或是火毒炽盛，燔灼营血，外伤皮肤，内攻脏腑，久而导致耗伤阴液，气无所生，形成气阴两伤，脾胃虚弱之证。引起本病的西药常见有：止痛退热剂、磺胺类、抗生素、巴比妥类药等，近年来单独使用中药引起药疹的报道亦渐常见，如大青叶、板蓝根、鱼腥草、蟾蜍、地龙、外用含汞的丹药等。

【辨证】

症状多样，表现复杂，但都有一定的潜伏期。内用药引起的，第一次多在5～20日内发生，重复用药常在24小时内发病。而剥脱性皮炎型，首次用药潜伏期在20日以上。其皮疹的特点，常突然发生，除固定性红斑型外，分布为全身性、对称性、广泛性，由面颈部迅速向躯干四肢发展。发疹前多有先驱症状，如形寒发热、头痛骨楚、便干溲赤、发疹后苔薄黄、脉多滑数等。

药疹的皮损形态多种，同一药物，不同的个体使用，表现不同，而不同的药物又可引起相同的皮疹。常见者有下列7型。

（1）荨麻疹样型：呈大小不等、形态不规则的风团，刺痒较重。若是呋喃唑酮药物引起，症状常较严重，发热38～39℃，面部血管性水肿明显，可有大片水肿性红斑或水疱，持续时间较长，甚至发生喉头水肿。

（2）多形性红斑样型：有红斑、丘疹、风团、水疱等。典型者，在紫红色的斑片上发生水疱，周围颜色鲜红；严重者，有怕冷、高热等明显的全身症状。

（3）麻疹样或猩红热样型：皮肤泛红灼热，主要为针尖到米粒大小的丘疹或斑丘疹，散在或密集成片。以躯干为主，亦可扩展到四肢，多有剧烈的瘙痒。

（4）固定性红斑型：好发于口腔黏膜、唇缘、阴部、手足背等处。皮疹具有固定性的特点，即在第一次发疹后，尔后再服同一药物过敏，即在原处复发，且有扩大和增多的趋向。损害呈圆形、椭圆形水肿性鲜红或紫红色边界清楚的斑片，其上可有大小不等的水疱。发于阴部的水疱易破、糜烂、流滋，数日后结痂，逐渐消退，遗留紫黑色的色素沉着，可持续数月或1年以上。全身症状轻微。

（5）大疱性表皮松解型：比较少见，但病情十分严重。起病很急，常1～2日遍布全身。皮疹初为鲜红或紫色斑片，很快起疱呈棕褐色，迅速形成松弛性的表皮松解，易擦破，创面如牛肉样红色。口腔、眼、阴部同时累及。常伴有高热、神昏、谵语、苔黄糙、舌质红绛、脉弦滑数等火毒内陷的症状，心、肝、肾均可有损伤。

（6）剥脱性皮炎型：较为少见，但病情严重。起病较急，呈进行性加剧。皮损初起一片或数片皮肤发红，迅速扩展而至全身皮肤潮红、浮肿、干燥；亦有皮肤表面出现龟裂，倾向湿润糜烂，全身几无完肤，尤以四肢屈侧及皮肤皱襞处为甚，滋水淋漓，凝成厚痂，有特异的臭味。重者口腔黏膜糜烂，甚至毛发和指（趾）甲脱落。若病情好转，则红肿逐渐消退，滋水变少，广泛脱屑，量很多，手足部脱皮可形如破手套、破袜状，以后鳞屑减少而愈。伴有发热、头痛、胸闷、纳呆等症状；病情严重者，有壮热、神昏、烦躁等火毒内陷症状；后期则有口干欲饮、舌尖红、脉细数等伤阴的现象。

（7）湿疹皮炎样型：较为少见，以多形性损害为主，有红斑、丘疱疹、水疱、糜烂、流滋，伴有剧痒、发热等症状。发病大多数为急性，除荨麻疹样型可较快消失外，一般及时处理，1～3周可愈；轻者2~3日内即显著减轻或基本痊愈；严重者，如大疱性表皮松解型，无并发症3～4周痊愈；剥脱性皮炎型，可持续2~3个月，甚至更久，并易复发。

临床辨证可分为以下几种。

（1）风热证：主要皮损为丘疹、红斑、风团。来势快，多在上半身，分布疏散或密集。焮热作痒，伴有恶寒发热、头痛鼻塞、咳嗽、苔薄黄、脉浮数等症状。麻疹样、猩红热样或荨麻疹样型的初起阶段，多属于此类。

（2）湿热证：皮肤肿胀、潮红、水疱、糜烂、流滋，多集中在下半身，或伴有胸闷、纳呆、大便干结或溏薄、小溲短少、苔白腻或薄黄、脉滑数等症状。湿疹皮炎样型多属此类。

（3）血热证：皮肤或黏膜发红斑，颜色鲜艳，甚或有血疱、水疱。口腔、阴部黏膜糜烂，或伴有口干、便秘、溲赤、苔薄舌红、脉弦细数等症状。固定性红斑型多属于此类。

（4）火毒证：皮损全身泛发，侵犯黏膜，肿胀、潮红，或有大疱、血疱。伴有严重的全身症状，或有内脏损害，如寒战、高热、烦渴、苔黄腻、舌红绛、脉弦滑洪数。甚至可出现神昏谵语黄疸、尿血等症状。大疱性表皮松解型、剥脱性皮炎型进行性加剧时多属于此类。

（5）气阴两伤证：严重药疹后期大片脱屑，黏膜剥脱，神疲乏力、纳呆便溏、口干唇燥欲饮，苔薄舌红、脉细数等症状。

## 【鉴别诊断】

（1）麻疹样红斑应和麻疹鉴别：麻疹多先有上呼吸道症状及怕冷、发热等，2～3日后颊黏膜上可见到Koplik斑。

（2）猩红热样红斑应和猩红热相鉴别：猩红热先全身症状明显，有怕冷、高热、头痛、咽干、喉痛等；典型者，有杨梅舌、口周苍白圈等。

## 【治疗】

对本病的处理原则是首先停用一切可疑药物。

1. 中医内治法

（1）辨证施治。

风热证：宜祛风清热为主，用消风散加减。

湿热证：宜清热利湿为主，用草薢渗湿汤加减。

血热证：宜凉血清热利湿为主，用犀角地黄汤合黄连解毒汤加减。

火毒证：宜清营解毒、养阴泄热，用清营汤加减。加减法：尿血者，加大小蓟（各）、侧柏叶；便秘者，加生大黄；瘙痒甚者，加白鲜皮、苦参片；热甚者，加黄连、板蓝根；口干者，加鲜沙参、鲜石斛、天花粉。

气阴两伤证：宜益气养阴、清热、健脾和胃，用增液汤合益胃汤加减。

（2）严重者宜中西医结合治疗。

2. 中医外治法

（1）小范围皮损用三黄洗剂外搽；皮损广泛者，用青黛散干扑；结痂、干燥者，用青黛膏外涂。

（2）剥脱性皮炎型：湿润期，全身用青黛散、麻油调涂，每天2～3次，宜经常用麻油湿润；落屑期，用麻油或清凉油乳剂少许保护皮肤，如凝成厚痂，需用棉花蘸麻油，如磨墨状轻轻柔揩。

## 【护理与预防】

（1）皮损忌用水洗及搔抓。

（2）多饮开水，忌食鱼腥虾蟹。

（3）在用药过程中，有可疑症状出现，如见局部红斑或出现皮肤瘙痒，应立即停用可疑药物。

（4）发生药疹以后对致敏药物应禁用，发给患者药物禁忌卡，并在病历卡上注明对何种药物有过敏性。

# 第十四节　瘾　疹

本病是因皮肤出现鲜红色或苍白色风团，时隐时现，故名瘾疹。中医文献早有记载，如《素问·四时刺逆从论》说："少阴有余，病皮痹隐疹"。《诸病源候论·风瘙身体瘾疹候》指出："邪气客于皮肤，复逢风寒相折，则起风瘙瘾疹。"又说："夫人阳气外虚则多汗，汗出当风，风气搏于肌肉，与热气并，则生㾦㿖，状如麻豆，甚者渐大。"俗称"风疹块"，其特征是瘙痒性风团，突然发生，迅速消退，不留任何痕迹。如发生在眼睑、口唇等组织疏松部位，水肿特别明显，则称"游风"，性质与"瘾疹"相同。本病可发生于任何年龄，男女皆可患病。

## 【病因病理】

总由个人体质不同对某些物质敏感所致。可因食物、药物、生物制品、病灶感染、肠寄生虫病而发作，或因精神因素、外界寒冷刺激等因素诱发。

（1）风寒外袭，蕴积肌肤，致使营卫不和而起。

（2）风热之邪，客于肌表，引起营卫失调所致。

（3）肠胃湿热，复感风邪，内不得疏泄，外不得透达，郁于皮毛腠理之间而发；或因食鱼虾荤腥发物，或有肠寄生虫，以致湿热内生，逗留肌肤，亦可发生本病。

（4）平素体弱，气血不足，或病久气血耗伤，因血虚生风，气虚卫外不固，风邪乘虚侵袭所致。

（5）情志内伤，冲任不调，肝肾不足，肌肤失养，生风生燥，阻于肌肤而成。

## 【辨证】

发病突然，在身体的任何部位均可发生局限性的风团，小如芝麻，大似豆瓣。多呈鲜红色，或呈淡黄白色。损害数目常随搔抓的刺激而扩大、增多，有的融合成环状、地图状等多种形态。风团一般迅速消退，不留痕迹，以后又不断成批发生，时隐时现。如单纯在眼睑、口唇、阴部等组织疏松处发生浮肿，边缘不清，而无其他皮疹者，则是"游风"，多存在2～3日后方能消退，亦有持续更长时间的。自觉灼热，瘙痒剧烈。部分患者可有怕冷、发热等症状；如侵犯消化道黏膜者，可伴有恶心、呕吐、腹痛、腹泻等症状；发生于咽喉部者，可引起喉头水肿和呼吸困难，有明显气闷窒息感，甚至可发生晕厥。根据病程的长短，可分为急性和慢性两种，急性者经1周左右即可痊愈；慢性者可反复发作数月，甚至数年。

临床辨证可分为以下几种。

（1）风寒证：皮疹色白，遇冷或风吹则加剧，得热则减轻，多冬季发病，苔薄白或薄白而腻，脉迟或濡缓。

（2）风热证：皮疹色赤，遇热则加剧，得冷则减轻，多夏季发病，苔薄黄，脉浮数。

（3）肠胃实热证：发疹时可伴有脘腹疼痛、神疲纳呆、大便秘结或泄泻，甚至恶心呕吐，苔黄腻、脉滑数，部分患者有肠寄生虫。

（4）气血两虚证：风疹块反复发作，延续数月或数年，劳累后则发作加剧，神疲乏力，苔薄舌质淡，脉濡细。

（5）冲任不调证：常在月经前数天开始出现风团，往往随着月经的干净而消失，但在下次月经来潮时又发作，常伴有痛经或月经不调。

**【治疗】**

1. 中医内治法

（1）辨证施治：《三因极一病证方论·瘾疹证治》说："世医论瘾疹，……内则察其脏腑虚实，外则分寒暑风湿，随证调之，无不愈，"辨证施治对提高本病的疗效有着重要的意义。

风寒证：宜疏风散寒，调和营卫，用桂枝汤或麻黄桂枝各半汤加减。

风热证：宜疏风清热为主，用消风散加减。

肠胃实热证：宜疏风解表、通腑泄热为主，用防风通圣散合茵陈蒿汤加减。

加减法：便秘者，制大黄改生大黄（后下），加枳实；腹泻者，加银花炭、炒黄芩；有肠寄生虫者，加乌梅肉，另以炒使君子肉12g（分2次嚼吞）、槟榔30g（先浸一夜，另煎汁冲）。

气血两虚证：宜调补气血，用八珍汤加减。

冲任不调证：宜调摄冲任，用四物汤合二仙汤加减。

（2）成药验方：生麻黄3g，乌梅肉6g，生甘草9g，水煎服，每天1剂。

2. 中医外治法　香樟木、蚕砂各30～60g，或苍耳草、凌霄花、冬瓜皮等适量，任选一二味，煎汤熏洗。

3. 针刺　皮疹发于上半身者，取穴曲池、内关；发于下半身者，取穴血海、足三里、三阴交；发于全身者，配风市、风池、大椎、大肠俞等。

耳针取肺区、脾区、肾上腺、皮质下、神门等。亦可耳背静脉放血，每周2次，10次一个疗程。

# 第十五节　牛　皮　癣（银屑病）

本病因状如牛领之皮，厚而且坚，故命名为“牛皮癣”。好发于颈项部，又称为“摄领疮”。《诸病源候论·摄领疮候》中说：“摄领疮，如癣之类，生于颈上痒痛，衣领拂着即剧。云是衣领揩所作，故名摄领疮也。”《外科正宗》说：“牛皮癣如牛项之皮，顽硬且坚，抓之如朽木。”本病好发于青年。

## 【病因病理】

（1）初起多为风湿热之邪阻滞肌肤或硬领等外来的机械刺激所引起。

（2）病久耗伤阴液，营血不足，血虚生风生燥，皮肤失去濡养。

（3）血虚肝旺，情志不安，过度紧张，忧愁烦恼者，更易诱生，且多复发。

## 【辨证】

基本损害多是圆形或多角形的扁平丘疹融合成片，搔抓后皮肤肥厚，皮沟加深，皮嵴隆起，极易形成苔藓化，是本病的重要特征。皮损初起为有聚集倾向的扁平丘疹，干燥而结实，皮色正常或淡褐色，表面光亮。久之丘疹融合成片，逐渐增大，皮肤增厚干燥成席纹状，稍有脱屑。自觉阵发性奇痒，入夜更甚，搔之不知痛楚。情绪波动时，瘙痒随之加剧。多数有局部搔抓摩擦之血痂，经常搔抓形成皮肤苔藓化，以致越搔越痒，皮损加重，而成恶性循环。好发于颈部及肘窝、腘窝、上眼睑、会阴、大腿内侧等处。但十之八九在项部，称局限型；亦有多处发病者，称播散型。病程缠绵，常迁延数年之久，虽经治愈，容易复发。

临床辨证可分为以下几种。

（1）风湿热证：局部除有成片丘疹肥厚外，并伴有部分皮损潮红、糜烂、湿润和血痂，苔薄黄或黄腻、脉濡数。

（2）血虚风燥证：病程较长，局部干燥、肥厚、脱屑，状如牛领之皮，苔薄，脉濡细。

## 【鉴别诊断】

（1）慢性湿疮：虽也有苔藓化，但仍有丘疹、小水疱、糜烂、流滋，多在屈侧。

（2）原发性皮肤淀粉样变：多发在背部和小腿伸侧。皮损为高粱米大小的圆顶丘疹，色紫褐，质较硬，密集成群，角化粗糙。

（3）风瘙痒：先瘙痒后起疹，主要为抓痕、血痂、脱屑，苔藓化，边界不清。

【治疗】

1. 中医内治法　局限型一般不需内治。播散型多处发病者，可兼用内服药。

（1）辨证施治：

风湿热证：宜疏风清热利湿，用消风散加减。

血虚风燥证：宜养血祛风润燥，用四物汤加减。

加减法：凡情绪波动，病情加剧者，均可在以上两法中加入真珠母（先煎）、代赭石（先煎）、生牡蛎（先煎）、五味子、夜交藤。

（2）成药验方：可选用当归片、清解片、乌梢蛇片或地龙片，每次各5片，每天2次。

2. 中医外治法

（1）风湿热证：用三黄洗剂外搽，每天3～4次。

（2）血虚风燥证：用二号癣药水外搽，每天2次；或疯油膏加热烘疗法，局部涂油膏后，热烘10~20分钟，烘后即可将所涂药膏擦去，每天1次，4周为一个疗程。

（3）羊蹄根散醋调搽患处，每天1～2次。

3. 针灸

（1）针刺：播散型者，取曲池、血海、大椎、足三里、合谷、三阴交等，隔日1次。

（2）艾卷灸：小块肥厚性皮损，可用艾卷灸患处，每次15～30分钟，每天1～2次。

（3）梅花针：苔藓化明显者，可用七星针在患处来回移动击刺，每天1次。

（4）滚刺疗法：适用于继发淀粉样变的患者。

# 第十六节　风　瘙　痒

风瘙痒为一种先是皮肤瘙痒剧烈，搔抓后引起抓痕、血痂、皮肤肥厚、苔藓样变等皮损的常见皮肤病。中医文献早在《内经》中即有“诸痛痒疮，皆属于心”的记载，《千金方》中有了具体描述：“痒症不一，血虚皮肤燥痒者，宜四物汤加防风……妇人血虚，或通身痒，或头面痒，如虫行皮中。缘月水来时为风所吹，不然则是产褥中食动风物致之……有脾虚身痒，本无疥癣，素非产褥，洁然一身，痒不可任，此乃脾虚所困。”本病临床上有泛发性，局限性两种。局限性者以阴部、肛门周围最为多见，这里只叙述泛发性者。

## 【病因病理】

（1）风热血热蕴于肌肤，不得疏泄所致。

（2）血虚肝旺以致生风生燥，肌肤失养而成。

## 【辨证】

阵发性瘙痒，往往以晚间为重，难以遏止，患者多要连续强烈地搔抓至皮破血流，发生疼痛时方才住手。瘙痒时间短的只有数分钟，长的可达数小时之久。由于过度频繁地搔抓，皮肤常见抓痕、血痂、色素沉着、湿疹化、苔藓样变等继发损害。患者除自觉瘙痒及搔抓所引起的继发皮损外，多无原发皮损。患者常因瘙痒而致失眠或夜寐不安，白天精神不振。

临床辨证可分为：

（1）风热血热证：一般以年轻者为多，病属新起，如被褥太暖，可以引起发作或使瘙痒加剧，苔薄黄，脉滑或滑数。

（2）血虚肝旺证：一般以老年人为多见，病程较久，如情绪波动，可以引起发作或瘙痒加剧，苔薄质红，脉细数或弦数。

## 【治疗】

1.中医内治法

（1）风热血热证：宜疏风清热凉血。用消风散合四物汤加减。

（2）血虚肝旺证：宜养血平肝、祛风润燥，用地黄饮子加减。

加减法：夜不安寐者，上两方均可加五味子。

2.中医外治法　皮损有湿疹化者，可用三黄洗剂外搽，每天4~5次。

3.针刺取穴：曲池、合谷、血海、足三里等。隔日1次，10次为一个疗程。

## 【护理】

（1）忌饮酒类，少吃鱼、虾、蟹等动风发物，多吃蔬菜水果。

（2）内衣要柔软宽松，宜棉织品或丝织品而不宜毛织品。

## 第十七节　风　热　疮

本病是指皮肤出现斑疹、脱屑如糠秕之状，四周淡红呈玫瑰色的急性皮肤病。中医文献中早有记载，《外科秘录》中称“风热疮”；《外科正宗》中称“风癣”，如“风癣如云朵，皮肤娇嫩，抓之则起白屑”；《医宗金鉴》中称“血府”，如“此证由风热闭塞腠理而成，形如紫疥，痛痒时作，血燥多热”。好发于青年人和中年人，以春、秋两季最为多见。

**【病因病理】**

外感风热之邪，闭塞腠理，内因热伤阴液，血热化燥，外泛肌肤所致。

**【辨证】**

皮疹多在躯干和四肢近端，也可泛发全身，但一般不累及头面部。初发多在躯干部先出现一个指甲大小的玫瑰红色斑片，逐渐增大，一周后可达五分钱币大小，斑疹中央可见浅棕色糠秕样鳞屑，称为原发斑或母斑。以后在1～2周内，迅速分批出现数目较多、形态相仿而较小的红斑，称为子斑。子斑虽也逐渐增大，但范围不超过母斑，皮损颜色不一，自鲜红至褐色、褐黄或灰褐色不等，母斑因出现较早，颜色亦较暗淡。斑片排列常与皮肤的纹理一致，在胸部者，可沿肋骨线分布，表面均附有糠秕样鳞屑。病程一般为4~6周，也有迁延2~3个月，甚至更长时间才能痊愈的。愈后不遗留任何痕迹，通常不再复发。自觉有不同程度的瘙痒，部分患者初起可伴有全身不适、轻度发热、头痛、咽喉干痛、苔薄白、舌质红、脉滑数等症状。

**【鉴别诊断】**

（1）圆癣：一般皮疹数目不多，虽呈环形，但中心有自愈倾向，四周常有红晕、丘疹、小水疱等。

（2）紫白癜风：多发于胸背、颈侧、肩胛等处。皮损为黄豆到蚕豆大小的斑片，微微发亮，先淡红或赤紫，将愈时呈灰白色斑片。

（3）白疟：皮损为大小不等的红色斑片，其上堆积较厚的银白色鳞屑，搔抓后有露水珠样点状出血，

**【治疗】**

1. 中医内治法

（1）宜疏风清热凉血，用消风散。如瘙痒甚者，加白鲜皮、地肤子。

（2）亦可用紫草15g，板蓝根30g，煎汤内服，10天为一个疗程。

2. 中医外治法

（1）用三黄洗剂或颠倒散洗剂外搽，每天3～4次；或用5%～10%硫黄膏外涂，每天2~3次。

（2）苦参片30g，蛇床子30g，川椒目12g，明矾12g，煎汤外洗患处，每天2次。

3. 针刺　取穴合谷、曲池、大椎、肩髃、肩井、血海、足三里，宜泻法，留针10～15分钟，每天1次，10次为一个疗程。

## 第十八节　白　疕

皮肤红斑上反复出现多层银白色干燥鳞屑的慢性复发性皮肤病称“白疕”。《医宗金鉴》说：“白疕之形如疹疥，色白而痒多不快。固有风邪客肌肤，亦由血燥难荣外。”描述了白疕的临床特征。本病男女老幼皆可患病，但以青壮年为多，男性略多于女性。具有一定的遗传倾向。发病有明显的季节性，多冬季发病或加剧，夏季自行痊愈或减轻，部分患者可相反，数年之后则季节性不明显。

### 【病因病理】

本病总由营血亏损，生风生燥，肌肤失养而成。初起多挟有风寒或风热之邪侵袭肌肤，以致营卫失和，气血不畅，阻于肌表而生；也有兼因湿热蕴积，外不能宣泄，内不能利导，阻于肌表而发；病久风寒、风热、湿热之邪已化，而气血耗伤，则血虚风燥、肌肤失养更为显露；或因营血不足，气血循行受阻，以致瘀阻肌表而成；或因肝肾不足，冲任失调，致使营血亏损；少数可因调治不当，兼感毒邪，风寒化热，湿邪化燥，以致燥热成毒，热毒流窜，入于营血，内侵脏腑，造成气血两燔的证候。

### 【辨证】

（1）寻常型　基本皮损为表面白色、基底潮红的斑丘疹，可融合成形态不同的斑片，如点滴状、钱币状、环状、地图状、蛎壳状等。但其上都有堆积较厚的银白色有闪光的鳞屑，鳞屑很易被刮除，下面露出淡红色半透明的薄膜，再轻刮一下，即可见到呈筛状如露水珠样的出血，是本病的重要特征。病变可发生在全身各处皮肤，但以头皮、四肢伸侧的肘膝关节、尾骶部发病最为多见。因病变部位不同可有各种不同表现，如头皮部的皮疹呈暗红色，覆有灰白色较厚的鳞屑，把头发簇集成束状，但不脱发；在甲板上的损害呈点状凹陷，状似顶针箍，或凹凸不平，变黄增厚，甲床与甲板分离，其游离缘可翘起或破碎；在面部的皮疹可呈小片红斑；在口腔黏膜上的损害呈灰白色环形斑片；在龟头上呈光滑干燥性红斑，上有细薄的白色鳞屑；在小腿前侧多年反复发作的皮损可有浸润、肥厚，伴苔藓样变；在腋窝、腹股沟、女性乳房下等屈折处，可有浸渍、皲裂。病程缓慢，反复发作。进行期时，新皮疹不断出现、扩大，颜色鲜红、鳞屑增多，摩擦、外伤、针刺处均可引起皮疹的发生；静止期时，病情稳定；消退期时，皮损缩小、逐渐消失，也有从中心开始消退的，遗留暂时性色素减退或色素沉着斑。初发病例，一般多冬季加重或复发，夏季减轻或消失。也有夏季发作，冬季痊愈者。日久则四季皆有皮损。少数妇女患者，妊娠时皮疹消失或减轻，产后皮疹出现或加重。或伴有月经不调等。

（2）特殊型。

关节型：常具有典型的皮损，伴有关节疼痛，大小关节均可累及。轻者只侵犯指（趾）关节，肿胀疼痛，活动受限，可恢复正常或致畸形；有的累及多个关节，如指（趾）关节，掌指或跖趾关节，甚至肘、膝、脊柱等大关节，有红、肿、热、痛，可导致骨质破坏，少数伴有发热等全身症状。本型常和脓疱型并存，脓疱和指（趾）甲的损害常和关节症状相平行，同时加重，同时减轻。

红皮病型：常因不适当的治疗或外用药物的刺激而引起，亦可由进行期发展而来。表现为弥漫性皮肤潮红、紫红，甚至肿胀浸润，大量脱屑，仅有少数片状皮肤正常，犹如分布在海洋中的岛屿。伴有掌跖角化，指（趾）甲增厚，或发热，常迁延数月或更长时间。

脓疱型：以发于掌跖部者为多，皮疹为红斑上有针头到粟粒大小的脓疱，10～14天消退后，再发新脓疱，重者泛发全身，伴有发热、关节疼痛等。

以上三型常合并发生或相互转化。

（3）临床辨证可分为以下几种。

血热证：皮损不断增多，颜色鲜红，筛状出血点明显，鳞屑增多，瘙痒，或夏季加重，伴有怕热、大便干结、上溲黄赤、苔薄黄、舌质红、脉滑数等症状。

湿热蕴积证：多发在腋窝、腹股沟等屈侧部位，红斑糜烂，浸渍流滋，瘙痒，或掌、跖部有脓疱，多阴雨季节加重，伴有胸闷纳呆、神疲乏力、下肢沉重，或带下增多色黄、苔薄黄腻、脉濡滑等症状。

血虚风燥证：病情稳定，皮损不扩大，或有少数新发皮疹，但皮肤干燥，小腿前侧肥厚，或有苔藓样变。在关节伸侧可有皲裂、疼痛，可伴有头晕眼花、面色苍白、苔薄舌淡、脉濡细等症状。

火毒炽盛证：多属红皮病型或脓疱型。全身皮肤发红，或呈暗红色，甚则稍有肿胀，鳞屑不多，皮肤灼热，或密布散在小脓疱，往往伴有壮热口渴、便干溲赤、苔薄舌质红绛、脉弦滑数等症状。

**【鉴别诊断】**

（1）慢性湿疮：多数生于屈侧，剧痒，色素沉着，鳞屑少，不呈银白色，抓之无出血点。

（2）风热疮：多发于躯干，皮损是鲜红色斑片，鳞屑少，多数1～2个月可以自愈。

**【治疗】**

1. 中医内治法

（1）辨证施治。

血热证：宜凉血清热为主，用犀角地黄汤或凉血地黄汤加减。

湿热蕴积证：宜清热利湿、和营通络，用草薢渗湿汤加减。

血虚风燥证：宜养血祛风润燥，用四物汤合消风散加减。

火毒炽盛证：宜凉血清热解毒，用清营汤加减。

加减法：关节疼痛畸形者，加羌独活（各）、桑寄生、秦艽、威灵仙；病久，鳞屑厚、色素沉着、舌紫者，加丹参、莪术、益母草、鸡血藤；皮疹与月经、妊娠有关者，加当归、仙灵脾、锁阳、菟丝子（包）。

（2）成药验方：不论何型均可用下列验方，抗银片每次2片，饭后即吞服，每天3次；或当归片、地龙片，每次各5片，每天2次。

2. 中医外治法　寻常型可选用下列药物。

（1）牛皮癣膏药外贴。

（2）二号癣药水或10%硫黄膏或雄黄膏，外搽患处，每天3次。

# 第十九节　白　屑　风

因皮肤油腻，瘙痒潮红，或起白屑而得名。《外科正宗》中说："白屑风多生于头、面、耳、项、发中，初起微痒，久则渐生白屑，叠叠飞起，脱而又生。此皆起于热体当风，风热所化。"《外科真诠》中又说："白屑风初生发内，延及面目、耳项，燥痒日久飞起白屑，脱去又生。由肌热当风，风邪侵入毛孔，郁久燥血，肌肤失养，化成燥症也。"本病以青壮年患者最多，或在乳儿期发生。

## 【病因病理】

（1）风热血燥：风热之邪外袭，郁久则血燥，血虚则生风，风燥热邪蕴阻肌肤，肌肤失去濡养，以致皮肤粗糙、干燥，表现以干性皮损为主。

（2）肠胃湿热：由于过食肥肉油腻、辛辣酒类等，以致肠胃运化失常，生湿生热，湿热蕴结肌肤而成。表现以湿性皮损为主。

## 【辨证】

病变主要在头面部的眉弓、鼻唇沟、耳前后，颈后、背部、腋窝等处。常自头皮开始，向下蔓延，重者泛发全身。皮损形态多样。干性者，为大小不一的斑片，基底微红，上有弥漫而均匀的粉末状脱屑，在头皮部可堆叠很厚，梳发或搔抓时易于脱落，往往毛发干枯，伴有脱发。湿性者，多为红斑、糜烂、流滋，有油腻性的脱屑和结痂，常有臭味。在耳后和鼻部可有皲裂。眉毛往往因搔抓折断而稀疏。严重者，泛发全身，成为湿疹样皮损。病程缓慢，时常有急性发作。

## 【治疗】

1. 中医内治法

（1）辨证施治。

干性者：宜养血祛风润燥，用祛风换肌丸或当归饮子加减；亦可用养阴清热化湿法，药用生地、玄参、麦冬、生石膏（打碎）、蛇舌草、生山楂、侧柏叶、土大黄、车前草、虎杖等。

湿性者：宜清热化湿通腑，用茵陈蒿汤或防风通圣散加减。

（2）成药验方：三黄丸4.5g，每天2次，吞服；或清解片每次5片，每天2~3次吞服。

2. 中医外治法

（1）头皮部用白屑风酊，或侧柏叶酊外搽，每天3次。

（2）面部用痤疮洗剂，或颠倒散洗剂外搽，每天2次。

（3）湿性者用青黛膏搽后，扑三石散。

## 【预防】

忌食辛辣，少吃油腻、肥肉和浓茶、咖啡、烟、酒等，保持大便通畅，不用刺激性强的肥皂洗涤。

# 第二十节　粉　　刺

颜面、胸、背等处生丘疹如刺，可挤出白色碎米样粉汁，故名粉刺。《诸病源候论》说："面疱者，谓面上有风热气生疱，头如米大，亦如谷大，白色者是。"本病好发于青春发育期的男女；成年后的男子，也可发病。

## 【病因病理】

（1）肺经风热：面鼻属肺，丘疹色红，乃肺经风热熏蒸，蕴阻肌肤。

（2）肠胃湿热：由于过食辛辣油腻之品，生湿生热，结于肠内，不能下达，反而上逆，阻于肌肤而成。

（3）脾失健运：由于运化失调，水湿内停，日久成痰，湿郁化热，湿热挟痰，凝滞肌肤所致。

## 【辨证】

基本损害为毛囊性丘疹，多数呈黑头粉刺样，周围色红。用手指挤压，有小米或米粒样白色脂栓排出；少数呈灰白色的小丘疹，以后色红，顶部发生小脓疱，破溃痊愈，遗留暂时色素沉着或有轻度凹陷的瘢痕；有的形成结节、脓肿、囊肿及瘢痕等多种形态的损害，甚至破溃后形成多个窦道和瘢痕，严重者呈橘皮脸。临床上常以一二种损害较为明显，油性皮脂溢出往往同时存在。发病部位以颜面为多，亦可见于胸背上部及肩胛处，胸前、颈后、臀部等处亦可发生。自觉稍有瘙痒或疼痛，病程缠绵，往往此伏彼起，新疹不断继发，有的可迁延数年或十余年，一般到30岁左右可逐渐痊愈。

临床辨证可分为以下几种。

（1）肺经风热证：表现为颜面潮红，粉刺灼热、疼痛，或有脓疱、苔薄黄、舌红、脉细数等症状。

（2）肠胃湿热证：皮疹红肿疼痛，伴有便秘溲赤、纳呆腹胀、苔黄腻、脉滑数等症状。

（3）脾失健运证：皮疹色红不鲜，反复发作，或结成囊肿，或伴有纳呆、便溏、神疲乏力、苔薄白、脉濡滑等症状。

## 【治疗】

1.中医内治法

（1）肺经风热证：宜疏风宣肺清热为主，用枇杷清肺饮加减。

（2）肠胃湿热证：宜清热化湿通腑，用茵陈蒿汤加减。

（3）脾失健运证：宜健脾化湿，用参苓白术散加减。

加减法：不论何型，若咽干口渴唇燥者，加玄参、天麦冬（各）、天花粉；结节囊肿难以消退者，加莪术、夏枯草、海藻、牡蛎；伴月经不调者，加当归、白芍、益母草；有慢性肝病者，加平地木、虎杖、茶树根。

2. 中医外治法　颠倒散洗剂或痤疮洗剂外搽，每天3～5次。

**【护理】**

（1）经常用温水、硫磺肥皂洗涤颜面。

（2）禁止用手挤压皮疹。

（3）不食或少食油腻及辛辣食物；多吃新鲜蔬菜及水果。

## 第二十一节　酒　酸　鼻

因鼻色紫红如酒渣而得名。早在《素问·热论》中就有记载，如说："脾热病者，鼻先赤。"又《素问·生气通天论》中说："劳汗当风，寒薄为被，郁乃痤。"《诸病源候论》中说："此由饮酒，热势冲面，而遇风冷之气相搏所生，故令鼻面生被，赤疱匝匝然也。"本病多见于中年以后的男女或嗜酒之人。

**【病因病理】**

由于肺胃积热上蒸，复遇风寒外束，血瘀凝结而成。或因嗜酒之人，酒气熏蒸，复遇风寒之邪，交阻肌肤所致。

**【辨证】**

皮损以红斑为主，多累及鼻准、鼻翼、两颊、前额等部位。少数鼻部正常，只发于两颊和额部。依据临床症状，可分为3型。

（1）红斑型：皮肤呈弥漫性潮红，开始时为暂时性，时隐时现，遇寒风、进食辛辣等刺激性食物，或情绪紧张激动时更为明显。日久则持续不退。表面油腻光滑，可见毛细血管扩张，有的数年后可发展成丘疹型。

（2）丘疹型：在潮红色斑片的基础上，出现散在性粉刺样丘疹或小脓疱，有的呈豆大坚硬的丘疹，鼻部有明显的毛细血管扩张，形如红丝缠绕，自觉轻微瘙痒，皮色由鲜红逐渐变成紫褐。可迁延多年，极少数可发展成鼻赘型。

（3）鼻赘型：临床少见。多是晚期患者。表现为鼻尖部的丘疹增大，可以融合，高出皮面，结节增大，皮肤肥厚，表面凹凸不平，皮色紫红，即为鼻赘。

**【治疗】**

1.中医内治法　宜凉血清热、和营祛瘀，用凉血四物汤加减。

加减法：酒气熏蒸所致者，加制大黄、苦参片。

2.中医外治法

（1）用一扫光外涂，或颠倒散洗剂外搽，每天3次。

（2）用蜡脂膏摊于纱布上敷贴患处；或用纱布一层包箍药膏，搓擦患处，每天2～3次。初擦时如局部皮肤稍有潮红、丘疹、水疱等反应，仍可继续使用，3～4天后即能适应，每次需擦5分钟。

3.针刺　患处可用七星针轻刺，每天1次。

## 第二十二节　油　　风

本病因突然头发脱落、头皮鲜红光亮，故名油风。《外科正宗》说："油风乃血虚不能随气荣养肌肤，故毛发根空，脱落成片，皮肤光亮，痒如虫行，此皆风热乘虚攻注而然。"可发于任何年龄，常在过度劳累，睡眠不足或受到刺激后发生。

**【病因病理】**

由于血虚不能随气濡养皮肤，以致毛孔开张，风邪乘虚袭入，风盛血燥，发失所养而成片脱落；或因情志抑郁，肝气郁结，过分劳累，心气乃伤，气滞血瘀，毛发失养所致；又因肝藏血，发为血之余，肾主骨，其荣在发，肝肾不足，亦能导致脱发。

**【辨证】**

起病突然，患者多在无意中发现，头发脱落，呈圆形或不规则形，小如指甲，大如钱币或更大，数目不等，皮肤光滑而亮。一般无自觉症状。少数头发可全部脱光，叫全秃。严重者眉毛、胡须、腋毛、阴毛也完全脱落，毳毛也可脱落，称普秃。油风有自愈倾向，但很易再行脱落，以致病程可持续数月或更久。在恢复时，患部新发长出，初起都细而柔软，呈淡黄或灰白色，日久逐渐变粗、变硬、变黑，最后与健康毛发相同。

临床辨证可分为以下几种。

（1）血虚风燥证：脱发时间较短，轻度瘙痒，伴有头昏、失眠、苔薄、脉细数等症状。

（2）气滞血瘀证：病程较长或伴有头痛、胸胁疼痛，病变处或有外伤血肿史，夜难安眠，或舌有瘀斑、脉象沉细等症状。

（3）肝肾不足证：病程日久，甚至全秃或普秃，多伴有头昏、耳鸣、失眠、目眩、苔剥舌淡、脉细等症状。

**【治疗】**

1.中医内治法

（1）辨证施治。

血虚风燥证：宜养血祛风，用神应养真丹加减。

气滞血瘀证：宜理气活血，用逍遥散合通窍活血汤加减。

肝肾不足证：宜补益肝肾，用七宝美髯丹加减。

（2）成药验方：养血生发丸每天9g，分吞。或首乌片（成药）、当归片每次各5片，每天3次。或养血安神片（成药），每次10片，每天3次。与情志有关者，可用代赭石粉3g，吞服，每天1次。蒲公英30g，黑豆5000g加水煮熟，去蒲公英渣，再加冰糖120g，收干，每天吃60g。

2.中医外治法　毛姜外擦，或川乌粉调醋外搽，每天2次；或用鲜生姜切成薄片，烤热后反复擦患处，每天1次；或用5%～10%斑蝥酊、10%辣椒酊等外擦，每天多次。

3.针刺　如病期延久，可在脱发处用七星针移动击刺，每天1次。

# 第二十三节　多形性红斑

多形性红斑是以红斑为主，兼有丘疹、水疱等多形性损害的急性炎症性皮肤病。中医文献早有记载，《诸病源候论·雁疮候》中叫“雁疮”，如“雁疮者，其状生于体上，如湿癣疠疡，多发四肢，乃遍身，其疮大而热，疼痛。得此疮者，常在春秋二月、八月，雁来时则发，雁去时便瘥，故以为名。亦云：雁过荆汉之域，多有此病。”《医宗金鉴》中称“猫眼疮”，如“此证一名寒疮，每生于面及遍身，由脾经久郁湿热，复被外寒凝结而成。初起形如猫眼，光彩闪烁，无脓无血，但痛痒不常，久则近胫。”本病多发于青壮年男女，常见于冬春两季，也有在夏季发作者。

## 【病因病理】

总由禀性不耐所致。或因风寒外袭，以致营卫不和而成；或因风热外感，湿热内蕴，郁于皮肤为病；或火毒炽盛蕴结肌肤；也可因病灶感染、药物、鱼、虾、蟹等引起。

## 【辨证】

皮损多形性是本病的特点。初起多为红斑或丘疹，也可有风团或水疱等，可相互融合。红斑颜色鲜红，或暗红到紫红，典型者中心部常发生重叠水疱，形成特殊的虹彩状。损害好发于手背、手掌、指缘、足背、足底、颜面、颈旁，有时黏膜亦可发生，少数累及全身皮肤。常呈对称性。发病急骤，常伴有明显的全身症状，如畏寒、发热，关节疼痛等。每次发作经历2~3周，愈后有暂时性鳞屑或色素沉着斑，但可反复发作。自觉烧灼、疼痛，如发生风疹块损害时，感到瘙痒。严重者皮损广泛，累及口腔黏膜。皮损有红斑、丘疹、水疱、大疱或紫癜，甚至伴有内脏病变。初起即有高热、头痛、乏力等全身症状。

临床辨证可分为：

（1）风寒证：每于气候寒冷潮湿时发作或加重，在天气转暖时症状减轻或消失。红斑呈暗红色，指（趾）可肿胀，皮肤温度偏低。可伴有恶寒、肢冷、腹痛、便溏、苔薄白、脉濡缓。以后遇寒冷侵袭每多复发。

（2）风湿热证：不分季节和气候冷热，部分患者多发于夏季。红斑呈鲜红色，可有较多水疱，常伴有发热、咽痛、口干、关节痛楚、便秘、溲赤、苔薄黄或黄腻、脉滑数。大多愈后易复发。

（3）火毒证：常发病突然，先有怕冷高热，头痛无力，咽干喉痛，胸痛咳嗽，甚至有呕吐腹泻，关节疼痛等症状。除全身皮疹外，口腔、阴部黏膜亦可广泛累及，有红斑、大疱、糜烂、出血、结痂、苔黄舌红、脉滑数。

## 【鉴别诊断】

（1）冻疮：多见于冬季。在皮肤露出部，不见于黏膜，手掌、足底也很少发病。有瘙痒，遇热尤甚，不对称，并有皮色暗红或青紫的斑块。

（2）药物性皮炎：可有多形红斑样皮损，但有致敏用药史。

## 【治疗】

1.中医内治法

（1）辨证施治。

风寒证：宜和营祛寒，用桂枝汤加味。

风湿热证：宜疏风清热利湿，用茵陈蒿汤合消风散加减。加减法：咽痛者，加玄参、知母；关节疫痛者，加防已、秦艽；热盛者，加板蓝根、黄连，去牛蒡子、桑叶；痒甚者，加苦参片、徐长卿。

火毒证：宜清热解毒、凉血利湿，用普济消毒饮加减。

加减法：恶心呕吐者，加姜半夏、陈皮、炒竹茹；腹泻者，将银花、黄芩改为银花炭、黄芩炭。

（2）严重者宜中西医结合治疗。

2. 中医外治法

（1）皮肤糜烂者，用三黄洗剂外搽；或青黛膏外涂，每天3～4次。

（2）黏膜糜烂者，用青吹口散外吹，每天4～5次。

【护理】

（1）风寒证者，宜注意保暖，避免冷水、冷风等刺激。

（2）忌食鱼、虾、蟹、蒜、韭等发物。

## 第二十四节　结节性红斑

本病是生于两小腿伸侧的红色或紫红色的结节性皮肤病。多见于青年女性，以春季、秋季发病者为多。

【病因病理】

外感风邪，内有湿热，蕴蒸肌肤，以致经络阻隔，瘀血凝滞而成。

【辨证】

发病前常有或轻或重的畏寒、发热、头痛、咽痛、骨节疼痛、神疲乏力等症状。皮损好发于两小腿伸侧，呈鲜红色的结节高出皮面、大小不等，自蚕豆大到杏核大或核桃大，如数个结节融合在一起，可如鸡蛋大。皮损境界明显，颜色由鲜红渐变为暗红。约经1周，颜色及结节渐渐消退，不留痕迹。在缓解期，往往残存数个小结节，且新的损害可以陆续出现，结节不易化脓破溃。发疹较多时，除小腿伸侧外，亦可见于小腿屈侧、前臂、股部等处。自觉疼痛，压之更甚。急性发病，经过迅速，一般在6周左右自愈，但亦有长达数月者。在工作劳累后、感冒后、妇女行经期多易复发。

【治疗】

1. 中医内治法　宜疏风清热、和营利湿，用四物消风饮加减。

加减法：畏寒发热、咽痛、头痛消失后，去荆芥、牛蒡子、桔梗；骨节疼痛者，加羌活、独活、威灵仙、木瓜；下肢肿甚者，加防己、赤小豆、冬瓜皮等。

表证解后，宜桃红四物汤。

2. 中医外治法　用金黄膏或玉露膏外敷。

# 第二十五节　红斑性狼疮

本病属于结缔组织疾病范围，因其有自身免疫现象，故亦属于自身免疫性疾病。临床上分为盘状红斑性狼疮和系统性红斑性狼疮。前者主要表现为皮疹，多为慢性局限性；后者多见于20～40岁的女性，除表现皮疹外，同时累及内脏器官，病变一般呈进行性经过。在中医文献中，尚未找到类似红斑性狼疮的明确记载，但从临床表现的症状看，似属中医的“温热发斑”“水肿”“心悸”“胁痛”等范围。

【病因病理】

总由先天禀赋不足，肝肾亏损而成。因肝主藏血，肾主藏精，精血不足则虚火上炎；兼因腠理不密，日光暴晒，外热入侵，两热相搏，热毒入里，瘀阻脉络，内伤及脏腑，外阻于肌肤所致。或因热毒炽盛，燔灼营血引起急性发作；或邪热渐退，表现阴虚火旺肝肾不足的证候；或因肝气郁结，久而化火，而致气血凝滞；或因病久气血两虚而致心阳不足；但病之后期每多阴损及阳，累及于脾，以致脾肾阳虚，水湿泛滥，膀胱气化无权。在整个疾病过程中，热毒炽盛之证可以相继或反复出现，甚或热毒内陷，热盛动风，病情往往虚实互见，变化复杂。

【辨证】

盘状红斑性狼疮皮损主要在面部，亦可发生在耳壳、头皮、手背、口唇、颈背等处。初为红色或淡红色，黄豆大小、境界清楚的斑片。皮疹逐渐扩大，边缘可略隆起呈环状，中心部分消退，有色素减退及轻度萎缩，颜色较红，可见毛细血管扩张。损害表面有黏着性鳞屑，鳞屑下可见到扩大的毛囊口哆开，状如筛孔。剥下的鳞屑下面有角质栓，犹如钉板，四周常有色素沉着带。皮疹多为不定型或类圆形如盘状，发生于鼻梁和面颊者，典型者常呈蝴蝶状。黏膜上的损害，一般为灰白色的小片糜烂，绕以紫色红晕。可有瘙痒和烧灼感。病程慢性，夏季或日晒后加重，日久损害可趋于静止状态，有中心色素减退，周围色素沉着的萎缩性瘢痕。日久个别患者可癌变。极少数患者可因日光暴晒或过度劳累等原因，损害加剧而转变成系统性红斑性狼疮。

系统性红斑性狼疮临床表现多种多样，或仅少数器官受损，如皮肤、关节、肾脏等；或数个系统同时被累及，常以皮肤及关节的损害为最初症状。

（1）皮肤症状：绝大多数的患者有皮疹，一般呈广泛性对称性分布。初起时多在面部，主要分布于两颊、鼻梁、前额、下颌、耳缘等处，或四肢同时发生，损害为大小不等、不规则的水肿性红斑，颜色鲜红或紫红，边缘清或不清。鼻柱和面颊的损害常融合成蝶形。在掌跖、四肢大小关节面、肩胛、上臂、臀部等易受摩擦的部位，可见压之不退色的水肿性红斑，其上可发生坏死，干燥后结成厚痂。皮疹发生在指甲根周围者，为紫红色斑片，高热时红肿光亮，时隐时现；发生在口唇者，多为下唇部红斑性唇炎的表现。皮损严重者，可有全身泛发性多形性红斑、紫红斑、水疱等，口腔、外阴黏膜有糜烂、溃破，头发可逐渐稀疏脱落。部分患者可有典型的盘状红斑性狼疮的皮疹。红斑消退时常遗留色素沉着或脱色性斑片。手部遇冷时有雷诺氏现象，常为本病的早期症状。有少数患者在整个病程中始终没有皮疹表现，应予注意。

（2）全身症状。

发热：一般均有不规则的发热，多数呈低热，有的高热，甚至可达40～41℃，特别是急性活动期。

关节痛：约90%的患者都有关节痛，可侵犯四肢大小关节，多呈风湿性关节炎的表现。

肾脏损害：见于75%左右的患者，可见到各种肾炎的表现，重者可出现水肿、腹水、肾病性高血压，甚至发生尿毒症。女性患者发病后多有月经紊乱或停经。

心血管系统：可以有心包炎、心肌炎、心内膜炎的表现，有时可伴发血栓性静脉炎、血栓闭塞性脉管炎。

呼吸系统：主要表现为间质性肺炎和胸膜炎。

消化系统：胃肠病变主要表现为恶心呕吐、纳呆、腹泻、腹痛、便血等。少数病例有慢性肝炎样表现。

神经系统：常表现为脑膜炎、脑炎、脑血管意外、脊髓炎和周围神经炎等。精神症状表现为顽固性失眠、情绪不安、记忆力减退、幻觉、妄想、哭笑无常和强迫观念等。

其他：半数患者有局部或全身淋巴结肿大，质地柔软，一般不痛。少数患者眼部表现为视网膜病变。

（3）实验室检查：血常规呈中度贫血，白细胞计数常在$4.0\times10^{9}/L$（4000/μl）以下；血沉加快；血小板计数多在$100\times10^{\circ}/L$（100000/μl）以下；尿中有蛋白及红白细胞和管型；蛋白电泳白蛋白减少，γ球蛋白及$a_2$球蛋白增多，血浆白、球蛋白可倒置；约半数患者肝功能不正常；红斑性狼疮细胞检查在病情发展时，阳性率可达80%以上但不是特异性的，在其他结缔组织疾病中亦可找到，使用过激素的患者，其阳性率低。但结合临床表现，本实验阳性对明确诊断，仍有很大价值；免疫荧光抗核抗体或抗核因子试验，阳性率可高达90%以上，其滴度高者对本病诊断意义较大。

临床辨证可分为以下几种。

热毒炽盛证：皮损为水肿性鲜红色斑片，可有瘀点、瘀斑、血疱，甲下和眼结膜出血点；高热、烦躁、神昏、口渴、大便干结、小溲短赤、苔黄糙而干、舌质红绛、脉弦滑或洪数。

阴虚火旺证：皮损红斑不鲜艳，低热持续不退、时高时低、口干唇燥、头昏乏力、耳鸣目眩，腰部、关节疼痛，时有盗汗，头发脱落稀疏，月经不调，大便不润，小溲黄赤，苔薄黄舌质红，脉细数。

气滞血瘀证：胁部常胀痛，右侧为甚，胃纳不佳，泛泛欲恶，肝脏肿大，压痛明显，肝功能不正常，或有脾脏肿大，瘀点瘀斑，苔薄舌红，脉细数。

心阳不足证：胸闷心悸，或有疫痛，夜难安眠，口干唇燥、形寒怕冷，面色苍白，苔薄白、舌淡红而胖，脉细弱或结代，心电图异常。

脾肾阳虚证：红斑不显或无皮损，低热怕冷、腰部疫楚、关节疼痛、头发稀疏、月经不调或闭经、神疲乏力、自汗盗汗、动则气急、身肿腹胀、不思纳食、便溏溲少，或面如满月、颈项肥粗，苔少质淡、舌体胖、边有齿印，脉濡细或沉细。

## 【治疗】

### 一、盘状红斑性狼疮

1. 中医内治法　滋阴补肾，六味地黄丸9g，吞服，青蒿梗9g，煎汤送服，常服之。

2. 中医外治法　外搽白玉膏。

### 二、系统性红斑性狼疮

1. 中医内治法　辨证施治。

热毒炽盛证：宜凉血清热解毒，用犀角地黄汤加减。热毒内陷神昏者，加安宫牛黄丸或紫雪丹；热盛动风痉厥者，加羚羊角、钩藤等。

阴虚火旺证：宜滋阴降火，用六味地黄丸、大补阴丸加减。

气滞血瘀证：宜疏肝解郁、理气活血，用逍遥散、血府逐瘀汤加减。

心阳不足证：宜益气养心，用生脉散、苓桂术甘汤加减。

脾肾阳虚证：宜温肾壮阳、健脾利水，用附桂八味丸、真武汤加减，重者用参附汤。

2. 中医外治法　白玉膏或黄柏霜外擦。

## 【护理与预防】

（1）避免日光照射。

（2）食营养丰富的食物，忌酒类和刺激性的食品。水肿时应限制食盐。

（3）避免劳累，注意保暖，急性发作期应卧床休息。

（4）节制生育。

（蒋晓蕾、何亚男）

# 第五章 肛肠疾病

## 第一节 概 论

肛门直肠疾病包括痔、肛隐窝炎、肛裂、肛门直肠周围脓肿、肛瘘、脱肛、直肠息肉及肛管直肠癌等。在中医文献中统称为痔疮、痔瘘。

**【解剖与生理概述】**

肛门直肠是消化道的末端，是通于体外的出口。直肠生发于内胚层，肛管生发于外胚层。齿线为其分界，是临床上区分内痔与外痔的重要标志。直肠上端在第三骶椎水平面，为乙状结肠的延续部分，下端在尾骨尖稍下方，与肛管相连接，全长约12cm。直肠在盆腔内的位置与骶椎腹面的关系很密切，因而也具有与骶椎同样的曲度，肠腔大小在上端与乙状结肠同，下端则扩大为直肠壶腹，肠管上1/3前面与两侧为腹膜所盖，中1/3前面腹膜向前反折成为直肠膀胱或直肠子宫陷凹，直肠下1/3完全在腹膜以外。肠壁肌层与结肠相同，但在下部肥厚成为肛门内括约肌。直肠黏膜较厚，有3个半月形的皱襞，内有环肌纤维，称为直肠瓣。

肛管长约3cm，其外端为肛门，上端与直肠相连接，周围有内、外括约肌环绕。肛管的表层，上部为移行上皮，下部为鳞状上皮，在直肠黏膜与肛管皮肤交界处黏膜呈6～10个纵行皱褶，称为直肠柱或肛柱。两个直肠柱下端之间有半月形黏膜皱襞，称为肛门瓣；肛门瓣与直肠柱之间的肠壁黏膜形成向上开口的袋状间隙，称为隐窝或窦。隐窝底部有腺体的导管开口。由于这些解剖结构，直肠黏膜与肛管皮肤之间形成一条不整齐的交界线，称为齿线。齿线上有2~6个三角形乳头状突起，称为肛乳突。肛门括约肌分为外括约肌与内括约肌。外括约肌有3个部分：皮下部、浅部和深部。皮下部是环状肌束，不附着于尾骨，围绕肛管下端，位于内括约肌的外下方，两括约肌之间有一沟，称为括约肌间沟，恰与肛门白线相当。皮下部外括约肌常在手术时切断，不致引起大便失禁。浅部肌纤维起源于尾骨，在内括约肌水平面分为两束，围绕肛管再合而为一止于会阴。深部外括约肌位于浅部的上外侧，也是环状肌束，不附着于尾骨。内括约肌为不随意肌，实际上是肥厚的直肠环肌，围绕肛管的上部。外括约肌深、浅两部围绕直肠纵肌及肛门内括约肌，并联合肛提肌的耻骨直肠肌，环绕肛管直肠连接处，组成一肌环，称为肛管直肠环。此环如在手术时切断，即可引起肛门失禁。

肛管和直肠周围有5个间隙：①两个盆腔直肠间隙位于肛提肌以上，腹膜反折以下，直肠的两旁；②一个直肠后间隙位于直肠后方，骶骨前面，两侧骨盆直肠间隙的后中间，间隙内有骶神经丛和交感神经支以及直肠下动脉和骶中动脉；③两上坐骨直肠窝在肛管的两旁，在肛提肌以下，坐骨、闭孔内肌的内侧。间隙内有肛门动脉和神经。在肛管前方和后方，感染时脓液可以从一个坐骨直肠窝通至对侧坐骨直肠窝，形成所谓“蹄铁形”脓肿。

肛门直肠的血液供应来自四支动脉，即直肠上动脉、直肠下动脉、肛门动脉及骶中动脉。①直肠上动脉是肠系膜下动脉的末段，在直肠上端后面分为两支，沿直肠两侧下行，在齿线以上分出许多小支与直肠下动脉、肛门动脉吻合。②直肠下动脉为髂内动脉的分支，其大小与分布没有一定的规律。③肛门动脉由阴部内动脉分出，在肛管分为数小支。④骶中动脉是腹主动脉的连接分支，一般很小，与直肠上动脉、直肠下动脉吻合。

肛门直肠有两个静脉丛，一为直肠上静脉丛，在齿线上，直肠黏膜下，汇集成数支静脉，穿过直肠壁成为直肠上静脉，经肠系膜下静脉，入脾静脉和门静脉，这些静脉无瓣膜，穿过肌层时易受压迫，直肠下静脉丛扩张即成为内痔，成为发生内痔的原因；一为直肠下静脉丛，在齿线下，直肠肌层以外，肛管皮肤以下，汇集于直肠下静脉、肛门静脉，流入髂内静脉。直肠上静脉丛和直肠下静脉丛，在肛门白线附近互相交通，使门静脉系与体静脉系统相通，在门静脉高压患者，此处是一侧支循环通路。

肛门直肠的淋巴组织分为上、下两组。①上组在齿线以上包括直肠黏膜下层、肌层、浆膜下以及肠壁外淋巴网。从肠壁外淋巴网的淋巴液可流向3个方向：向上至直肠后骶骨前淋巴结，再至乙状结肠系膜根部淋巴结，最后至腹主动脉周围淋巴结；向旁至肛提肌上淋巴结，再至闭孔淋巴结，最后至髂内淋巴结；向下至坐骨直肠窝淋巴结，然后穿过肛提肌至髂内淋巴结。②下组包括外括约肌、肛管及肛门周围皮下淋巴网，经会阴部汇流至腹股沟淋巴结。上下组淋巴网经过吻合支可以相通。

直肠的神经支配与结肠相同，属于植物神经系统。肛门的神经支配为体神经系统的阴部内神经的分支，分布至肛提肌、外括约肌、肛管及肛门周围皮肤。所以齿线以上黏膜痛感迟钝，而肛管和肛门周围皮肤感觉异常敏锐，而且肛门部刺激可以引起反射性肛提肌和外括约肌痉挛。

肛管与直肠，主要生理功能是排便，吸收水分和部分药物。在正常情况下，粪便储存于乙状结肠内，直肠内无粪便。排便是由于结肠出现总蠕动，粪便下行至直肠内，使直肠下端膨胀而引起便意，同时外括约肌因反射性抑制而松弛，肛提肌收缩使粪便排出。

## 【病因病理】

肛门直肠疾病中常见的发病因素有风、湿、热、燥、气虚、血虚等。现将各种因素致病特点及引起疾病的机理扼要分述如下。

（1）风：《证治要诀》说："血清而色鲜者，为肠风……"《见闻录》说："纯下清血者，风也。"说明风邪可引起下血。而风多挟热，热伤肠络，血不循经而下溢，风又善行而数变，故由风邪引起的便血，其色泽较鲜红，下血暴急呈喷射状。

（2）湿：湿分内外，外湿多因坐卧湿地，久居雾露潮湿之处而发；内湿多因饮食不节，恣食生冷、肥甘，损伤脾胃而生。湿性重着，常先伤于下，故肛门病中因湿而发病的较多。湿与热结，致肛门部气血纵横，经络交错而发内痔。湿性秽浊，热伤络脉，则下血色如烟尘，正如《见闻录》说："色如烟尘者，湿也……"湿热蕴阻肛门，经络阻隔，气血凝滞，则易形成肛门直肠周围脓肿；湿热下注大肠，肠道气机不利，经络阻滞，瘀血凝聚，发为直肠息肉。

（3）热：《丹溪心法》说："痔者，皆因脏腑本虚，外伤风湿，内蕴热毒……"热乃火之轻，火乃热之极，热积肠道，易耗伤津液，而致热结肠燥，则大便秘结不通，久之可导致气血不畅瘀滞不散，结而为痔；热盛则迫血妄行，或灼伤肠络，血不循经，则血下溢而成便血。热与湿结，蕴阻肛门而发肛门周围脓肿。

（4）燥：《医宗金鉴》说："肛门围绕折纹破裂、便结者，火燥也。"燥有内外之分，而引起肛门直肠疾病者，多为内燥。常因饮食不节，恣饮醇酒，过食辛辣等物，以致燥热内结，燥邪易耗伤津液，无以下润大肠，则大便干结；或素有血虚，血虚津乏，肠道失于濡润，而致大便干燥，排便努挣，常使肛门裂伤或擦伤痔核而易致便血等。

（5）气虚：《疮疡经验全书》说："又有妇人生育过多，力尽血枯，气虚下陷，及小儿久痢，皆能使肛门突出。"这说明了肛门直肠疾病的发生，气虚也是其因素之一。一是脾胃本身功能失常，致中气不足而为病，也有因妇人生育过多，小儿久泻久痢，老年气血衰退，以及某些慢性疾病等，皆能导致中气不足，气虚下陷，无以摄纳而引起直肠脱垂不收，内痔脱出不纳。同时，气血相依，气行则血行，气虚则血虚，五脏六腑、四肢百骸失于濡养，抗病能力降低，故在肛门直肠周围发生脓肿时，初期症状不明显，溃后脓水稀薄，多由气血不足所致。

（6）血虚：导致血虚的原因，除失血过多外，还有脾胃功能不足，生血乏源而致。在肛门疾病中，常因长期便血而致血虚，血虚则气虚，气虚则无以摄血而致下血，更导致血虚，如此往复，形成恶性循环。血虚生燥，无以润滑肠道，则大便燥结，易于擦伤痔核而便血；气血相依，血虚气也不足，故发生肛瘘则多久不愈合。

总之，上述各种因素，有的可单独致病，有的则多种因素同时存在，在病程中，有的为实证，有的为虚证，有的则虚中挟实，所以在临证时，必须“审证求因”进行全面的分析。

**【辨证】**

症状肛门直肠疾病常见的症状有便血、肿痛、脱垂、流脓、便秘、分泌物等。由于病因不同，表现的症状及轻重程度亦不一致。

（1）便血：便血是内痔、肛裂、直肠息肉、直肠癌的共有症状。血不与大便相混，附于大便表面，或便时点滴而下，或一线如箭，血多而无疼痛者，多为内痔；便血少而有肛门疼痛者，多为肛裂；儿童便血，大便次数和性质无明显改变者，多为直肠息肉；血与黏液相混，其色晦暗，肛门有重坠感者，应考虑有直肠癌的可能。便血鲜红，每因风邪引起，而风多挟热，热伤肠络，迫血妄行，则血下溢，故血出如箭。可伴有口渴、便秘、尿赤、舌红、脉数等症状，属风热肠燥之候。便血色淡，多为血虚肠燥，可伴有面色无华、心悸、神疲、乏力、舌质淡、脉沉细等症状。

（2）肿痛：肿胀高突，疼痛剧烈者，多为湿热阻滞，伴有胸闷腹胀、体倦身重、食欲不振、发热、苔黄腻、脉濡数等症状，常见于肛门周围脓肿、外痔肿痛。微肿微痛者，每因气血不足，兼湿热下注之虚中挟实证，伴有发热不高、神疲乏力、头晕心悸、便溏或结、舌质淡红、苔黄或腻、脉濡细等症状，常见于肛门周围脓肿而疼痛不明显者。

（3）脱垂：内痔脱出，直肠脱垂而不易回纳者，多因气虚血弱，中气下陷，无以摄纳，伴有面色无华、头晕眼花、心悸气短、自汗盗汗、舌质淡、脉沉细弱等症状。内痔脱出嵌于肛门而肿痛者，则为湿热下迫，复因染毒，气血瘀滞，热盛熏灼则局部糜烂，伴有寒热并作、口干喜饮、大便秘结、小便短赤、舌质红、苔黄或腻、脉弦数等症状。

（4）流脓：常见于肛门周围脓肿或肛瘘，脓出黄稠带粪臭者，多为湿热蕴阻肛门，热盛肉腐而成脓，伴有发热、口苦、身重体倦、食欲不振、小便赤、苔黄或腻、脉弦或数等；脓出稀薄不臭，或微带粪臭者，则因气血虚衰，抗病力减弱，兼湿热下注肛门而成虚实夹杂之证，伴有低热、面色萎黄、神疲纳呆、自汗盗汗、舌质淡红、脉濡细等。

（5）便秘：腹满胀痛，拒按而大便秘结者，多为燥热内结，热结肠燥，尚伴有面赤、口臭、身热、心烦、小便短赤、舌质红、苔黄燥、脉数等。腹满作胀，喜按而大便燥结者，多为血虚肠燥；伴有面色苍白、头晕心悸、神疲乏力、舌质淡、脉细无力等。

（6）分泌物：常见于内痔脱出、直肠脱垂、肛瘘等。多为湿热下注或热毒蕴结所致，尚伴有局部肿痛、口干、食欲不振、胸闷不舒、便溏或结、小便赤、舌质红、苔黄或腻、脉弦滑或数等症状。

部位肛门病的部位常用膀胱截石位表示，以时钟面的十二等分标记法，将肛门分为十二个部位。前面（会阴）称12点；后面（尾骶）称6点；左面中央称3点；右面中央称9点；其余依次类推。内痔好发于肛门齿线以上3、7、11点处，赘皮外痔多发生于6、12点处，环形的结缔组织性外痔多见于经产妇；血栓痔好发于肛缘3、9点处；肛裂好发于6、12点处；肛瘘瘘管外口发生于3、9点前面的，其管道多为直行；发生于3、9点后面的，其管道往往弯曲，且其内口多在6点处附近；凡瘘管外口距肛缘近的，其管道亦短（指通向肛内），凡瘘管外口距肛缘较远的，则其管道亦长；环肛而生的马蹄形肛瘘，其内口往往在6点处附近。通过辨部位对各病的发生情况可直接用图表示，作为记录之用。同时对常见肛门直肠病的好发部位以及瘘管管道的发展规律，可以具有一个初步的概念。

## 【检查方法】

检查时注意事项肛门直肠疾病的诊断，在详细询问病史后，必须进行肛门直肠检查，才能做出明确的诊断。检查时，操作必须轻柔，勿使患者感到痛苦，并事先给予患者适当的解释和安慰。不可在患者毫无思想准备的情况下突然进行，以免患者不协作。做肛门直肠检查时要取适当的姿势。然后告诉患者张口做深呼吸或排便动作。在指套或肛门镜上涂以润滑剂，先将指端或镜头抵压肛门口，待肛门部松弛时，慢慢插入。

体位肛门直肠疾病在进行检查和治疗时，常用下述几种体位。各种体位均有一定的优点，应根据检查和治疗的要求选用一种或两种体位。

（1）侧卧位：使患者向左或向右，双腿充分向前屈曲，靠近腹部，要使臀部及肛门充分暴露。为常用的检查与治疗的体位。

（2）膝胸位：患者跪伏在检查床上，胸部贴近床面，臀部抬高使肛门充分露出，适用于检查直肠下部、直肠前壁和身体矮小肥胖患者。

（3）截石位：患者仰卧，两腿放在腿架上，将臀部移到手术台边缘，使肛门暴露良好，为肛门直肠手术时常用体位。

（4）倒置位：患者俯卧床上，髋关节弯曲，两膝跪于床端，臀部抬高，头部稍低。为肛门直肠手术时常用体位。

（5）蹲位：患者做蹲踞或向下用力增加腹压，可查到Ⅱ、Ⅲ期内痔、脱肛、息肉痔。

（6）弯腰扶椅位；患者向前弯腰，双手扶椅，露出臀部。此种体位方便，不需要特殊设备，适用于团体检查。

**【视诊、直肠指检及器械检查】**

（1）肛门视诊：患者取侧卧位，医生用双手将患者臀部分开，首先从外面检查肛门周围有无内痔、息肉脱出、直肠脱出、外痔、瘘管外口等。然后嘱患者像解大便一样用力。医生用双手指将肛门自然张开，或用吸肛器吸出。观察内痔位置、数目、大小、色泽、有无出血点，同时也可看到有无肛裂等情况。

（2）直肠指检：患者取侧卧位，嘱患者放松肛门，医生以戴有手套或指套的右手食指，涂上润滑剂，轻轻插入肛门，进行触诊检查。可以发现肛管和直肠下端有无异常改变，如皮肤变硬、波动感、硬结、狭窄、括约肌紧张度。肛瘘可触到管道走行方向的硬索和内口部位。向上可触到齿线以上部位有无异常改变，如乳头肥大、狭窄、硬结、肿块以及肛管直肠环的功能情况。直肠的前壁，在男性可以触到前列腺和膀胱；在女性可以触到子宫颈；两侧可以触到坐骨直肠窝、骨盆侧壁；其后方可以触到骶骨和尾骨。直肠指检在肛肠检查中十分重要，可以发现直肠下部、肛管以及肛门周围的病变。

（3）窥肛器检查：患者取侧卧位，先将窥肛器外套及塞芯装在一起，涂上石蜡油或软皂，嘱患者张口，然后慢慢插入肛门内，应先向患者腹侧方向伸入，待通过肛管后，再向尾骨方向推进，待肛镜全部插入后抽去塞芯，在灯光照明下，仔细观察有无溃疡、息肉，再将窥肛器拔出到齿状线附近，查看有无内痔、肛瘘内口、乳头肥大、肛隐窝炎等。

（4）乙状结肠镜检查：除肛门狭窄和妇女月经期间不宜作检查外，对于直肠和乙状结肠的疾病有可疑时都可以进行乙状结肠镜检查。尤其对直肠和乙状结肠肿瘤的早期诊断有重要意义。对原因不明的便血、黏液便、脓血便、慢性腹泻、肛门直肠疼痛、粪便变形等症，应用乙状结肠镜检查，以便明确诊断。操作方法：在检查前一晚清洁灌肠，镜检时将涂上石蜡油的镜筒缓缓插入肛内，开始时指向脐部，进入肛门后，当放入直肠约5cm的深度时拿掉闭孔器，开亮电灯，装上接目镜和橡皮球，打入空气。一面察看，一面把乙状结肠镜缓慢地放入直肠壶腹，再将镜端指向骶骨，距离肛门8cm处可见直肠瓣。距肛门15cm处可见肠腔缩窄、即直肠与乙状结肠交界部位。再调转方向，在直视下将镜筒放入乙状结肠，可以放入三十余厘米深度。当推进镜筒时常须打入空气，使肠腔鼓起。检查完毕，需慢慢将乙状结肠镜向外抽出。检查时注意黏膜颜色，有无瘢痕、炎症、出血点、分泌物、结节、溃疡、肿块等病理改变。对于肿块、溃疡、息肉可做活体组织检查，进一步明确诊断。取下组织后之伤口，用棉球蘸上止血散或5%酚甘油压迫止血。

**【实验室检查】**

根据患者的具体情况作必要的实验室检查。如血常规、出凝血时间、大小便常规，有时作血沉或其他检查。对一般的内外痔和肛瘘患者可作血红蛋白、白细胞等检查即可。

**【X线检查】**

可疑肺部病变和肿瘤转移，可作胸部摄片；钡剂灌肠可查直肠和结肠形状及是否通过顺利，有无梗阻或狭窄。直肠和结肠外部病变，如骶骨前畸胎瘤，可见有直肠移位。复杂性肛瘘，瘘管通道不清，内口不明的可作碘化油或15%碘化钠水溶剂从外口注入造影。

**【治疗】**

1. 中医内治法　一般应用于Ⅰ期内痔或年老体弱患者；或Ⅱ、Ⅲ期内痔兼有其他的严重疾病，如肝脏病、肾脏病、腹部肿瘤等；或血栓性外痔初起和一切肛门炎症初起阶段等。

（1）清热凉血：适用于风热肠燥便血，血栓外痔初起，方用凉血地黄汤或槐角丸加减。

（2）清热利湿：适用于肛周脓肿实证，用草薢渗湿汤或龙胆泻肝汤加减。

（3）清热解毒：适用于肛周脓肿实证、外痔肿痛，用黄连解毒汤或仙方活命饮加减。

（4）养血补血：适用于素体气血不足或久病气血虚弱者，用四物汤、八珍汤加减。

（5）清热通腑：适用于热结肠燥便秘者，用大承气汤或脾约麻仁丸加减。

（6）生津润燥：适用于血虚津乏、便秘者，用润肠汤或五仁汤。

（7）补中益气：适用于小儿或年老体衰或经产妇气虚下陷的直肠脱垂或内痔脱出，用补中益气汤。

2. 中医外治法

（1）熏洗法：以药物加水煮沸或用散剂冲泡，先熏后洗，或用毛巾蘸药汁趁热敷患处，冷则再换。此法具有活血、消肿、止痛、止血、收敛等作用。适用于内痔脱垂、嵌顿、术后水肿、结缔组织性外痔肿痛、血栓性外痔初期、脱肛等。方用五倍子汤、苦参汤加减；也可用食盐、朴硝各30g，花椒3g加开水冲泡熏洗。

（2）敷药法：即以药物敷于患处，每天大便后，先坐浴，再外敷药物，每天1～2次，方用九华膏、五倍子散、黄连膏、消痔膏等。具有消炎、止痛、生肌、收敛、止血等作用。此外，尚有清热消肿的金黄膏。提脓化腐的九一丹；生肌收口的生肌散、白玉膏等。适应证同熏洗法。

手术有关肛门直肠病的各种手术治疗，如结扎疗法、挂线疗法，见中医外科总论。其他各种手术法，则详见有关各病。

**【预防】**

（1）加强锻炼身体，增强体质，促进全身气血流畅和增加肠道蠕动。

（2）注意饮食卫生，少吃辛辣刺激食物，多吃蔬菜水果，以帮助大便通畅。

（3）保持大便通畅，不要久忍大便，养成定时排便习惯，不要长期服泻剂。

（4）保持肛门清洁卫生，要经常浴洗；保持干燥；便纸要柔软，防止擦伤。

（5）对肛门部有关的疾病应及时治疗：①发现肛门部附近有疖、痈、湿疮等病及时治疗，防止诱发肛瘘。②发现有蛲虫、滴虫等症应及时驱虫治疗，防止诱发湿疹、肛裂、肛门瘙痒症等病的发生。

**【附】腰俞麻醉**

（1）适应证：肛门直肠的大小手术。如复杂性肛瘘、肛门周围脓肿、内外痔切除术、肛门括约肌修补术、直肠固定术等。

（2）禁忌证：骶尾骨畸形，腰俞穴局部感染。

（3）常用药物：①2%普鲁卡因10～30ml或1%～2%利多卡因10～30ml。手术时间长者，可酌情加1∶1000肾上腺素，每100ml 4～6滴。②0.5%布匹卡因15ml。

（4）操作方法：患者取侧卧位，屈曲双腿，尽量暴露腰骶部。寻找腰俞穴（骶裂孔），其解剖标志是第4骶骨棘突和左右两骶骨角，三点构成一个三角形，相当于骶裂孔的位置。骶裂孔表面覆盖骶尾韧带和皮肤。肥胖者标志不易摸清。局部常规消毒铺巾，术者戴无菌手套，左手摸清骶裂孔的位置，垂直进针，针通过骶尾韧带即有落空感，抽吸无回血，推药阻力不大，证实位置准确，可缓缓推药15～30ml。待3～5分钟后发挥麻醉效果。一般可维持1.5小时，如果加用肾上腺素，可维持2小时左右。布比卡因麻醉效果可维持7~9小时。

（5）注意事项：①先作普鲁卡因皮试。②注射麻醉药的速度不宜过快。③针口斜面应向尾骨尖，使药液扩散范围小，增强麻醉效果。④注射麻醉药时，应抽吸无回血后方可注射；防止麻醉药直接注入血管，引起药物毒性反应。⑤如遇有药物毒性反应，令患者平卧数分钟，症状即可消失，无须特殊处理；严重者可肌注苯巴比妥钠0.1g或50%葡萄糖溶液40~60ml静脉注射。

# 第二节　痔

痔是直肠末端黏膜下和肛管皮下的静脉丛发生扩大、曲张所形成柔软的静脉团。祖国医学对痔的定义，《增韵》谓“隐疮也”，可知凡疮疡生于隐蔽的地方，都可名痔。以字义来解释，痔与峙同义。《医学纲目》谓“如大泽中有小山突出为痔。人于九窍中，凡有小肉突出皆曰痔，不独于肛门边生也。”有关痔的成因，早在《内经》中已有论述：“因而饱食、筋脉横解，肠游为痔。”在《外科正宗》曰：“此患不论老幼男妇皆然，盖有生于肛门之内，又突于肛外之傍。”更明确区分了内痔、外痔的不同。尔后，历代医学家对痔的辨证治疗，不断充实发展，并在实践中积累了丰富的经验。痔多见于成年人，由于痔的发生部位不同，可分为内痔、外痔和混合痔。

## 一、内痔

生于肛门齿线以上，黏膜下的痔上静脉丛发生扩大和曲张，所形成柔软的静脉团称为内痔。是肛门直肠病中常见的疾病，好发于截石位的3、7、11点处，又称为母痔区，其余部位发生的痔，均称为子痔。

### 【病因病理】

《丹溪心法》说：“痔者，皆因脏腑本虚，外伤风湿，内蕴热毒，……以故气血下坠，结聚肛门，宿滞不散。而冲突为痔也。”简单扼要地指出，内痔的发生，主要是由于静脉壁的薄弱，失去了正常的弹性；兼因饮食不节，燥热内生，下迫大肠，以及久坐、负重、远行等，致血行不畅，而血液瘀积，热与血相搏，则气血纵横，筋脉交错，结滞不散而成。

### 【辨证】

内痔的主要症状为便血，较大的内痔伴有脱垂，由于病程的长短不同，可以分为3期。

1.辨痔的分期

（1）Ⅰ期：痔核较小，质柔软，其色鲜红，常因大便擦破痔核而出血，所下之血，或一线如箭，或点滴不已，无疼痛，不脱出，以便血为特征。

（2）Ⅱ期：痔核较大，质较柔软，其色鲜红或青紫，大便时可脱出肛外，便后自行回纳，便血或多或少。

（3）Ⅲ期：痔核更大，表面微带灰白色（纤维型内痔），大便时痔核脱出肛外，甚至行走、咳嗽、喷嚏、站立时也会脱出，不能自行回纳，须用手推回或平卧、热敷后才能回纳，便血不多或不出血。

合并症：Ⅱ、Ⅲ期内痔，痔核脱出而嵌顿时，可致肿痛，痔核糜烂、坏死；长期的便血，可引起贫血。

2.辨虚实

（1）实证：《见闻录》中有“色如烟尘者，湿也；鲜红者，热也”。故风挟热者，下血鲜红，或便前便后，或量多量少，或如射如滴；湿热下注者，其血色污浊，苔黄或腻，脉弦滑。

（2）虚证：下血色淡而清，或晦而不鲜，面少华色，神疲倦怠，舌质淡，脉细或弱。

3.辨脱出

（1）气虚：痔核脱出不纳，肛门有下坠感，气短懒言，食少乏力，舌质淡红，脉弱无力。

（2）血虚：痔核脱出，便血量多色清，头晕目眩、面色苍白、心悸，唇舌色淡，脉细。

辨肿胀痒痛此证多以实证为主，证见痔核脱出嵌顿，表面色黯糜烂，有黏液渗出，全身有发热不适，口干，便秘，小便短赤，苔黄，脉数。

4.辨便秘

（1）实证：腹胀满疼痛、拒按，口干，嗳气，心烦，苔黄燥，脉数实。

（2）虚证：腹胀满喜按，头晕眼花，心悸汗出，咽干，唇白，舌质淡，苔中剥，脉细数。

## 【治疗】

1.中医内治法　多数适用于Ⅰ、Ⅱ期内痔；或内痔嵌顿伴有继发感染；或年老体弱；或内痔兼有其他严重慢性疾病，不宜手术者。本病常见症状主要表现为出血、脱出、肿胀、痒痛、便秘等，在临床上针对风、燥、湿、热等病因治疗。

（1）出血：实证宜清热凉血祛风，用凉血地黄汤加减。若为湿热下注者，宜清利湿热，用脏连丸加减。虚证宜养心健脾、益气补血，用归脾汤或十全大补汤。

（2）脱出：气虚宜补气升提，用补中益气汤。血虚宜补血养血，用四物汤加味。

（3）肿胀痒痛：宜清热祛风，除湿活血，用止痛如神汤。

（4）便秘：实证宜通腑泄热，用大承气汤。虚证宜润肠通便，用五仁丸、润肠汤。

2.中医外治法

（1）熏洗法：以药物加水煮沸，先熏后洗；或用毛巾蘸药汁热敷患处，冷则更换。具有活血消肿、止痛、止痒、收敛等作用。常用五倍子汤、苦参汤，如痒甚者可加花椒。

（2）外敷法：即以药物敷于患处，如五倍子散、消痔散，具有清火、消肿、止痛、收敛、止血作用。

（3）塞药法：即以药物做成锭剂，塞入肛内，如痔疮锭等，具有消肿、止血、镇痛作用。

（4）枯痔法：即以药物如枯痔散、灰皂散，敷于Ⅱ期、Ⅲ期能脱出肛外的内痔痔核表面，具有强度腐蚀作用，能使痔核干枯坏死，达到痔核脱落痊愈的目的。枯痔散用于痔核表面鲜红色或青紫色的疗效更佳；灰皂散，用于痔面微带灰白色的亦能收到疗效，但灰皂散的副作用较大，涂药时容易伤及正常组织，对较大的内痔挤在一起时，难于上药，对混合痔容易引起肿胀疼痛，此法目前已少采用。

3.手术

（1）注射法：注射法在国内外均早已采用。国外以硬化萎缩为目的，国内以枯脱为目的。由于不断地改进注射法和注射剂，扩大了注射疗法的适应证，不仅对Ⅰ、Ⅱ期内痔效果好，就是对Ⅲ期内痔效果也较好。

适应证：①Ⅰ、Ⅱ、Ⅲ期内痔。②内痔兼有贫血者。③混合痔的内痔部分。

禁忌证：①外痔。②内痔伴有肛门周围急慢性炎症或腹泻。③内痔伴有严重肺结核或高血压，肝、肾疾病及血液病患者。④因腹腔肿瘤引起的内痔和临产期孕妇。

常用药物：5%～10%石炭酸甘油、5%鱼肝油酸钠、4%～6%明矾液、消痔灵、枯痔液、新六号枯痔注射液等（使痔核硬化萎缩的药物如5%石炭酸甘油、4%明矾液、消痔灵；而使之枯脱坏死的，如枯痔液、新六号枯痔液。

操作方法：①硬化萎缩注射法，患者侧卧，一般不用麻醉，在肛镜直视下用0.1%新洁尔灭液（苯扎溴铵）做局部消毒，以皮试针筒（25号针头）抽取5%石炭酸甘油，或4%～6%明矾液，于痔核上距齿线0.5cm处的黏膜下层，针头斜向15°进行注射，每个痔核注射0.3～0.5cm，总量不超过1ml。一般每次注射不超过3个痔核。注射后当天避免过多活动，并不宜排便，相隔7天后再进行注射，一般需要3～4次治疗。对止血有明显的效果。但要防止注射部位过浅，以免引起黏膜溃烂；过深则易引起肌层组织发生硬化。②消痔灵注射法，取侧卧位或截石位，肛门部常规消毒后，在腰俞穴麻醉或局部麻醉下，在肛门镜下，或将内痔暴露出肛门外，检查内痔的部位、数目，并做直肠指检，确定母痔区有无动脉搏动。黏膜用新洁尔灭液消毒。用不同浓度的消痔灵液，分四步注射：第一步，痔的上动脉区注射，用1：1浓度（即消痔灵液用1%普鲁卡因液稀释1倍），一般注射1~2ml。第二步，痔区黏膜下层注射，用2：1浓度，在痔核中部进针，刺入黏膜下层后成扇形注射，使药液尽量充满黏膜下层血管丛中，注入药量多少的标志，以痔核弥漫肿胀为度，一般注射3~5ml。第三步，痔区黏膜固有层注射，当第二步注射完毕，缓慢退针，多数病例有落空感，可作为针尖退到黏膜肌板上的标志，注药后黏膜呈水泡状，一般注射1～2ml。第四步，洞状静脉区注射，用1：1浓度，在齿线上0.1cm处进针，刺入痔体的斜上方0.5～1cm，成扇形注射，一般注药1～3ml。1次注射总量15～30ml。注射完毕，肛门内放入凡士林纱条，外盖纱布，胶布固定。本疗法使痔体充分着药，达到彻底硬化萎缩之目的，治愈率达96%，是目前治疗内痔的最新注射方法。③坏死枯脱注射法：患者取截石位，在腰俞穴位麻醉或局部麻醉下，使肛门部充分暴露，以0.1%新洁尔灭液棉球消毒，将内痔翻出肛门外，用蚊式止血钳于齿线上方将痔核夹住一部分拉出固定，右手持盛有枯痔注射液的注射器，在齿线上0.3～0.5cm处，刺入痔核黏膜下层，缓缓将药液由低到高，呈柱状注入痔核内，使痔核略微膨大变色为度。以此逐个将所有的内痔进行注射后，将痔核推回肛门内。

注意事项：①注射时必须注意严格消毒，每次注射都须涂以新洁尔灭液于进针处。②必须用25号针头进行注射，否则针孔大，进针处容易出血。③进针后应先作回血试验，注射药液宜缓缓进行。④进针的针头勿向痔核内各方乱刺，以免过多的损伤痔内血管，引起出血，致使痔核肿大，增加局部的液体渗出，延长痔核的枯脱时间。⑤注意勿使药液注入外痔区，或注射位置过低使药液向肛管扩散，造成肛门周围水肿和疼痛。⑥操作时应先注射小的痔核，再注射大的痔核。以免小痔核被大痔核挤压、遮盖，而增加操作的困难。

（2）插药疗法（枯痔钉疗法）：插药法是祖国医学治疗内痔的一种有效方法，早在宋代《太平圣惠方》中记载以砒霜、黄蜡搅拌均匀，捻成条子治疗痔疾。《外科正宗》又说："以三品一条枪，插至七日，痔变黑色，疮边渐渐裂缝，至十五日脱落。"都说明枯痔钉具有腐蚀作用，能使痔核干枯坏死，达到痊愈的目的。本方法具有疗效确实、操作简单、痛苦少等优点。但对痔面呈灰白色（纤维化）、质较硬的Ⅲ期内痔疗效较差。

适应证：各期内痔及混合痔的内痔部分。

禁忌证：各种急性疾病，严重的慢性疾病，肛门直肠急性炎症，腹泻，恶性肿瘤，出血体质患者。

操作方法：术前嘱患者排空大便或灌肠1次。然后取侧卧或截石位，充分暴露肛门，将内痔缓缓翻出肛外，以左手食、中指拉紧和固定痔核，做表面消毒。右手拇、食两指捏住枯痔钉或二黄枯痔钉的尾段，距齿线上0.3～0.5cm处，沿肠壁纵轴成25～35°方向行旋转插入黏膜下痔核中心，一般深约1cm，插钉多少视痔核大小而定，一般每痔1次插4~6根；间距0.3~0.5cm。剪去多余的药钉，但应使钉外露1mm，才能保持固定和防止插口出血，药钉插毕后，即将痔核推回肛门内，同时塞入黄连膏，约7日痔核萎缩脱落。

注意事项：①插钉不要重叠，不宜过深，免括约肌坏死、感染、疼痛。太浅则药钉容易脱落，易致插口出血。②先插小的痔核，后插大的痔核。如有出血者，先在出血点插钉一根即可止血。③一次插钉总数量不超过20根。

术后处理：①术后24小时嘱患者不解大便，以防枯痔钉滑脱出血。如大便后内痔脱出，应立即推回，以免水肿嵌顿疼痛。②在治疗过程中，根据病情给予止血、消炎、通便等中西药物。

（3）结扎疗法：早在《太平圣惠方》中就有记载："用蜘蛛丝，缠系痔鼠乳头。不觉自落。"以后用药制丝线，纸裹药线缠扎Ⅱ、Ⅲ期内痔或外痔根部，能阻断病变部气血的流通，达到坏死的目的。目前又有改进，如钳夹胶圈套扎和胶圈套扎法等，方法日趋完善，疗效也显著提高。

（4）贯穿结扎法。

适应证：Ⅱ、Ⅲ期内痔，对纤维型内痔更为适宜。

禁忌证：①肛门周围有急性脓肿或湿疮者。②内痔伴有痢疾或腹泻患者。③因腹腔肿瘤引起的内痔。④内痔伴有严重肺结核，高血压，肝脏、肾脏疾患或血液病的患者。⑤临产期孕妇。

术前准备：①用等渗盐水或1%软皂水300ml做清洁灌肠；如在门诊手术者，嘱先排空大便。②患者取侧卧位（患侧在下）或截石位，尽量暴露臀部。③肛门周围剃毛，并以1：5000高锰酸钾溶液冲洗、拭净。④用0.1%新洁尔灭液行肛周消毒后铺消毒巾。

操作方法：①局麻或腰俞麻醉后以0.1%新洁尔灭棉球清洁肛管及直肠下段，再用双手食指进行扩肛，使痔核暴露。②用弯血管钳夹住痔核基底部，用左手向肛外同一方向牵引，右手用持针钳夹住已穿有丝线的缝针，将双线从痔核基底部中央稍偏上穿过。③将已贯穿痔核的双线交叉放置，并用剪刀沿齿线剪一浅表裂缝，再分端进行"8"字形结扎或做"回"字形结扎。④结扎完毕后，用弯血管钳挤压被结扎的痔核，亦可在被结扎的痔核内注射6%明矾溶液，加速痔核的坏死。⑤最后将存留在肛外的线端剪去，再将痔核送回肛内，并用红油膏、八二丹少许涂入肛为，用纱布、橡皮膏固定。

环形内痔采取分段结扎，先将环形内痔划分为几个痔块，在所划分的痔块的一侧，用两把止血钳夹起黏膜，于中间剪开，同法处理痔块的对侧。然后用止血钳将痔块基底夹住，同时去掉痔块两侧的止血钳，于齿线附近剪开一小口用圆针丝线贯穿"8"字形结扎。同法一一处理其他痔块。

注意事项：①结扎内痔时，宜先扎小的痔核，后扎大的痔核。②缝针穿过痔核基底部时，不可穿入肌层，否则结扎后可引起肌肉层坏死或并发肛门周围脓肿。③结扎术后当天不要解大便，如便后痔核脱出时，应立即将痔核送回肛内，以免发生水肿，加剧疼痛反应。④在结扎后的7~9天，痔核脱落阶段，嘱患者减少行动，大便时不宜用力怒张，以避免术后的大出血。

（5）胶圈套扎法。本法是通过器械将小乳胶圈套入痔核根部，利用胶圈较强的弹性阻止血循环，促使痔核缺血、坏死、脱落，进而治愈内痔。

适应证：Ⅱ、Ⅲ期内痔及混合痔的内痔部分。

禁忌证：同贯穿结扎法。

应用器械：①斜面肛门镜。②组织钳。③特制乳胶圈，壁厚0.3cm，内径0.2cm，长0.3cm。也可用自行车气门芯胶管代用（上海乳胶厂制）。④套扎器械的主件，包括套圈及杆两部分，用不锈钢制成；套圈，为一圆环，圆径1cm，内外两圈，内圈高0.5cm，外圈高0.3cm，内圈固定不活动，以圈套痔核。外圈能上下移动，内圈套装小胶圈，按压杆部时，外圈推动小胶圈，滑出内圈到痔核根部，套扎住痔核；杆部，为一长20cm，带柄的金属杆，分上、下两杆，上杆与外套圈连接，下杆固定不活动，按压上杆时，外套圈下移，推出小胶圈；扩胶圈器，是将小胶圈套装于内套圈之用，该器为一圆锥体，底部大小以适能嵌入内套圈，用时将小胶圈自尖端套入。逐渐扩大，滑入内套圈后，即取去扩胶圈器。

操作方法：①让患者排便后，取膝胸位或侧卧位。②先做直肠指检，以排除其他病变。③插入肛门镜，检查痔核位置及数目，选定套扎部位。④使用长棉花签，清洁套扎部位，即用苯扎氯铵灭消毒手术野，充分暴露痔核区，由助手固定肛门镜，术者左手持套扎器套住痔核，右手持组织钳，经套扎圈钳夹痔核根部，将痔核牵拉入套扎器内，按压套扎器柄，使套圈的外套向痔核根部移动。将胶圈推出扎到痔核根部，然后松开组织钳，与套扎器一并取出，最后退出肛门镜。

术后处理及换药同贯穿结扎法。

## 【手术后的常见反应及处理方法】

（1）疼痛：手术后用1%普鲁卡因10ml，于中髎或下髎封闭（每侧5ml），或口服安乃近等。影响睡眠时可肌注苯巴比妥钠0.1g。

（2）小便困难：嘱患者术后多饮开水，或用车前子15g水煎代茶；下腹部热敷或针刺三阴交、关元、中极，留针15～30分钟。或用1%普鲁卡因10ml长强穴位封闭。

（3）出血：内痔结扎不牢而脱落，或内痔枯萎脱落时，可出现创面渗血，甚至小动脉出血。对于创面渗血，可用凡士林纱条填塞压迫，或用止血散外敷；至于小动脉出血，必须显露出血点，进行缝扎彻底止血。

（4）发热：一般因组织坏死吸收而引起的发热，不超过38℃，除加强观察外，无须特殊处理。局部感染引起的发热，应用清热解毒药或抗生素等。

（5）水肿：朴硝30g煎水熏洗，每天1～2次；或用1∶5000高锰酸钾溶液作热水坐浴后消痔膏外敷，也可用热水袋外敷。

## 二、外痔

外痔发生于肛管齿线以下，是痔外静脉丛扩大曲张或反复发炎而成，其表面被皮肤覆盖，不易出血，其形状大小不规则。本病多因湿热下注或肛门裂伤，毒邪外侵等，致气血运行不畅，经脉阻滞，或因热迫血下行，瘀结不散而成。外痔主要症状为坠胀、疼痛，有异物感。根据其发展过程，可分为结缔组织外痔、静脉曲张性外痔和血栓性外痔。

结缔组织外痔多由急慢性炎症反复刺激，使肛门缘皱襞的皮肤发生结缔组织增生、肥大所致，痔内无曲张的静脉丛。

**【辨证】**

肛门边缘处赘生皮瓣，逐渐增大，质地柔软，一般无疼痛，不出血，仅觉肛门有异物感，偶尔染毒而肿胀时，才觉疼痛，俟肿胀消失后，赘皮依然存在；若发生于截石位6、12点处的外痔，多由肛裂引起；若发生于3、7、11点处的外痔，多由Ⅱ、Ⅲ期内痔脱垂而引起；若呈环状的，多发生于经产妇。

**【治疗】**

一般无须治疗，当外痔发炎肿痛时，可用熏洗法和外敷黄连膏。对于结缔组织外痔反复发炎或赘皮较长影响清洁卫生者，可考虑手术切除。

静脉曲张性外痔多因为Ⅱ、Ⅲ期内痔反复脱出，或因经产妇妊娠后腹压增高等，而致浅部静脉及皮下淋巴回流受阻，引起肛管齿线以下痔外静脉丛扩大和曲张而成。

**【辨证】**

静脉曲张性外痔，发生于肛管齿线以下，表面呈青紫色而光滑。其形呈椭圆形或环状不规则。便后、久蹲或吸引时，可见曲张的静脉团，并有肛门坠胀或异物感，不能立即消散。有静脉曲张外痔的患者，多伴有内痔。

**【治疗】**

1. 中医内治法　当肿胀疼痛时，宜清热除湿活血散瘀，用草薢化毒汤合活血散瘀汤加减。

2. 中医外治法　一般不需外治，当肿胀疼痛时，可用苦参汤加减熏洗，外敷黄连膏。

3. 手术　可作静脉丛切除术。

适应证：单纯性静脉曲张性外痔。

操作方法：取截石位或侧卧位，在局麻或腰俞麻醉下，肛门局部消毒，用组织钳提起外痔组织，用剪刀环绕其痔根四周，作一梭形切口，切口上端，必须指向肛门为中心，再用剪刀分离皮下曲张的静脉丛，将皮肤连同皮下组织一并切除；若肛门不松弛，皮肤不多余者，可作放射切口，将曲张静脉丛剥离切除。术后用凡士林纱条引流，无菌纱布压迫，宽胶布固定。术后每天便后用1∶5000高锰酸钾溶液坐浴，更换敷料至痊愈。

血栓性外痔因便秘而在排便时用力过猛，或剧烈运动后，致痔外静脉破裂、血块凝结而形成血栓。好发于肛门外的两侧皮下，即截石位3、9点处。

**【辨证】**

肛门部突然剧烈疼痛，并出现一肿物，这肿物十分敏感，稍触碰即引起疼痛，因此排便、坐下、走路，甚至咳嗽等动作时均可加重疼痛。检查时在肛门处可发现在皮肤表面上隆起一暗紫色圆形硬结节，与周围皮肤分界明显，触痛较甚，自觉有异物感。

**【治疗】**

1. 中医内治法　宜清热凉血，用凉血地黄汤加减。

2. 中医外治法　初起用苦参汤熏洗，外敷黄连膏。

3. 手术　可做血栓外痔剥离术。

适应证：血栓外痔较大，血块不能吸收，局部炎症水肿局限者。

操作方法：取侧卧位，病侧在下方，局部消毒。用1%普鲁卡因溶液作局部浸润麻醉后，在肿块中央做放射状或梭形切口，用止血钳将血块分离，并摘除，然后修剪伤口两侧皮瓣，使伤口敞开，用凡士林纱条嵌塞，外盖无菌纱布，宽胶布固定。术后每天大便后按常规换药，并注意保持肛周清洁，以利伤口愈合。

## 三、混合痔

混合痔是内、外痔静脉丛曲张，相互沟通吻合，括约肌间沟消失，使内痔部分和外痔部分形成一整体者为混合痔。

**【辨证】**

《外科大成》说："内外痔，肛门内外皆有，遇大便即出血疼痛。"扼要说明了混合痔兼有内痔、外痔双重症状，而且内痔部分和外痔部分相连，因此本病多发于肛门截石位3、7、11点处，以11点处更为多见。

**【治疗】**

1. 中医内治法　详见内痔的内治法。

2. 中医外治法

（1）熏洗法：以药物加水煮沸，先熏后洗；或用毛巾蘸药汁热敷患处，冷则更换。具有活血消肿、止痛、止痒、收敛等作用。常用五倍子汤、苦参汤，如痒甚者可加花椒。

（2）外敷法：即以药物敷于患处，如五倍子散、消痔散，具有清火、消肿、止痛、收敛、止血作用。

（3）塞药法：即以药物做成锭剂，塞入肛内，如痔疮锭等，具有消肿、止血、镇痛作用。

（4）枯痔法：即以药物如枯痔散、灰皂散，敷于Ⅱ期、Ⅲ期能脱出肛外的内痔痔核表面，具有强度腐蚀作用，能使痔核干枯坏死，达到痔核脱落痊愈的目的。枯痔散用于痔核表面鲜红色或青紫色的疗效更佳；灰皂散，用于痔面微带灰白色的亦能收到疗效，但灰皂散的副作用较大，涂药时容易伤及正常组织，对较大的内痔挤在一起时，难于上药，对混合痔容易引起肿胀疼痛，此法目前已少采用。

3. 手术　一般可做外痔剥离、内痔结扎法。

操作方法：取截石位，局部消毒，局部浸润麻醉或腰俞穴位麻醉，将混合痔充分暴露，在其外痔部分作“V”形皮肤切口，用血管钳钝性剥离外痔皮下静脉丛，一直剥离到齿状线上。然后用弯形血管钳夹住被剥离的外痔皮瓣和内痔基底部，在内痔基底正中用圆针粗丝线贯穿作“8”字形结扎，剪去“V”形内的皮肤及静脉丛，使在肛门部呈一放射状伤口。同法一一处理其他痔核，创面外用止血散，凡士林纱条敷盖，术后当日限制大便，以后每次便后用1∶5000高锰酸钾溶液或温水坐浴，换药。

如混合痔，外痔静脉丛不很明显，可在外痔中间作一放射状切口，然后用止血钳剥离静脉丛，剪修两侧皮瓣，成一小“V”形伤口。外痔剥离时要选好切口，照顾外痔部分的整体关系，手术中注意保留适当的黏膜和皮肤，以防术后肛门直肠狭窄。术后处理参阅贯穿结扎法。

## 第三节　肛 隐 窝 炎

肛隐窝炎是肛窦、肛门瓣发生急慢性的炎症，又称肛窦炎。常并发肛乳头炎、肛乳头肥大。肛隐窝炎是肛周化脓性疾病的重要诱因，因此对本病的早期诊断、治疗有积极的意义。

**【病因病理】**

多因饮食不节，过食醇酒厚味、辛辣炙博；或虫积骚扰，湿热内生、下注肛部；或因肠燥便秘，破损染毒而成。

**【辨证】**

患者感觉肛门部不适，偶有刺痛，排便时因粪便压迫肛窦，疼痛加重，痛数分钟即止；如括约肌受刺激而挛缩，则疼痛加剧，并可波及臀部及股后侧。发病时若有便秘，粪便常带少许黏液，此种黏液常在粪便前流出，有时混有血丝；若并发乳头肥大，而从肛门脱出，可使肛门潮湿瘙痒。

**【治疗】**

1. 中医内治法　清热利湿，选用止痛如神汤或凉血地黄汤加减。

2. 中医外治法

（1）熏洗法：用苦参汤煎水先熏后洗，每天2次。

（2）塞药：痔疮宁栓，每天坐浴后塞入肛内，每天2次，或用红油膏、九华膏搽入肛内。

3. 手术　肛窦内已成脓者，或并有乳头肥大、隐性瘘管者，宜手术治疗。

（1）切开引流法。

适应证：单纯隐窝炎，染毒肉腐成脓；或有隐性瘘管。

操作：肛门部消毒，在局麻或腰俞穴位麻醉下，取截石位或侧卧位，在双叶肛门镜下，暴露病灶，沿肛窦作纵行切口，使引流通畅，创口用黄连膏纱条或红油膏纱布条压迫止血。术后每天便后坐浴、换药。

（2）切除法。

适应证：本病伴有乳头肥大者。

操作：准备同上，在双叶肛门镜下，暴露病灶，将肛窦、肛门瓣做纵行切口，并剥离至肛乳头根部，用止血钳夹住肛乳头基底部，贯穿结扎切除，然后用黄连膏纱条压迫。术后处理同上。

# 第四节 肛 裂

肛管的皮肤全层裂开，并形成感染性溃疡者称肛裂。好发于肛门中线的前后方，一般男性多见于后部，女性多见于前部。

## 【病因病理】

《医宗金鉴》说："肛门围绕，折纹破裂，便结者，火燥也。"故阴虚津乏，或热结肠燥，而致大便秘结，排便努责，而使肛门皮肤裂伤，然后继发感染而逐渐形成慢性溃疡。本病的发生与下列因素有关：

（1）外伤因素：干硬的粪便引起肛管皮肤的损伤，是产生肛裂的基础。

（2）感染因素：肛隐窝感染，主要是肛门后正中的肛隐窝炎，炎症向肛管皮下部蔓延，致皮下脓肿破溃而成。

（3）肛门内括约肌痉挛因素：由于肛管部位的慢性刺激，使肛门内括约肌处于痉挛状态，黏膜肌层和肛管皮肤弹性减弱，紧张力增强，致肛管皮肤撕裂。

## 【辨证】

《外科大成》谓："钩肠痔，肛门内外有痔，折缝破烂，便如羊粪，粪后出血秽臭大痛者。"明确指出了本病具有疼痛，出血，便秘等三大特征。

（1）疼痛：周期性疼痛为肛裂的主要症状，常因排便时，肛管扩大刺激溃疡面，引起阵发性灼痛或刀割样疼痛，持续数分钟即减轻，称为疼痛间歇期。排便后又因括约肌持续性痉挛而剧烈疼痛，可持续数小时，使患者坐卧不安，十分痛苦，直到括约肌疲劳松弛后，疼痛逐渐缓解，称为肛裂疼痛周期。

病情严重时，咳嗽、喷嚏都可引起疼痛，并向骨盆及下肢放射。

（2）出血：大便时出血，量不多，鲜红色，有时染红便纸，或附着于粪便表面，因大便疼痛括约肌收缩，有时滴血。

（3）便秘：肛裂患者多数有习惯性便秘，因其恐惧大便时疼痛，不愿大便，故便秘加重，形成恶性循环。

分类：

（1）早期肛裂：仅在肛管皮肤上有一个小的梭形溃疡，创面较浅，边缘整齐而有弹性，容易治愈。

（2）陈旧性肛裂：早期肛裂未经适当治疗，继续感染，由于括约肌经常保持收缩状态，造成创口引流不畅，于是边缘变硬变厚，裂口周围组织发炎、充血、水肿，使浅部静脉及淋巴回流受阻，引起水肿及结缔组织增生，形成赘反性外痔。在裂口上端齿线附近并发肛窦炎、肛乳头炎，形成单口内瘘及乳头肥大。溃疡基底因炎症刺激结缔组织增生，栉膜增厚变硬形成栉膜带，妨碍括约肌松弛，致使裂口边缘不整齐，缺乏弹性，形成较深大溃疡而不易愈合。又因栉膜带及末梢神经暴露在裂口表面，稍受刺激即会引起括约肌痉挛，发生剧烈疼痛，肛裂手术时必须切断栉膜带。

**【治疗】**

1. 中医内治法　宜清热润燥通便为主，用凉血地黄汤合脾约麻仁丸；若阴虚内热而致便秘者，宜养阴清热润肠，用润肠汤。

2. 中医外治法

（1）早期肛裂：可用生肌玉红膏或黄连膏外敷。每天便后用1∶5000高锰酸钾溶液坐浴，促进血液循环，保持局部清洁，减轻刺激；可用苦参汤煎水坐浴；或用花椒、食盐水坐浴。

（2）陈旧性肛裂：①先用5%石炭酸甘油涂擦患处，后用酒精擦去，或用七三丹等药去腐后，改用黄连膏外敷。②封闭疗法，于长强穴用0.5%～1%普鲁卡因5～10ml做扇形注射，隔日1次，5次为一个疗程；亦可于裂口基底部注入长效止痛液（亚甲蓝0.2g，盐酸普鲁卡因2g，加水至100ml，过滤消毒）3～5ml，每周1次。

3. 手术

（1）扩肛法：适用于早期肛裂，无赘皮外痔，乳头肥大等合并症者。

操作方法：取截石位或侧卧位，在腰俞麻醉下，术者戴橡皮手套，并将双手食指和中指涂上润滑剂，先用右手食指插入肛内再插入左手食指，两手腕部交叉，两手食指掌侧向外侧扩张肛管，以后逐渐伸入两中指，持续扩张肛管3～4分钟，使肛管内外括约肌松弛，故术后即可止痛。肛裂创面经扩大并开放，引流通畅，创面很快愈合。手术中注意勿用暴力快速扩张肛管，以免造成黏膜和皮肤撕裂。术后，每天便后用1∶5000高锰酸钾溶液坐浴。

（2）切开疗法：用于陈旧性肛裂，伴有赘皮外痔、乳头肥大等。

操作方法：侧卧位或截石位，局部消毒、麻醉，在肛裂正中纵行切口或侧切口，上至齿线，切断栉膜带及部分内括约肌环形纤维，下端向下适当延长，切断部分外括约肌皮下组肌纤维，使引流通畅，同时将赘皮外痔、肥大乳头等一并切除，修剪溃疡边缘发硬的瘢痕组织，成一顶小底大的开放伤口，用红油膏纱布条，再用纱布覆盖固定。术后，便后坐浴，换药至痊愈。

（3）纵切横缝法：适用于陈旧性肛裂伴有肛管狭窄者。

操作方法：在腰俞穴麻醉下，患者取侧卧位或截石位，局部消毒后，沿肛裂正中做一纵切口，上至齿线上0.5cm，下至肛缘外0.5cm，切断栉膜带及部分内括约肌纤维，如有潜行性瘘管、赘皮痔、肛乳头肥大、肛窦炎也一并切除，修剪裂口创缘，再游离切口下端的皮肤，以减少张力，彻底止血，然后用细丝线从切口上端进针，稍带基底组织，再从切口下端皮肤穿出，拉拢切口两端丝线结扎，使纵切口变成横缝合，一般缝合3～4针。外盖凡士林纱条，塔形纱布压迫，宽胶布固定。

术后处理：进流质饮食或软食两天；控制大便1～2天。便后用1：5000高锰酸钾液坐浴，肛内注入九华膏换药，5～7天拆线。

## 第五节 肛门直肠周围脓肿

肛门直肠周围间隙，发生急慢性化脓性感染而形成脓肿者称为肛门直肠周围脓肿。但由于发生的部位不同，而有不同的名称，如于肛门旁皮下，称为肛门旁皮下脓肿；于坐骨直肠窝，称为坐骨直肠窝脓肿；于骨盆直肠间隙，称为骨盆直肠间隙脓肿；于直肠后间隙；称为直肠后间隙脓肿。属于祖国医学“脏毒”“悬痈”“坐马痈”“跨马痈”等范畴。

### 【病因病理】

多因过食肥甘、辛辣、醇酒等物，湿热内生，下注大肠，蕴阻肛门；或肛门破损染毒，致经络阻塞，气血凝滞而成。也有因肺脾两虚，湿热乘虚下注而致。

### 【辨证】

本病主要为肛门周围疼痛、肿胀，伴有不同程度的全身症状，不易消退，溃后每多成为肛直肠后脓肿皮下脓肿、肛门后脓肿瘘。

1.辨虚实

（1）实证：局部红、热、肿、痛，病情发展迅速。溃后脓液黄色稠厚而带粪臭味。伴有全身不适、寒热交作、大便秘结、小便短赤、舌苔黄腻、脉弦滑数。

（2）虚证：局部红、热、肿、痛不明显，成脓较慢，溃后脓液淡白稀薄，不臭或微带粪臭味，溃口凹陷。全身倦怠无力，一般不发热或有虚热，舌苔薄腻，脉弦细或濡缓。如属肺虚者，可兼见咳嗽咯血、骨蒸盗汗；属脾虚者，兼见神倦纳呆、大便溏薄。

2.辨部位 肛门直肠周围脓肿的部位和深浅不同，症状也有差异，如肛提肌以上的间隙脓肿，位置深隐，全身症状重，而局部症状轻；肛提肌以下的间隙脓肿，部位浅而易见，局部红、热、肿、痛较明显，而全身症状较轻。

（1）肛门旁皮下脓肿：发于肛门周围的皮下组织内，局部红、热、肿、痛；脓已成，按之则有波动感，而全身症状不明显。

（2）坐骨直肠窝脓肿：位于肛门与坐骨结节之间，感染区域比肛门皮下脓肿广泛而深。初期只感肛门部不适或微痛，逐渐伴有发热、畏寒、头痛、食欲不振等全身症状，随后局部症状加重肛门有灼痛或跳痛，在排便、咳嗽、行走时疼痛加剧，甚则坐卧不安。肛门指诊，患侧丰满，有明显压痛和波动感。

（3）骨盆直肠间隙脓肿：位于肛提肌以上，腹膜以下，位置深隐，局部症状不明显，有时仅有直肠下坠感，但全身症状明显。肛门指诊，可触到患侧直肠壁处有浸润变硬、压痛、隆起及波动感。

（4）直肠后间隙脓肿：症状与骨盆间隙脓肿相同，直肠内有明显的坠胀感，骶尾部可产生钝痛，并可放射至下肢。在尾骨与肛门之间，有明显深部压痛。肛门指诊，直肠后方肠壁处有触痛、隆起和波动感。

## 【治疗】

1. 中医内治法

（1）实证：宜清热解毒利湿为主，用黄连解毒汤合龙胆泻肝汤加减。

（2）虚证：宜养阴清热祛湿为主，用青蒿鳖甲汤合三妙丸加减。

2. 中医外治法

（1）初起：实证用金黄膏、黄连膏外敷；虚证用冲和膏外敷。

（2）成脓：脓已成，宜早期切开引流，但应根据脓肿部位深浅和病情的缓急选择下述手术方法。

一次切开法：适用于浅部脓肿，切口呈放射状，长度应与脓肿等长，使引流通畅，同时寻找齿线处感染的肛隐窝或内口，即将切口与内口之间的组织切开，并搔刮清除，以避免形成肛瘘。

一次切开挂线法：适用于高位脓肿，如由肛窦感染而致坐骨直肠窝脓肿，骨盆直肠间隙脓肿，肛门直肠后脓肿及马蹄形脓肿等。

分次手术：适用于体质虚弱或不愿住院治疗的深部脓肿。切口应在压痛或波动明显部位，尽可能靠近肛门，切口呈弧状或放射状，须有足够长度，用红油膏纱布条引流，以保持引流通畅。待形成肛瘘后，再按肛瘘处理。病变炎症局限和全身情况良好者，如发现有内口，可采用切开挂线法，以免二次手术，但必须配合足量的抗生素，控制术后感染。

（3）溃后：用九一丹纱条引流，脓尽改用生肌散纱条。日久成瘘者，按肛瘘处理。脓肿手术中应注意的事项：定位要准确：一般在脓肿切开引流前应先穿刺，俟抽出脓液后，再行切开引流。切口：浅部脓肿可行放射状切口，深部脓肿应行弧形切口，避免损伤括约肌。引流要彻底：切开脓肿后要用手指去探查脓腔，分开脓腔内的纤维间隔以利引流。预防肛瘘形成：术中应切开原发性肛隐窝炎即肛瘘内口，可防止肛瘘形成。

## 第六节　肛　　瘘

肛瘘多是肛门直肠周围脓肿的后遗症。一般由原发性内口、瘘管和继发性外口三部分组成，亦有仅具内口或外口者。内口为原发性，绝大多数在肛管齿线处的肛窦内；外口是继发的，在肛门周围皮肤上，常不止一个。本病在临床上分为化脓性和结核性两类。

**【病因病理】**

肛门直肠周围脓肿溃后，余毒未尽，蕴结不散，血行不畅，或因肺、脾两虚所致。故宋代《太平圣惠方》说："夫痔瘘者，由诸痔毒气，结聚肛边……穿穴之后，疮口不合。时有脓血，肠头肿疼，经久不差，故名痔瘘也。"

**【辨证】**

1.症状

肛瘘的主要症状可分为局部症状和全身症状，主要以局部流脓、疼痛和瘙痒症状为主，但在急性炎症期和慢性复杂性肛瘘，可伴有全身症状，如发热、贫血、消瘦和食欲不振。

（1）流脓：流脓不绝，久不收口，为肛瘘的特征。如过于疲劳，则脓水更多，有时可有粪便流出。一般初形成的肛瘘，流脓较多，粪臭味，色黄而稠；久之，则脓水渐少，或时有时无，呈间歇性流脓。如果脓液已少而突然又增多，并兼有肛门部疼痛者，常表示有急性感染或有新的支管形成。

（2）疼痛：肛瘘畅通时，一般不觉疼痛，而仅有局部坠胀感。若外口自行闭合，脓液积聚，可出现局部疼痛，或有寒热；若溃破后脓水流出，症状可迅速减轻或消失。但也有因内口较大，粪便流入管道而引起疼痛，尤其是排便时疼痛加剧。

（3）瘙痒：因脓液不断刺激肛门周围皮肤而引起的瘙痒，同时可伴发肛周湿疮。

2.辨虚实

（1）实证（化脓性肛瘘）：一般局部可扪得硬索状物，外口呈凸形，脓水较稠厚。或伴有口干、发热、便秘、小便赤、苔黄、脉弦数等症状。

（2）虚证（结核性肛瘘）：局部无硬索状物扪得，外口凹陷呈潜行性，脓水稀薄，伴有虚热、盗汗、舌质淡红、脉细数等症状。

3.分类

（1）单纯性肛瘘：指肛门旁皮肤仅有一个外口，直通入齿线上肛隐窝之内口，称为内外瘘，又叫完全瘘；若只有外口而无内口，称为外瘘，又叫外盲瘘；若只有内口与瘘管相通，而无外口的，称为内肛瘘，又叫内盲瘘。

（2）复杂性肛瘘：是指在肛门内、外有3个以上的开口，或管道穿通两个以上间隙，或管道多而支管横生，或管道绕肛门而生，形如马蹄，称为马蹄形肛瘘。

以外括约肌深部划线为标志，瘘管经过此线以上为高位，在此线以下为低位，可归纳如下：低位单纯性肛瘘：只有一个瘘管，并通过外括约肌深层以下，内口在肛窦附近。低位复杂性肛瘘：瘘管在外括约肌深层以下，有两个以上外口，或两条以上管道，内口在肛窦部位。高位单纯性肛瘘：仅有一条管道，瘘管穿过外括约肌深层以上，内口位于肛窦部位。高位复杂性肛瘘：有两个以上外口及管道有分支窦道，其主管通过外括约肌深层以上，有1个或2个以上内口者。

肛瘘的发展规律将肛门两侧的坐骨结节划一条横线，当瘘管外口在横线之前距离肛缘4cm以内，内口在齿线处与外口位置相对，其管道多为直行；如外口在距离肛缘4cm以外，或外口在横线之后，内口多在后正中齿线处，其瘘管多为弯曲或马蹄形。

**【治疗】**

一般以外治法为主。内治法多用于手术前后，以增强体质、减轻症状、控制炎症发展。

1.中医内治法　凡实证者，宜清热利湿，用二妙丸、草藤渗湿汤加减：虚证者，宜养阴清热，用青蒿鳖甲汤加减。肺虚加沙参、麦冬；脾虚加白术、淮山药。若气血不足者，宜养血补气，用八珍汤加减。

2.中医外治法　以手术治疗为主。是将瘘管全部切开，必要时可将瘘管周围的瘢痕组织做适当修剪，使引流畅通，创口逐渐愈合。手术成败的关键，在于正确地找到内口，并将内口切开或切除，否则创口就不能愈合，即使暂时愈合，日久又会复发。

目前常用的手术疗法，有挂线疗法、切开疗法、切开与挂线疗法相结合等三种，分述如下。

（1）挂线疗法：远在明代就已采用。《古今医统》中说："药线日下，肠肌随长，僻处既补，水逐线流，未穿疮孔，鹅管内消。"简要叙述本疗法的简便、经济，不影响肛门功能，具有瘢痕小、引流畅通等优点，仍是目前治疗肛瘘较好的方法。

适应证：适用于距离肛门4cm以内，有内外口的低位肛瘘；亦作为复杂性肛瘘切开疗法或切除疗法的辅助方法。

禁忌证：①肛门周围有皮肤病患者。②瘘管仍有酿脓现象存在者。③有严重的肺结核病，梅毒或极度虚弱者。④有癌症者。

操作方法：①取侧卧位，屈曲两腿，病侧在下，经局部消毒，以腰俞麻醉或以1%普鲁卡因溶液做局部浸润麻醉。②先在球头根丝探针尾端缚扎1橡皮筋，再将探针头从瘘管外口轻轻向内探入，在肛管齿线附近找到内口。然后，将食指伸入肛管，摸查探针球头，并将探针弯曲，从肛门口拉出，但要注意在插入探针时不能用暴力，以免造成假道。③将探针从瘘管内口完全拉出，使橡皮筋经过瘘管外口进入瘘管。④提起橡皮筋，切开瘘管内外的皮肤及皮下组织，拉紧橡皮筋，紧贴皮下切口用止血钳夹住，在止血钳下方用粗丝线收紧橡皮筋，并以双重结结扎之，然后在结扎线外1.5cm处剪去多余的橡皮筋，松开止血钳，用红油膏纱布条嵌入伤口压迫止血，外垫纱布，宽胶布固定。

若以药线挂线，将药线收紧，打一两扣活结，以备以后紧线；也可将药线的一端穿入另一段药线内，由肛门牵出，使线绕瘘管周围成为双股线，然后收紧，打一活结，每隔1～2日紧线1次，直至挂线脱落。

术后处理：①术后须保持大便通畅，必要时可给予润下剂。②术后疼痛可给予止痛剂或采用耳针。③每天便后用1：5000高锰酸钾溶液坐浴，换药。④一般挂线后，橡皮筋在7天左右可以脱落，若10天以后不脱落，可以剪开，如结扎橡皮筋较松，需要再紧线1次。⑤伤口必须从基底部开始生长，防止表面过早粘连封口。⑥管道切开后，改用生肌散纱条或生肌玉红膏纱条换药至收口。⑦肛瘘在切开或挂开后，可有少量脓水流出，四周肿胀逐渐消散，如仍有较多脓水，肿硬不消者，应检查有无支管或残留的管道。⑧如有局部感染，给以清热解毒药物内服。

（2）切开疗法。

适应证：低位单纯性肛瘘和低位复杂性肛瘘。对高位肛瘘切开时，必须配合挂线疗法，以免造成肛门失禁。

禁忌证：同挂线疗法。

操作方法：①取截石或侧卧位，在腰俞麻醉或局部浸润麻醉下，常规消毒，铺无菌巾；②先在肛门内塞入一块盐水纱布，再用钝头针头注射器从瘘管外口注入1%亚甲蓝或龙胆紫溶液，如纱布染有颜色，则可有助于寻找内口，也便于在手术时辨认瘘管走向；③将有槽探针从瘘管外口轻轻插入，遇阻力时即停止，然后沿探针方向切开皮肤和皮下组织及瘘管外壁，使瘘管部分敞开；④再将有槽探针插入瘘管的残留部分，逐步地用同样的方法切开探针的表面组织，直到整个瘘管完全切开为止；⑤瘘管全部敞开后，用刮匙将瘘管壁上染有美蓝的坏死组织和肉芽组织刮除；⑥修剪创口两侧的皮肤和皮下组织，形成一口宽底小的创面，使引流通畅；仔细止血，创面填塞红油膏纱布条，外垫纱布，宽胶布压迫固定。

手术时注意事项：①如瘘管在肛管直肠环下方通过，可以一次全部切开瘘管。如瘘管通过肛管直肠环的上方，必须加用挂线疗法。即先切开外括约肌皮下部、浅部及其下方的瘘管，然后用橡皮筋由剩余的管道口通入，经内口引出，缚在肛管直肠环上，这样可避免因一次切断肛管直肠环，而造成肛门失禁。如肛管直肠环已纤维化者，也可一次全部切开无须挂线。②瘘管于外括约肌深、浅两层之间通过者，该处肌肉未形成纤维化时，不能同时切断两处外括约肌，在切断括约肌时，要与肌纤维成直角，不能斜角切断。③高位肛瘘通过肛尾韧带，可以作纵行切开，不能作横行切断肛尾韧带，以免造成肛门向前移位。

术后处理：同挂线疗法。

## 第七节 脱　　肛

脱肛又称肛管直肠脱垂，是直肠黏膜、肛管、直肠和部分乙状结肠向下移位，脱出肛门外的一种疾病。多见于小儿和老年人。

**【病因病理】**

由于气血不足，气虚下陷，不能收摄，以致肛管直肠向外脱出。如小儿气血未旺，老年人气血衰退，中气不足，或妇女分娩用力耗气，气血亏损，以及慢性泻痢，习惯性便秘，长期咳嗽均易致气虚下陷，固摄失司而成。

本病的发生且与下列因素有关。

（1）儿童时期骨盆腔内支持组织发育不全，不能对直肠承担充分的支持作用。以及儿童骶骨弯曲尚未长成，影响直肠与肛管之间角度的形成，直肠呈垂直状态，且较活动，如果久病体弱，营养不良，直肠黏膜下层松弛，容易与肌层分离，形成直肠黏膜脱垂。

（2）年老体弱，妇女多次分娩，肌肉张力减退，骨盆肌肉松弛，因而直肠周围组织亦松弛，失去支持固定作用，造成直肠脱垂。

（3）长期腹泻、便秘、前列腺肥大、膀胱结石、慢性咳嗽等持续性增加腹压的疾病。

（4）晚期内痔、直肠息肉、肿瘤等疾病，经常脱出，将直肠黏膜向下牵引。如Ⅲ期内痔合并直肠黏膜脱垂；直肠息肉合并直肠黏膜脱垂。

（5）神经性疾病或神经营养障碍引起所支配的直肠周围组织和肛门括约肌松弛无力，而引起直肠黏膜、直肠、肛管脱垂。

由于直肠黏膜及直肠反复脱出肛门外，使肛门括约肌长期受到扩张而松弛无力，故肛管直肠脱垂常伴发肛门松弛。

## 【辨证】

起病缓慢，无明显全身症状，早期大便时直肠黏膜脱出，便后能自行回纳。因长期反复脱出，直肠黏膜充血、水肿或糜烂，常有血性黏液从肛门流出，刺激肛门周围皮肤，引起瘙痒。若身体虚弱，日久失治，由于直肠各层组织向下移位，直肠或部分乙状结肠脱出，甚至咳嗽、蹲下或行走时亦可脱出。有时不易回复，须用手推回或卧床休息方能回纳。患者常有大便不净和大便不畅，或下腹部坠痛，腰部、腹股沟及两侧下肢有肿胀和沉重感觉。因直肠黏膜经常暴露在外，容易发生充血、水肿、溃疡、出血。

直肠脱垂常分为3度。

（1）一度脱垂：为直肠黏膜脱出，脱出物淡红色，长3～5cm，触之柔软，无弹性，不易出血，便后可自然回复。

（2）二度脱垂：为直肠全层脱出，长5～10cm，呈圆锥形，淡红色，表面为环状而有层次的黏膜皱襞，触之较厚，有弹性，肛门松弛，便后有时需用手回复。

（3）三度脱垂：直肠及部分乙状结肠脱出，长达10cm以上，呈圆柱形，触之很厚，肛门松弛无力。

## 【治疗】

分内、外药物治疗，针灸、注射和手术治疗。内、外药物及针灸治疗可以增强盆腔内张力，增强对直肠支持固定作用。对一度直肠脱垂，尤其对于儿童可收到较好疗效。但对于二、三度直肠脱垂仅能改善症状，很难彻底治愈。注射与手术治疗，主要是通过注射或结扎方法，引起直肠与周围组织或直肠各层组织粘连固定，使直肠不再下脱。

1.中医内治法　宜补气、升提、固摄为主，用补中益气汤；脱垂较重，不能回纳者，宜重用升麻、柴胡、党参、黄芪，加金樱子、五倍子、诃子，增强收涩作用；出血较多加地榆、槐花、侧柏炭。此外，亦可用人参芦，每天1个，研末温开水送服。

2.中医外治法　宜收敛、固涩为主。

（1）熏洗：以苦参汤加石榴皮、枯矾、五倍子，煎水熏洗，每天2次。

（2）外敷：五倍子散或马勃散外敷。

3.针灸及电针　取穴长强、百会、足三里、承山、八髎、提肛穴。

梅花针：在肛门周围外括约肌部位点刺。

4.注射法

（1）黏膜下注射法：将药液注入直肠黏膜下层，使分离之直肠黏膜与肌层粘连固定。此法分为直肠黏膜下层点状注射法和柱状注射法两种。

适应证：一、二度直肠脱垂，以一度直肠脱垂效果最好。

禁忌证：直肠炎、腹泻、肛周炎及持续性腹压增加疾病。

药物：6%～8%明矾溶液。

操作：取侧卧位或截石位，局部消毒后，将直肠黏膜暴露肛外，或在肛门镜下，齿线上1cm，环形选择2~3个平面；或纵行选择4～6行。每个平面或每行选择4~6点，各点距离相互交错，每点注药0.2～0.3ml，不要过深刺入肌层，或太浅注入黏膜内，以免无效或坏死。总量一般为6~10ml，注射完毕，用塔形纱布压迫固定。柱状注射，在暴露肛外直肠黏膜3、6、9、12点齿线上1cm，黏膜下层做柱状注射。长短视脱出长度而定，每柱药量2～3ml，注射完毕，送回肛内。注射当日适当休息，不宜剧烈活动。流质饮食，控制大便1～3天。一般1次注射后可收到满意效果，如疗效不佳，7～10天后再注射1次。

（2）直肠周围注射法。

适应证：二、三度直肠脱垂，通过注射药物使直肠与周围组织粘连。

禁忌证：肠炎、腹泻、肛门周围急性炎症。

药物：6%～8%明矾溶液。

术前准备：术前晚上和术前各灌肠1次。

操作：在腰俞麻醉或局麻下，取截石位。局部和肛内消毒。术者戴无菌手套，选定在距离肛沿1.5cm，3、6、9三个进针点，然后用细长腰穿针头和20ml注射器，吸入注射药液，选3点处刺人皮肤、皮下进入坐骨直肠窝，大约进入4~5cm，针尖遇到阻力，即达肛提肌，穿过肛提肌，进入骨盆直肠间隙，此时，另手食指伸入直肠内，仔细寻摸针尖部位，确定针尖在直肠壁外，再将针深入2～3cm，为了保证针尖不刺入直肠壁内，以针尖在直肠壁外可以自由滑动为准。然后缓缓注入药物6~8ml，使药物呈扇形均匀散开。用同法注射对侧，最后在6点处注射，沿直肠后壁进针，刺入4～5cm，到直肠后间隙，注药4～5ml，三点共注射药量20~24ml。注射完毕，局部消毒后，用无菌纱布覆盖。卧床休息，控制大便3天。注射后1～3h内肛门周围胀痛，一般可自行缓解。术后2~3天，有时有低热，如不超过38℃，局部无炎症者为吸收热，如超过28℃，局部有红、肿等炎症改变时，应给予消炎药物。

此外，还有直肠瘢痕支持固定法和肛门紧缩术。

# 第八节　直 肠 息 肉

本病是指直肠内的赘生物，中医称为息肉痔，是一种常见的直肠良性肿瘤。分为单发性和多发性两种，前者多见于儿童，后者多见于青壮年。息肉多数是腺瘤性。很多息肉积聚在一段或全段大肠称息肉病。少数可以发生恶性变，尤以多发性息肉恶性变较多。

## 【病因病理】

本病是湿热下迫大肠，以致肠道气机不利。经络阻滞，瘀血浊气凝聚而成。有人认为与遗传有关，或因慢性刺激，如溃疡性结肠炎、痢疾和血吸虫病等感染所致。

## 【辨证】

因息肉大小及位置高低的不同而临床症状有差异。位置较高的小息肉，一般无症状，当息肉发炎、表面糜烂，大便时往往有鲜血及黏液随粪便排出；直肠低位带蒂息肉，大便时可脱出肛门外，小的能自行回纳，大的便后需用手推回，常伴有排便不畅、下坠，或有里急后重感。多发性息肉常伴有腹痛、腹泻，如有继发性感染，稀便内常见泡沫、秽臭，有时带脓血及黏液，里急后重。久之则体重减轻、体弱无力、消瘦、贫血等。

## 【治疗】

1. 中医内治法　宜清热祛湿、活血祛瘀、软坚散结为主，适用于肠道多发性息肉。

（1）乌梅250g（去核，炒成炭），僵蚕250g（微炒），蜂蜜500g，搓成蜜丸，每次9g，每天3次。

（2）半枝莲30g，山豆根12g，诃子15g，苡仁15g，白花蛇舌草30g，黄芪30g，白术15g，水煎服，每天3次。

加减法：腹痛加延胡索、橘核、茴香；腹泻加黄连、马齿苋；便血加地榆、槐角、炒荆芥；体虚脾弱加党参、当归、淮山药、麦芽、山楂、鸡内金。

（3）紫花地丁15g，蒲公英15g，半边莲30g，生地榆9g，白花蛇舌草30g，桃仁9g，石见穿12g，黄药子12g，炙甘草6g，干蟾皮粉3g，水煎服。

2. 中医外治法

（1）灌肠法：①6%明矾液50ml，保留灌肠，每天1次。②乌梅12g，五倍子6g，五味子6g，牡蛎30g，夏枯草30g，海浮石12g，紫草15g，贯众15g，浓煎为150～

200ml，每次50ml，保留灌肠，每天1次。

（2）注射疗法：适用于小儿无蒂息肉。

药物：6%～8%明矾液，5%鱼肝油酸钠。

操作：侧卧位，局部消毒，局麻，在肛镜下找到息肉，消毒，将药液注入息肉基底部，一般用药0.3～0.5ml。术后防止便秘，每天服麻仁丸9g。

（3）结扎法：适用于低位带蒂息肉。

操作：侧卧位或截石位，局部消毒，局麻扩肛后，用食指将息肉轻轻拉出肛外，或在肛镜下，看清息肉，用组织钳夹住息肉，轻轻拉出肛外，用圆针丝线在息肉基底贯穿结扎，然后切除息肉，注入九华膏或放置红油膏纱布条引流。

（4）电烙法：适用于较高位的小息肉。

操作：膝胸位或俯卧位，在肛镜或乙状结肠镜下找到息肉，直接用电灼器烧灼息肉根部，无蒂息肉可烧灼中央部，但烧灼不宜过深，以防损伤深部组织。术后卧床休息1小时。1周后复查，如脱落不完全可电灼第2次。

（5）对多发性腺瘤，可考虑做直肠结肠切除术。

## 第九节　肛管直肠癌

本病是发生在肛管直肠的恶性肿瘤，肛管直肠癌病至后期，因肛门狭窄犹如锁住肛门一样，故中医称为锁肛痔。《外科大成》记载："锁肛痔，肛门内外如竹节锁紧，形如海蜇，里急后重，便粪细而带匾，时流臭水……。"对本病的症状和预后作了详细的描述。在消化道恶性肿瘤中，发病率仅次于胃癌。发病年龄多在40岁以后，亦偶见青年人。

### 【病因病理】

由于忧思抑郁，以致气滞血瘀，湿热蕴结，乘虚下注，或由于嗜酒、久泻、久痢等诱发。临床上发现部分直肠息肉可转变为癌，在我国南方地区，直肠血吸虫病，由于虫卵沉积形成肉芽肿后亦可诱发癌变。直肠癌为腺癌，好发于直肠上段及乙状结肠交界处。肛管癌原发于肛管皮肤，多为鳞状细胞癌。肛门部瘢痕组织、湿疣、痔瘘等病变亦可诱发癌变。

转移途径：

（1）直接蔓延：首先沿黏膜直接向周围及深层蔓延，并沿肠道环状进行，故容易形成肠腔狭窄，直接蔓延的速度较慢，据临床观察，癌肿侵及肠壁1/4环时，约需时

6个月，环绕肠管1周需时18~24个月。后期可穿过肠壁，蔓延至邻近器官。

（2）淋巴转移：向上转移至沿直肠上静脉行走的淋巴结，肛管癌则可转移至腹股沟淋巴结。

（3）血行转移：癌细胞可通过直肠上静脉、肠系膜下静脉、门静脉等转移至肝脏。

## 【辨证】

初期表现为直肠黏膜上或肛门皮肤上有一突起小硬结，无明显症状，病情进一步发展可出现以下病象。

（1）排便习惯改变：为直肠癌常见的早期症状，表现为排便次数增多，便意频数，但无粪便排出；有时为便秘，同时肛门内有不适或下坠感觉。

（2）便血：为直肠癌早期症状。大便带血，血为鲜红或暗红，量不多，常同时伴有黏液，此时常被误认为“痔疮”。病情进一步发展后，大便次数增多，有里急后重，排便不尽感。粪便内有血、脓、黏液，并有特殊的臭味。

（3）大便变形：病程后期因肠腔狭窄，粪便少，大便形状变细，变扁，并出现腹胀、腹痛、肠鸣音亢进等肠梗阻征象。

（4）转移征象：晚期癌肿若转移至肝脏，有肝肿大和黄疸，侵及骶骨神经丛时，在直肠内或骶骨部有剧烈持续性疼痛，并向下腹部、腰部或下肢放射。侵及膀胱尿道时有排尿不畅及疼痛，同时，患者食欲不振，全身衰弱无力，贫血消瘦等恶病质出现。

（5）直肠指检：肛管癌在肛门部可看到突起包块或溃疡，基底不平，质硬。约80%直肠癌位于手指可触及的部位，因此直肠指检，在直肠癌早期诊断上具有极其重要的意义。指检时可触到肠壁上硬结节性肿块或溃疡，肠腔常有狭窄，指套上染有血、脓和黏液。

（6）直肠镜检查：不仅可以看到直肠内病变的范围，而且可以钳取小块组织作病理检查，以鉴别癌肿与炎性肿块；若指检未发现直肠病变，但临床症状明显，则应作乙状结肠镜或钡剂灌肠摄片检查，可见狭窄和钡影残缺，以明确诊断。

## 【鉴别诊断】

早期排便次数增多或便血，应与痢疾、肠炎、内痔出血等鉴别。直肠指检是最简便的鉴别方法。指检触到肿块后，必须与炎性肿块鉴别；肛管癌性溃疡应与肛瘘、湿疣等鉴别。做活体组织病理检查是比较可靠的方法。

【治疗】

1.手术　本病一经诊断，就应早期手术治疗。

2.内治

（1）活血祛瘀、清热解毒、健脾化湿，可酌情选用。

桃仁9g，麻仁12g，乳香3g，没药3g，地榆18g，槐角18g，当归18g，紫花地丁24g，金银花24g，连翘24g，凤尾草12g，紫草15g，水煎服；小金片4片（吞服），每天1剂。

生地9g，熟地9g，黄连3g，黄柏9g，黄芩9g，党参9g，苍术9g，白术9g，地榆9g，乌梅9g，红藤30g，薏苡仁30g，龙葵30g，甘草6g，水煎服，每天1剂。

气虚者可用四君子汤；血虚者可用四物汤；气血两虚者可用十全大补汤。

亦可选用葵树子60g，蜜枣30g，文火久煎，分2次服，每天1剂；或白花蛇舌草、半枝莲各60g，文火煎服，每天1剂。

（2）化疗：应用5-氟尿嘧啶或环磷酰胺。

3.外治

（1）外敷：溃烂者外敷九华膏或黄连膏。

（2）灌肠：败酱草30g，白花蛇舌草30g，水煎80ml，保留灌肠，每天2次，每次40ml。

# 第六章 男科疾病

## 第一节 概　　论

外科男性前阴病，原只限于外生殖器疾病。近代，临床上部分内生殖器及其附属器官疾病，如前列腺肥大引起的“癃闭”，前列腺炎引起的“精浊”、“劳淋”，精囊炎引起的“血精”等，都逐渐转属外科治疗，扩大了外科前阴病的范围。为了对男性前阴病有一个总的概念，兹将前阴与有关脏腑经络的归属，作一简单复习。《灵枢·经脉篇》记有下列经络循前阴，“肝足厥阴之脉……循股阴入毛中，环阴器，抵少腹。”“肾足少阴脉……上股内后廉，贯脊属肾，络膀胱。”“膀胱足太阳脉……挟脊抵腰中，入循膂，络肾，属膀胱。”前阴各部在脏腑上的归属，《外科真诠》是这样划分的：玉茎（阴茎）属肝；马口（尿道）属小肠；阴囊属肝；肾子（睾丸）属肾；子之系（精索）属肝。肾有两窍，一为精窍，一为溺窍，精与溺均出于尿道而泄之于体外。精、溺的产生与排泻与下述脏器有关。精：《素问·上古天真论》说：“肾者主水，受五脏六腑之精而藏之，故五脏盛乃能写。”说明精来源于五脏六腑，而藏之于肾。至于精的排泻，《证治汇补》说：“遗精之主宰在心，精之藏制在肾。”故精的藏、泻，与心、肾有关。溺：《素问·经脉别论》说：“饮入于胃，游溢精气，上输于脾。脾气散精，上归于肺，通调水道，下输膀胱。”《素问·灵兰秘典论》说：“膀胱者，州都之官，津液藏焉，气化则能出矣。”又说“三焦者，决渎之官，水道出焉。”说明溺的产生和排泻与脾、肺、膀胱、三焦等脏腑有关。

**【病因病理】**

这里是总述前阴病的病因病理，下面将有关脏腑在功能失调后所致的病理变化，分述于后。

（1）心：心为君主之官，为君火。脏腑之精悉输于肾，藏于肾。精受扰于火，心火动，肝肾之火亦动，可发生精浊、血精等病。

（2）肝：肝脉络阴器，外阴疾病与肝的关系最密切。其主要病理是肝失于疏泄，引起经络气滞血瘀、湿热下注或湿毒乘机侵袭，可发生子痈、囊痈、脱囊、水疝、癃闭等病。

（3）脾：脾与前阴及精溺无直接关系，但脾的功能失调可间接引起前阴疾病。脾虚水湿下注或津液凝聚为痰，可发生水疝、子痰、阴茎痰核等病。脾虚中气下陷，可使膀胱失约，发生小便淋漓失禁。

（4）肺：肺主气，司呼吸，通调水道，下输膀胱，故肺的功能失调可引起溺病。肺气失宣，水道不利，可发生癃闭；肺气虚弱，水道失制，可发生小便失禁。

（5）肾：肾开窍于二阴，肾藏精，睾丸属肾。因此，阴茎、睾丸、精、溺的病变，都与肾有关。从病理上归纳，不外肾阴虚与肾阳虚两大类。肾阴不足，水液不利；肾阳不足，气不运水，可发生癃、闭及水疝。阴虚火旺，炼津为痰，可发生阴茎痰核及子痰；火扰精室，可发生精浊与血精。

（6）膀胱：膀胱的功能是藏溺，赖肾的气化以排泄，如肾气不足，气不化水，能引起膀胱功能失调。膀胱排溺不利，湿热内生，则发生溺的病变。

（7）三焦：三焦为决渎之官，调节全身之水液，三焦功能障碍，就会发生溺的病变。由于三焦非实质脏器，其调节水液之功能是通过分属上中下三焦的脏器来完成，因此说三焦无独立的病理。

上述各个脏器功能失调所导致的前阴疾病，有时是一个脏器病变，有时是几个脏器同病，临证时要进行具体分析。

## 【辨证论治】

前阴病的种类较多，各个病所表现的证候有异有同，按同病异治，异病同治加以归纳，可以看出外科前阴病在辨证论治上的基本规律。

（1）湿热下注证：包括湿毒侵袭，在前阴病中比较多见，因湿性下趋之故。本证的表现，有阴囊红肿热痛，睾丸肿大疼痛，囊内积水，尿急尿频，尿液黄赤，茎中热痛，白浊等。肝经湿热用龙胆泻肝汤；脾经湿热用草薢分清饮；膀胱湿热用八正散。

（2）气血瘀滞证：常见于病久之后，经脉疏泄失常，气血瘀滞。主要表现为睾丸硬结，少腹或会阴胀痛，排尿困难或闭塞不通。气滞为主者，如橘核丸、枸橘汤。血瘀为主者，处方如代抵挡丸、活血散瘀汤。

（3）浊痰凝结证：主要表现是睾丸上慢性肿块或阴茎上结节。如皮色不变，亦不疼痛，则属阴证，宜温阳化痰散结法，处方如阳和汤。如局部皮肤发红发热、疼痛，或化脓破溃，是浊痰化热，治以清热化痰散结，处方如消核丸。

（4）肾阴不足证：一般症状是腰膝疼痛、头目眩晕、盗汗失眠等。阴虚生内热，故阴虚者常火旺，可出现五心烦热、阳事易兴、精浊、血精、小溲黄热而淋漓不爽等证。方以六味地黄丸、大补阴丸随证加减。

（5）肾阳虚衰证：一般症状是腰膝痛冷、阳痿遗精、小便频数、癃闭、囊内积水等证。阳虚生外寒，表现是尿液清白，肢冷畏寒，阴囊发凉，脉沉迟细弱。用桂附地黄丸、右归丸随证加减。

在男性前阴病中，除上述常见证候外，他如心火妄动可发生精浊、血精，肺气失宣可发生癃闭，中气下陷可发生小便失禁，寒湿凝聚可发生水疝等等，这些个别证候与治疗，就不再详述。

## 第二节　子　痈

睾丸中医称为肾子。子痈是指睾丸及附睾的急性化脓性感染。在早期外科文献中，子痈与囊痈不分，因为子痈严重时阴囊亦会红肿。直到清代《外科全生集》才另立子痈一病，并且做了鉴别。马培之在该书注说："子痈与囊痈有别，子痈则睾丸硬痛；睾丸不肿而囊肿者为囊痈。"

### 【病因病理】

肝脉循会阴、络阴器；睾丸属肾。子痈一病与肝肾有关。其原因有二：一为湿热下注，气血壅滞，经络阻隔而成，如湿热壅结不化，热胜则腐肉为脓，而形成脓肿；二为跌打损伤，睾丸络伤血瘀，如瘀血不能消散吸收，兼感邪毒，亦能化热酿脓。

### 【辨证】

由湿热下注所致者，起病较急，恶寒发热，一侧睾丸肿大疼痛，当炎症波及子系（精索）时，子系亦肿硬疼痛；炎症波及阴囊时，则阴囊皮肤红肿。化脓时皮肤光亮而软。脓液穿破阴囊后，症状即迅速消退，疮口亦逐渐愈合。因外伤引起者，初起肿痛较急，而全身症状不显，感受邪毒后，瘀血化热酿脓时，才出现红肿热痛和全身发热。急性症状消退后，睾丸常留有较硬的肿块，疼痛轻微或不痛。有时可并发水疝。在慢性过程中，可以有不定期的急性发作。

### 【鉴别诊断】

卵子瘟：《疡医大全》说："又有身体发热，耳后忽生痒腮，红肿胀痛。腮肿将退，而睾丸忽胀，一丸极大，一丸极小，似乎偏坠而实非，盖耳旁乃少阳胆经之分，与肝经相为表里，少阳感受风热，而遗发于肝经也。"此病症状与子痈相同，特点是发于痒腮之后，睾丸肿痛，但不会化脓。

【治疗】

1.中医内治法　湿热下注者，宜清热解毒、利湿消肿，用枸橘汤加减，化脓时兼服透脓散。

加减法：全身高热，阴囊亦红肿焮热，加龙胆草、山栀、黄芩；湿重者，阴囊水肿明显，加车前子、木通；睾丸疼痛剧烈者，加橘核、金铃子、延胡索。外伤引起者，加桃仁、赤芍、红花。

慢性过程中宜疏肝散结、活血消肿，用橘核丸加减。加减法：硬结难消，加三棱、莪术、炮山甲、鬼箭羽。阴囊内积水者，加赤苓、泽泻。

2.中医外治法　急性期用玉露膏、金黄膏外敷。阴囊水肿明显者，用50%芒硝溶液湿敷。并宜卧床休息，用布带或阴囊托将阴囊托起。脓肿形成时，穿刺证实后切开引流，按化脓性疾病常规换药。慢性期，用冲和膏外敷，或用葱归溻肿汤坐浴。

## 第三节　子　　痰

本病是生于睾丸部的疮痨性疾病。明、清文献中称为“穿囊漏”，称为子痰。其特点是睾丸部有发展缓慢的肿块，化脓溃后，流出稀薄如痰的脓液；愈合困难。

【病因病理】

因肝肾亏损，络脉空虚，浊痰乘虚下注，结于睾丸而成。浊痰不消，久郁化热，热胜则肉腐为脓；化脓时可出现阴虚内热证候；病久不愈，严重者可出现阴阳两虚的表现。

【辨证】

本病多见于20～35岁的青壮年，起病及经过缓慢。

（1）初起：睾丸肿胀隐痛，阴囊发凉，附睾上有不规则的硬结，子系增粗，上有串珠样的结节，多无全身症状。

（2）成脓：数月或数年后，病变部分坏死化脓，睾丸与阴囊皮肤粘连，颜色暗红，伴有轻微的疼痛。重者全身可有低热、倦怠、盗汗、腰痛、食少、脉象细数等阴虚内热症状。

（3）溃后：脓液穿破阴囊，脓液清稀如痰涎，夹有败絮状物，疮口凹陷，逐渐形成瘘管，不易愈合。此期阴虚内热的全身症状继续存在。病久不愈，兼见肢冷畏寒、面色苍白、腰膝疲软、阴囊寒冷、脉弱无力等阴阳两虚的症状。

【治疗】

本病属于阴证虚证，治疗当以培补为主，化痰软坚为辅，使正气恢复，痰核渐消。

1.中医内治法

（1）初起：睾丸属肾，应以补肾为本；温经通络、化痰散结为标。用阳和汤加橘核、荔枝核，兼服小金片。

（2）成脓：治以滋阴清热，除湿化痰，佐以透脓解毒，用滋阴除湿汤合透脓散加减。

（3）溃后：阴虚者，继服滋阴除湿汤。证见阳虚者，需补肾温阳，常服先天大造丸或右归丸。

2.中医外治法　未化脓者，用冲和膏外敷，或经常用葱归溻肿汤坐浴。脓肿形成不能吸收者，应切开排脓。溃后成漏，参照瘰疬换药。

## 第四节　囊　　痈

囊痈又名肾囊痈，是阴囊部的化脓性疾病。本病以《外科大成》论述最详，不但指出本病的特点是“阴囊红肿热痛也”，并且与疝气、水疝做了详细的鉴别。

【病因病理】

阴囊为足厥阴肝经所络。由湿热下注，经络阻隔，气血瘀滞而成。亦有因久着汗湿衣裤或坐卧湿地，感受外来湿毒而发。

【辨证】

阴囊红肿灼热，甚则肿大如瓢，亮如水晶，坠胀疼痛，股缝有臀核。全身发热，口干饮冷，小便赤热。治疗后热退痛定，肿胀能很快消退。如身热不退、肿痛不减，便欲成脓。

【鉴别诊断】

（1）子痈：主要是睾丸肿痛，如炎症蔓延到阴囊，阴囊亦会红肿。囊痈致阴囊红肿，一般不会波及睾丸。

（2）水疝：阴囊肿大，亮如水晶，但不红不热，除坠胀感外，一般没有疼痛与全身症状。透光试验阳性。

（3）脱囊：病情急而重，阴囊由红肿而迅速紫黑腐烂。甚至睾丸暴露。囊痈皮肤红肿，不会紫黑腐烂。

【治疗】

1. 中医内治法　宜清泄肝经湿热，用泻热汤加减。化脓时兼服透脓散。溃后肝肾阴虚，服滋阴除湿汤。

加减法：阴囊水肿严重者，加车前子、泽泻、木通。

2. 中医外治法　初起用玉露膏、金黄膏外敷。水肿严重者，用50%芒硝溶液湿敷。有脓时切开引流；切开时先将睾丸推开，避免损伤鞘膜及睾丸。溃后先提脓祛腐，后以生肌收口处理。注意卧床休息，并用阴囊托将阴囊托起。

## 第五节　脱　　囊

脱囊又名囊脱，是阴囊部的急性坏死性疾病。特点是阴囊红肿、迅速坏死、睾丸暴露。此病多见于农村，好发于不注意个人卫生的老人。此病在早期外科文献中属于囊痈范畴，至清代《疡科心得集》始有详细记载："又有脱囊，起时寒热交作，囊红睾肿，皮肤湿裂，隔日即黑，间日腐秽，不数日间其囊尽脱。"

【病因病理】

常因个人卫生差，少洗澡或经常坐卧湿地，感受湿毒而生。老年人常因肝肾不足，毒邪最易乘机侵袭。

【辨证】

初起阴囊红肿，2～3天后，阴囊肿胀严重，皮肤裂开、潮湿，迅速紫黑溃烂，渗出有臭味的液体。全身恶寒发热，舌红苔黄，脉象洪数。如治疗及时顺利，全身热退，局部坏死组织与正常组织分界清楚，炎症迅速局限为顺证。如高热不退，腐烂蔓延不止，阴囊皮肤大片坏死，睾丸外露，甚至脱出为逆证，有发生毒邪内陷的可能。

**【治疗】**

此病来势暴急，病情险重，如能及时治疗，一般都能控制其发展及治愈。

1. 中医内治法　治以清肝利湿解毒，内服龙胆泻肝汤，加土茯苓30g。待全身热退，阴囊腐烂停止，再服滋阴除湿汤调理。

2. 中医外治法　红肿期用玉露散、金黄散以水加少量蜂蜜调敷（不宜用凡士林调敷，因油膏能阻止热和水分的蒸发，反而加速组织坏死腐烂）。不死腐烂时，用三黄汤（大黄、黄连、黄柏）或紫苏煎汤清洗及冷敷，后涂5%蟾酥合剂；待坏死组织脱落，再用生肌散或生肌玉红膏收口。如囊皮缺损面积过大，无法遮盖睾丸时，用缝线将残余囊皮加以缝合，以利愈合。

## 第六节　水　　疝

本病是指睾丸鞘膜积液所引起的阴囊肿大。其特点如《外科大成》所说："若水疝，虽肿而光，虽痛有时，不红不热，按之软而即起者为异耳。"本病分先天性与继发性两种，前者多见于婴儿，后者多见于成人。

**【病因病理】**

（1）先天性水疝：《婴童百问》说："又有水疝名偏坠，……小儿生下亦有如此者，不痛不疼，此皆不须攻击，不治而自愈。"指出婴儿水疝来自先天，而且多可自愈；并认为是"水窦不行"所引起。睾丸属肾，肾主水，下通阴。如婴儿先天不足，肾的气化不全，水液易于集注成。

（2）继发性水疝：《儒门亊亲》认为："得于饮水醉酒，使内过劳，汗出而遇风寒湿之气，聚于囊中，故水多，令人为卒疝。"说明后天水疝来于饮食不节，脾胃损伤，正气虚弱，外感风寒湿热之邪，水湿集注囊中而成。

此外尚有睾丸外伤、血瘀络阻、水液不行所致。

**【辨证】**

阴囊肿大，偏坠一侧，触之囊内有光滑而软的肿物；肿胀严重时，阴囊光亮如水晶，坠胀不适。

（1）先天性水疝：阴囊肿大，甚则亮如水晶，不红不热，亦不疼痛，睡卧时逐渐缩小，行立时则逐渐胀大。常见于婴幼儿，有时可自愈。

（2）继发性水疝：湿热下注者，一般发病较快，阴囊潮湿而热，小便短赤，或有睾丸肿痛及全身发热。寒湿凝聚者，发病缓慢，阴囊肿大，久则皮肤顽厚，发凉，坠胀不适，肿胀严重时，阴茎隐缩，影响排尿。

外伤引起者，有明显的外伤史，伴有睾丸肿痛。透光试验是本病简单有效的诊断方法。

**【治疗】**

1. 中医内治法

（1）先天性水疝：宜温肾通阳、化气行水，用济生肾气丸，酌加葫芦巴、鹿角霜、巴戟天等。

（2）继发性水疝：湿热下注证，宜清热利湿，用大分清饮加减。寒湿凝聚证，宜温肾散寒、化气化水，用加味五苓散；病久者，温肾散寒、化瘀行水，用宝鉴当归四逆汤。

外伤引起的，用活血散瘀汤加行水之品。

2. 中医外治法

（1）先天性水疝或继发性水疝湿热证，用五倍子、枯矾各10g，每天1剂，加水300ml，煎0.5小时，待温，将阴囊放入药液内浸泡，亦可用纱布蘸药液湿敷患处。每天2~3次，每次20~30分钟。下次浸泡时需将药液加温。

（2）继发性水疝寒湿证，用小茴香、橘核各100g，研成粗末，炒热，装布袋内热熨，每次20~30分钟，每天2~3次。下次使用时仍需炒热；可连续用3~5天再换药。

（3）鞘膜内积水过多者，用注射器穿刺抽水。《疡科心得集》说："又有一种水疝，……宜用针针之，引去水气则安。内服五苓等利湿之药。"说明抽水是有效的治疗方法。

经上述治疗后无效者，可行睾丸鞘膜翻转术。

## 第七节　阴茎痰核

阴茎痰核是阴茎海绵体发生纤维性硬结。特点是在阴茎背部有条索或斑块状结节。《外科理例》在囊痈的医案中，有"一弱人茎根结核如大豆许，劳则肿痛"的记载，类似本病。

【病因病理】

前阴者，宗筋之所聚，太阴、阳明之所合。脾胃失运，则氾痰内生，下注宗筋，凝结而成。肝肾阴虚火旺者，浊痰易于化热，而见有痰火证候。

【辨证】

（1）浊痰凝结证：痰核生于阴茎背侧，于皮下可触及索条状或斑块样硬结，一个或数个不等。一般不会溃破。平时无明显感觉，阴茎勃起时能引起弯曲、疼痛，严重者可影响性生活。

（2）阴虚痰火证：硬结表面皮肤微红、微痛，或有全身低热、咽干、腰腿疲软无力等。

【治疗】

1. 中医内治法

（1）浊痰凝结证：宜健脾和胃、化痰散结，用化坚二陈汤，兼服小金片。

（2）阴虚痰火证：宜滋阴降火、化痰散结，用六味地黄丸、大补阴丸，兼服消核丸。

2. 中医外治法　用玉枢丹或二白散加酸醋调敷。

## 第八节　前 列 腺 炎

急性前列腺炎的主要表现，是尿急、尿频、尿痛、会阴部痛，重者可有恶寒发热，属于热淋范围，临床少见。慢性前列腺炎的主要表现是少腹、会阴、睾丸部有不适感，尿道中常有白色分泌物溢出，属于“精浊”、“劳淋”范围，是男性中壮年常见的生殖系疾病。

【病因病理】

《类证治裁》淋浊篇说：“浊在精者，相火妄动或逆精使然，至精溺并出。”相火妄动的主要成因，是房劳过度或欲念不遂，精室不能闭藏，精离其位，与尿并出所致。

如体素肾阴不足者，相火易炽；肾阳不足者，肾气易伤。如饮食不节、劳累过度、房室不洁，则湿热易于乘虚侵袭精室，以致精室不能闭藏，排尿时有浊液滴出。

病久相火久遏不泄，湿热长期不清，则精道气血瘀滞，症以会阴、少腹、睾丸胀痛不适为主。

【辨证】

主要表现为排尿不适或有灼热感，排尿终末或大便时尿道常有白色分泌物滴出；有时可发生尿急、尿频、尿痛等症状。在腰骶、会阴及直肠等处坠胀隐痛，有时牵及耻骨上、阴茎、睾丸。

直肠检查，急性者，前列腺肿胀、饱满，并有明显压痛。慢性者，前列腺为正常大小，也可稍大或稍小，其硬度增加或有结节，并可有压痛。

（1）湿热壅阻证：小溲频急，茎中热痛、刺痒不适，尿色黄浊，尿末或大便时有白浊滴出。会阴、腰骶、睾丸有明显的胀痛不适。此证主要见于急性前列腺炎，慢性前列腺炎亦常见有湿热证候，但症状轻微。

（2）阴虚火动证：腰膝疲软，头晕眼花，失眠多梦，遗精，阳事易兴，不仅小便、大便时有浊滴出，欲念萌动时亦常自行溢出。

（3）肾阳不足证：头晕，精神不振，腰疫膝冷，阳痿，早泄，甚至稍劳后即有白浊溢出。

（4）气血瘀滞证：小腹、会阴、睾丸坠胀隐痛不适，或有血尿、血精。舌质可有紫点或瘀斑，脉多沉涩，多见于久病患者。

【治疗】

1.中医内治法　虚证，以补益为主；实证，以疏导为主。

（1）湿热壅阻证：宜清利湿热，用八正散或龙胆泻肝汤，或用大分清饮。

（2）阴虚火动证：宜以补肾滋阴，清泄相火，用知柏地黄汤合草薢分清饮。

（3）肾阳不足证：宜以温肾固精，用金锁固精丸合右归丸加减。

（4）气血瘀滞证：宜活血散瘀，用前列腺汤加减。

以上四种证候，往往不是典型的单一出现，因此需要灵活的辨证论治。

2.中医外治法　对湿热下注或气血瘀滞证，可用下列方法。

（1）金黄散15～30g，山芋粉或藕粉适量，水200ml，调煮成薄糊状，微冷后（43℃）作保留灌肠，每天1次。

（2）葱归漏肿汤坐浴，每次20分钟，每天2～3次。

# 第九节　前列腺增生症

此症又称前列腺良性肥大，是老年男性的一种常见病，发病率随年龄增长而逐渐增加。有症状的前列腺肥大，主要是尿频、排尿困难、急性尿闭或尿失禁；早期往往仅为夜尿次数增多。《医学纲目》说："癃闭合而言之一病也，分而言之，有暴久之殊。盖闭者暴病，为溺闭，点滴不出，俗名小便不通是也。癃者久病为溺癃，淋漓点滴而出，一日数十次或百次。"显然本病属于癃闭范畴。

## 【病因病理】

《素问·灵兰秘典论》说："三焦者，决渎之官，水道出焉。"因此本病之癃闭在病因病理上也不出三焦的范围。

（1）上焦：肺主治节，为水之上源，通调水道，下输膀胱。肺病则肺气不能输布，影响水道通调，以尿闭或尿不能畅出为主。

（2）中焦：脾胃功能紊乱，湿热下注膀胱，而气化失常，尿不能正常渗泄，以尿闭及滞涩为主。脾气虚弱，不能收摄，膀胱失于约束，水不能蓄，以遗尿失禁为主。

（3）下焦：老年肾气渐衰，阴阳容易失调。如相火偏亢，真阴不足，膀胱水液不利，以小便频数、滞涩不爽为主。如肾阳虚衰、下元虚寒、气化不足，以小便频数、淋漓不尽为主。

如因用力负重、房劳竭力、过食辛辣、血瘀膀胱、水液排泻受阻，以尿闭或点滴不爽为主。

## 【辨证】

前列腺肥大，轻者并不引起尿路梗阻而发生小便障碍；重者，开始小便次数增多，以夜间为明显，随着小便排出困难，有尿意不尽之感，严重时要用力努挣才能排出。由于尿液长期不能排尽，而发生慢性尿潴留，以致尿液自行溢出或夜间遗尿。在病变过程中，常因受寒、劳累、房事过度、过食辛辣刺激等，引起湿热壅滞或瘀阻膀胱，而突然发生排尿困难，甚至尿闭，膀胱胀痛，使患者辗转不安。直肠指检，肥大的前列腺常有不同程度的胀大，表面光滑而无结节，边缘清楚，中等硬度而富有弹性，中央沟变浅或消失。其大小常用以下符号表示。正常前列腺的大小如栗子。若大如鸽蛋则作+；大如鸡蛋则作++；大如鸭蛋则作+++；更大者则用++++表示。

（1）肺失治节、水道不利证；临床以肺经燥热为多见，除小便不畅，甚至点滴不通外，兼见咽干、口燥、呼吸不利、咳嗽痰喘等证。

（2）湿热下注、膀胱滞涩证：小便频数不爽，尿黄而热，茎中痒痛，甚则尿闭不通，小腹急胀，舌红苔腻或黄腻，脉数。

（3）中气下陷、膀胱失约证：小便不能控制，失禁或夜间遗尿。精神倦怠，少气懒言，面色少华，舌淡苔白，脉弱无力。

（4）肾阴不足、水液不利证：小便频数不爽，淋漓不尽。伴有头晕目眩、腰疲膝软、失眠多梦。阴虚有热者，舌红咽干、尿黄而热、脉象细数。

（5）肾阳不足、气化无权证：传摄无力，小便自溢而失禁或尿闭不出。精神萎靡，腰疫膝冷，面色苍白，畏寒喜暖，舌淡苔白，脉沉细或迟弱。

（6）下焦蓄血、瘀阻膀胱证：小便努责方出或点滴全无。会阴、小腹胀痛，偶有血尿或血精，舌质正常或呈紫色及瘀斑，脉沉弦或细涩。

**【治疗】**

本病以溺闭不通、淋漓不爽、用力努则为实证。小便不能控制、失禁或遗尿为虚证。暴闭多实，久癃为虚。实证以通利为主，虚证以补益为宜。

1.中医内治法

（1）肺气失宣、水道不利证：宜开泄肺气、清热利水，用黄芩清肺饮加杏仁、桔梗、桑皮之类。

（2）湿热下注、膀胱滞涩证：宜清热化湿、通利膀胱，用八正散加减。

（3）中气下陷、膀胱失约证：宜补中益气、制约膀胱，用补中益气汤或补元煎。

（4）肾阴不足、水液不利证：宜滋肾养阴、清利膀胱，用知柏地黄汤加味。

（5）肾阳不足、气化无权证：尿闭者，宜补肾温阳、化气行水，用济生肾气丸加减。失禁或遗尿，用螵蛸丸。

（6）下焦蓄血、瘀阻膀胱证：宜活血散瘀、通利膀胱，用代抵挡丸加扁蓄、瞿麦。

2.中医外治法　主要用于小便不通者。

（1）食盐500g，炒热，布包，热熨小腹部，冷后炒热再熨。

（2）皂角粉少许，吹鼻取嚏。

（3）导尿：在无菌操作下，放入导尿管引流尿液。如尿潴留时间较长，膀胱极度膨胀的患者，应分次导尿；一般可先放出500ml，其余部分可在几小时内放出。

3.针刺　在急性尿闭时，针中极、归来、三阴交、膀胱俞等穴；灸气海、关元、水道等穴。

# 第十节　血　　精

血精是男性性交时射出含有带血的精液。《诸病源候论》中早有记载："此劳伤肾气故也。肾藏精，精者，血之所成也。虚劳则生七伤六极，气血俱损，肾家偏虚，不能藏精，故精血俱出也。"此病只在精中有血液为肉眼所见时才被发现。

## 【病因病理】

《医宗必读·赤白浊》对此病论述较详："浊病即精病，非溺病也。精者血之所化，浊去太多，精化不及，赤末变白，故成赤浊，此虚之盛也。所以少年天癸未至，强力行房，所泄半精半血；少年施泄无度，亦多精血杂出。"说明房事过度是血精主要原因。其发病或因先天不足，体虚阴亏，虚火上炎，精室被扰，迫血妄行，血从内溢；或青壮之年，相火妄盛，手淫或强力入房，逼令精出，精室血络受损，血随精流；或因性交不洁，湿热之毒乘机侵袭，循经上炎，血热妄行所致。

## 【辨证】

本病主要症状是性交或遗精时射出含有血液的精液。

（1）阴虚火旺证：腰膝痠软，头晕眼花，夜间盗汗，心烦口干，苔薄黄舌质红，脉来细数。

（2）相火炽盛证：小溲黄热，茎中刺痛，尿频尿急，或有少腹、会阴、睾丸不适。

## 【治疗】

本病以肾阴不足为本；火扰精室为标。治以滋肾养阴、清火凉血为大法，以六味地黄丸合二至丸为基本方，再辨证用药。

（1）阴虚火旺证：加服大补阴丸，以加强滋阴降火的作用。

（2）相火炽盛证：兼服龙胆泻肝丸，重清肝经之火。

（3）湿热侵袭证：兼服八正散。湿热清利后，再用基本方巩固。本病除药物治疗外，并应节制房事，才能收效。

# 第七章　外科其他疾病

## 第一节　烧　　伤

因热力（火焰，灼热的气体、液体或固体）作用于人体而引起的损伤，称为烧伤。见于《千金翼方》。又称汤火伤、汤泼火伤、汤火疮、水火烫伤等。由于近代科学技术的发展，出现了化学烧伤、放射性烧伤、电击伤，然在平时和战时仍以火焰烧伤和烫伤为多见。早在《肘后方》中就有“烫火灼伤用年久石灰敷之，或加油调”和“猪脂煎柳白皮成膏”外敷的记载。南齐·《刘涓子鬼遗方》中亦有相类似的内容，如“火烧人肉坏死，宜用麻子膏外敷”。由此可见，古代对烧伤已经相当重视，而且初步积累了一些治疗经验。至唐代则叙述更为详细，如《千金方》说：“凡火烧损，慎勿以冷水洗之。”否则“火疮得冷，热气更深转入骨，坏人筋骨难瘥”。又说：“治火烧闷绝，不认人……以冷水和蜜饮之。”“火疮用栀子、黄芩、白蔹煎汤以淋疮，会溜去火热毒。”至清代更进一步阐明了烧伤的辨证与预后，如《外科秘录》说：“汤烫疮……轻则害在皮肤，重则害在肌肉，尤甚者害在脏腑。”“火烧疮遍身烧如黑色者难救，或烧轻而不致身黑者犹可疗也，然而皮焦肉卷，疼痛难熬，有百计千方用之不验者，以火毒内攻，而治之不得法也，故治火烧之症，必须内外同治，则火毒易解也。”以上记载，有些至今尚在临床中应用。

**【病因病理】**

由于强热的作用，侵害人体，以致皮肉腐烂而成。主要有沸水（油）、火焰、电、放射线或化学物质等。轻者，仅使皮肉损伤，不影响内脏；严重者，则不仅皮肉损伤，而且火毒炽盛，伤及体内阴液，或热毒内攻脏腑，以致脏腑不和，阴阳平衡失调，变证甚多。

**【辨证】**

首先要估计烧伤面积和深度，烧伤面积愈大，深度愈深，则其病愈重。因此，正确估计烧伤面积和深度，对患者的处理和预后有重大的意义。

1.烧伤面积的计算

（1）手掌法：伤员五指并拢时手掌的面积，占其全身体表面积的1%。此法计算简便，常用于小面积或散在的烧伤计算。

（2）中国九分法：将全身体表面积分为11个9等分，如头、面、颈部为9%，双上肢为2×9%=18%，躯干前后包括外阴为3×9%=27%，双下肢包括臀部为5×9%+1%=46%。

（3）儿童烧伤计算法：在各个不同年龄期的婴儿和儿童，身体各部体表百分比亦不同，年龄越小，头部相对体表面积越大，而下肢体表面积越少。其他部位相比，体表面积与成人大致相同。计算公式如下。

头颈面部：9+（12−年龄）=？%

双下肢：41−（12−年龄）=？%

2.烧伤深度计算法　烧伤深度一般采用三度四分法，即Ⅰ度、Ⅱ度（又分浅Ⅱ度、深）

3.烧伤伤情判断　凡人体遭受沸水、烈火等损伤，除局部发生病理改变外，甚则热毒内攻，出现严重的全身症状，故必须综合局部和全身情况进行伤情判断，可分为轻证与重证。

轻证：总面积在10%（儿童5%）以下的Ⅱ度烧伤。局部皮肤潮红疼痛，或有水疱，若表皮脱落，则露出鲜红创面，可以渐干而愈。一般无全身症状。

重证：总面积在10%～30%（儿童6%~15%）的Ⅱ度烧伤，或Ⅲ度烧伤在10%以上，或头面、颈、手、会阴烧伤，或电灼伤、化学烧伤等。局部红肿热痛，甚则肉色灰白，或皮焦肉卷，易于感染，流水溢脓，臭腐难脱，疼痛剧烈，难以安睡，且愈后每致形成瘢痕。由于热毒炽盛，邪毒扩入营血，甚至内攻脏腑而出现严重的全身症状。

（1）火热伤津证：热为阳邪，必耗伤阴津，证见发热、口干引饮、便秘、尿短而赤、唇红而干，舌苔黄或黄糙，或舌光无苔、舌质红而干，脉洪数或弦细而数。

（2）阴伤阳脱证：在火盛伤津的发展过程中，亦可出现热深厥深、阴液涸竭、阳无所附、阴阳离决的危重证候。证见体温不升、呼吸气微、表情淡漠、神志恍惚、嗜睡、言语含糊不清、四肢厥冷、汗出淋漓，舌面光剥无苔或舌苔灰黑，舌质红绛或紫黯，脉微欲绝，或脉伏不起。

（3）火毒内陷证：火热蕴毒、溃蚀肌肤，致毒热炽盛、内侵脏腑，产生变证。证见壮热烦渴、躁动不安、口干唇焦、大便秘结、小便短赤，舌苔黄或黄糙，或焦干起刺，舌质红或红绛而干，脉弦数等。若热毒传心，可见烦躁不宁、神昏谵语；若热毒传肺，可见呼吸气粗、鼻翼翕动、咳嗽痰鸣、痰中带血；若热毒传肾，可见尿闭浮肿或血尿；若热毒传肝，可见痉挛抽搐、头摇目窜；若热毒传脾，可见腹胀便秘，或有便溏黏臭而频，或有呕血便血。

（4）气血两伤证：邪热渐退，气阴未复，证见低热或不发热，形体消瘦、面色无华、神疲乏力、食欲不振、夜卧不宁、自汗、盗汗、创面皮肉难生，苔薄白或薄黄，舌淡红或胖嫩，舌边齿印，脉细数或濡缓等。

（5）脾胃虚弱证：邪热已退，脾胃损伤，证见口舌生糜、口干津少、嗳气呃逆、纳呆食少、腹胀便溏，光剥无苔，或舌质淡胖、苔白、舌质暗红，脉细数或细弱等。

以上是烧伤辨证的一般规律，但烧伤病证多来势迅猛，复杂多变，如内陷脏腑的见证，往往几个脏腑同时受损，因此在立法处方上，必须灵活辨证。

此外，对重症伤员，辨舌苔与脉象，有一定的重要性。

辨舌苔：初期舌质多淡红，或有浮浊苔；火毒内攻则舌红苔黄而干；阴津损耗则舌多光绛，甚而起芒刺。病情好转则舌苔渐生，舌红转淡；体力渐复时，正常舌苔也渐出现。故舌苔变化，对观察病情转变和判断预后有很大的帮助。

辨脉象：烧伤的脉象，一般是洪大弦数，尤以数脉居多，即使在治愈后往往还可持续一个较长时间，随着气阴恢复后才逐渐缓和。如合并全身化脓性感染时，脉数更甚，如由数疾之脉转沉迟时，这是脉症不符，为病情趋向恶化。

**【治疗】**

1. 中医内治法　烧伤轻证，一般不须内治；对于重证，必须内外治并重，治疗原则以清热解毒、益气养阴为主。

（1）火热伤津证：宜养阴清热为主，用黄连解毒汤、银花甘草汤、清营汤、犀角地黄汤加减。

（2）阴伤阳脱证：宜扶阳救逆、固护阴液，用参附汤合生脉散、四逆汤；若冷汗淋漓者，加煅龙骨、煅牡蛎。

（3）火毒内陷证：宜清营凉血解毒为主，用清营汤、黄连解毒汤合犀角地黄汤、清瘟败毒饮加减；若热毒传心者，加清心开窍之品，用安宫牛黄丸或紫雪丹；若热毒传肺者，加清肺化痰之品，如生石膏、知母、贝母、桔梗、鱼腥草、桑白皮、海浮石等；若热毒传肾者，尿少或尿闭，加车前子、淡竹叶、白茅根、猪苓、泽泻；血尿，加大小蓟、白茅根、琥珀、干地黄等；若热毒传肝者，加平肝熄风之品，如羚羊角、钩藤、龙齿、石决明等；若热毒传脾而腹胀便秘者，加大黄、玄明粉、枳实、厚朴、莱菔子、大腹皮等；便溏粘臭而频者，加葛根、白头翁、神曲、广木香等；呕血便血者，加三七、白及、侧柏炭、槐花炭、地榆炭等。

（4）气血两虚证：宜调补气血为主，用八珍汤加黄芪，托里消毒散加减。

（5）脾胃虚弱证：宜调理脾胃为主，用益胃汤、参苓白术散，加西洋参、石斛、淮山药、扁豆、野蔷薇；呃逆嗳气者，加淡竹茹、制半夏、柿蒂。

2. 中医外治法　烧伤创面是烧伤后一系列严重变化的根源，故创面的正确处理是很重要的，必须保持创面清洁，预防和控制感染。不同的创面，不同的阶段，选用不同的方法。现就小面积的烧伤创面处理介绍如下：

（1）初期：创面清洁后，用清凉膏、万花油外搽，或地榆、大黄粉各等分，研末，麻油调敷，也可用虎地酊（虎杖、地榆、70%酒精）喷洒创面，每2~4小时1次，12~24小时结痂，以后每天3~4次。

（2）中期：创面有感染者，用黄连膏、红油膏、生肌玉红膏外敷；渗液多时，用2%黄连液、2%黄柏液或银花甘草液湿敷。

（3）后期：腐脱生新时，用生肌白玉膏掺生肌散外敷；瘢痕疙瘩形成者，用黑布膏药外敷。

【预防】

（1）加强劳动保护和防火灭火设备，开展防火宣传教育，注意安全操作及积极做好烧伤的预防工作。

（2）在家庭、幼儿园，开水、热粥、热汤要放好，以免烫伤小孩；注意不让小孩玩火。

## 第二节　冻　　疮

凡人体受寒冷侵袭，引起局部血脉凝滞，皮肤肌肉损伤的疾患，称为冻疮。见于《诸病源候论·冻烂肿疮候》，如说："严冬之月，触冒风雪寒毒之气，伤于肌肤，气血壅涩，因即瘃冻，焮赤疼肿，便成冻疮，乃至皮肉烂溃，重者支节堕落。"本病多发于手足耳鼻及面部等暴露部位，以严寒冬季在户外工作者多见。

【病因病理】

主要致病因素有两个方面：一为寒冷外袭，尤其在潮湿刮风的情况下更易发生；二为元气虚弱，不耐其寒。《外科启玄》说："冻疮多……受其寒冷，致令面、耳、手足初痛次肿，……亦有元气弱之人，不耐其冷者有之。"故凡素体虚弱，外受寒邪，则经络阻塞，气血凝滞而成。轻者其伤浅，仅皮肤络脉气血凝滞，患部失去温煦濡养而受损；重者其伤深，肌肉脉络气血凝涩不通，患处不得温养，或暴冻着热，以致肌肤坏死、发生溃烂，甚至可损及筋骨。

**【辨证】**

轻者，初起在受冻部位皮肤先为苍白，继则红肿，自觉灼痛或瘙痒，或有麻木之感，一般10天左右可自行消散而愈。

重者，受冻部位皮肤呈灰白或暗红或紫色，并有大小不等的水疱或肿块，疼痛剧烈，或局部感觉消失，如果出现紫血疱，势将腐烂。一般收口较慢，往往需经1～2个月，或气温转暖时方能痊愈。若溃烂范围较大，合并感染者，常伴有寒战、高热等全身症状，甚至发生邪毒内陷的重证。

**【治疗】**

1. 中医内治法　一般不需服药。

若气血衰弱者，宜调补气血，温通血脉，用人参养荣汤加醇酒服之。若严重冻疮，气血未虚，宜和营祛寒、温经通络，用桂枝加当归汤。若溃烂染毒，邪毒炽盛或邪毒内陷重证者，宜凉血、清热解毒为主，用黄连解毒汤、犀角地黄汤加减。

2. 中医外治法

（1）初起轻者，用软布垫在伤处，时常揉搓，使气血流通；或用温水，或用文旦皮适量，水煎待温，频洗，使受冻处觉热或僵木消失则已。如日久冻僵疙瘩不散，用红灵酒，或姜汁、辣椒频擦，使气血畅通。

（2）若已溃烂，用马勃膏、生肌玉红膏外敷。或按一般溃疡处理。

**【预防】**

（1）普及预防冻伤知识，改善必要的防寒设备。

（2）增强体质，加强耐寒锻炼；寒冷作业时勤活动。

（3）对手、耳、鼻等暴露部分予以保护。鞋袜不要过紧，并注意保持干燥，潮湿后及时更换。衣着应温暖，而且松紧适宜。

（4）受冻后，不宜立即烤火。如发现已有冻伤，应及早治疗。

# 第三节　毒 蛇 咬 伤

我国的蛇类有160余种，其中毒蛇约占1/3，华南地区较多，主要出没于山林、田野、海边等处。毒蛇咬伤在我国南方地区比较常见，是一种对劳动人民危害较大的外伤病。我国劳动人民用中草药防治毒蛇咬伤有丰富的经验。

## 【常见毒蛇生态简介】

我国毒蛇中，危害较大且能致人死亡的有10种，具有神经毒者有银环蛇、金环蛇、海蛇；血循毒者有蜂蛇、尖吻蝮蛇、竹叶青蛇和烙铁头蛇；混合毒者有眼镜蛇、眼镜王蛇和蝮蛇。一般来说，毒蛇的体表特征为头呈三角形，尾短而钝，身体斑纹色彩鲜明。毒蛇的唇腭上有一对毒腺和毒牙，毒蛇咬伤时，毒液从腺体排出，沿毒牙的小管或沟进入伤口，引起中毒。

（1）银环蛇：别名过基峡，头比颈大，呈椭圆形，蛇体有黑白相间的横纹带，腹侧中断。属前沟牙毒蛇，栖于平原及山脚多水之处，常在晚上活动。

（2）金环蛇：头比颈大，稍呈黑色椭圆形，蛇体有黄黑相间的横纹带，属前沟牙毒蛇，栖于山地或水边，多在晚上活动。

（3）海蛇：种类很多，形态斑纹各有不同，但都具有侧扁尾巴，以便于水中活动，属前沟牙毒蛇，栖居于浅海中。

（4）蛙蛇：别名百步金钱，蛇背有浓褐色链状椭圆形斑三列，各椭圆形斑的边缘为黑色，最外缘为白色，属管牙毒蛇，多栖于山地。

（5）竹叶青蛇：别名青竹蛇，头呈三角形，瞳孔垂直红色，颈细，全身鲜绿色，尾端焦红色，属管牙毒蛇，多栖于山林、菜地中，常在早晨和晚间活动。

（6）尖吻蝮蛇：别名五步蛇，头大呈三角形，颈细，吻端有一翘起的吻突，头背棕黑，头侧土黄色，正背有20个左右规则的大方斑，方斑由左右两侧大三角斑在脊中线合拢形成，属管牙毒蛇，多栖于山地森林、溪涧、沟边的岩石下或杂草中，阴雨天、早晨及傍晚时活动。

（7）烙铁头蛇：别名龟壳花蛇，头呈三角形，头长为宽的1.5倍，颈细，背面呈棕褐色，杂有灰褐色小点，中央有两行暗褐色斑纹，边缘黑色，中间较淡，左右斑纹交错相连，形成链状或波浪状，尾有缠绕性，是管牙毒蛇，栖于山区森林、溪边、住宅附近，多于夜晚活动。

（8）眼镜蛇：别名饭铲头，头部椭圆形如匙状，颈部有眼镜状的白缘斑纹，属前沟牙毒蛇，栖于山林、平原、水边、墙基和洞穴，多在日间活动，常主动咬人。

（9）眼镜王蛇：又名大眼镜蛇，颈部扁而宽，颈、腹黄色，背呈灰褐色，有

“A”形横纹，顶鳞后面有一对大枕鳞，属前沟牙毒蛇，常在山溪旁出现，亦能爬树，多在白天活动。

（10）蝮蛇：头呈三角形，吻端圆，背鳞起棱，背面为灰褐色，腹面灰白色，头背有一深色的“A”形斑，颞部有一镶黑的细白眉纹，尾短，有的焦黄色，生活于平原、丘陵和山区，多在夜间活动。

## 【病因病理】

蛇毒是一种复杂的蛋白质混合物，含有多种毒蛋白，新鲜毒液黏稠，透明或淡黄色，含水65%，比重为1.030～1.080，加热65℃以上容易破坏，新鲜蛇毒呈弱酸性，腥苦味，与空气接触易生泡沫，在常温下24小时变性，冰箱内保存15～30天毒性不变，干燥蛇毒保持原毒力25年以上。而眼镜蛇毒虽经100℃加热15分钟，仍能保持部分毒力，非经久煮，不能破坏。凡能使蛋白质沉淀、变性的强酸、强碱、氧化剂、还原剂、消化酶及重金属盐类，均能破坏蛇毒。多数学者认为，人和动物消化道腺体分泌物能破坏蛇毒，人体肝脏有解毒作用，而且可以从小便排出约70%。蛇毒的成分是神经毒、血循毒和酶，各种成分的多少或有无，随着蛇种而异。

（1）神经毒（风毒）。主要是阻断神经肌肉的接头引起弛缓型麻痹，终致周围性呼吸衰竭，引起缺氧性脑病、肺部感染及循环衰竭，若抢救不及时则可导致死亡。神经毒作用有两种表现，一种作用于运动神经末梢的突触前及突触后部位，主要抑制运动终板上的乙酰胆碱受体，使肌体内的神经递质——乙酰胆碱不能发挥其原有的去极化作用，从而导致横纹肌松弛。故在临床上银环蛇咬伤的危重型患者，其所致呼吸麻痹恢复较慢。眼镜蛇毒是另一种作用，对乙酰胆碱受体的功能无影响，但有抑制运动神经末梢释放递质的作用，这种呼吸麻痹患者，用新斯的明有一定的疗效。

（2）血循毒（火毒）。对心血管和血液系统产生多方面的毒性作用，分述如下：

心脏毒：毒性极强，可损害心肌细胞结构及功能。高浓度的心脏毒能引起离体的蛙心收缩期停跳，低浓度的反能兴奋，此毒素对哺乳动物心脏有极强的毒害作用，发生短暂兴奋后转入抑制，心搏动障碍，心室纤颤，心肌坏死，最后死于心力衰竭。

出血毒素：是一种血管毒，作用于细胞的黏合物质，使其通透性增加，而形态仍然完整，没有损害细胞作用，如尖吻蝮蛇、蛙蛇等含有出血毒素，可以引起广泛性血液外渗，导致显著的全身出血，甚至肺、心、肾、肝、脑实质出血而致死亡。

溶血毒素：有直接和间接溶血因子。间接溶血因子为磷脂酶A，把卵磷脂水解分出脂肪酸而成溶血卵磷脂。直接溶血因子在眼镜蛇、蜂蛇的蛇毒中，能直接溶解红细胞。直接与间接溶血因子有协同作用，近年来研究证明直接溶血因子与心脏毒素是同一物质。

（3）酶。蛇毒含有丰富的酶，现将与毒性关系较大的介绍如下。

蛋白质水解酶：多种蛇毒都有水解蛋白质作用，随蛇种而异。由于溶解肌肉组织和损害血管壁，引起蛇伤局部肌肉坏死，出血，水肿，甚至深部组织溃烂。

磷脂酶A：其毒作用是间接溶血作用，它使卵磷脂转变为溶血卵磷脂而致溶血，使毛细血管通透性增加而引起出血。释放组胺、5-羟色胺、肾上腺素、缓动素等，间接干扰心血管系统功能，对于神经系统功能也受影响。

透明质酸酶：可以破坏结缔组织的完整性，促使蛇毒从咬伤局部向其周围迅速扩散、吸收。

三磷酸腺苷酶：可以破坏三磷酸腺苷而减少体内能量供给，影响体内神经递质、蛋白质的合成，导致各系统的生理功能障碍。

## 【辨证】

（1）局部症状：被毒蛇咬伤后，患部一般都有较粗大而深的毒牙痕，而无毒蛇咬伤的牙痕则小而排列整齐。患部如被污染或经处理，则牙痕常难辨认。神经毒的毒蛇咬伤后，局部不红不肿，无渗液，微痛，甚至麻木，常易被忽视而不及时处理，所导致的淋巴结肿大和触痛。血循毒的毒蛇咬伤后，伤口剧痛、肿胀、起水疱，所属淋巴管、淋巴结发炎，有的伤口形成坏死溃疡。混合毒的毒蛇咬伤后，即感疼痛，逐渐加重，有麻木感，伤口周围皮肤迅速红肿，可扩展到整个肢体，常有水疱；严重者，伤口迅速变黑坏死，形成溃疡，所导致的淋巴结肿大和触痛。

（2）全身症状：神经毒的毒蛇咬伤后主要表现为神经系统受损害，多在咬伤后1～6h出现症状。轻者有头晕、出汗、胸闷、四肢无力；严重者出现瞳孔散大、视力模糊、语言不清、流涎、牙关紧闭、吞咽困难、昏迷、呼吸减弱或停止、脉象迟弱或不整、血压下降，最后呼吸麻痹而死亡。血循毒的毒蛇咬伤后主要表现为血液系统受损害，有寒战发热、全身肌肉疼痛、皮下或内脏出血（尿血、血红蛋白尿、便血、衄血和吐血），继而可出现贫血、黄疸等；严重者可出现休克、循环衰竭。混合毒的毒蛇咬伤后主要表现神经和血循环系统的损害，有头晕头痛、寒战发热、四肢无力、恶心呕吐、全身肌肉疼痛、瞳孔缩小、肝大、黄疸、脉迟或数；严重者可出现心功能衰竭、呼吸停止。被毒蛇咬伤后，若中毒较轻，处理及时，身体抵抗力较强，则可于短期内康复。

## 【治疗】

（1）急救。毒蛇咬伤后，蛇毒在人体内可迅速播散，短期内可危及生命，必须及时采取各种有效措施进行抢救。

缚扎：目的在于阻止蛇毒的吸收和扩散，早期使用才有效。咬伤后应及时就地取材，于伤口的近心端缚扎，以阻止静脉血回流而不妨碍动脉血流为原则。如伤在手指可缚扎指根部，伤在手掌可缚扎肘关节下部；伤在足或小腿可缚扎于膝关节上或下部，并将患肢下垂，不宜奔跑，以免加速血流和蛇毒吸收。缚扎时间可持续8～10小时，但应每隔15～30分钟稍放松1次，每次1～2分钟，一般在伤口排毒或服药后1～3h可解除缚扎。咬伤已超过12h，则不宜缚扎。

排毒。①扩创法：常规消毒后，沿牙痕作纵行切口1.5cm，深达皮下（图9-6），或作“+”字形切口，如有毒牙遗留应取出，并用手由近心端向远心端伤口的周围挤压，使毒血排出，同时以1∶5000高锰酸钾溶液反复多次冲洗，使蛇毒在伤口破坏，减少播散，减轻中毒。必须注意，凡尖吻蝮蛇、蛙蛇、蝮蛇咬伤后，若伤口流血不止，且有全身出血现象，则不应扩创，以免发生出血性休克。②吮吸法：用口吮、拔火罐或抽吸器等方法，将伤口毒血吸出，然后可加用扩创法。如吮吸者的口腔黏膜破损或有炎症者，不宜做吮吸法，以免引起中毒。③烧灼法：用火柴头5～7个放在伤口上点燃烧灼1～2次，以破坏蛇毒，这是一种简便而有效的野外急救方法。④针刺法：出现肿胀时，可于手指蹼间（八邪穴）或足蹼间（八风穴），皮肤消毒后用三棱针或粗针头，与皮肤平行刺入约1cm，迅速拔出后将患肢下垂，并由近端向远端挤压以排出毒液。但被蛙蛇、尖吻蝮蛇咬伤时应慎用，以防止出血不止。

解毒：可选用食醋100～200ml，一次服；白菊花25g，金银花25g，甘草10g，水煎服；水辣蓼100g或乌柏叶蕊50g，捣汁冲水服。

（2）早期综合治疗措施。尽快破坏存留在伤口的蛇毒，已入血流的蛇毒促其排泄，并增强肾上腺皮质功能，是早期治疗毒蛇咬伤的关键。通过临床实践初步摸索一些有效方法，介绍如下：

胰蛋白酶注射法：胰蛋白酶能直接破坏蛇毒，经动物实验和临床应用，证明对多种毒蛇咬伤有效。其方法是：胰蛋白酶2000U加0.5%普鲁卡因溶液5～20ml，在牙痕中心及周围注射达肌肉层或结扎上端进行套式封闭；根据病情，12～24h后重复注射。个别患者如发生荨麻疹过敏反应，可用异丙嗪25mg肌内注射。

利尿排毒：呋塞米20～40mg，肌内注射；或20%甘露醇250～300ml，静脉滴注。促使血内蛇毒加速排泄，缓解中毒症状。

氢化可的松应用：可以补充肾上腺皮质功能的耗竭，并可减轻蛇毒中毒的症状，有利于病情缓解和恢复。用量大小视病情轻重，一般每天1～2次，每次用400mg加入10%葡萄糖溶液500ml，静脉滴注。

使用有效蛇药：可选用本地区有效蛇药。

（3）辨证施治。对毒蛇咬伤的治疗，根据不同类型毒蛇咬伤后出现不同症状，进行辨证立法，处方用药。凡风毒（神经毒）者，宜活血祛风为主；火毒（血循毒）者，宜清热解毒、凉血止血为主；风火毒（混合毒）者，则活血祛风、清热解毒和凉血止血合用。活血祛风用川芎、当归、红花、白芷、细辛、吴茱萸、威灵仙、桂枝、七星剑、九层塔、两面针、寮刁竹等；清热解毒、凉血止血用黄连、黄芩、金银花、大黄、穿心莲、田基黄、半边莲、白花蛇舌草，一枝黄花、半枝莲、鬼针草、干地黄、牡丹皮、白茅根、仙鹤草等；风火毒者宜在上述两类药物中选用下列方药：①七叶一枝花15g，两面针根15g，半边莲15g，一枝黄花15g，苍耳草15g，土细辛15g，穿心莲15g，水煎服；②蛇王藤25g，寮刁竹25g，七星剑25g，半边莲25g，三椏苦25g，水煎加酒服。也可根据“治蛇不泄，蛇毒内结，二便不通，蛇毒内攻”的民间实践经验，应用解毒、利尿、通便为原则，用半边莲25g，虎杖20g，白花蛇舌草50g，大黄15g，万年青20g，青木香20g。风者，加白芷、吴茱萸、细辛；火毒者，加黄连、黄芩；发热加金银花、连翘；热甚伤津加玄参、天冬；恶心呕吐加竹茹、生姜；尿少尿闭加白茅根、车前草；出血加旱莲草、蒲黄；痰多加贝母、制半夏；咽痛加山豆根、射干等。

（4）抗蛇毒血清的应用。抗蛇毒血清特异性较高，效果确切，应用越早，疗效越好。但对脑、心、肾等实质性器官已发生器质性改变时，则难以奏效。我国所制的蝮蛇抗毒血清和银环蛇抗毒血清，一般用10ml，稀释于生理盐水或25%～50%葡萄糖溶液20ml中静脉注射，一次即可。但必须先做过敏试验：抽抗蛇毒血清0.1ml用生理盐水1.9ml稀释，皮内注射0.1ml，15分钟后，无红晕蜘蛛足者为阴性。阳性者可按脱敏法处理。

（5）兴奋呼吸中枢药物的使用。当出现呼吸困难或呼吸麻痹经救治后有反射出现时，可使用呼吸中枢兴奋药，但呼吸严重抑制，即使大量使用亦多无效。常用尼可刹米、洛贝林、回苏灵、利他灵等。

（6）全身支持疗法和防治并发症。应补充足够营养物质和维生素；维持水、电解质平衡。防治休克和脑水肿；纠正酸中毒和心功能衰竭，在抢救危重患者时尤须注意。

（7）呼吸衰竭的抢救。毒蛇咬伤致呼吸衰竭以外周性（呼吸肌麻痹）较为突出，神经损害是可逆的，必须抓住呼吸肌瘫痪致呼吸停止这个主要矛盾，采取有效的维持与恢复呼吸功能的措施。当出现呼吸肌瘫痪致呼吸功能不足，即胸式呼吸浅促或消失，膈肌活动减弱，并有烦躁、唇甲发绀和血压骤升时，即须紧急作气管切开插入套管，辅助人工呼吸。还可配合针刺，耳针取脑、肺、隔、肾上腺；针灸取人中、涌泉、内关、少商，强刺激，留针，15～30分钟捻针1次。同时，由于缺氧而引起机体重要器官如心、肝、肾、脑的损害，应给予相应处理。

（8）局部处理。凡毒蛇咬伤的伤口扩创冲洗后，可用消毒纱块敷盖，肿胀肢体用双柏散，加水、蜜调制外敷，每天1～2次；亦可用樟树叶300g或柚树叶300g，水煎后作湿热敷，每天2~3次。伤口溃疡，可清创后按一般外科处理。

【预防】

（1）搞好环境卫生，特别是清除杂草，填塞洞穴，注意宿舍、厨房和饲养禽畜等处的清洁卫生，使蛇类无藏身之处。

（2）行走山林草地蛇多出没的地方时，可用竹木棍打草驱蛇，并注意防止蛇在树上咬人，夜间宜有照明用具，注意蛇卧于路上被误踩而咬伤。蛇的生活习性，多在夏秋晚上或清晨活动，尤以天气闷热，雷雨欲临时，多出洞或藏身草垛处，野外作业人员须作防避。

（3）在蛇类冬眠季节，可组织有捉蛇经验的群众进行捕捉，并应做好急救的准备。

## 第四节　破　伤　风

皮肉破伤，风毒之邪乘虚侵入而发痉者，称为破伤风。《太平圣惠方》说："……损伤之处，中于风邪，故名破伤风也。"外伤所致者，又称金创痉；产后发生者，称产后痉；新生儿断脐所致者，称脐风撮口。历代医家对本病的诊治有较详细的记载，如《医宗金鉴》对破伤风的证治载有16方之多，其中玉真散一直沿用至今。

【病因病理】

《诸病源候论》中"金创得风"简要地说明了发病必须具有创伤和感受风邪的两个因素。创伤后，或有感染病灶，失于调治，流血过多，营卫空虚，机体抵抗力下降的情况下，风邪从创口侵袭人体，由外达里而发生本病。正如《外科秘录·疮疡内外论》说："此所以六气之伤，伤于气血之亏，而七情之伤，亦伤于气血之乏也。"还须指出，肝具有调节血液的功能，主全身筋脉，如风邪入里传肝，肝血不调，不能滋养筋脉，就会出现筋脉濡润失常的病变。表现为角弓反张、牙关紧闭、四肢抽搐等症。此属外风引起肝风内动的征象。如不及时控制，必致脏腑功能失和，筋脉拘急不止，甚至造成呼吸、循环衰竭的严重后果。

【辨证】

本病有一定的潜伏期，一般为4～14天，但亦可短至24小时或长达数月，潜伏期越短，病情越严重，预后亦越差。老幼体弱者，症状多属严重。发病前常有乏力、头痛、多汗、烦躁不安、反射亢进；伤口可干陷无脓，周围皮色暗红，创口疼痛并有紧张牵引感。本病发作时，典型症状是肌肉强直性痉挛，一般先从头面开始，进而扩展到躯干和四肢。开始咀嚼肌疲痛、紧张，继而出现强直性痉挛，以致张口困难、面肌痉挛，呈苦笑面容；项背肌肉痉挛导致颈项强直、头向后仰；痉挛波及全身肌肉后，则呈角弓反张状态；如膀胱痉挛则排尿困难，甚至尿潴留；膈肌或肋间肌痉挛，可出现呼吸困难，甚至窒息。病情严重者，全身肌肉可出现阵发性抽搐，任何轻微刺激如声、光、风都能诱发和加剧抽搐的发作，每次可持续数分钟至数十分钟，往往使患者出现面色青紫、发热、大汗淋漓、呼吸迫促、大便秘结、小便短赤或尿闭，舌红、苔黄浊，脉弦数等风从火化、阳明燥热的症状，但神志始终清醒，剧烈的抽搐可造成肌肉撕裂或骨折。最后，常因全身肌肉频繁抽搐，大量体力消耗，水、电解质紊乱或酸中毒，致全身衰竭而死亡，有时亦可死于吸入性肺炎、窒息、心肌麻痹等并发症。

轻证：有轻度吞咽困难和牙关紧闭，某一肌群痉挛，抽搐较轻，痉挛期短，间歇期较长。

重证：角弓反张，频繁而间歇期短的全身肌肉痉挛，高热，面色青紫，呼吸急促，痰涎壅盛，腹壁板硬，胸腹满闷，时时汗出，大便秘结，小便不通，舌质红绛、苔黄糙，脉弦数而无力。

## 【鉴别诊断】

（1）化脓性脑膜炎：虽有角弓反张、项背强直等，但无阵发性肌肉痉挛，患者颅内压增高，有剧烈头痛、喷射性呕吐、高热、嗜睡等。脑脊液检查，多可作出鉴别。

（2）狂犬病：多有被狂犬、猫咬伤史，以吞咽肌肉抽搐为主，而产生临床上所称的恐水症。膈肌收缩而产生大声呃逆如犬吠声。

（3）下颌关节炎、齿龈炎、扁桃体炎及咽喉炎：亦可有张口困难或牙关闭紧，应予以鉴别。

## 【治疗】

破伤风的发生和发展过程甚为迅速，必须坚持中西医结合综合治疗。应以熄风、解毒、镇痉为原则，以中和毒素和控制痉挛。有效地解毒可以防止和减少痉挛的发生，而有效的填痉又可以保存机体抵抗力和加强解毒能力。因此，提高机体抵抗力，加强护理，防止并发症等，乃是必要的措施。

1.一般处理　首先着重护理，患者应隔离于安静而弱光的病室，尽量避免声、光、风、震动等外界刺激，必要的治疗，应争取在安静下进行。注意口腔清洁，保持呼吸道通畅，及时吸出口、鼻、咽腔的分泌物。如痰涎壅盛，不易吸出，或出现喉头痉挛，致呼吸困难或窒息时，应及早进行气管切开术。同时定期翻身擦背（应在使用镇静剂后），以防止压疮和其他并发症的发生。

2. 内治　总宜熄风镇痉和清热解毒为主，用玉真散、五虎追风散加减，高热加黄芩、黄连、金银花、连翘、生石膏；痉挛频发加蜈蚣、地龙、红蓖麻根；痰涎壅盛加竹沥汁、天竺黄；伤津口干烦渴加北沙参、麦冬、玉竹；便秘加大黄、玄明粉、枳实、厚朴；尿少加车前草、白茅根、金钱草。

亦可使用红蓖麻根（鲜）为主药，每天125～250g，加水1500ml，煎至200ml，分次口服，儿童剂量酌减。其次可用蝉蜕、全蝎、蜈蚣、生草乌（或生川乌）、两面针、葛根、穿心莲，水煎服，作为辅助剂，随证加减。

后期宜益胃养津和疏通经络为主，用沙参麦冬汤加葛根、木瓜、金银花藤等。

3. 外治　是排除毒素来源的有效措施，伤口有感染而引流不畅者，应给予清创，手术应在注射破伤风抗毒血清之后，或将抗毒血清加入麻醉药中，在局部浸润麻醉下进行。彻底清除坏死组织和异物，并用3%过氧化氢溶液或1：5000高锰酸钾溶液冲洗伤口和湿敷。

**【预防】**

（1）做好卫生宣传教育工作，广泛开展群众性的预防宣传工作，使广大群众对破伤风有正确认识。加强农村、工矿基层卫生保健工作，正确处理创伤和新法接生，并重视预防注射。

（2）正确处理伤口，及时施行彻底清创术，是预防破伤风的有效措施。对创道较深，有粪土或铁锈等污染伤口，尤应及时用1：5000高锰酸钾溶液或3%过氧化氢溶液冲洗伤口，清除血块、异物和坏死组织，清除缺氧环境。对可疑感染的伤口，须引流通畅，不做缝合。

（3）增强抗毒免疫力。

自动免疫：是注射无毒的类毒素作为抗原，使机体产生抗体（抗毒素），以达到自动免疫。方法是首次皮下注射1ml，1个月后重复注射1ml，5～12个月后再注射0.5ml，以后每隔2~4年注射1ml，在10～20年都有免疫力。亦可皮下注射破伤风类毒素，每次1ml，每3周1次，共注射3次；若距末次注射已超过6个月，应重注射1次，受伤后应即再注射1次。此法首先在军队、民兵普遍应用，为最可靠、有效的一种预防措施。

被动免疫：①伤口曾与泥土有接触和污染；②伤口超过12小时处理；③烧伤；④开放性骨折或广泛的软组织损伤者，应尽早肌内注射破伤风抗毒素1500U，有效期维持1周，注射前应做过敏试验。若伤口污染严重者，应在1周后再注射1次。如无抗毒素预防时，可用蝉衣6~9g研末，每次1g，每天3次，黄酒送服；或玉真散5g，每天3次，黄酒送服；均连服3日。

# 第五节　臁　　疮

发生于小腿下部内外侧的慢性溃疡，称为臁疮。又称裙边疮、裤口毒。其特点是经久难以收口，或虽经收口，每易因损伤而复发，俗称“老烂脚”。好发于长期从事站立工作者，并伴有下肢静脉曲张的患者。

## 【病因病理】

多由于经久站立或担负重物，致下肢脉络瘀滞不畅，加之湿热之邪下迫，气滞血凝，蕴酿成疮。局部皮肤搔抓、碰伤、虫咬、烫伤、湿疮等均可为本病的诱发因素。

## 【辨证】

好发于小腿下1/3处，踝骨上9cm的内外侧，但内侧多于外侧。溃疡日久不愈，疮口凹陷，边缘形如缸口，疮面肉色灰白，流溢灰黑或带绿色秽臭脓水；若疮面碰伤或损伤血管，则容易出血；溃疡周围皮肤色素沉着，可伴有湿疮，或下肢静脉曲张，病程较长，严重的可烂至臁骨（胫骨）。本病常反复发作，在发作时先痒后痛，泛红漫肿，继则溃烂蔓延很快。偶有少数的溃疡，多年不愈，疮面呈菜花状，则发生癌变。疮面肉色转红，脓水变稠，此为将敛之象；疮面肉色灰暗，脓水稀薄，为一时难愈。病情在春夏季节多易发展，至秋冬季节每易好转；患部在内侧因属足三阴经，收口较慢；外侧因属足三阳经，收口较快。

## 【治疗】

1.中医内治法　一般不需内治，如有急性继发感染，宜清热利湿，用草薢渗湿汤；气阴不足者，宜益气养阴，党参片合六味地黄丸；肾亏疮面乌黑不痛者，宜附桂八味丸。如伴有湿疮，参照湿疮疗法。

2.中医外治法

（1）疮面有腐肉的，用红油膏、九一丹外敷；疮面肉芽始长时，用白玉膏、生肌散外敷，每天1次。

（2）缠缚疗法：疮面有腐肉的，用红油膏加九一丹外敷，再用阔绷带缠缚患处和整个小腿，隔1~2日换药1次；如疮面肉芽始长，改用白玉膏加生肌散，亦需加用缠缚，疮面周围伴有湿疮的，改用青黛膏。

（3）胶布包扎法：将胶布剪成宽为2cm左右，长为小腿周径一圈半的胶布若干条。先用等渗盐水清洗患部，将胶布条包扎在小腿，自溃疡面上缘2cm处开始，第二条胶布宽度的一半贴在第一条胶布上，另一半贴在疮面上，如叠瓦状把疮面封住，直到超过疮面下缘2cm处为止。包扎须稍用力，使胶布的中段正贴疮面。分泌物少，可每周更换1次；如分泌物多而腥臭，3~4日更换1次。本法一般不适用于伴有湿疮或对胶布过敏的患者。治疗必须至疮面全部愈合方能停止，否则疮面又会迅速扩大。

（4）急性继发感染，脓性分泌物多时，用10%黄柏溶液湿敷，或用金黄膏掺九一丹或八二丹外敷。

（5）疮面出血时掺桃花散，如出血不止者，宜予结扎止血。

注意点：患处皮肉较薄，忌用强烈的腐蚀药，以免损伤筋骨；若有癌变时，宜作进一步处理。

**【预防】**

（1）有下肢静脉曲张患者，小腿可用弹力绷带或弹力护腿保护，有皮肤破损和感染时要及时治疗，溃疡愈合后可做大隐静脉高位结扎和曲张静脉剥离术。

（2）溃疡愈合后，宜常用弹力护腿保护，以避免外来损伤引起复发。

## 第六节　褥　　疮

躯体因久着席褥而生疮，称为褥疮，又名席疮。多见于昏迷、半身不遂或下肢瘫痪等长期卧床的患者。好发于易受压迫及摩擦的部位，如尾骶、足跟、坐骨结节等。

**【病因病理】**

《外科启玄》说："席疮乃久病着床之人挨擦摩破而成。"说明本病乃由于长期卧床不起，久病气血亏虚；复因受压部位气血失于流通，不能营养肌肤，以致引起局部坏死。若破损后，则易于染毒。

**【辨证】**

初起可见受压部位皮肤发红、紫黯，迅速形成黑色腐肉，出现局限性浅表溃疡，痛或不痛，周围皮肤肿势平坦散漫，少有滋水，此时避免再受压和积极治疗，多能获愈。若黑腐蔓延不止，溃疡日渐深大，肿势继续发展，溃出脓臭稀薄，或如粉浆污水。溃腐日久每致伤筋损骨，秽气熏人，有的疼痛，有的不痛，常伴精神萎靡、神疲体倦、饮食不思等，此属脾胃俱败，预后较差。

【治疗】

1. 中医内治法　主要针对原发病的具体情况，进行辨证施治，积极改善患者的全身情况。如合并染毒发热者，宜清热解毒、和营活血为主。

2. 中医外治法

（1）初期：用龙胆紫外涂，再扑三石散；或用红油膏极薄一层外敷，并衬一棉垫，每天更换2次；或用马勃一块软衬疮面。

（2）溃腐期：用红油膏掺九一丹外敷，每天换药2次；如有坏死组织，应予以切除。

（3）收口期：用白玉膏掺生肌散外敷，每天1次。

（4）白糖胶布疗法：疮面清洁后，除去坏死组织，将食用的白糖撒在创面上，用胶布叠瓦式地封闭疮面，外覆盖纱布，然后用绷带包扎，3~5日更换敷料1次。

【预防】

对昏迷或流痰（胸、腰椎结核）、脊椎压缩性骨折、中风等病引起瘫痪，或大面积烧伤及其他重病久卧不能起床者，应注意定时变换体位，并在易于受压的部位每天用红灵酒按摩，保持皮肤干燥清洁，用气垫或海绵垫衬好，防止局部受压或擦破染毒而发生压疮。

## 第七节　脱　疽

四肢末端坏死，严重时指（趾）节脱落者，称为脱疽，又称脱骨疽。早在《灵枢·痈疽篇》即有“发于足趾，名脱痈，其状赤黑、死，不治；不赤黑、不死，治之。不衰，急斩之，不则死矣”的记载。此后，历代外科著作对本病的辨证与治疗均有论述。其特点是：好发于四肢末端，尤以下肢较上肢更为多见，初起时趾（指）间怕冷、苍白、麻木、步履不便，继则疼痛剧烈，日久患趾（指）坏死变黑，甚至趾（指）节脱落。好发于男性青壮年，在我国北方较南方为多见。

【病因病理】

主要由于脾气不健、肝肾不足、寒湿侵袭、凝滞脉络所致。脾肾阳气不足，不能温养四肢，复感寒湿之邪，则气血凝滞，经络阻遏，不通则痛，四肢气血不充，失于濡养，则皮肉枯槁不荣；肝肾不足，或寒邪郁久化热蕴毒，湿毒浸淫，脉络闭阻，肢末无血供养，而致焦黑坏死，甚则脱落。病久耗伤气血，导致气血两虚，故又可出现气血两虚之证。

【辨证】

本病好发于四肢末端，以下肢为多见，开始时多为一侧下肢，根据疾病发展过程和临床表现特点，一般可按以下几种类别进行辨证。

（1）寒湿证：由于寒邪过盛、寒凝血滞、经络阻塞、阳气不能畅达所致。表现为面色暗淡无华，喜暖怕冷，患肢沉重、疼痛、麻木感，小腿有抽痛感，常伴有间歇性跛行，行走时突然小腿疼痛，肌肉抽搐，迫使患者跛行或停止行走，经休息后，疼痛逐渐消失，但行走后又复发作；趺阳脉（足背动脉）搏动减弱或消失，局部皮肤苍白，触之冰凉、干燥，苔白腻，舌淡，脉沉细而迟，其他症状并不显著，或伴有迁移性血栓性静脉炎，有的在发病前已有此种表现。

（2）血瘀证：由于病期较长，络脉闭塞所致。表现为患肢黯红、紫红或青紫，下垂时更甚，抬高则见苍白，足背毳毛脱落，皮肤、肌肉萎缩，趾甲变厚，并可有粟粒样黄色瘀点反复出现；趺阳脉搏动消失，患肢持久性静止痛，尤以夜间为甚，患者往往抱膝而坐，或患肢悬垂在床边，不能入睡。苔薄白，舌质红或紫黯，脉沉细而涩。

（3）热毒证：由于气滞血瘀，久郁而化热所致。表现为患肢皮肤黯红而肿，趺阳脉搏动消失，患趾如煮熟之红枣，皮肤上起黄疱，渐变为紫黑色，呈浸润性蔓延，甚则五趾相传，波及足背，肉枯筋萎，色黑而干枯；溃破腐烂，疮面肉色不鲜，疼痛异常，如汤泼火烧样，彻夜不得安眠，常须弯膝抱足按摩而坐。并伴有发热、口干、食欲减退、便秘、尿黄赤、苔黄腻、舌质红、脉洪数或细数等症状。

（4）气血两虚证：由于久病体衰、元气虚弱，表现为面容憔悴，萎黄消瘦，神情怠倦，心悸气短，畏寒自汗；患肢肌肉萎缩，皮肤干燥脱屑，趾甲干燥肥厚；坏死组织脱落后，疮面生长缓慢，经久不愈，肉芽黯红或淡而不鲜；舌质淡，脉沉细而弱。

（5）肾虚证：大多见于寒湿证、血瘀证和热毒证之久病后，兼见精神萎靡不振，面色暗晦无华，上半身热而下半身寒，口淡不渴，头晕腰痛，筋骨萎软，大便不爽，脉细无力等。

【鉴别诊断】

（1）雷诺病：多见于青年女性患者，好发于双手，两侧对称；由于寒冷或情绪激动可使手指突然变冷，皮色苍白，继而变为紫绀。待诱因消失，可恢复常态；脉搏正常，可伴有皮肤硬化，很少发生坏疽。

（2）动脉硬化性闭塞症：多见于50岁以上的老年人，双侧下肢常同时发病，多数患者血胆固醇含量较高，脂蛋白代谢异常，并伴有高血压、冠状动脉供血不足等并发症。

（3）糖尿病性坏疽：多为湿性坏疽，范围较大，蔓延迅速，并有尿糖阳性、空腹血糖增高和多饮、多食、多尿等。

## 【治疗】

一般应戒烟，适当休息，下肢保暖，防治足部损伤。治疗原则应以温阳通脉、祛寒化湿、活血祛瘀、调补气血、控制染毒和去腐生肌等。

1. 中医内治法

（1）寒湿证：宜温阳通脉、祛寒化湿为主，用阳和汤、独活寄生汤，选加黄芪、鸡血藤、赤芍、红花、地龙、木瓜等。

（2）血瘀证：宜活血通络止痛为主，用桃红四物汤加减。痛甚加穿山甲、地龙、两面针根、王不留行、乳香、没药；挟湿者合用二妙散。

（3）热毒证：宜清热解毒止痛为主，用四妙勇安汤、顾步汤。疼痛剧烈加丹参、延胡索、乳香、没药，并配合醒消丸。

（4）气血两虚证：宜补养气血为主，用十全大补汤、人参养荣汤等。

（5）肾虚证：若肾阳虚者，宜温补肾阳为主，用附桂八味丸；肾阴虚者，宜滋补肾阴，用六味地黄丸、知柏八味丸加减。

（6）经验方：①毛冬青（又名毛披树根、水火药）120～180g，加猪蹄1只或猪骨适量，水煎2~4小时，每天分3次服完，应坚持1～3个月。②不论未溃已溃，用赤小豆60g，红枣5枚，红糖适量煎水代茶，每天1次。

2. 针刺疗法　有疏通经络，调理气血及止痛作用。上肢取合谷、内关、曲池；下肢取足三里、血海、解溪、三阴交、阳陵泉、复溜为主穴，昆仑、太溪、委中为配穴，用强刺激，留针10~15分钟；耳针取交感、皮质下、趾、跟等穴，强刺激，亦可用治疗机通电作持续刺激。

穴位注射法常用的有维生素$B_1$100mg，每天1次，30次为一个疗程，休息1～2周后，根据病情，可继续第二个疗程；或当归注射液0.2～0.5ml，隔日1次，10次为一个疗程，疗程间休息5~7日。

此外，对于虚寒证、血瘀证患者，可配合局部运动锻炼，以促进局部血液流量。方法是患者平卧，抬高患肢45°，维持1～2分钟，然后双足下垂2～5分钟，再放置水平位2分钟，再做踝关节伸屈、内外翻和足趾伸屈运动4次，休息2分钟，如此依次运动5次。根据患者的不同情况，每天锻炼3～5次。但对局部坏死溃烂的热毒型患者，禁止锻炼。

3. 中医外治法

（1）未溃期：可选用冲和膏、红灵丹油膏外敷；或用毛披树根100g，水煎，待温后，泡浸患肢，每天1～2次；或当归15g，桑枝30g，威灵仙15g，水煎熏洗，每天1次。

此外，可用附子、干姜、吴茱萸等分研粉，蜜调，敷于患肢涌泉穴，如发生药疹即停用；亦可用红灵酒少许揉擦（按摩）患肢足背、小腿，每次20分钟，每天2次。

（2）已溃：溃疡面积小者，可用毛披树根煎水浸泡后，外敷生肌玉红膏保护伤口；溃疡面积较大，坏死组织难以脱落者，可用“蚕食”方式清除坏死组织。具体要求和措施有：①先将患肢放平，避免下垂。②外用冰片锌氧油（冰片2g，氧化锌油98g）软化创面硬结痂皮。③经上述处理后，患肢的炎症、肿胀逐渐消退，坏死组织开始软化，即可作分期分批清除；疏松的先除，牢固的后除；坏死的软组织先除，腐骨后除；彻底的清创术必须待炎症完全消退后才可施行。新鲜肉芽红活，应及时施行点状植皮术。

4. 手术治疗　对于经治无效的肢体坏疽，可根据具体情况进行截趾（指）或不同平面的截肢术。但必须在感染得到控制，坏死组织与健康组织分界较清楚时，才采取低位截趾（指）或截肢术。

# 第八节　血栓性静脉炎

血栓性静脉炎是指静脉内腔的炎症，同时伴有血栓形成。发生于浅组静脉者，称为浅部静脉炎；发生于深组静脉者，称为深部静脉炎，属中医“黄鳅痈”“恶脉”“脉痹”“臁病”等范畴。本病多发生于下肢或盆腔内静脉，如下肢浅部静脉、下肢深部静脉或髂股静脉等，最大危险性为血栓脱落导致肺栓塞。由于血栓性深、浅静脉炎的病因与辨证有别，故分别叙述。

## 一、血栓性浅静脉炎

### 【病因病理】

湿热之邪外侵，以致气血瘀滞，脉络滞塞不通所致。有的与静脉注射有关。

【辨证】

多发生在大隐静脉或小隐静脉的属支，特别是曲张的浅静脉内，发生在上肢的较少，也可发生在胸壁静脉，在某些疾病如血栓闭塞性脉管炎中，有时也有游走性浅静脉炎发生。病变的静脉处疼痛，局部皮肤呈条索状红肿，有压痛。以后红肿消退，留下硬索，并有色素沉着，局部常有牵掣、隐痛、坠胀感。急性期可有发热、全身不适、舌苔黄腻、脉濡数等。

【治疗】

1.中医内治法　宜和营活血、清热利湿，用五味消毒饮合三妙丸加减，或用当归12g，赤芍9g，川芎9g，丹参12g，虎杖15g，泽兰9g，蒲公英30g，银花9g，黄柏9g，防己9g，水煎服。加减法：疼痛甚者，加炙乳香4.5g，炙没药4.5g；病久出现条索状硬结者，加三棱9g，莪术9g，去蒲公英、银花；或用桃红四物汤加减。

2.中医外治法　早期可选用金黄散、四黄散、双柏散，用水、蜜调制外敷，每天2次。同时，抬高患肢，卧床休息。

## 二、血栓性深静脉炎

【病因病理】

多由久卧、久坐、产后伤气、盆腔手术、外伤等，气血运行不畅，以致瘀血阻于络道，脉络滞塞不通，营血回流受阻，水津外溢，聚而为湿，流注下肢而成。

【辨证】

起病较急，常被原发疾病或手术后反应掩盖，主要表现整个患肢疼痛、肿胀、皮肤温度升高和浅静脉扩张等四大局部症状。病变在小腿深静脉者，不发热或仅有低热，腓肠肌疼痛、肿胀、压痛，将足向背侧弯曲时，疼痛加剧，踝关节以下水肿和浅静脉怒张。病变在髂股静脉者，可有发热、脉搏增快，自臀部以下整个下肢疼痛、水肿，皮肤发白或略发绀，大腿内侧、股管处有明显压痛。久则可见腰疲腿软，肢冷麻木，患肢增粗，舌质淡、舌苔薄白或白腻，脉濡细。当血栓脱落，产生肺栓塞时，可出现胸痛、呼吸困难、发绀、咳嗽、咯血，严重的可伴有休克。

【治疗】

（1）早期：属湿热蕴阻、气血瘀滞，宜清热利湿、活血通络，用通络活血方、抵当汤加减。或用当归12g，赤芍9g，泽兰9g，川牛膝12g，丹参12g，丹皮9g，虎杖15g，防已12g，草藏15g，野赤豆18g，丝瓜络4.5g，忍冬藤15g，同时配合服用毛冬青片，或犀黄醒消丸等。

（2）后期：属气虚血瘀、寒湿凝滞，宜温阳利水、活血化瘀为主，用阳和汤、补阳还五汤、当归四逆汤加减。或用生黄芪12g，党参9g，当归12g，赤芍9g，桃仁9g，红花9g，丹参12g，泽兰9g，三棱9g，川牛膝12g，地龙4.5g（焙黄研粉吞）、莪术9g，水煎服。加减法：腰疲腿软者，加菟丝子12g，川断9g；肢冷麻木者，加桂枝9g。

此外，早期卧床休息，抬高患肢，待症状好转后，才逐渐下床活动。

**【预防】**

（1）手术时对于血管及其附近组织的操作应特别轻巧，避免血管内膜损伤。

（2）手术后，特别是下腹部、盆腔内和下肢的手术后，多做下肢活动，早期下床活动，鼓励患者多做深呼吸和咳嗽。患者卧床位置应当适宜，勿在小腿下垫枕，使小腿静脉受压。必要时可将床脚抬高30°，以有助于下肢静脉血液回流。

（3）下肢静脉插管不宜过久，避免经周围静脉输入刺激性较强的液体。

## 第九节　肠　　痈

发生于肠道的痈肿，称肠痈。首见于《素问·厥论》，其说："少阳厥逆，……发肠痈。"而后《金匮要略》叙述颇详，"肠痈者，少腹肿痞，按之即痛，如淋，小便自调，时时发热，自汗出，复恶寒。其脉迟紧者，脓未成，可下之，当有血。脉洪数者，脓已成，不可下也。大黄牡丹汤主之。"以后诸家又有因其疼痛部位的不同，而有大肠痈和小肠痈之分。如天枢穴附近作痛的名大肠痈；关元穴附近作痛的名小肠痈。也有因出现症状的不同来区分的，如右腿屈而不伸的名缩脚肠痈；绕脐生疮的名盘肠痈。总之，名称虽多，病因证治基本相同。好发于青壮年，男性多于女性。

**【病因病理】**

（1）饮食不节：暴饮暴食，嗜食膏粱厚味，或恣食生冷，以致脾胃受损，导致肠道功能失调，传导失司，糟粕积滞，生湿生热，遂致气血不和，留为败瘀，积于肠道而成肠痈。

（2）寒温不适：外邪侵入肠中，经络受阻，邪之化热，郁热成痈。

（3）忧思抑郁：气机不畅影响肠道正常活动，以致气血乖违，日久化热而成痈。

（4）暴急奔走或跌仆损伤：以致气滞血凝，肠道传化不利，败血浊气壅遏成痈。

综上所述，本病的发生是饮食不节、寒温不适、暴急奔走、忧思抑郁等因素，导致肠道功能失调，传化不利，运化失职，糟粕积滞，生湿生热，遂致气血不和，败血浊气壅遏而成肠痈。其总的病因病理，不外乎湿阻、气滞、瘀凝、热壅；湿热壅积、瘀滞不散、热胜肉腐则成痈脓。

## 【辨证】

（1）初期：腹痛开始于上腹部或绕脐周，随后转移至右下腹天枢穴附近，呈持续性隐痛，可有轻度阵发性加剧，或阵发性绞痛，有的右下肢伸直时牵引右下腹疼痛。右侧天枢穴附近有局限性压痛或拒按，可有轻重不同程度的腹皮挛急。两侧足三里、上巨虚穴附近（阑尾穴）可有压痛点。直肠指检时，可于直肠前壁偏右侧有触痛。一般可伴有轻度发热、恶心、胃纳不香、大便干结、小便微黄、苔白厚腻、脉弦滑或弦滑数等，此为湿热内蕴、气滞血瘀所致。如开始腹痛较轻，身无寒热或微热，大便微溏，小便清长，苔薄白腻或微灰，脉迟紧或濡数，病情发展较为缓慢，或反复发作的慢性肠痈，则为寒湿挟瘀血凝结所致。若转化为热，则证治与湿热内蕴、气滞血瘀相同。

（2）酿脓期：若病情发展，腹痛加剧，右下腹明显压痛、反跳痛，有较重的腹皮挛急，甚则扩至全腹；右下腹可摸及包块；壮热不退，恶心呕吐，纳呆，便秘或腹泻，小溲短赤，舌苔厚腻而黄，脉洪数。此为积热不散，热胜肉腐为脓。

（3）溃脓期：脓成不能局限者，腹痛自右下腹扩展到全腹，腹皮挛急，全腹压痛、反跳痛，腹胀，恶心呕吐，大便次数增多，似痢不爽，小便频数似淋，甚至可见腹部膨胀，转侧闻水声，兼见时时汗出，身皮甲错，二目下陷，口干而臭，舌质红，苔黄糙，脉细数等。此为阳明腑实，热盛伤阴。

观察舌苔和脉象对诊断本病的轻重有一定的意义。如舌苔由薄腻转为厚腻，脉象由微数转为洪数，则病情发展有酿脓的趋势；反之，病情则有所控制，而有向愈的征象。当舌苔转厚腻时，腹痛骤然减轻，体温下降，此为肠痈内溃，属暂时缓解，病势必会增剧。若舌苔由厚腻转为薄腻，即使腹痛、体温暂无明显改变，也表示病情为可以控制的征兆。

## 【治疗】

1.中医内治法

（1）初期：湿热内蕴、气滞血瘀所致者，治宜行气祛瘀、通腑泄热为主，用大黄牡丹汤合红藤煎剂加减，或锦红片内服；若寒湿挟瘀血凝结者，宜疏化导滞、理气行瘀为主，用藿香正气散合红藤煎剂加减。

（2）酿脓期：积热不散、热胜肉腐，宜通腑泄热、解毒透脓为主，用大黄牡丹汤合红藤煎剂加败酱草、花粉。

（3）溃脓期：阳明腑实、热盛伤阴者，宜通腑排脓、养阴清热为主，用大黄牡丹汤合增液汤加减。腹胀加厚朴、青皮、大腹皮；腹痛剧加延胡索、广木香；小便频数似淋加桔梗、赤茯苓；大便似痢不爽加广木香、黄连；呃逆不食加西洋参、石斛、炒谷芽。若兼见精神委顿，肢冷自汗，身微温或体温反为降低，舌质淡、苔薄白，脉沉细等，此属阴损及阳，宜温阳健脾、化毒排脓为主，用薏苡附子败酱散合参附汤加减。

2. 中医外治法

（1）外敷药物。

不论脓之未成、已成，可选用金黄散、玉露散、双柏散，用水、蜜调制外敷右下腹，每天1~2次。

大蒜糊剂（大蒜60g，芒硝30g，大黄30g）外敷，先将大蒜、芒硝放在一起捣烂如泥状，敷腹部最痛处，敷2小时后，去药，再将已研粉的大黄用醋调成糊状，敷6~8小时，此为一个疗程；必要时隔数小时后，重复使用，在敷药前局部皮肤应涂上一层凡士林，以防烧伤。

（2）灌肠：采用通里攻下、清热解毒等中草药，如大黄牡丹汤煎剂200ml作保留灌肠，能使药液到达下段肠腔，加速吸收。有促进肠蠕动，清热解毒等作用。

3. 针刺　主穴：阑尾穴（双侧）。配穴：高热痛甚加曲池、内庭，肿块加天枢（双侧），泛恶呕吐加内关、中脘，腹胀不舒加大肠俞、次髎，均取泻法，每次留针0.5~1小时，每15分钟强刺激1次，每天2次。

4. 其他疗法

（1）输液：对高热，禁食，呕吐频繁，有水、电解质紊乱者，应予及时纠正。

（2）胃肠减压：阑尾穿孔并发弥漫性腹膜炎伴有肠麻痹者，应进行胃肠减压，目的在于抽吸上消化道所分泌的液体，以减轻腹胀，并为中药攻下准备条件，待症状解除后即可停止使用。

## 【护理】

（1）饮食：初期、酿脓期肠痈（急性单纯性、轻型化脓性阑尾炎和阑尾周围脓肿），可根据食欲情况给流质或半流质；对溃脓期肠痈（并发腹膜炎者）应根据病情轻重给流质或禁食。

（2）体位：除初期肠痈（急性单纯性阑尾炎）外，一般应卧床休息，对并发腹膜炎及阑尾周围脓肿的患者；应取半卧位，防止过早下床活动，以免病情反复。

（3）测体温、脉搏、呼吸：每天4次，对严重患者要定期测量血压，服药后因呕吐而将药物吐出者，必须补足药量，服通里攻下药后大便每天3～5次者，应及时改变药物的炮制方法或减少剂量。

# 第八章　筋　　伤

## 第一节　筋伤概论

各种暴力或慢性劳损等原因所造成筋的损伤，统称为筋伤。相当于西医学的软组织损伤。“筋”的范围是比较广泛的，广义的筋是指皮肤、皮下组织、筋膜、肌肉、肌腱、韧带、关节囊、滑液囊、关节软骨盘、椎间盘、腱鞘等软组织。筋伤是骨伤科最常见的疾病，筋与骨两者之间的关系十分密切，而且是互相影响。“伤筋动骨”说明筋伤会影响骨骼，筋伤不一定伴有骨折、脱位，但是骨折、脱位均可伴随有不同程度的筋伤。

**【病因病机】**

筋伤的病因比较复杂，但归纳起来可分为外因和内因两大类。

1. 外因　主要是外力伤害，但与外感六淫也有密切关系。①外力伤害有直接暴力、间接暴力、肌肉强烈收缩和慢性劳损，是筋伤的主要致病因素。直接暴力：损伤发生在外来暴力直接作用部位。如棍棒打击、撞压碾轧等暴力所引起筋的挫伤。间接暴力：损伤发生在远离于外来暴力作用的部位。如关节强力扭转所引起筋的扭伤，可造成筋膜、肌腱、韧带的撕裂等。肌肉强烈收缩：肌肉突然强烈收缩可造成筋肉的牵拉撕裂伤。如突然弹跳、高处跳下、猛烈奔跑使腓肠肌、比目鱼肌猛力收缩，可导致跟腱撕裂损伤，甚则断裂。慢性劳损：是慢性筋伤的主要病因之一。长期、单调或反复的动作，应力作用于人体某一部位，可引起局部筋肉积劳成伤。如长期弯腰工作可造成腰肌劳损，反复伸腕用力可发生肱骨外上髁炎等。②外感六淫：外感六淫与筋伤疾病关系密切。各种损伤可因风寒湿邪侵袭，经络阻滞，引起筋肉挛缩或松弛无力，或关节活动不利，肢体功能障碍。也可使急性筋伤缠绵难愈或使慢性筋伤症状加重，如落枕常与感受风寒湿邪有关。风寒湿邪侵袭是筋伤中比较常见的病因之一。

2. 内因　内因是指受人体内部因素影响而致筋伤的因素。筋伤常与年龄、体质、局部解剖结构和病理因素密切相关。①年龄筋伤的发病与年龄有关。不同的年龄，筋伤的好发部位和发生率不一样。儿童筋骨发育不全，易发生扭伤，例如小儿好发髋关节暂时性滑膜炎等；青壮年活动和运动多，易造成筋的扭挫伤、撕裂伤等；中老年易出现劳损性、退行性疾病，例如多发生颈椎病、腰椎病、肩周炎等。②体质筋伤的发生与体质的强弱有密切的联系。体质强壮，气血旺盛，肝肾充实，筋骨则强盛，承受外界的暴力和风寒湿邪侵袭的能力强，因此也就不易发生筋伤；而体弱多病，气血虚弱，肝肾不足，筋骨则萎软，承受外界暴力和风寒湿邪侵袭的能力弱，则易发生筋伤。③解剖结构筋伤的发生与局部解剖结构有密切关系。一方面，筋伤易发生于解剖结构薄弱的部位，人体解剖结构有强弱之分，有些部位的解剖结构较强，不易引起损伤，例如髋关节，骨骼结构和周围的韧带等组织都较强大，因此不是较强大的暴力就不易造成髋关节部位的筋伤；有些部位的解剖结构本身较弱，其损伤机会也就较多，容易损伤，例如肩关节是全身活动范围最大的关节，其关节盂浅而小，关节周围韧带也较薄弱，因此损伤的机会也就比其他部位多。另一方面，解剖结构异常者容易引起筋伤疾患，解剖结构正常，承受外力的能力就强，因而也就不易造成筋伤；解剖结构异常，使肢体应力改变，承受外力的能力也就相应减弱，因而比解剖结构正常者容易发生筋伤，例如腰骶部有先天性的畸形和异常者就容易造成腰部扭伤。④病理因素人体组织的病变与筋伤的发生亦有密切关系，内分泌代谢功能障碍、骨关节疾病等，均可引起筋的病变。

**【分类】**

1. 根据暴力的形式分类　可分为扭伤、挫伤和碾挫伤。①扭伤是指间接暴力使肢体和关节突然发生超出正常生理范围的活动，外力远离损伤部位，发病却在关节周围，其关节及关节周围的筋膜、肌肉、肌腱、韧带、软骨盘等过度扭曲、牵拉而引起损伤。②挫伤是指直接暴力打击或跌仆撞击、重物挤压等作用于人体，引起该处皮肤、皮下组织、筋膜、肌肉、肌腱等组织损伤。挫伤症状以直接受损部位的皮下或深部组织损伤为主，轻则局部血肿、瘀斑，重则肌肉、肌腱断裂，关节错位或神经、血管的严重损伤。③碾挫伤是指由于钝性物体的推移或旋转挤压肢体，造成以皮肤、皮下及深部组织为主的严重损伤。碾挫伤往往形成皮肤、皮下组织、筋膜、肌腱、肌肉组织与神经、血管俱伤，且易造成局部的感染和坏死。

2. 根据筋伤的程度分类　可分为撕裂伤、断裂伤和筋伤错缝。①撕裂伤是指暴力作用于肢体，造成筋膜、肌肉、肌腱、韧带等筋的组织撕裂性损伤。伤后导致络脉受伤，血离脉道，瘀血凝结，肢体功能障碍。②断裂伤是指暴力作用于肢体，造成肌肉、肌腱、韧带等筋的组织断裂伤。伤后导致肢体严重的功能障碍和明显的局部疼痛、肿胀、瘀血斑、畸形等。③筋伤错缝是指暴力作用于肢体，造成筋膜、韧带、关节软骨盘等筋的组织位置改变。伤后因筋的特殊解剖位移，导致关节功能障碍。

3.根据筋伤的病程分类　可分为急性筋伤和慢性筋伤。①急性筋伤亦称新伤，是由突然暴力所引起的，不超过2周的筋的新鲜损伤。急性筋伤的特点，一般有明显的外伤史，局部疼痛、肿胀、血肿及瘀斑、功能障碍等症状较明显。②慢性筋伤是指因劳逸失度、姿势不正或长期单一姿势，外力积累导致筋的慢性劳损。慢性筋伤好发于多动关节及负重部位。由于局部频繁活动，劳作过度，操作姿势不当，致使肌筋疲劳与磨损，气血运行不畅，筋失荣养。如长期伏案工作容易形成颈项部肌肉筋膜劳损、颈椎病等；腰部长期负重或反复弯腰劳作容易导致腰肌劳损、腰椎间盘突出症等。急性筋伤失治、治疗不当，可发展成为慢性筋伤，即陈旧性筋伤，亦称陈伤。

## 【诊查要点】

筋伤的主要症状是疼痛、瘀肿和功能障碍。

1.筋伤初期　肢体受到急性损伤后，受伤处由于创伤反应致使气血瘀滞，脉络不通，而产生局部的剧烈疼痛，神经挫伤后则有麻木感或电灼样放射性剧痛；局部脉络受损，血溢脉外，伤后迅速肿胀，出现瘀血斑，其肿胀程度与暴力的大小和损伤的程度有关，在2～3日内瘀聚凝结；由于疼痛和肿胀，肌肉、肌腱、神经损伤，关节内软骨板破裂，而致不同程度的功能障碍。

2.筋伤中期　受伤3～4日后，瘀血渐化，肿胀开始消退，瘀斑转为青紫色，皮肤温热，疼痛渐减。至伤后10～14日，筋伤轻者，可获康复；筋伤重者，肿胀消退亦较显著，疼痛明显减轻，功能部分恢复。

3.筋伤后期　重症筋伤2周以后，瘀肿大部分消退，瘀斑转为黄褐色，疼痛渐不明显，功能轻度障碍，此种残余症状，经3～5周，症状可全部消失，功能亦可恢复。少数患者恢复期长，如神经损伤等，或余肿残存，或硬结如块、疼痛隐约、动作欠利，迁延更多时日，最后可成为慢性筋伤。

4.慢性筋伤　慢性筋伤的症状则缺乏典型的演变过程，因患病部位不同，劳损的组织结构不同，可有各不相同的症状。或隐痛，或酸楚，或肿胀，或功能障碍，症状常因劳累或受风寒湿邪而加重，必须根据不同部位的特殊症状进行辨证分析。无论是急性还是慢性筋伤，均要仔细确定主要的压痛点，压痛部位往往就是损伤所在部位，对于慢性筋伤患者尤为重要。同时要注意检查关节活动功能情况及关节有无异常活动，对于严重筋伤患者，必要时可做X线检查，以除外骨折和脱位。急性筋伤尚须与风湿肿痛、湿热流注等相鉴别。风湿肿痛多无明显的外伤史，局部红肿而无青紫，全身发热等；湿热流注则有较重的全身症状，如发热、汗出而热不解、神疲纳呆等。局部应注意有无波动感，结合理化检查等，可明确诊断。慢性筋伤还应与骨痨、骨肿瘤等骨关节疾病相鉴别。虽然通过X线片可观察到骨疾病所引起的骨骼病变，但某些骨关节疾病病程进展缓慢，微肿疼痛，症状轻，骨骼尚未明显病变，或骨骼变化不显著，往往难于早期明确诊断。应结合全身情况、局部症状及实验室检查等全面考虑，争取早期明确诊断。

## 【筋伤并发症】

筋伤除了可产生局部症状外，在早期或晚期常会引起各种并发症。临床上要全面、仔细地检查，注意筋伤并发症的发生，及时预防其发展，治疗时一并处理，否则将会影响关节的功能康复。

筋伤常见的并发症有以下几种：①小骨片撕脱多由间接暴力所造成，由于附着于关节骨突的肌腱骤然强烈地收缩，而发生骨质的撕脱骨折。②神经损伤根据肢体运动、感觉功能丧失范围，肌肉有无明显萎缩等，可大约判定神经损伤的部位和程度。③损伤性骨化多因关节部严重的扭挫伤，损伤了关节附近的骨膜，软组织内血肿与骨膜下血肿互相沟通所致。多见于肘关节。④关节内游离体关节内的软骨损伤，软骨脱落、钙化而形成游离体，常随关节的伸屈活动而发生位置的改变，亦称“关节鼠”，多发生于膝关节。⑤骨关节炎关节部位的筋伤，早期处理不当，后期关节软骨面发生退行性改变，承重失衡，出现关节疼痛、功能障碍。

## 【治疗】

筋伤的治疗应以辨证论治为基础，要严格贯彻调理气血、筋骨并重、标本兼治、内外结合的治疗原则。既要注意局部损伤的变化，又要重视脏腑、气血的盛衰；既要注意内服药物的治疗，又要重视外用药物的运用；并以八纲辨证和经络、脏腑、气血等辨证为治疗依据，根据损伤的虚实、久暂、轻重或缓急等具体情况，而选择应用不同的治疗方法。筋伤的治疗方法有理筋手法、药物、固定、练功、牵引、针灸、封闭、针刀、手术和物理治疗等疗法。因为筋伤后的病情、病程及预后的差异很大，所以临床上多采用综合的治疗方法，以达到提高疗效、缩短疗程的目的。

1. 理筋手法　理筋手法是治疗筋伤的最主要的方法，它是术者运用手指、掌、腕、臂的力量，直接作用于患者的损伤部位，通过各种手法的技巧及其力量以调节机体的生理、病理变化，达到治病疗伤、整复筋伤、强壮身体的治疗目的。手法治疗的原理和作用归纳起来有活血化瘀、消肿止痛、整复错位、调正骨缝、消除狭窄、舒筋活络、松解粘连、软化瘢痕、温经散寒、滑利关节、调和气血等。历代医家对理筋手法积累了丰富的经验，手法种类多，内容丰富，现在又有很大的发展。为方便学习掌握，适应临床实际，整理归纳为舒筋通络法和活络关节法两大类。舒筋通络法包括按摩法、法、击打法、拿捏法、点压法、搓抖法等手法；活络关节法包括屈伸法、旋转摇晃法、腰部背伸法、拔伸牵引法、踩跷法等手法。在运用理筋手法治疗筋伤时要掌握其适应证、禁忌证、基本原则和注意事项。手法适用于急性筋伤，慢性筋伤，劳损性筋伤，关节错缝，关节半脱位，滑膜嵌顿，创伤后关节僵硬、粘连及组织挛缩、萎软，骨关节炎引起的肢体疼痛、活动不利等。手法禁忌用于诊断尚不明确的急性脊柱损伤伴有脊髓症状患者，急性筋伤局部肿胀严重的患者，有严重心、脑、肺疾患的患者，有出血倾向的血液病患者，可疑或已明确诊断有骨关节、软组织肿瘤的患者，骨关节感染性疾病（骨髓炎、骨结核等）的患者，妊娠期妇女，传染性皮肤病及精神病不能合作的患者等。选用手法要以筋伤的主证为主，同时顾及兼证。骨折、脱位、筋伤者，应先治疗骨折、脱位，而后治疗筋伤。新伤手法操作宜轻，陈伤手法宜较重；急性筋伤要求手法稳、妥、准，一次手法成功，避免增加损伤，减少患者痛苦。手法要求先轻后重，轻时不宜虚浮，重时切忌粗暴；活动范围由小到大，速度先慢后快；手法均匀、柔和、持久、深透有力，自始至终贯彻稳、准、巧的原则。即在临床运用时要充分把握手法的连续性、节律性、自然性及时间与力度，还须将各点有机地紧密联系，不可断然分开。每次手法治疗的顺序，分为准备手法（点穴、按压、镇痛等）、治疗手法（展筋、拿筋、利节等）、结束手法（舒筋、镇痛、捋顺等）三个阶段进行。要注意手法的感觉及异常反应，摆正医生与患者之间的体位，辨证施治。手法不应引起患者的剧烈疼痛和病情加重，若在施术中出现剧烈疼痛，或术后引起病情日益加重等异常反应，应及时引起注意，立即调整手法或暂停手法治疗，查明原因。

2.药物治疗　应从整体着眼，辨病与辨证相结合，将筋伤的发生、发展、转归的连续性及阶段性与三期辨证分治用药结合起来。①内服药物筋伤初期：气滞血瘀较甚，肿痛明显，治宜活血化瘀、行气止痛。多选用桃红四物汤、复元活血汤、血府逐瘀汤、云南白药、七厘散、柴胡疏肝散等。筋伤中期：患处肿痛初步消退，但筋脉拘急并未完全消除，治宜舒筋活血、和营止痛。多选用舒筋活血汤、和营止痛汤、定痛和血汤、补筋丸等。筋伤后期及慢性筋伤：因损伤日久，而耗损气血，肝肾亏虚，又常兼风寒湿邪侵袭，局部疼痛乏力，活动功能障碍，阴雨天则症状加重，或有肌肉萎缩，麻木不仁，治宜养血和络、补益肝肾、强壮筋骨、祛风宣痹为主。多选用大活络丹、小活络丹、独活寄生汤、补肾壮筋汤、麻桂温经汤等。②外用药物筋伤初、中期：宜消瘀退肿、理气止痛，常用外用药有消瘀止痛药膏、三色敷药、定痛散等；若红热较明显者，宜消瘀清热、解毒退肿，可外敷四黄散、清营退肿膏等；症状较轻者，宜舒筋活血，可用跌打万花油、茴香酒等搽擦局部。筋伤后期及慢性筋伤：疼痛持续不愈、活动功能欠利者，以活血止痛为主，用宝珍膏、万应膏等；若患处苍白不温、肌筋肿硬拘挛者，宜温经止痛、滑利关节，可用四肢损伤洗方、八仙逍遥汤、海桐皮汤等熏洗方煎汤熏洗患肢；陈伤隐痛及风寒痹痛者，宜温经散寒、祛风止痛，可用腾药、熨风散等蒸热后在患处做腾熨。

3.固定治疗　大多数筋伤通过手法、药物治疗和适当的休息，不用固定就可治愈；一些比较严重的筋伤，如肌腱、韧带的断裂伤等则应给予必要的固定，让损伤的组织有一个静止舒适的休息位置，以防止损伤的加重，解除痉挛，减轻疼痛，为筋伤的修复创造有利的条件。常用的固定方法有绷带固定法、弹力绷带固定法、胶布固定法、纸板固定法、木夹板固定法和石膏固定法。

4.练功活动　是治疗筋伤不可缺少的重要组成部分，是加速损伤愈合过程，防止肌肉萎缩、关节粘连和骨质疏松，帮助肢体恢复正常功能活动的一项重要步骤。患者应在医生的指导下进行积极的、有效的功能活动锻炼。

5.针灸治疗　损伤初期，一般多“以痛为腧”取穴与邻近部位取穴相结合，以泻法为主，留针5～10分钟，可收到止痛、消肿、舒筋等功效；损伤中、后期与慢性劳损者，主要是“以痛为腧”取穴与循经取穴相结合，对症施治，用平补平泻法或补法，可收到消肿止痛、舒筋活络等功效，促使血脉的通畅和肌肉、关节的功能恢复；对于损伤后期而有风寒湿邪者，可在针刺后加用艾灸、拔火罐等温经止痛，其疗效更佳。

6.封闭疗法　是通过在某一特定部位或压痛点注射麻醉药和激素等药物来治疗筋伤疾患的一种治疗方法。具有抑制炎性渗出、改善局部营养、阻滞局部组织神经传导、松弛肌肉紧张和缓解疼痛等作用。常用的注射药物有0.5%～2%盐酸利多卡因或盐酸普鲁卡因2～10mL，加醋酸泼尼松龙12.5～25mg或曲安奈德注射液20～40mg，每周1次，3次为一个疗程。封闭疗法要严格无菌操作，防止感染发生，注射部位要准确，尤其是胸背部要防止损伤内脏。有高血压、溃疡病、活动性肺结核的患者禁用类固醇激素类药物，以防加重病情。

7.针刀疗法　针刀疗法是近年来用于临床的一种新的治疗筋伤方法，它使针刺疗法的针和手术疗法的刀融为一体，实际上是一种闭合性微创手术疗法。针刀施术的着眼点是放在调整筋伤疾患中导致人体组织的动态平衡失调之上。筋伤后造成筋的粘连、挛缩和瘢痕，针刀通过剥离粘连、缓解痉挛、松解瘢痕，而达到疏通阻滞、柔筋通脉、促进气血运行的作用，使人体的经络、气血、脏腑功能恢复正常。运用针刀疗法，要掌握其适应证、禁忌证、操作方法和注意事项，才能取得良好的效果，避免发生意外，并要严格执行无菌操作规程，防止感染发生。

8.物理疗法　简称理疗，是指应用各种物理因素作用于机体，以达到防治疾病目的的一种治疗方法。对筋伤的治疗有加速创伤愈合、减少瘢痕和粘连，以及镇痛等作用。筋伤常用的物理疗法有电疗法、光疗法、激光疗法、超声疗法、磁疗法、蜡疗法、药物离子透入等。

9.手术治疗　手术疗法主要适用于肌腱、韧带的断裂伤，关节软骨盘的损伤，神经、血管的严重损伤等，也适用于一些经长期非手术治疗后无效的慢性筋伤疾病。但因手术会产生各种并发症和具有风险性，而且会增加患者的精神和经济负担，所以在临床上要严格掌握筋伤疾病的手术适应证，避免筋伤手术的各种并发症和风险。

**【护理】**

筋伤疾病的致病因素，有内因和外因两个方面。要预防筋伤疾病的发生，首先要重视这两个方面的致病因素。外力伤害是其重要因素，在劳作和生活中，避免来自外力的伤害，如跌仆闪挫、强力扭转、牵拉挤压、坠落撞击等；避免长期、长时间处于某一固定的体位和姿势，及某一单调反复的动作，以免引起劳损；避免风寒湿邪的侵袭，风寒湿邪虽不是致病的重要因素，却是发病的直接诱因，损伤后可因复感风寒湿邪而诱发或加重筋伤，使筋伤缠绵难愈。另外，身体素质、生理特点对筋伤疾病的发生有着密切的关系，有一定的发病规律，要加以重视和预防。治疗筋伤疾病，目的是恢复其功能。除了理筋手法、内外用药等治疗外，要重视调养和护理，掌握各种调护知识和技能。治疗筋伤，要避免对筋伤愈合的不利因素，利用其有利因素，指导患者进行正确调养，预防并发症，积极进行循序渐进的功能锻炼，使之尽快康复。

## 第二节　颈部筋伤

颈项部是人体活动范围、活动方向较大的部位，能做前屈、后伸、左右侧屈、左右旋转等活动，且活动频繁，因此发生损伤的机会也较多。颈项部筋肉既是运动的动力，又有保护和稳定颈部的作用，如遭受强大外力或持久外力超越筋肉本身的应力时，便可发生颈项部筋伤疾患，严重时可造成骨折、脱位等损伤。颈部扭挫伤是常见的颈部筋伤，各种暴力引起的颈部扭挫伤，除了筋伤外，还可能兼有骨折、脱位，严重者伤及颈髓，危及生命，临证时须仔细加以区别，以免误诊。

**【病因病机】**

颈部可因突然扭转或前屈、后伸而受伤。如在高速车上突然减速或突然停止时，头部猛烈前冲，打篮球投篮时头部突然后仰，嬉闹扭斗时颈部过度扭转或头部受到暴力冲击时，均可引起颈项部扭伤。钝器直接打击颈部引起的挫伤较少见。

**【诊查要点】**

有明显的外伤史。扭伤者可呈现颈部一侧疼痛，头多偏向患侧，颈项部活动受限，肌肉痉挛，在痛处可触及肿块或条索状硬结；挫伤者局部有轻度肿胀、压痛明显。检查时要注意有无手臂麻痛等神经根刺激症状，必要时摄X线片以排除颈椎骨折、脱位。

【治疗】

以手法治疗为主，配合练功、药物、理疗等治疗。

1.理筋手法　有消散瘀血，松解肌肉痉挛，通络止痛的作用。常用的手法有点压、按摩、法、拿捏及提端摇转法等。患者正坐，术者立于背后，右手扶住患者额部，左手以拇、中指轮换点压痛点及天柱、风池等穴，继而用左手拇、食指在患侧做由上而下的按摩，重复进行数遍。对扭伤者在压痛点周围可加用法和拿捏法，以小鱼际与掌尺背侧在患处做上下来回滚动，再以拇、食、中指对握痉挛的颈肌，做拿捏手法。最后视其情况，可加用提端摇转法。颈项理筋手法筋伤后颈部偏歪者，可做枕颌布带牵引或手法牵引。

2.药物治疗　内治以祛瘀生新为主，兼有头痛头晕者可酌用疏散风邪药物，内服防风归芎汤加减，症状好转后可服小活络丸。外治以祛瘀止痛为主，局部肿胀者外敷祛瘀止痛类药膏，无肿胀者可外贴伤湿止痛膏。

3.练功活动　疼痛缓解后练习头颈的前屈后伸和左右旋转动作，以舒筋活络，增强颈部肌肉力量。

4.物理疗法　可选用电疗、磁疗、超声波等，以局部透热，缓解肌肉痉挛。

【护理】

激烈运动或乘车时要注意自我保护，以防颈部扭伤。伤后应尽量保持头部于正常位置，以松弛颈部的肌肉，必要时用颈部围领固定。平时经常做颈部功能锻炼，增强颈部肌力，维持颈椎稳定，增强抗损伤的耐受力。

## 第三节　落　　枕

落枕，又称失枕。多因睡眠姿势不良，睡起后颈部疼痛，活动受限，似身虽起而颈尚留落于枕，故名落枕。好发于青壮年，冬春两季多发。

【病因病机】

睡眠时姿势不良，头颈过度偏转，或睡眠时枕头过高、过低或过硬，使局部肌肉处于长时间紧张状态，持续牵拉而发生静力性损伤。颈背部遭受风寒侵袭也是常见因素，如严冬受寒，盛夏贪凉，风寒外邪使颈背部某些肌肉气血凝滞，经络痹阻，导致颈部僵凝疼痛、功能障碍。

【诊查要点】

晨起突感颈部疼痛不适，出现疼痛，头常歪向患侧，活动欠利，不能自由旋转后顾，如向后看时，须整个躯干向后转动。颈项部肌肉痉挛压痛，触及条索状硬结，斜方肌及大小菱形肌部位亦常有压痛。风寒外束，颈项强痛者，可有淅淅恶风，身有微热，头痛等表征。往往起病较快，病程较短，两三天内即能缓解，1周内多能痊愈。若恢复不彻底，易于复发。若久延不愈，应注意与其他疾病引起的颈背痛相鉴别。

【治疗】

以手法治疗为主，配合药物、理疗治疗。

1. 理筋手法　手法治疗落枕有很好的疗效，可很快缓解肌肉痉挛，消除疼痛，往往经治疗1次后，症状即减轻大半。同颈部扭挫伤所用点按、拿捏等手法，手法部位可施展至上背部痛点，或可加用端项旋转手法。患者坐在低凳上，嘱其尽量放松颈项部肌肉，术者一手托住患者下颌，一手托住枕部，两手同时用力向上端提，此时患者的躯干部重量起了反牵引的作用，在向上端提的同时，边提边摇晃头部，并将头部缓缓向左右、前后摆动与旋转2～3次后，慢慢放松提拉。此种手法可重复3～5次，以理顺筋络、活动颈椎小关节，常可收到较好效果。

2. 药物治疗　治宜疏风祛寒、宣痹通络，内服葛根汤、桂枝汤，或内服独活寄生丸，每次5克，每天2次。有头痛形寒等表征者，可用羌活胜湿汤加减。外治可贴伤湿止痛膏等。

3. 练功活动　可做头颈的前屈后伸、左右旋转动作，以舒筋和络。

4. 物理疗法　可选用电疗、磁疗、超声波等，以局部透热，缓解肌肉痉挛。

【护理】

避免不良的睡眠姿势，枕头不宜过高、过低或过硬。睡眠时不要贪凉，以免受风寒侵袭。落枕后尽量保持头部于正常位置，以松弛颈部的肌肉。

## 第四节　颈　椎　病

颈椎病是指颈椎骨质增生、颈项韧带钙化、颈椎间盘退行性改变等，刺激或压迫颈部神经、脊髓、血管而产生的一系列症状和体征的综合征。颈椎病是一种常见病，中医学中虽然没有颈椎病的提法，但其相关症状散见于痹证、痿证、项强、眩晕等方面的论述。本病多见于40岁以上中老年患者。

**【病因病机】**

颈椎病多因慢性劳损或急性外伤引起。由于颈项部日常活动频繁，活动度较大，易受外伤，因而中年以后颈部常易发生劳损。如从事长期低头伏案工作的会计、誊写、缝纫、刺绣等职业者；或长期使用电脑者；或颈部受过外伤者；或由于年高肝肾不足，筋骨懈惰，引起椎间盘萎缩变性，弹力减小，向四周膨出，椎间隙变窄，继而出现椎体前后缘与钩椎关节的增生，小关节关系改变，椎体半脱位，椎间孔变窄，黄韧带肥厚、变性及项韧带钙化等一系列改变。椎体增生的骨赘可引起周围膨出的椎间盘、后纵韧带、关节囊的反应充血、肿胀、纤维化、钙化等，共同形成混合性突出物。当此类劳损性改变影响到颈部神经根、颈部脊髓或颈部主要血管时，即可发生一系列相应的症状和体征。

颈椎病常见的基本类型有神经根型、脊髓型、椎动脉型和交感神经型，若同时合并两种或两种以上类型者为混合型。

1.神经根型颈椎病　亦称痹痛型颈椎病，是各型中发病率最高、临床最为多见的一种，其主要表现为与脊神经根分布区相一致的感觉、运动障碍及反射变化。神经根症状的产生是由于颈部韧带肥厚钙化、颈椎间盘退变、骨质增生等病变，使椎间孔变窄、脊神经根受到压迫或刺激，即逐渐出现各种症状。第5～6颈椎及第6～7颈椎之间关节活动度较大，因而发病率较其余颈椎关节为高。

2.脊髓型颈椎病　亦称瘫痪型颈椎病，此型比较多见，且症状严重，以慢性进行性四肢瘫痪为其特征。一旦延误诊治，常发展成为不可逆性神经损害。由于主要是损害脊髓，且病程多呈慢性进展，遇诱因后加重，临床上表现为损害平面以下的感觉减退及上运动神经元损害症状。损害平面以下多表现为麻木、肌力下降、肌张力增加等症状。脊髓型颈椎病患者多有根管狭窄，加之前后方的压迫因素而发病。突出的椎间盘、骨赘、后纵韧带钙化及黄韧带肥厚可造成椎管的继发性狭窄，若合并椎节不稳，更增加了对脊髓的刺激或压迫。

3.椎动脉型颈椎病　亦称眩晕型颈椎病。椎动脉第二段通过颈椎横突孔，在椎体旁走行。当钩椎关节增生时，可对椎动脉造成挤压和刺激，引起脑供血不足，产生头晕、头痛等症状。当颈椎退变、椎节不稳时，横突孔之间的相对位移加大，穿行其间的椎动脉受刺激机会较多，椎动脉本身可以发生扭曲，易引起脑部不同程度的供血障碍。

4.交感神经型颈椎病　颈椎间盘退变本身及其继发性改变，刺激交感神经而引起相关症候群者，被称为交感神经型颈椎病。

## 【诊查要点】

1.神经根型颈椎病

（1）症状。多数无明显外伤史。大多患者逐渐感到颈部单侧局限性疼痛，颈根部呈电击样向肩、上臂、前臂乃至手指放射疼痛，且有麻木感，或以疼痛为主，或以麻木为主。疼痛呈酸痛、灼痛或电击样痛，颈部后伸、咳嗽，甚至增加腹压时疼痛可加重。上肢沉重，酸软无力，持物易坠落。部分患者可有头晕、耳鸣、耳痛、握力减弱及肌肉萎缩，此类患者的颈部常无疼痛感觉。

（2）体征。颈部活动受限、僵硬，颈椎横突尖前侧有放射性压痛，患侧肩胛骨内上部也常有压痛点，部分患者可摸到条索状硬结，受压神经根皮肤节段分布区感觉减退，腱反射异常，肌力减弱。第5～6颈椎间病变时，刺激颈6神经根引起患侧拇指或拇、食指感觉减退；第6～7颈椎间病变时，则刺激颈7神经根而引起食、中指感觉减退。臂丛神经牵拉试验阳性，颈椎间孔挤压试验阳性。

（3）影像学检查。颈椎正侧位、双侧斜位或侧位过伸、过屈位X线摄片检查，可显示椎体增生，钩椎关节增生，椎间隙变窄，颈椎生理曲度减小、消失或反弓，轻度滑脱，项韧带钙化和椎间孔变小等改变。

（4）鉴别诊断。神经根型颈椎病应与尺神经炎、胸廓出口综合征、腕管综合征等疾病作鉴别。

2.脊髓型颈椎病

（1）症状。缓慢进行性双下肢麻木、发冷、疼痛，走路欠灵、无力，打软腿、易绊倒，不能跨越障碍物。休息时症状缓解，紧张、劳累时加重，时缓时剧，逐步加重。晚期下肢或四肢瘫痪，二便失禁或尿潴留。

（2）体征。颈部活动受限不明显，上肢活动欠灵活，双侧脊髓传导束的感觉与运动障碍，即受压脊髓节段以下感觉障碍，肌张力增高，腱反射亢进，锥体束征阳性。

（3）影像学检查。X线摄片检查，显示颈椎生理曲度改变，病变椎间隙狭窄，椎体后缘唇样骨赘，椎间孔变小。CT检查，可见颈椎间盘变性，颈椎增生，椎管前后径缩小，脊髓受压等改变。MRI检查，可显示受压节段脊髓有信号改变，脊髓受压呈波浪样压迹。

（4）鉴别诊断。脊髓型颈椎病应与脊髓肿瘤、脊髓空洞症等疾病作鉴别。

3.椎动脉型颈椎病

（1）症状。主要症见单侧颈枕部或枕顶部发作性头痛，视力减弱，耳鸣、听力下降，眩晕，可见猝倒发作。

（2）体征。常因头部活动到某一位置时诱发或加重，头颈旋转时引起眩晕发作是本病的最大特点。

（3）影像学检查。椎动脉血流检测及椎动脉造影检查，可协助诊断，辨别椎动脉是否正常、有无压迫、迂曲、变细或阻滞。X线摄片检查，可显示椎节不稳及钩椎关节侧方增生。

（4）鉴别诊断。椎动脉型颈椎病应除外眼源性、耳源性眩晕及脑部肿瘤等疾病。

4. 交感神经性颈椎病

（1）症状。主要症见头痛或偏头痛，有时伴有恶心、呕吐，颈肩部酸困疼痛，上肢发凉发绀，眼部视物模糊，眼窝胀痛，眼睑无力，瞳孔扩大或缩小，常有耳鸣、听力减退或消失。心前区持续性压迫痛或钻痛，心律不齐，心跳过速。

（2）体征。头颈部转动时症状可明显加重，压迫不稳定椎体的棘突可诱发或加重交感神经症状。

（3）鉴别诊断。单纯交感神经性颈椎病诊断较为困难，应注意与冠状动脉供血不全、神经官能症等疾病作鉴别。

## 【治疗】

以手法治疗为主，配合药物、牵引、练功等治疗。

1. 理筋手法　理筋手法是治疗颈椎病的主要方法，能使部分患者较快缓解症状。先在颈项部用点压、拿捏、弹拨、法、按摩等舒筋活血、通络止痛的手法，放松紧张痉挛的肌肉；然后用颈项旋扳法，患者取稍低坐位，术者站于患者的侧后，以同侧肘弯托住患者下颌，另一手托其后枕部，嘱患者颈部放松，术者将患者头部向头顶方向牵引，尔后向本侧旋转，当接近限度时，再以适当的力量使其继续旋转5°～10°，可闻及轻微的关节弹响声，之后再行另一侧的旋扳。此手法必须在颈部肌肉充分放松、始终保持头部的上提力量下旋扳，不可用暴力，旋扳手法若使用不当有一定危险，故宜慎用，脊髓型颈椎病禁用，以免发生危险；最后用放松手法，缓解治疗手法引起的疼痛不适感。

2. 药物治疗　治宜补肝肾、祛风寒、活络止痛，可内服补肾壮筋汤、补肾壮筋丸或颈痛灵、颈复康、根痛平冲剂等中成药；麻木明显者，可内服全蝎粉，早晚各1.5g，开水调服；眩晕明显者，可服愈风宁心片，亦可静滴丹参注射液；急性发作，颈臂痛较重者，治宜活血舒筋，可内服舒筋汤。

3. 牵引治疗　通常用枕颌布带牵引法。患者可取坐位或仰卧位牵引，牵引姿势以头部略向前倾为宜，牵引重量可逐渐增大到6～8kg，隔日或每天1次，每次30分钟。枕颌牵引可以缓解肌肉痉挛，扩大椎间隙，流畅气血，减轻压迫刺激症状。

4. 练功活动　做颈项前屈后伸、左右侧屈、左右旋转及前伸后缩等活动锻炼。此外，还可以做体操、太极拳、健美操等运动锻炼。

【护理】

合理用枕，选择合适的高度与硬度，保持良好睡眠体位。长期伏案工作者，应注意经常做颈项部的功能活动，以避免颈项部长时间处于某一低头姿势而发生慢性劳损。急性发作期应注意休息，以静为主，以动为辅，也可用颈围或颈托固定1～2周。慢性期以活动锻炼为主。颈椎病病程较长，非手术治疗症状易反复，患者往往有悲观心理和急躁情绪。因此要注意心理调护，以科学的态度向患者做宣传和解释工作，帮助患者树立信心，配合治疗，早日康复。

## 第五节　肩部筋伤

肩关节是人体活动方向最多、活动范围最大的关节，同时也是容易受到损伤和发生病变的部位。肩部筋伤以外伤、慢性劳损、退变、感受风寒湿邪等为较常见的发病原因，筋伤可单独发生，也可并发于骨折、脱位。临床诊治时须抓住主症，注重鉴别诊断。如患者素有风寒湿痹，复遭扭挫跌仆，则诸邪合而为病，日久气血不畅可致肩痹。肩部扭挫伤因间接暴力使肩关节过度扭捩，或重物直接撞击，引起肩部关节囊、筋膜损伤或撕裂者称肩部扭挫伤。由于肩关节囊松弛，韧带薄弱，关节盂较浅，主要依靠关节附近肌肉维持关节的稳定性，因此扭挫跌仆易引起肩部扭挫伤。本病可发于任何年龄，部位多在肩部上方或外上侧方，并以闭合伤为其特点。治疗时应力求早期治愈，以防转变为慢性损伤。

【病因病机】

多因骤然的间接暴力引起肩关节过度牵拉、扭转，或重物直接打击、碰撞肩部，而造成肩部肌肉或关节囊、筋膜等不同程度的损伤或撕裂，致使脉络破裂，气血凝滞，瘀肿疼痛，功能障碍。肩关节处在不同的体位，从不同方向受到不同形式的旋转力、摆动力、冲压力及撞击力等作用，所造成的损伤不同。若碰撞性暴力来自肩关节外侧方，喙锁韧带将首先受到影响；跌仆时来自冠状面的侧向暴力则易伤及肩锁关节；而当上肢处于外展或已上举的状态时，冲击外力突然作用，易产生牵拉性损伤、重者可导致肌腱部分或全部断裂。如损伤严重，治疗不当而转变为慢性过程，可继发肩关节周围炎等。

【诊查要点】

有明显的外伤史。伤后肩部肿胀、疼痛逐渐加重，肩关节活动受限。挫伤者皮下青紫瘀肿；扭伤者肿痛一般较轻，但逐渐加重，轻者1周内症状明显缓解，重者或伴有组织的部分纤维断裂或并发小的撕脱性骨折，症状可迁延数周。若肩部肿痛范围较大者，要查出肿痛的中心点，根据压痛最敏感的部位，判定受伤的准确位置。体征主要表现为压痛、活动痛及运动障碍。临床检查应注意相鉴别的是，有否合并肌腱断裂，如冈上肌腱断裂，其冈上肌肌力消失，无力外展上臂，帮助患肢被动外展至60°以后，就能主动抬举上臂；有否骨折、脱位，如肱骨外科颈嵌入性骨折、肱骨大结节撕脱性骨折、肩关节脱位及肩锁关节脱位；如外伤暴力不大，但引起严重肿痛者，应除外骨囊肿、骨结核等病变。必要时做X线摄片等影像学检查，以进一步明确诊断。

【治疗】

以手法治疗为主，配合药物、固定、练功、理疗等治疗。

1. 理筋手法　在具体应用时应根据病情，选择得当。若伤后局部肿痛较甚或患者精神过度紧张，不愿接受手法治疗时，可先用药物治疗，待肿痛稍减后再做理筋手法。患者端坐，术者立于患侧，嘱尽量放松上肢肌肉，在肩部施以点按痛点、搓揉按摩、推拿弹拨、拔伸牵引、外展外旋等手法。

2. 药物治疗　损伤初、中期以散瘀消肿、生新止痛为主，内服舒筋活血汤，疼痛难忍时加服云南白药，外敷消瘀止痛药膏或三色敷药。后期以活血舒筋、通络止痛为主，可内服麻桂温经汤或小活络丸，并配合骨科外洗一方熏洗热敷。

3. 固定方法　扭挫伤较重者，应用三角巾将伤肢屈肘90°悬挂胸前，以限制患肩活动2～3周。制动时间不宜太长，在病情允许下应尽早练功。

4. 练功活动　肿痛减轻后，应做肩关节前屈后伸、内外运旋、叉手托上、弓步云手及耸肩等锻炼，动作幅度、速度及力度应循序渐进地进行，以尽早恢复活动功能。

5. 物理疗法　物理疗法具有镇痛、缓解肌肉痉挛、促进局部炎症吸收及增强组织代谢的作用，可选择使用。损伤初期可采用冰袋等冷敷疗法，中后期可应用红外线与超声波疗法。

【护理】

肩部扭挫伤的初期，出现瘀肿时局部可冷敷，忌热敷，以减轻疼痛和抑制患部出血。由于肩部急性筋伤易于迁延成慢性筋伤，因此在治疗过程自始至终要注意动静结合，制动时间不宜过长，要早期练功，争取及早恢复功能，尽量避免转变为慢性筋伤。

## 第六节　肩关节周围炎

肩关节周围炎是指一种以肩痛、肩关节活动障碍为主要特征的筋伤，简称“肩周炎”。其病名较多，因睡眠时肩部受凉引起的称“漏肩风”或“露肩风”；因肩部活动明显受限，形同冻结而称“冻结肩”；因该病多发于50岁左右患者又称“五十肩”；还有称“肩凝风”“肩凝症”；其病理表现主要是肩关节囊及其周围韧带、肌腱的慢性非特异性炎症，关节囊与周围组织发生粘连，又称“粘连性关节囊炎”。女性发病率高于男性，多为慢性发病。

### 【病因病机】

本病的确切病因未明，但一般认为与下列因素有关。年过五旬，肝肾渐衰、气血亏虚、筋肉失于濡养、局部组织退变，常常是本病的发病基础。加之肩部外伤劳损、外感风寒湿邪或因伤长期制动，易致肩部筋脉不通，气血凝滞，肌肉痉挛，是诱发本病的常见因素。外伤劳损为其外因，气血虚弱、血不荣筋为其内因。西医学多认为与自身免疫异常有关，因50岁左右是人类更年期阶段，此阶段性激素水平急剧下降，神经、内分泌及免疫功能失调，致使肩袖及肱二头肌长头肌腱磨损部位出现自身免疫反应，并逐渐导致弥漫性关节囊炎。另外，肩周炎发病与甲状腺功能亢进、冠心病、颈椎病等有关，且与糖尿病在发病上有高度相关性。肩周炎的主要病理变化为肩关节囊的挛缩或关节外肌腱、韧带的广泛粘连，关节囊明显增厚，滑膜充血水肿，关节腔容量减小，致使肩关节活动发生障碍。患者肩周组织的病理学检查，显示肱骨头周围的关节囊增厚、挛缩；组织学观察为炎症细胞浸润和纤维化，肩周所有组织都有轻度炎性改变，包括肌腱的滑动面。

### 【诊查要点】

多数患者呈慢性发病，隐袭进行，少数有外伤史，多见于中老年人。病症初发时轻微，以后逐渐加重，疼痛一般以肩关节的前、外侧部为重，多为酸痛、钝痛或呈刀割样痛，夜间尤甚，影响睡眠；疼痛可牵涉至同侧的颈背部、肘部或手部，症状可因肩臂运动加重；肩关节各方向运动受限，但以外展、外旋、后伸障碍为著，重者出现典型的“扛肩”现象。检查肩部无明显肿胀，肩周肌肉痉挛，病程长者可见肩臂肌肉萎缩，尤以三角肌为明显；压痛部位多在肩峰下滑囊、结节间沟、喙突、大结节等处，亦常见广泛性压痛而无局限性压痛点；肩关节外展试验阳性。X线检查多无阳性发现，但对鉴别诊断有意义，有时可见骨质疏松、冈上肌腱钙化或大结节处有密度增高的阴影。本病属自限性疾病，病程一般为数月，但也可长达2年。

根据不同病理过程和病情状况，可将本病分为急性疼痛期、粘连僵硬期和缓解恢复期。

1.急性疼痛期　主要临床表现为逐渐加重的肩部疼痛，肩关节活动受限，是由于疼痛引起的肌肉痉挛，韧带、关节囊挛缩所致，但肩关节本身尚能有相当范围的活动度。此期病程约为1个月，亦可延续2～3个月。若积极治疗，可直接进入缓解期。

2.粘连僵硬期　肩部疼痛逐渐减轻，但肩关节因肩周软组织广泛粘连，活动范围严重受限，主动和被动的肩内、外旋和外展活动度全面下降，出现“肩胛联动症”“耸肩”现象及肩部肌肉挛缩。一般需要3～6个月，方能缓解而进入恢复期。

3.缓解恢复期　肩部疼痛基本消失，肩关节的挛缩、粘连逐渐消除而恢复正常功能。此期约需6个月。肩周炎需与神经根型颈椎病、风湿性关节炎、冈上肌肌腱炎、肩袖损伤等疾病相鉴别。

## 【治疗】

以手法治疗为主，配合药物、针灸、理疗、封闭及练功等治疗。

1.理筋手法　患者端坐位、侧卧位或仰卧位，术者主要是先运用法、揉法、拿捏法作用于肩前、肩后和肩外侧，用右手的拇、食、中三指对握三角肌束，做垂直于肌纤维走行方向的拨法，再拨动痛点附近的冈上肌、胸肌以充分放松肌肉；然后术者左手扶住肩部，右手握患手，做牵拉、抖动和旋转活动；最后帮助患肢做外展、内收、前屈、后伸等动作，解除肌腱粘连，帮助功能活动恢复。手法治疗时，会引起不同程度的疼痛，要注意用力适度，切忌简单粗暴，以患者能忍受为度，隔日治疗1次，10次为一个疗程。对长期治疗无效，肩关节广泛粘连，活动功能障碍的患者可以运用扳动手法松解肩部粘连；施法应在臂丛麻醉或全麻下进行，使肌肉放松，避免并发骨折。对于合并有肩关节半脱位或严重骨质疏松症的患者应慎用或禁用。

2.药物治疗　风寒湿阻型治宜祛风散寒、舒筋通络，可内服独活寄生汤或三痹汤等；瘀滞型治宜活血化瘀、行气止痛，方用身痛逐瘀汤加减；气血亏虚型治宜益气养血、舒筋通络，可用当归鸡血藤汤加减。急性期疼痛、触痛敏感，肩关节活动障碍者，可选用海桐皮汤热敷熏洗或寒痛乐热熨，外贴伤湿止痛膏等。

3.练功活动　练功疗法是治疗过程中不可缺少的重要步骤，应鼓励患者做上肢外展、上举、内旋、外旋、前屈、后伸、环转等运动，做“内外运旋”“叉手托上”“手拉滑车”“手指爬墙”“体后拉手”等动作。锻炼要酌情而行，循序渐进，持之以恒，久之可见效果。否则，操之过急，有损无益。

4.针灸治疗　取肩髃、肩髎、臂臑、巨骨、曲池等穴，并可“以痛为腧”取穴，常用泻法，或结合灸法，每天1次。

5.封闭疗法　对疼痛明显并有固定压痛点者，可选用醋酸泼尼松龙25mg加入1%

利多卡因4~6mL，行痛点封闭治疗。每周1次，3次为一个疗程。

6.物理疗法　可采用超短波、微波、低频电疗、磁疗、蜡疗、光疗等，以减轻疼痛、促进恢复。对老年患者，不可长期电疗，以防软组织弹性更加减低，反而有碍恢复。

【护理】

肩周炎有自愈倾向，其自然转归期多在数月至2年左右。初始时疼痛和僵硬缓慢加重，达到某种程度后逐渐缓解，但自然病程长、疗效慢、痛苦大，功能恢复不全，且治愈后有可能复发。因此要鼓励患者树立信心，配合治疗，加强自主练功活动，以增进疗效，缩短病程，加速痊愈。平时要注意肩部保暖，勿受风寒湿邪侵袭，坚持合理的运动，以增强肩关节周围肌肉和肌腱的强度。急性期应减少肩关节活动，减轻持重，必要时采取一些固定和镇痛的措施；慢性期以积极进行肩关节功能锻炼为主。

## 第七节　冈上肌腱炎

冈上肌腱炎是指劳损或外伤后逐渐引起的肌腱退行性改变所造成的慢性无菌性炎症反应。冈上肌起于肩胛冈上窝，其肌腱在喙肩韧带及肩峰下滑囊的下面通过，止于肱骨大结节的上方。冈上肌有协同肩关节外展的作用，肩峰下滑囊将冈上肌腱与肩峰相隔，以减轻两者之间的摩擦。本病好发于中年人。

【病因病机】

冈上肌是肩袖的一个组成部分，其位于肩袖的顶部，附着处呈弯曲状，血液供应较差。当肩外展至90°时，肩峰下滑囊完全缩进肩峰下面，冈上肌腱必然受到喙肩韧带和肩峰的挤压、摩擦而损伤，日久易发生退变，形成肌腱无菌性炎症而发为本病。此外，少数患者的冈上肌腱因劳损而渐趋粗糙，甚至肌腱内有钙盐沉着，形成冈上肌腱钙化，而变得脆弱，如遭受暴力可造成肌腱断裂。肩部急性筋伤，或感受风寒湿邪，局部气血瘀滞，筋膜粘连，使冈上肌腱更易受到挤压和摩擦，而转变为冈上肌腱炎。

【诊查要点】

多数呈缓慢发病，肩外侧渐进性疼痛，肩外展活动受限，肱骨大结节处或肩峰下压痛，“疼痛弧”试验阳性。“疼痛弧”现象是冈上肌腱炎的特征。X线摄片检查，一般无异常征象，冈上肌腱钙化时，可见局部有钙化影。冈上肌腱炎应与肩峰下滑囊炎、肱二头肌长头腱鞘炎、肩周炎、肩锁关节半脱位等相鉴别。肩峰下滑囊炎主要表现为肩峰下疼痛、压痛，但当肩外展至90°时，原肩峰下压痛处压痛不明显或消失；肱二头肌长头腱鞘炎疼痛、压痛以肱骨结节间沟为主，肱二头肌抗阻力屈肘时疼痛加重；肩周炎为肩关节主、被动活动均受限，无“疼痛弧”现象；肩锁关节半脱位为肩锁关节处疼痛明显，肩外展大于90°时出现疼痛，继续上举时疼痛加重，最明显的疼痛范围是肩外展120°～180°，X线摄片检查可见异常征象。

## 【治疗】

以手法治疗为主，配合药物、固定、练功、针灸等治疗。

1.理筋手法　手法可起到活血化瘀、消肿止痛、疏通经络、理顺筋结的作用，急性期以轻柔的手法为主，慢性期手法可稍重。患者正坐，术者先用拿法，拿捏冈上部、肩部、上臂部肌肉，自上而下，以疏通经络；然后术者用拇指在冈上肌部位做局部弹拨、按揉、分筋法，以舒筋活络；最后术者一手按肩部，一手拿腕部，相对用力拔伸肩关节，拿腕之手做肩摇法，再以两手扣住患侧手大、小鱼际部，在向下牵引的同时做上肢的牵抖法，以滑利关节。

2.药物治疗　急性期治宜舒筋活血、通络止痛为主，内服舒筋活血汤加减，外敷消瘀止痛膏或三色敷药等。慢性期可内服舒筋丸；局部疼痛畏寒者可内服大活络丸或小活络丸；兼有体弱血虚者可内服当归鸡血藤汤。外贴伤湿止痛膏等，亦可用中药熏洗或腾药热熨患处。

3.固定方法　急性期局部肿痛难忍者可用三角巾悬吊，做短期制动。

4.练功活动　疼痛缓解后进行功能锻炼，如肩外展、前屈、外旋、甩手、上举等活动，以舒筋活络，恢复肩臂活动功能。

5.针灸治疗　取穴如天宗、肩髃、肩髎、臂臑、曲池等，用泻法，提插捻转，以肩臂酸麻胀为度，留针20分钟。可加艾灸，以温经通络、散寒止痛。

## 【护理】

中老年人，尤其是平时缺乏锻炼者，在肩部活动时要避免突然、强力的动作，特别是在大角度的外展、后伸、上举等动作时更要注意，以防止本病的发生。发病后肩部疼痛明显时，应避免上肢外展、外旋等用力动作，肩部注意避风寒；中后期肩痛缓解后，逐步开始功能锻炼。

## 第八节 肘部筋伤

肘关节由肱尺、肱桡及上尺桡三个关节组成，共同在一个关节囊内，是颇为稳定的屈曲关节。肘关节的内、外侧有侧副韧带加强，周围有伸肌群、屈肌群的肌肉、肌腱所包裹附着，上尺桡关节有环状韧带固定。肘关节的伸屈活动范围在0°~140°之间，前臂的旋转功能由上、下尺桡关节完成。由于肘关节是活动较多的关节，故在劳作和运动时发生筋伤的机会较多。肘关节扭挫伤是常见的肘关节闭合性损伤，凡使肘关节发生超过正常活动范围的运动，均可引起肘关节的筋伤。

**【病因病机】**

多因跌挫、扭转等暴力引起。如跌仆滑倒、手掌撑地，肘关节处于过度外展、伸直或半屈位时所受到的间接暴力，均可致肘关节扭伤；直接暴力打击则可造成肘关节挫伤。由于关节的稳定性主要依靠关节囊和韧带的约束，而侧副韧带又有防止肘关节侧移的作用，所以肘关节扭挫伤常可损伤侧副韧带、环状韧带、关节囊和肌腱，造成肘关节尺、桡侧副韧带，关节囊及肘部肌肉和筋膜的撕裂。

**【诊查要点】**

有明显外伤史。伤后肘关节处于半屈曲位，呈弥漫性肿胀、疼痛、屈伸活动受限，有的可出现皮下瘀斑，甚至有波动感。压痛点往往在肘关节的内后方和内侧副韧带附着部。严重的扭挫伤要注意与骨折相区别，环状韧带的断裂常使桡骨头脱位并尺骨上段骨折。在成人通过X线摄片易确定有无合并骨折，在儿童骨骺损伤时较难区别，可与健侧同时摄片对比，避免漏诊。部分严重的肘部扭挫伤，有可能是肘关节错缝后已自动复位，只有关节明显肿胀，已无脱位征，易误诊为单纯扭伤。在后期可出现血肿钙化，并影响肘关节的伸屈功能。

**【治疗】**

以固定、练功为主，配合药物、手法治疗。

1.理筋手法　伤后即来诊治者，宜将肘关节做1次0°~140°的被动伸屈，有利于整复微细的关节错位。触摸到压痛点后，以两手掌环握肘部，轻轻按压1~2分钟，以减轻疼痛；然后用轻按摩拿捏手法，理顺筋络，以患者有舒适感为度。但不宜反复做，尤其在恢复期，更不能做强力的被动伸屈，这样虽能拉开粘连，但同时又会引起血肿，加重损伤，以后粘连更加严重，甚至引起血肿的钙化。

2.药物治疗　初期治宜散瘀消肿，方用活血止痛汤或七厘散，外敷三色敷药或清营退肿膏。后期治宜消肿活络，可内服补筋丸或舒筋丸，外用上肢洗方、海桐皮汤熏洗热敷。

3.固定方法　初期用三角巾将患肢置于屈肘90°的功能位悬吊胸前，以限制肘关节的伸屈活动，并督促患者多做手指伸屈、握拳活动，以利消肿。

4.练功活动　肿痛减轻后，可逐步进行肘关节屈伸功能的自主锻炼，使粘连机化逐步松解，以恢复关节的正常功能。

5.其他治疗　可选用超短波或中药离子导入等理疗。若肘关节尺、桡侧副韧带完全断裂，关节失稳者，宜手术治疗。

**【护理】**

严重的肘关节扭挫伤，治疗不及时或处置不当，或进行不适当的反复按摩，都可造成关节周围组织的钙化、骨化，形成骨化性肌炎。因此，肘关节损伤后的功能恢复不能操之过急，否则常遗留关节强直的后患。

## 第九节　肱骨外上髁炎

肱骨外上髁炎是以肱骨外上髁部局限性疼痛，并影响伸腕和前臂旋转功能为特征的慢性劳损性疾病。本病称谓较多，如肱桡关节滑囊炎、肱骨外上髁骨膜炎、肱骨外上髁综合征等，因网球运动员较常见，故又称网球肘。本病多见于男性，以右侧多见。

**【病因病机】**

多因慢性劳损致肱骨外上髁处形成急、慢性炎症所引起。肱骨外上髁是前臂腕伸肌的起点，由于肘、腕关节的频繁活动，长期劳累，使腕伸肌的起点反复受到牵拉刺激，引起部分撕裂和慢性炎症，出现局部滑膜增厚和滑囊炎等病理改变。亦有学者认为本病的病理机制是伸肌总腱处穿出的神经、血管受压所致。多见于从事前臂及腕部活动强度较大的劳作，如砖瓦工、木工、网球运动员及家庭妇女等。

**【诊查要点】**

起病缓慢，初起时在劳累或做某一动作时偶感肘外侧酸胀疼痛，休息后缓解；随着病情的加重，做拧毛巾、扫地、端壶倒水等动作时疼痛加剧，前臂无力，甚至持物落地。日久转为持续性疼痛，可向上臂及前臂放散，影响肢体活动。肱骨外上髁及肱桡关节间隙处有明显的压痛点，压痛可沿桡侧伸肌总腱方向扩散，肘关节伸屈活动无障碍，少数患者局部轻度红肿；腕伸肌紧张试验、密耳（Mill）征阳性。X线摄片检查多属阴性，偶见肱骨外上髁处骨质密度增高的钙化阴影或骨膜肥厚影像。若病变发生在肱骨内上髁，则为肱骨内上髁炎，肿痛和压痛在肘内侧，抗阻力屈腕时疼痛明显；若病变发生在尺骨鹰嘴，则为鹰嘴滑囊炎，肿痛和压痛在肘后侧，肘关节伸屈轻度受限。

## 【治疗】

以手法治疗为主，配合药物、针灸、针刀疗法、封闭、理疗等治疗。

1.理筋手法　用弹拨、分筋、屈伸、顶推等手法治疗，以达到缓解痉挛、活络止痛之目的。患者正坐，术者先用拇指在肱骨外上髁及前臂桡侧痛点处做弹拨、分筋；然后术者一手由背侧握住腕部，另一手掌心顶托肘后部，拇指按压在肱桡关节处，握腕部之手使桡腕关节掌屈，并使肘关节做屈、伸的交替动作，同时另一手于肘关节由屈曲变伸直时在肘后部向前顶推，使肘关节过伸，肱桡关节间隙加大，如有粘连时，可撕开桡侧腕伸肌之粘连。

2.药物治疗　治宜养血荣筋、舒筋活络，内服活血汤、舒筋汤等，外敷定痛膏或用海桐皮汤熏洗热敷患处。

3.针灸治疗　从痛点及周围取穴，隔日1次。或用梅花针叩打患处，再加拔火罐，3～4天1次。亦可结合温针、电针治疗。

4.封闭疗法　可用1%利多卡因2mL加醋酸泼尼松龙12.5mg做痛点封闭治疗。

5.针刀疗法　局部麻醉后从压痛点进针，将针刀刀口线与伸肌的纤维走向平行，垂直刺入，直达肱桡关节滑囊和骨面，纵行疏通剥离数刀；若有瘢痕结节，行瘢痕刮除刀法；术后压迫针孔片刻，无菌纱布包扎后，伸屈活动患肘数次。

6.物理疗法　可采用超短波、磁疗、蜡疗、光疗、离子透入疗法等，以减轻疼痛，促进炎症吸收。

## 【护理】

肱骨外上髁炎是由于前臂旋前和伸腕动作的频繁活动，腕伸肌的起点反复受到牵拉刺激而引起，因此尽量避免其剧烈活动和过度劳累。疼痛发作期应减少活动，必要时可选择三角巾悬吊等做适当固定，待疼痛明显缓解后应及时解除固定并逐渐开始肘关节功能活动，但要避免使伸肌总腱受到明显牵拉的动作。

# 第十节　腕部筋伤

腕部的结构比较复杂，由尺桡骨远端、远近两排腕骨及5个掌骨组成了多个关节。桡骨远端与近排腕骨构成桡腕关节；尺骨远端由三角软骨与腕关节隔开；尺桡骨远端由掌侧、背侧韧带所附着固定，构成下尺桡关节。腕关节附近又有众多的肌腱附着，关节周围无肌肉组织。由于腕部的多关节结构，且活动频繁，易发生筋伤疾患。腕部扭挫伤是指外力作用造成腕关节部的韧带、筋膜等筋的损伤。

## 【病因病机】

由于跌倒时手掌或手背着地，或用力过猛，迫使腕部过度背伸、掌屈及旋转活动，超出腕关节正常活动范围，引起腕部韧带、筋膜、关节囊的扭伤或撕裂。直接暴力打击可致腕部挫伤。

## 【诊查要点】

有明显的外伤史。伤后腕部疼痛、肿胀，活动时加剧，局部压痛，腕关节活动受限。由于受力的部位与方向不同，可在相应的部位发生肿胀、疼痛和压痛。桡骨茎突疼痛和压痛，多为桡侧副韧带损伤；尺骨茎突疼痛和压痛，多为尺侧副韧带损伤；腕部掌屈时疼痛，多为腕背侧韧带损伤；腕部背伸时疼痛，多为腕掌侧韧带损伤；腕部酸痛无力，尺骨小头异常突起，按之有松动感，多为下尺桡关节韧带损伤，腕关节X线正位片可显示下尺桡关节间隙明显增宽，必要时需与健侧片比较。若伤情严重，腕部各个方向活动均有疼痛及功能障碍时，可能为韧带肌腱的复合伤或有骨折及半脱位的存在。腕部的挫伤要与无移位的桡骨远端骨折、手舟骨骨折相鉴别。无移位的桡骨远端骨折肿胀多不明显，压痛局限在桡骨远端；手舟骨骨折时，肿胀和压痛点局限在阳溪穴部位。摄腕关节X线片可加以鉴别。

## 【治疗】

以手法治疗为主，配合药物、固定治疗。

1.理筋手法　患者正坐，术者先在腕部肿痛部位做抚摩、揉、捏等手法，然后拿住拇指及第1掌骨，自外向里摇晃6～7次，再拔伸、屈腕。按上法依次拔伸第2～5指，最后将腕关节背伸。术毕再依肌腱走行方向理顺筋络数次。

2.药物治疗　初期治宜祛瘀消肿止痛，可内服七厘散、活血止痛胶囊等，外敷三色敷药或双柏散。后期治宜消肿和络，可内服补筋丸，外用四肢损伤洗方熏洗。

3.固定方法　对损伤较重者，可用两块夹板将腕关节固定于功能位2周。去除固定后，可用弹力护腕保护。

4.练功活动　伤后24小时疼痛缓解，可做手指伸屈活动。3～5天后疼痛减轻，应用力做握拳及手指伸展活动。去除外固定后，进行腕关节屈伸及前臂旋转活动。练功活动应以不加重腕部的疼痛为标准。

【护理】

伤后早期宜冷敷，有韧带撕裂者需予以固定。腕部扭挫伤后期容易发生腕部的韧带挛缩，出现腕部关节、掌指关节的僵硬，应主动进行活动，如揉转金属球、核桃，以锻炼手腕部屈、伸和桡、尺侧偏斜及环转。

## 第十一节　桡侧腕伸肌腱周围炎

前臂桡侧伸肌群主要有桡侧腕长伸肌、桡侧腕短伸肌和拇长展肌、拇短伸肌。在前臂背侧中下1/3处，拇长展肌、拇短伸肌从桡侧腕长伸肌、桡侧腕短伸肌之上面斜行跨过，二者交叉重叠，该处没有腱鞘，仅有一层疏松的腱膜覆盖。由于腕伸肌活动频繁，又无腱鞘保护，故容易引起肌腱及其周围的劳损。好发于中年以上男性，右侧多见。

【病因病机】

腕部背伸运动是由腕伸肌的舒缩活动完成的，在桡侧腕长、短伸肌将腕关节固定于背伸位的情况下，用力握物或提重物时，因与交叉重叠的拇长展肌腱、拇短伸肌腱的运动方向不一致而互相摩擦，引起腱膜组织的急性炎症反应，导致桡侧腕伸肌腱及其周围筋膜的损伤。本病多见于木工、砖瓦工等，亦见于突然从事紧张地伸肘腕的活动或劳动者。

【诊查要点】

多发于青壮年，起病较快，有明显的劳损病史。以右侧前臂多见，发病与手腕部过度频繁活动和劳动有关。前臂桡背侧下1/3处的桡侧腕伸肌腱呈条索状肿胀、疼痛，有明显压痛、局部灼热感，腕部活动受限。嘱患者握拳并做腕关节强力伸屈时，腕部疼痛加重，并可闻及摩擦感或捻发音。

**【治疗】**

可采用手法、药物及固定等方法治疗。

1. 理筋手法　一助手握患肢前臂上端，术者一手握拇指，与助手相对拔伸牵引，用另一手拇指沿桡侧腕伸肌腱自下而上反复用推法，直至桡腕关节活动时捻发音消失或减轻为止。肿胀消退后做拿捏和理顺手法。

2. 药物治疗　治宜祛瘀消肿、舒筋止痛，内服舒筋丸，局部外敷消炎止痛膏，肿痛减轻时可用海桐皮汤煎水熏洗。

3. 固定方法　发病后若肿痛严重者，用硬纸板或夹板两块固定腕关节1～2周，待捻发感消失后除去外固定。

**【护理】**

避免腕关节做长时间的过度背伸活动。局部肿痛消退后，逐步恢复工作。如及时治疗，经1～2周即可恢复。如恢复不好，易反复发作，日久则局部可纤维变性而造成肌腱粘连。

## 第十二节　腕三角软骨损伤

腕三角软骨为纤维软骨组织，略呈三角形，其基底边附着于桡骨远端关节面的尺切迹边缘，软骨尖端附着于尺骨茎突基底部。腕三角软骨边缘较厚，其掌侧缘和背侧缘均与腕关节囊相连，中央部较薄，呈膜状，容易破裂。腕三角软骨横隔于桡腕关节与尺桡远侧关节之间，将此两关节腔完全隔开，具有稳定尺桡远侧关节，增加关节滑动和缓冲的作用，以及限制前臂过度旋转的功能。本病多见于青壮年。

**【病因病机】**

腕三角软骨对维持尺桡远侧关节的稳定起到非常重要的作用，限制前臂的过度旋转。当腕关节遭受突然的过度扭转外力时或长期劳损，可引起三角软骨的损伤或破裂。重者可发生掌背侧韧带撕裂、尺桡远侧关节脱位，或并发于桡骨远端骨折及腕部的其他损伤。因此腕三角软骨损伤的早期症状常被其他严重损伤所掩盖。

**【诊查要点】**

患者有扭转、牵拉、跌打等外伤史。伤后局部疼痛、肿胀，局限于腕关节的尺侧或尺桡远侧关节部位。腕部屈伸旋转时因挤压三角软骨而疼痛加重，活动受到限制，握力显著下降。尺骨小头向背侧翘起，尺桡远侧关节不稳。并发尺桡远侧关节韧带的撕裂或断裂，检查可见尺骨小头移动度增大。后期肿胀基本消退，但尺骨小头部仍有微肿及压痛，酸楚乏力。腕三角软骨挤压试验阳性。腕部做较快的伸屈旋转动作时可发出弹响声。X线检查可见尺桡远侧关节间隙增宽。本病应注意与月骨无菌性坏死相鉴别，月骨无菌性坏死同样有外伤史，但压痛点在腕正中部。

【治疗】

以手法治疗为主，配合药物、固定、练功治疗。

1.理筋手法　患者正坐，掌心朝下，术者先行相对拔伸，之后将腕关节环转摇晃6~7次，然后再揉捏、挤压桡骨远端和尺骨小头的侧方以复位，使其突出处复平，最后将尺桡远侧关节捺正，保持稳定的位置。

2.药物治疗　初期治宜祛瘀消肿，内服七厘散，外敷三色敷药或消瘀止痛膏。后期以温经止痛为主，内服加减补筋丸，外用海桐皮汤煎水熏洗。

3.固定方法　损伤初期，手法捺正下尺桡关节后，将腕关节固定于功能位4~6周；损伤中、后期如症状加重时，也可做短期的固定制动。

4.练功活动　在无痛的情况下，逐步进行功能活动。

【护理】

避免腕关节的过度扭转活动。腕三角软骨具有损伤容易而痊愈难的特点，因此损伤早期应固定4~6周，为软骨修复提供良好环境。疼痛消失、解除固定后尽量避免做腕关节的旋转活动，并佩戴护腕保护。

## 第十三节　腱鞘囊肿

腱鞘囊肿是发生在关节或腱鞘内的囊性肿物，内含有无色透明或微呈白色、淡黄色的浓稠冻状黏液。古称“腕筋结”“腕筋瘤”“筋聚”“筋结”等。任何年龄均可发病，以青壮年和中年多见，女性多于男性。

【病因病机】

本病多为劳损所致。形成囊肿的原因与关节囊、韧带、腱鞘中的结缔组织营养不良，发生退行性变有关。腱鞘囊肿与关节囊或腱鞘密切相连，但并不一定与关节腔或腱鞘的滑膜腔相通。囊壁外层由致密纤维组织构成，内层为光滑之白色膜遮盖，囊腔多为单房，但也有多房者，囊内为无色透明胶冻样黏液。

**【诊查要点】**

腱鞘囊肿最常见于腕背部，手舟骨及月骨的背侧，拇长伸肌腱及指伸肌腱之间。囊肿生长缓慢，多无自觉疼痛，少数有局部胀痛。局部可见一个半球形隆起，肿物突出皮肤，表面光滑，皮色不变，触之有囊性感，与皮肤不相连，周围境界清楚，基底固定或推之可动，压痛轻微或无压痛。部分患者囊肿经长期的慢性炎症刺激，囊壁肥厚变硬，甚至达到与软骨相似的程度。腱鞘囊肿还可见于踝关节背部和腘窝部。发生于腘窝部者，伸膝时可见如鸡蛋大的肿物，屈膝时则在深处，不易触摸清楚。

**【治疗】**

以手法治疗为主，配合针灸、药物，必要时可行手术治疗。

1.理筋手法　对于发病时间短，囊壁较薄，囊性感明显者，可用按压法压破囊肿。将腕关节掌屈，使囊肿固定和高凸，术者用双手拇指压住囊肿，并加大压力挤压囊肿，使之囊壁破裂。捏破后局部按摩，以便囊内液体充分流出，散于皮下，逐渐减少或消失。

2.药物治疗　囊壁已破，囊肿变小，局部仍较肥厚者，可搽擦茴香酒或展筋丹，亦可贴万应膏，并用绷带加压包扎2～3天，使肿块进一步消散。

3.针灸治疗　对囊壁厚，囊内容物张力不大，压不破者，可加针刺治疗。患处消毒后，用三棱针垂直刺入囊肿内。起针后在肿块四周加以挤压，可使囊肿内容物挤入皮下，部分胶状黏液可从针孔中挤出，然后用消毒敷料加压包扎，以减少复发。

4.手术治疗　对于反复发作者，可手术切除。仔细分离并完整切除囊壁，如囊壁与关节相通者，应用细针线，缝合关节囊，再将筋膜下左右两侧组织重叠缝合，术毕加压包扎。

**【护理】**

囊壁挤破后，在患部放置半弧形压片（如纽扣等），适当加压保持1～2周，以使囊壁间紧密接触，形成粘连，避免复发。患部的活动应掌握适当，避免使用不适当的按摩手法，以免增加滑液渗出，使囊肿增大。

## 第十四节　桡骨茎突狭窄性腱鞘炎

桡骨茎突腱鞘为拇长展肌腱和拇短伸肌腱的共同腱鞘。在日常的劳作中，拇指的对掌和伸屈动作较多，使拇指的外展肌和伸肌不断收缩，以致该部位发生无菌性炎症，造成狭窄性腱鞘炎。本病好发于中年人，以女性多见。

### 【病因病机】

多为慢性积累性损伤所引起。手腕部长期过度劳累可导致本病的发生，如家庭妇女、手工劳动者、文字誊写员等所从事的工作，使拇长展肌及拇短伸肌的肌腱在共同的腱鞘中频繁地来回磨动，日久劳损，即可使腱鞘发生损伤性炎症，造成纤维管的充血、水肿，鞘壁增厚、管腔变窄，肌腱变粗，肌腱在管腔内滑动困难而产生相应的症状。体弱血虚，血不荣筋者更易发生本病。若局部病变迁延日久，腱鞘纤维化和挛缩，腱鞘腔越变狭窄，使症状更为顽固。

### 【诊查要点】

本病多见于中年妇女，发病缓慢，腕部桡侧疼痛，提物乏力，尤其不能做提壶倒水等动作。桡骨茎突处有隆起，或可有结节，在桡骨茎突及第1掌骨基底部之间有压痛。部分患者局部有微红、微肿、微热，疼痛可放射至手部。握拳试验（Finkel-Stein征）阳性。

### 【治疗】

以手法治疗为主，配合针灸、针刀、药物等疗法，必要时行手术治疗松解腱鞘。

1. 理筋手法　患者正坐，术者一手托住患手，另一手于腕部桡侧疼痛处及其周围做上下来回的按摩、揉捏；然后按压手三里、阳溪、合谷等穴，并弹拨肌腱4～5次；再用左手固定患肢前臂，右手握住患手，在轻度拔伸下缓缓旋转及伸屈腕关节；最后用右手拇、食二指捏住患手拇指末节，向远心端拉伸，起舒筋解粘、疏通狭窄的作用，结束前再按摩患处1次。每天或隔日1次。

2. 药物治疗　治宜调养气血、舒筋活络为主，内服可用桂枝汤加当归、何首乌、威灵仙等，局部可外用海桐皮汤熏洗。

3. 针灸治疗　取阳溪为主穴，配合谷、曲池、手三里、列缺、外关等，得气后留针15分钟，隔日1次。

4. 针刀疗法　针刀刀口线和桡动脉平行，在鞘内纵行疏剥，病情严重者，亦可刺穿腱鞘使刀口接触骨面，刀身倾斜，将腱鞘从骨面上剥离铲起，出针，针孔按压至不出血为止。注意勿伤桡动脉和神经支。

5.手术治疗　以上方法治疗未见效果者，可行腱鞘松解术。在局麻下纵行切开腕背韧带和腱鞘（不缝合），解除对肌腱的卡压，缝合皮肤切口。有时拇长展肌与拇短伸肌腱各有一个腱鞘，此种解剖变异，术中应探查清楚。

### 【护理】

患者平时做手部动作要缓慢，尽量脱离手腕部过度活动的工作，少用凉水，以减少刺激。疼痛严重时，可用夹板或硬纸板将腕关节固定于桡偏、拇指伸展位3～4周，以限制活动，可缓解症状。

## 第十五节　腕管综合征

腕管综合征是由于正中神经在腕管中受压，而引起的以手指麻痛乏力为主的症候群。腕管系指腕掌侧的掌横韧带与腕骨所构成的骨-韧带隧道。腕管中有正中神经、拇长屈肌腱和4个手指的指深屈肌腱、指浅屈肌腱。正中神经居于浅层，处于肌腱与腕横韧带之间。本病好发于中年人，以女性多见，常单侧发病。

### 【病因病机】

腕部的创伤，如桡骨远端骨折、腕骨骨折脱位、腕部扭挫伤、腕部慢性损伤，或腕管内有腱鞘囊肿、脂肪瘤等原因，致腕管容积减少。由于腕管内腔缩小，指屈肌腱和正中神经与腕横韧带来回摩擦，而引起肌腱、肌腱周围组织及滑膜水肿、肿胀、增厚，使管腔内压力增高，压迫正中神经，发生腕管综合征。

### 【诊查要点】

腕管综合征主要表现为正中神经受压后，引起腕以下正中神经支配区域内的感觉、运动功能障碍。患者桡侧3个半手指麻木、刺痛或烧灼样痛、肿胀感。患手握力减弱，拇指外展、对掌无力，握物、端物时偶有突然失手的情况。夜间、晨起或劳累后症状加重，活动或甩手后症状可减轻。寒冷季节患指可有发冷、发绀等改变。病程长者大鱼际萎缩，患指感觉减退，出汗减少，皮肤干燥脱屑。屈腕压迫试验，即掌屈腕关节的同时压迫正中神经1分钟，患指症状明显加重者为阳性。叩击试验，即叩击腕横韧带之正中神经处，患指症状明显加重者为阳性。肌电图检查，可见大鱼际出现神经变性，可协助诊断。本病应注意与颈椎病、多发性神经炎等疾病相鉴别。颈椎病引起神经根受压时，则麻木区不单在手指，往往前臂也有痛觉减退区，并且运动、腱反射也出现某一神经根受压的变化，同时有颈部的症状和体征。多发性神经炎症状常为双侧性，并不局限在正中神经，桡、尺神经也受累，呈手套状感觉麻木区。

**【治疗】**

以手法治疗为主，配合练功、药物、针灸治疗，必要时行手术治疗。

1. 理筋手法　先在外关、阳溪、鱼际、合谷、劳宫及痛点等穴位处，施以按压、揉摩手法；然后将患手在轻度拔伸下，缓缓旋转、屈伸腕关节数次；再将术者左手握于患手腕上，右手拇、食指捏住患手拇、食、中、无名指远节，向远心端迅速拔伸，以发生弹响为佳。手法可每天1次，局部不宜过重过多施用手法，以减少已增加的腕管内压。

2. 药物治疗　治宜祛风通络，内服大活络丹，外贴宝珍膏或万应膏，并可用八仙逍遥汤或海桐皮汤熏洗。

3. 针灸治疗　取阳溪、外关、合谷、劳宫等穴，得气后留针15分钟，每天或隔日1次。

4. 练功活动　练习手指、腕关节的屈伸及前臂的旋转活动，防止失用性肌萎缩和粘连。

5. 手术治疗　对于症状严重的患者，经治疗无效时，可考虑手术切开腕横韧带以缓解压迫。

**【护理】**

对腕部的创伤要及时、正确地处理，尤其是腕部的骨折、脱位，要求对位良好。已发生腕管综合征者，施行理筋手法之后要固定腕部，可用纸壳夹板，也可以将前臂及手腕部悬吊，不宜做热疗，以免加重病情。经保守治疗无效者，应尽快决定手术治疗，防止正中神经长时间严重受压而变性。

## 第十六节　手指筋伤

人类的劳动必须通过手指的活动来进行，故手指筋伤很常见。特别在球类运动、生产劳动等过程中，受伤的机会较多。指间关节扭挫伤多见于青壮年，当手指受到撞击、压轧、过度背伸、掌屈或扭转时，致使指间关节超出正常活动范围而受伤。

【病因病机】

手指在伸直位最易受伤，手指伸直时，指间关节两侧副韧带紧张，无外展、内收活动，此时手指受到骤然猛烈的暴力，可使手指过度伸屈或侧偏，则可发生关节伸屈肌腱、侧副韧带或关节软骨损伤。重者可致韧带断裂、骨折、脱位、半脱位。

【诊查要点】

有明显的外伤史。指间关节扭挫伤可发生于各手指的远、近侧指间关节，以远侧较多见。受伤后，指间关节迅速肿胀、剧烈疼痛，强直于几乎伸直位置，严重者手指不能伸屈，病程往往较长。检查患指关节有明显压痛，做被动侧向活动时疼痛加重。如侧副韧带断裂或关节囊撕裂，则指间关节不稳，有侧向异常活动，并可见手指偏斜畸形。并发脱位时，则畸形更为明显，半脱位则有软骨面塌陷。应摄X线片检查以排除关节边缘的撕脱骨折。

【治疗】

可采取手法、药物、固定和练功等方法进行治疗。

1.理筋手法　术者左手托住患手，右手拇、食指握住患指末节向远端牵引，使关节间隙拉宽，将卷曲的筋膜舒顺，而后将伤处轻揉伸屈、微微旋转，以滑利关节。侧副韧带断裂者，顺韧带的方向轻轻推压，将分离的组织推回原位，使其续接，并轻轻按压片刻以镇定，再在局部做推揉按摩，以局部舒适轻松为度。

2.药物治疗　初期宜活血祛瘀、消肿止痛，内服七厘散。后期解除固定后，可用海桐皮汤熏洗。

3.固定治疗　带有撕脱小骨片者，可用铝板、夹板，将患指近侧指间关节尽量屈曲，远侧指间关节过伸位固定4～6周，当骨片愈合时，末节指骨无力背伸的症状即可消失。若伸指肌腱断裂，需行手术缝合。

4.练功活动　解除固定后即开始锻炼手指屈伸功能，练功前可先做局部的热敷或熏洗，锻炼应循序渐进，以不引起疼痛为限，禁止做被动猛烈的屈伸活动。

【护理】

指间关节扭挫后，往往需要较长的时间才能痊愈，伤后肿痛期应以制动为主，肿痛减轻后再进行活动，不应操之过急。

## 第十七节 指伸、指屈肌腱断裂

指伸肌腱抵止于末节指骨的基底部背面，该肌腱在近侧指间关节的背面分成中央束和两侧束，并有骨间肌和蚓状肌的肌腱加入侧束，形成腱帽。指深屈肌腱抵止于末节指骨基底部之掌侧面，指浅屈肌腱抵止于中节指骨干的掌侧面。

**【病因病机】**

锐器切割伤或手指在伸直位时突然受到暴力冲击指端，指伸、屈肌腱强烈收缩，可造成指伸、屈肌腱的断裂。在正常情况下，手指充分伸屈时，肌腱滑动的范围较小，随着不同区域的肌腱断裂，其临床表现也不尽相同。指伸肌腱断裂时，常将其止点所附着的骨骼撕脱。指屈肌腱断裂后，其肌腱回缩是非常明显的。

**【诊查要点】**

有明显的外伤史。指伸肌腱在掌指关节近侧断裂时，掌指关节不能伸直，而指间关节因蚓状肌及骨间肌牵拉仍可伸直；指伸肌腱的中央束断裂，则近侧指间关节不能伸直，而远侧指间关节反被侧腱束拉成过伸畸形；指伸肌腱在远侧指间关节平面断裂时，末节手指下垂屈曲畸形，不能主动伸直，临床上又称之为“锤状指”。指伸肌腱断裂时，常将其止点所附着的骨骼撕脱，X线摄片常可见末节指骨基底部之背侧有小骨片被撕脱。指深屈肌腱断裂时，指深屈肌试验阳性，固定患指中节，远侧指间关节不能屈曲；指浅屈肌腱断裂时，指浅屈肌试验阳性，固定除患指外的其他3个手指于伸直位，患指近侧指间关节不能屈曲；指浅、深屈肌腱均断裂时，上述两种方法检查手指关节均不能屈曲。手指正侧位X线摄片可排除指骨骨折、指间关节脱位。

**【治疗】**

可采取手术、固定、药物、练功等方法治疗。

1. 手术治疗　新鲜的手指肌腱完全断裂时，应力争进行一期手术缝合。晚期由于肌腱断端的粘连及断端的回缩等，会给手术增加困难。

2. 固定方法　对闭合性手指远节伸肌腱全断者，术后可用铝板条或指骨夹板，将患指近侧指骨间关节尽量屈曲，远侧指骨间关节过伸位固定4～6周（带有撕脱小骨片者，固定方法相同）。指浅、深屈肌腱全断者，术后患指固定于屈曲位4～6周。对于手指肌腱部分断裂者，可按上述方法做适当固定。

3. 练功活动　解除固定后开始练习手指的伸屈活动，1周后逐渐加大活动量。

4. 药物治疗　初期宜活血祛瘀、消肿止痛，内服七厘散。后期因指节损伤，气血运行不畅，或气血凝滞，内服麻桂温经汤，局部后期用海桐皮汤熏洗。

【护理】

指伸、屈肌腱断裂无论手术与否，都应将患手或患指固定，固定的体位很重要，其关系到断裂的肌腱两端能否相互贴近。固定的时间也很重要，原则上应达4～6周以上，以保证两断端之间充分黏合。肌腱断裂后，手指的功能恢复时间比较长，易引起指间关节僵硬，解除外固定后应积极、主动进行活动，尽早恢复功能。

## 第十八节　指屈肌腱腱鞘炎

指屈肌腱腱鞘炎又称“弹响指”“扳机指”。好发于拇指，亦有单发于食指和中指，少数患者为多个手指同时发病。

【病因病机】

指屈肌腱腱鞘是掌骨颈和掌指关节掌侧的浅沟与鞘状韧带组成的骨性纤维管，拇屈长肌腱和指深、浅屈肌腱分别从各相应的管内通过，进入拇指和各个手指。当局部劳作过度，积劳伤筋，或受寒凉，气血凝滞，气血不能濡养经筋则发病。病变多发生在掌骨头、颈相对应的指屈肌腱纤维鞘起始处。手指频繁的伸压活动，使屈肌腱与骨性纤维管反复摩擦、挤压；长期用力握持硬物，使骨性纤维管受硬物与掌骨头的挤压，致骨性纤维管发生局部充血、水肿，继之纤维管变性，使管腔狭窄，指屈肌腱在狭窄的管腔内受压而变细，两端膨大呈葫芦状。屈指时，膨大的肌腱部分通过腱鞘狭口受到阻碍，使屈伸活动受限，勉强用力伸屈患指或被动伸屈时，便出现扳机样的弹跳动作，并伴有弹响声。

【诊查要点】

初起为患指不能伸屈，用力伸屈时疼痛，并出现弹跳动作，以晨起、劳动后和用凉水后症状较重，活动或热敷后症状减轻。在掌骨头的掌侧面明显压痛，并可触到米粒大的结节。压住此结节，再嘱患者做充分的屈伸活动时，有明显疼痛，并感到弹响由此发出。由于伸屈受限，给工作和生活带来不便，严重者患指屈曲后不能自行伸直，需健手帮助伸直。

【治疗】

采用手法、针灸、针刀等方法治疗。

1.理筋手法　术者左手托住患侧手腕，右手拇指在结节部做按揉弹拨、横向推动、纵向拨筋等动作，最后握住患指末节向远端迅速拉开，如有弹响声则效果较好。每天或隔日做1次。

2.针灸治疗　取结节部及周围痛点针刺，隔日1次。

3.封闭疗法　用曲安奈德20mg或醋酸泼尼松龙12.5～25mg加1%普鲁卡因2mL行局部鞘管内注射，每周1次，2～3次为一个疗程。药物准确注入腱鞘内，疗效多可满意。

4.针刀疗法　局麻后，用针刀或腱鞘松解刀平行于肌腱方向刺入结节部，沿肌腱走行方向做上下挑割，不要向两侧偏斜，否则可损伤肌腱、神经和血管。如弹响已消失，手指活动恢复正常，则表示已切开腱鞘。若创口小者可不缝合，以无菌纱布加压包扎即可。

【护理】

患者平时做手部动作要缓慢，避免劳累，少用凉水，以减少局部刺激。对发病时间短、疼痛严重的患者更要充分休息，有助于损伤筋腱的恢复。施用理筋手法要适当，对晚期硬结明显者尽量不用，以免适得其反，可采用封闭或针刀治疗。

## 第十九节　髋部筋伤

髋关节为杵臼关节，活动范围大，能做屈伸、内收、外展、内旋、外旋和环转等多个方向的活动。因髋关节周围的肌肉和韧带比较坚实稳固，故筋伤的发生并不常见。髋部扭挫伤是指髋关节超范围活动或姿势不正所受到的扭挫损伤。髋部周围的肌肉、韧带和关节囊因受到异常牵拉而发生撕裂、出血、肿胀等现象，并出现一系列症状。

【病因病机】

间接暴力的扭伤多见，直接暴力的挫伤少见。青壮年多因摔跤或高处坠下时，使髋关节突然在过度屈曲、伸直、内收或外展等姿势下扭挫，其肌肉、韧带和关节囊发生伸长、部分撕裂、断裂，或有嵌顿现象。

【诊查要点】

多有明确的外伤史或过度运动史。损伤后患侧髋部疼痛、肿胀、功能障碍。活动时加重，休息静止时疼痛减轻。患肢负重行走活动受限，呈保护性姿态，如跛行、拖拉步态、骨盆倾斜等。检查可发现患侧腹股沟处有明显压痛，在股骨大转子后方亦有压痛，臀部某个区域肌肉压痛，髋关节各方向被动活动时均可出现疼痛加重。偶有患肢外观变长。托马斯（Thomas）征可出现阳性。X线检查多无异常表现，MRI检查可见关节腔积液、肌肉间积液或肌肉、韧带、关节囊不连续信号。

【治疗】

以手法治疗为主，配合药物等治疗。

1.理筋手法　患者俯卧位，术者在髋部痛点做按压揉摩；然后改仰卧位，在髋部痛处做按摩揉拿等理筋活络手法；最后用一手固定骨盆，一手握膝在屈膝屈髋下边摇转边下压，并外展外旋伸直下肢数次，可使嵌顿的圆韧带或关节囊松解，消除因疼痛导致的肌肉痉挛，恢复髋关节活动度。

2.药物治疗　初期治宜活血祛瘀、消肿止痛、舒筋通络，内服桃红四物汤、舒筋丸，局部外贴消肿止痛膏。后期可选用海桐皮汤外洗、热敷、熏蒸，以促进血液流通，解除肌肉挛缩。

【护理】

不需严格固定，但应限制患肢活动或负重，并注意保暖，避风寒侵袭。

## 第二十节　髋关节暂时性滑膜炎

髋关节暂时性滑膜炎是一种非特异性炎症所引起的短暂的以急性髋关节疼痛、肿胀、跛行为主要特征的病症。临床病名称谓很多，如一过性滑膜炎、单纯性滑膜炎、急性一过性滑膜炎、小儿髋关节扭伤、小儿髋关节半脱位、髋掉环等。本病多见于10岁以下儿童。

【病因病机】

多数患儿发病前有髋部的过度运动、劳累或感受风寒湿邪史，如跳皮筋、跳跃、奔跑、劈叉、体操等运动损伤。儿童股骨头尚未发育成熟，髋关节活动度比较大，关节囊比较松弛，当髋关节受到外展牵拉时，股骨头从髋臼内被拉出一部分。由于关节腔内负压的作用，可将髋关节内侧松弛的关节滑膜吸入关节腔内。当股骨头恢复原来位置时，由于部分滑膜嵌顿于关节腔内，使关节不能完全复原；此外，关节内脂肪、关节内韧带也可能被挤压或反折在髋臼与股骨头之间，影响股骨头恢复到原来位置，因而引起髋关节短暂的急性肿痛及渗液的滑膜炎症。为了减轻嵌顿滑膜或脂肪、韧带所受的压迫，骨盆出现代偿性倾斜，使伤肢呈假性变长，患儿不敢放开脚步行走。中医学认为是正气受损，卫外不固，风寒湿毒乘虚而入，致使关节脉络不通，气血运行受阻而致。

**【诊查要点】**

多数起病急骤，起病前患儿多有蹦、跳、滑、跌等外伤史。髋关节疼痛、肿胀，跛行，可伴有同侧大腿内侧及膝关节疼痛。髋关节囊前方及后方均可有压痛，髋关节处于屈曲、内收、内旋位，被动内旋、外展及伸直活动受限，且疼痛加剧，并有不同程度的股内收肌群痉挛。可见骨盆倾斜，两下肢不等长，患肢比健肢长0.5～2cm。个别病例发热，持续数天，重者类似急性关节感染。X线摄片检查，可有髋关节间隙增宽表现，无骨质破坏。MRI检查，可见关节腔积液、关节囊增厚等信号。髋关节穿刺检查，穿刺液透明，细菌培养阴性。关节囊滑膜组织检查为非特异性炎症变化。实验室检查，白细胞总数可增高，血沉略快。多数病例白细胞计数和血沉均正常，结核菌素试验阴性，抗链球菌溶血素“O”在正常范围以内。

**【鉴别诊断】**

本病应与髋关节滑膜结核、髋化脓性关节炎、风湿性关节炎、股骨头骨骺炎等疾病相鉴别。

1.髋关节滑膜结核　有明显的结核中毒症状，初起症状为髋痛，患髋活动受限，跛行，髋关节屈曲挛缩畸形。X线片可见关节囊肿胀，关节间隙稍宽，晚期可发展为全关节结核，骨质破坏明显。

2.髋化脓性关节炎　起病急、高热、寒战，白细胞总数及中性粒细胞升高，血沉加快，重者可出现败血症表现。髋部疼痛、活动受限，患肢短缩屈曲畸形，关节穿刺可抽出脓性液体，细菌培养可见化脓菌生长。

3.风湿性关节炎　多表现为多发性、游走性关节痛，伴有高热，关节症状较重。血沉加快，抗链球菌溶血素“O”升高。

4.股骨头骨骺炎（Perthes病）　患儿髋关节活动轻、中度受限，X线片显示股骨头骨骺密度增高或碎裂，股骨颈变短、变宽。

【治疗】

以手法治疗为主，配合牵引和外敷药物等治疗。

1.理筋手法　患儿仰卧位，术者立于患侧，先用拇指轻柔弹拨患髋股内收肌群，以缓解肌肉痉挛；而后一手虎口压在腹股沟处，另一手握住小腿下端，将下肢拔直环绕摇晃髋关节；将患侧踝部夹在腋下，在拔伸牵引下，将伤侧髋关节尽量屈曲，使膝靠近胸部，足跟接近臀部；令患肢屈髋、内收、内旋，同时缓缓将伤肢伸直；若患肢变短者，则做屈髋、外展、外旋手法。检查双下肢等长，骨盆不倾斜，症状即可消失。若仍有残留症状，可再施手法1次。一般患者经手法治疗后1次可愈。

2.牵引治疗　患肢行持续皮牵引，可缓解肌肉痉挛，防止关节挛缩，减轻疼痛。

3.药物治疗　一般不必服药，可在腹股沟部外用活血消肿止痛中药外敷。

4.物理疗法　使用PPT、超短波、频谱等治疗，可加速渗出液吸收，缩短疗程。

【护理】

小儿应避免下肢过度外展、外旋或内收、内旋活动。若患儿较小，回家时可抱，不可背。治疗期间应卧床休息2～3日，避免负重和限制活动，局部可适当热敷，以利滑膜炎症的消退。

# 第二十一节　膝部筋伤

膝关节是全身最大、最复杂的关节，为屈曲关节。其骨性结构由两个弧形的股骨内、外侧髁和一个比较平坦的胫骨平台，以及前方的髌骨所构成。关节的稳定性由骨、韧带、半月板和肌肉来维持。膝关节侧方有内、外侧副韧带，膝关节之中有前、后交叉韧带，膝关节间隙有内、外侧半月板，膝关节前方有股四头肌，膝关节后方有腘绳肌等，膝关节周围有较多的肌腱和滑液囊，膝关节腔为人体最大的滑膜腔。这些组织结构对维持膝关节的稳定、维护膝关节的伸屈活动起着重要作用，所以古代有“膝为筋之府”之称。膝关节浅在，活动量大，摩擦劳损及创伤机会多，故膝部筋伤临床上较为常见。膝关节侧副韧带损伤膝关节的内、外侧各有坚强的副韧带所附着，是维持膝关节稳定的主要支柱。内侧副韧带起于股骨内髁结节，下止于胫骨内髁的内侧面，呈三角形（前纵部、后上斜部、后下斜部），分深浅两层，其深部纤维与关节囊及内侧半月板相连，内侧副韧带具有限制膝关节外翻和外旋的作用。外侧副韧带起于股骨外髁结节，下止于腓骨小头，为束状纤维束，外侧副韧带具有限制膝关节内翻的作用。

【病因病机】

膝关节在完全伸直和完全屈曲位时，内侧副韧带紧张，膝关节稳定而无侧向及旋转活动。膝关节处于半屈曲位时，内侧副韧带松弛，关节不稳，有轻度的侧向活动，易受损伤。而外侧副韧带则在膝关节完全伸直位时最紧张，膝关节完全屈曲时最为松弛。当膝外侧受到暴力打击或重物压迫，迫使膝关节过度外翻、外旋时，可使膝内侧间隙拉宽，内侧副韧带发生拉伤、撕裂或断裂等损伤。反之，膝内侧受到暴力打击或重物压迫，迫使膝关节过度内翻时，可使膝外侧间隙拉宽，外侧副韧带发生拉伤、撕裂或断裂等损伤。由于膝关节有生理性外翻角，且膝外侧易受到暴力的打击或重物的压迫，因此临床上内侧副韧带损伤多见。若为强大的旋转暴力，内侧副韧带完全断裂的同时易合并内侧半月板和前交叉韧带的损伤，称之为膝关节损伤三联症。严重损伤时，还可伴有关节囊撕裂和撕脱骨折。

【诊查要点】

有明确的外伤史。膝关节肿胀、疼痛、皮下瘀斑，局部压痛明显，膝关节伸屈功能障碍。内侧副韧带损伤时，膝关节呈半屈曲位，主动、被动活动均不能伸直或屈曲。内侧副韧带损伤，压痛点可在股骨内上髁、关节间隙处或胫骨内侧髁；外侧副韧带损伤，压痛点在腓骨头或股骨外上髁。膝关节侧方挤压试验阳性。侧方挤压试验（膝关节分离试验）有重要的临床意义。内侧副韧带部分撕裂时，在膝伸直位小腿做膝内侧分离试验时，膝关节无明显的外翻活动，但膝内侧疼痛加剧；完全断裂者，可有异常的外翻活动并能在韧带伤处摸到失去联系的裂隙。反之，外侧副韧带部分撕裂时，在膝伸直位小腿做膝外侧分离试验时，膝关节无明显的内翻活动，但膝外侧疼痛加剧；完全断裂者，可有异常的内翻活动。若合并半月板或交叉韧带损伤或关节囊撕裂者，可有关节内血肿。X线检查：在内、外翻应力下摄片，可发现侧副韧带损伤侧关节间隙增宽，有助于诊断，并可发现有无骨折。MRI检查：是目前韧带损伤类疾病最为可靠的影像学检查手段之一，韧带损伤部位显示信号异常。

【治疗】

以手法治疗为主，配合药物、固定和练功等治疗，侧副韧带完全断裂者采用手术治疗。

1.理筋手法　侧副韧带部分撕裂者，初诊时先在膝关节侧方痛点部位及其上下施以指揉法、摩法、擦法，再沿侧副韧带走行方向施以顺筋手法，最后扶膝握踝，予以伸屈1次膝关节，以恢复轻微之错位，并可以舒顺卷曲的筋膜。这种手法不宜多做，否则有可能加重损伤。在后期可做局部按摩，运用手法可以解除粘连，恢复关节功能。

2.药物治疗　初期宜活血消肿、祛瘀止痛为主，内服桃红四物汤加减，外敷消瘀止痛膏。后期以温经活血、壮筋活络为主，内服小活络丹，局部用四肢损伤洗方或海桐皮汤熏洗。

3.固定方法　侧副韧带有部分断裂者，可用石膏托或超膝关节夹板固定于膝关节功能位3～4周。

4.练功活动　外固定后做股四头肌舒缩活动，解除固定后练习膝关节的伸屈活动。

5.物理疗法　可采用超短波、磁疗、蜡疗、光疗、热疗等，以减轻疼痛，促进恢复。

6.手术治疗　侧副韧带完全断裂者，应尽早进行手术修补，术后屈膝45°位石膏外固定，3～4周后解除固定，逐渐进行膝关节功能锻炼及康复治疗。

**【护理】**

避免下肢过度或持久的外展，患膝关节应限制内、外翻动作。

# 第二十二节　膝关节半月板损伤

半月板是位于股骨髁与胫骨平台之间的半月状纤维软骨盘，切面呈三角形，仅表面覆以薄层纤维软骨，其内部为混有大量弹性纤维的致密胶原纤维，比较脆弱。半月板分为内侧半月板和外侧半月板，分别位于膝关节的内、外侧间隙内。内侧半月板较大，弯如新月形，前后角间距较远，呈“C”形。前角附着于胫骨髁间隆起的前方，在前交叉韧带附着点之前；后角附着于胫骨髁间隆起和后交叉韧带附着点之间。其后半部分与内侧副韧带相连，故后半部固定，扭转外力易造成交界处损伤。外侧半月板稍小，前后角间距较近，近似“O”形。前角附着于胫骨髁间隆起的前方，在前交叉韧带附着的后方；后角附着于胫骨髁间隆起的后方。外侧半月板不与外侧副韧带相连，因而外侧半月板活动度比内侧大。外侧半月板常有先天性盘状畸形，称先天性盘状半月板。正常膝关节有轻度外翻，胫骨外侧髁负重较大，故外侧半月板承受压力也较大，易受损伤。半月板周边较厚而中央部较薄，加深了胫骨髁的凹度，以适应股骨髁的凸度，因此半月板具有缓冲震荡和稳定关节的功能。

【病因病机】

半月板损伤多见于球类运动员、矿工、搬运工等。引起半月板破裂的外力因素有撕裂性外力和研磨性外力两种。撕裂性外力发生在膝关节半屈曲状态下做旋转动作时，膝关节处于半屈曲位，半月板向后方移位，此时做内外翻或向内外扭转时，半月板紧贴股骨髁部随之活动，而下面与胫骨平台之间形成旋转摩擦剪力最大，当旋转碾挫力超过了半月板所能承受的拉力时，就会发生半月板的撕裂损伤。在膝半屈曲外展位，股骨髁骤然内旋牵拉，可致内侧半月板破裂；若膝为半屈曲内收位，股骨髁骤然外旋伸直，可致外侧半月板破裂。研磨性外力多发生在外侧半月板，因外侧半月板负重较大（或先天性盘状半月板），长期蹲、跪工作的人，由于半月板长期受关节面的研磨挤压，可加快半月板的退变，发生外侧半月板慢性撕裂性损伤，常见为分层破裂（水平撕裂）。半月板损伤有边缘撕裂、前角撕裂、后角撕裂、水平撕裂、纵形撕裂（桶柄式撕裂，此型易套住股骨髁发生“交锁”）、横形撕裂（多在中偏前，不易发生交锁）等类型。由于半月板属纤维软骨组织，无血液循环，仅靠关节滑液获得营养，故损伤后修复能力极差，除了边缘损伤部分可获愈合外，一般不易愈合。

【诊查要点】

多有膝关节扭伤史。伤后膝关节立即发生剧烈的疼痛、关节肿胀、伸屈功能障碍，急性期由于剧痛，难以做详细的检查，故早期确诊比较困难。慢性期或无明显外伤史的患者，病程漫长，持续不愈，主要症状是膝关节活动痛，以行走和上下坡时明显，部分患者可出现跛行。伸屈膝关节时，膝部有弹响，或出现“交锁征”，即在行走的情况下突发剧痛，膝关节不能伸屈，状如交锁，将患膝稍作晃动，或按摩2～3分钟，即可缓解并恢复行走。检查时见患膝不肿或稍肿，股四头肌较健侧萎缩，尤以内侧头明显。膝关节不能过伸和屈曲，关节间隙处压痛。回旋挤压试验（McMurray征）、挤压研磨试验（Apley征）阳性。必要时做膝关节镜检查和MRI检查可明确诊断。

【治疗】

以手法治疗为主，配合药物、固定和练功治疗，必要时手术治疗。

1.理筋手法　急性损伤期，可做1次被动的伸屈活动，嘱患者仰卧，放松患肢，术者左拇指按摩痛点，右手握踝部，徐徐屈曲膝关节并内外旋转小腿，然后伸直患膝，可使局部疼痛减轻；慢性损伤期，每天或隔日做1次局部推拿，先用拇指按压关节边缘的痛点，然后在痛点周围做推揉拿捏，促进局部气血流通，使疼痛减轻。

2.药物治疗　初期治宜活血化瘀、消肿止痛，内服桃红四物汤加牛膝、防风，或舒筋活血汤，外敷消瘀止痛药膏等。后期治宜温经通络止痛，内服健步虎潜丸或补肾壮筋汤、大活络丸等，外用四肢损伤洗方或海桐皮汤熏洗患处。

3.固定方法　急性损伤期膝关节功能位固定3周，以限制膝部活动，并禁止下床负重。

4.练功活动　肿痛稍减后，应进行股四头肌舒缩锻炼，以防止肌肉萎缩。解除固定后，除加强股四头肌锻炼外，还可练习膝关节的伸屈活动和步行锻炼。

5.手术治疗　因半月板之边缘部血运较好，所以损伤在边缘部分者，通过上述治疗，多能获得治愈。对于其他类型的半月板损伤，如迁延不见好转者，可考虑手术治疗，以防止继发创伤性关节炎。可采用膝关节镜手术治疗。

**【护理】**

一旦出现半月板损伤，应减少患肢运动，避免膝关节骤然的扭转、伸屈动作。若施行手术治疗，术后1周开始股四头肌舒缩锻炼，术后2～3周如无关节积液，可下地步行锻炼。若出现积液则应立即停止下地活动，配合理疗及中药治疗等。

## 第二十三节　膝关节交叉韧带损伤

交叉韧带位于膝关节之中，作为膝关节的稳定结构及旋转运动轴，除限制胫骨与股骨的前后运动外，还协助胫骨在股骨上的内、外旋。交叉韧带有前后两条，交叉如十字，又名十字韧带。前交叉韧带起于股骨髁间窝的外后部，向前内止于胫骨髁间隆突的前部，以限制胫骨向前移位；后交叉韧带起于股骨髁间窝的内前部，向后外止于胫骨髁间隆突的后部，以限制胫骨向后移位。因此交叉韧带对稳定活动中的膝关节作用尤为重要。

**【病因病机】**

膝交叉韧带位置较深，非严重的暴力不易引起交叉韧带的损伤或断裂，多因膝关节受到打击的暴力引起。一般单纯的膝交叉韧带损伤少见，多伴有膝关节脱位、半月板损伤、侧副韧带断裂等损伤。当暴力撞击小腿上端的后方时，可使胫骨向前移位，造成前交叉韧带损伤，有时伴有胫骨隆突撕脱骨折、内侧副韧带和内侧半月板损伤；当暴力撞击小腿上端的前方时，使胫骨向后移位，造成后交叉韧带损伤，可伴有膝后关节囊破裂、胫骨隆突撕脱骨折、外侧半月板损伤。

【诊查要点】

有明显的外伤史，交叉韧带的损伤常是复合损伤的一部分。受伤时自觉关节内有撕裂感，剧烈疼痛并迅速肿胀，关节内有积血，关节松弛、失去原有的稳定性，一般膝关节呈半屈曲状态，功能活动障碍，浮髌试验、抽屉试验阳性。浮髌试验可判断关节内出血情况；抽屉试验是诊断交叉韧带损伤的重要方法之一，检查前应先抽出关节内积血或积液。X线摄片检查有时可见胫骨隆突撕脱骨片或膝关节脱位。膝关节造影及关节镜检查可协助诊断。MRI检查，是诊断交叉韧带损伤的重要手段之一。

【治疗】

可采用手法、药物、固定和练功治疗，必要时行手术治疗。

1.理筋手法　适用于损伤后期，以膝部和股四头肌部做按摩推拿手法，并帮助膝关节做屈伸锻炼，改善膝关节屈伸功能活动度。

2.药物治疗　初期宜活血祛瘀、消肿止痛，内服桃红四物汤、舒筋活血汤；后期宜补养肝肾、舒筋活络，内服补筋丸，肌力不足者可服用健步虎潜丸、补肾壮筋汤。局部外敷消瘀止痛膏或宝珍膏。

3.固定方法　没有完全断裂的交叉韧带损伤，抽尽血肿后将患膝固定于屈膝20°～30°位6周，使韧带处于松弛状态，以便修复重建。

4.练功活动　膝关节制动期间进行股四头肌舒缩锻炼，防止肌肉萎缩。解除固定后，可练习膝关节屈曲，并逐步练习扶拐行走。

5.手术治疗　对于交叉韧带完全断裂或伴有半月板、侧副韧带损伤者，须选择手术治疗，以确保膝关节稳定装置的修复。可采用膝关节镜手术治疗。

【护理】

伤后膝关节不稳时，可佩戴护膝保护，以增加膝关节的稳定性。

## 第二十四节　膝关节创伤性滑膜炎

膝关节创伤性滑膜炎是指膝关节损伤后引起的滑膜水肿、渗出和关节腔积液，以关节疼痛和积血、积液为主要表现的疾病。膝关节的关节囊滑膜层是构成关节内腔的主要结构之一，膝关节的关节腔除了股骨下端内外侧髁、胫骨平台及髌骨的关节软骨面之外，其余大部分为关节囊滑膜所遮盖。滑膜富有血管，血运丰富。滑膜细胞分泌滑液，保持关节软骨面的滑润，并能吸收营养，排除代谢产物，增加关节活动的范围。一旦滑膜病变，如不及时、有效地处理，滑膜则发生功能障碍，影响关节活动而成为慢性滑膜炎，关节软骨受损，逐渐变成骨关节炎。

**【病因病机】**

膝关节创伤性滑膜炎，临床上分急性创伤性炎症和慢性劳损性炎症两种。急性创伤性炎症，多发生于爱好运动的青年人，以出血为主。由于暴力打击、扭伤、关节附近骨折或手术创伤等，使滑膜受伤充血，产生大量积液，滑膜损伤破裂则大量血液渗出，其中含有血浆、白细胞、吞噬细胞等。积液、渗血可增加关节内压力，阻碍淋巴系统的循环。由于关节内酸性代谢产物的堆积，可使碱性关节液变成酸性。如不及时清除积液或积血，则关节滑膜在长期慢性刺激和炎性反应下逐渐增厚、纤维化，并引起关节粘连，影响关节功能活动。慢性劳损性炎症，以渗出为主。一般由急性创伤性滑膜炎失治转化而成，或其他慢性劳损所引起。慢性劳损多发于中老年人、身体肥胖者或过用膝关节负重的人。慢性损伤导致滑膜产生炎症渗出、关节积液。属中医的“痹证”范围，多由风寒湿三气杂合而成，一般挟湿者为多。或肥胖之人，湿气下注于关节而发病。

**【诊查要点】**

1.急性滑膜炎　有膝关节受到打击、碰撞、扭伤等明显的外伤史。膝关节伤后肿胀、疼痛，一般呈膨胀性胀痛或隐痛，尤以伸直及完全屈曲时胀痛难忍。膝关节活动不利，跛行。压痛点不定，可在原发损伤处有压痛。肤温可增高，按之有波动感，浮髌试验阳性，关节穿刺可抽出血性液体。急性滑膜炎常是膝关节其他损伤的并发症，应仔细检查，需与骨折、脱位、韧带及半月板损伤相鉴别。

2.慢性滑膜炎　有劳损或关节疼痛的病史。膝关节肿胀、胀满不适、下蹲困难，或上下楼梯疼痛，劳累后加重，休息后减轻，肤温正常，浮髌试验阳性。病程久则股四头肌萎缩，滑膜囊壁增厚，摸之可有韧厚感，关节不稳，活动受限。关节穿刺可抽出淡黄色清亮的渗出液，表面无脂肪滴。X线片示膝关节结构无明显异常，可见关节肿胀，有的患者可见骨质增生。

**【治疗】**

可采用手法、药物、固定、练功及抽吸积液等方法治疗。

1.理筋手法　急性损伤时，应将膝关节伸屈1次。先伸直膝关节，然后充分屈曲，再自然伸直，可使局限的血肿消散，减轻疼痛。肿胀消退后手法以活血化瘀、消肿止痛、预防粘连为主，患者仰卧位，术者先点按髀关、伏兔、双膝眼、足三里、阴陵泉、三阴交、解溪等穴；然后将患者髋、膝关节屈曲90°，术者一手扶膝部，另一手握踝上，在牵引下摇晃膝关节6～7次；再将膝关节充分屈曲，然后将其伸直；最后，在膝部周围施以法、揉捻法、散法、捋顺法等。动作要轻柔，以防再次损伤滑膜组织。

2.药物治疗　急性期滑膜损伤，瘀血积滞，治宜散瘀生新为主，内服桃红四物汤加三七粉3g，外敷消瘀止痛膏等。慢性期水湿稽留，肌筋弛弱，治宜祛风燥湿、强壮肌筋，内服羌活胜湿汤加减或健步虎潜丸。若寒邪较盛，治宜散寒、祛风、除湿，内服乌头汤；若风邪偏盛，治宜祛风除湿，内服蠲痹汤。可外贴万应膏或用熨风散热敷，或用海桐皮汤熏洗患处。

3.固定方法　急性期应将膝关节固定于伸直位制动2周，卧床休息，抬高患肢，并禁止负重，以减轻症状。但不能长期固定，以免肌肉萎缩。

4.练功活动　膝关节制动期间进行股四头肌舒缩锻炼，防止肌肉萎缩。后期加强膝关节的伸屈锻炼。

5.抽吸积液　对膝关节积血、积液较多者，可穿刺抽液。抽尽关节内的积血、积液后，用弹性绷带加压包扎，以促进消肿和炎症的吸收，防止纤维化和关节粘连。

【护理】

急性期应卧床休息，及时、正确地治疗，以免转变为慢性滑膜炎。慢性期，关节内积液较多者，亦应卧床休息，减少关节活动，以利于炎症的吸收、肿胀的消退。平时要注意膝关节的保暖，勿受风寒，勿劳累。

## 第二十五节　髌骨软骨软化症

髌骨软骨软化症，又称髌骨软骨病、髌骨劳损，是股髌关节软骨由于损伤而引起的退行性病变。目前也有将该病称为股髌关节炎。髌骨的后侧面大部分由软骨覆盖，表面光滑，呈“V”形，与股骨髁间切迹关节面相对应，形成股髌关节。本病好发于活动强度大的运动员及中年女性。

【病因病机】

髌骨软骨软化症好发于膝部活动较多的人员，如田径、登山运动员及舞蹈演员等。反复扭伤、积累劳损，高位、低位髌骨，膝内、外翻畸形或长期感受风寒湿邪等均是本病的致病因素。当膝关节伸直时，股四头肌松弛，髌骨下部与股骨髁间窝轻轻接触；当膝关节屈曲至90°时，髌骨上部与髁间窝接触；当膝关节完全屈曲时，整个髌骨关节面紧贴股骨髁间窝。膝关节在长期过度伸屈活动中，股髌之间经常摩擦、互相撞击，致使软骨面被磨损，产生退行性变，软骨表面无光泽、粗糙、软化、纤维化、弹性减退、碎裂和剥脱。髌骨软骨损伤面积可逐渐扩大，股骨髁的髌面亦发生同样的病变，同时还可以累及关节滑膜、脂肪垫及髌韧带而产生充血、渗出和肥厚等变化。

## 【诊查要点】

有膝部劳损或扭伤史。起病缓慢，最初感膝部隐痛或酸痛、乏力，继则疼痛加重，以髌后疼痛为主，劳累后加剧，上下楼梯困难，休息后减轻或消失。检查膝部无明显肿胀，髌骨压痛，髌周挤压痛，活动髌骨时有粗糙的摩擦音，关节内有时可有积液，股四头肌有轻度的萎缩。髌骨研磨试验阳性（患膝伸直，检查者用手掌将髌骨推向股骨髁并做研磨动作，有粗糙摩擦感且疼痛加剧），挺髌试验阳性（患膝伸直，检查者用拇、食二指将髌骨向远端下方推压，嘱患者用力收缩股四头肌，引起髌骨部剧烈疼痛），下蹲试验阳性（健足提起，患膝逐渐下蹲，患膝产生剧烈疼痛）。X线摄片检查，早期无明显改变，中、后期的侧位及切线位片可见到髌骨边缘骨质增生，髌骨关节面粗糙不平、软骨下骨硬化、囊样变，股髌关节间隙变窄等改变。

## 【治疗】

可采用手法、药物、固定和练功等方法治疗。

1.理筋手法　患者仰卧，患肢伸直，股四头肌放松。术者用手掌轻轻按压髌骨体做研磨动作，以不痛为度，每次5～10分钟；然后用拇、食指扣住髌骨的两侧，做上下捋顺动作，以松解髌骨周围组织，减轻股髌之间的压力和刺激；再于膝关节周围施以按法、揉捻法、捋顺法、散法等舒筋手法。

2.药物治疗　治宜补肝肾、温经通络止痛，可选用健步虎潜丸或补肾壮筋汤，外用海桐皮汤熏洗膝部。

3.固定方法　疼痛较重时可将膝关节固定于伸直位制动，卧床休息，以减轻症状。

4.练功活动　加强股四头肌舒缩锻炼和髌周的自我按揉活动。

## 【护理】

平时要减少膝关节剧烈的反复伸屈活动动作。症状明显时要减轻劳动强度或减少运动量，膝关节伸屈动作宜缓慢，尤其要避免半蹲位。注意膝部的保暖，勿受风寒，勿劳累。

# 第二十六节　踝部筋伤

踝关节扭挫伤踝关节周围主要的韧带有内侧副韧带、外侧副韧带和下胫腓韧带。内侧副韧带又称三角韧带，起于内踝，向下呈扇形止于足舟骨、距骨内侧和跟骨的载距突，内侧副韧带相对坚强，不易损伤；外侧副韧带起自外踝，包括止于距骨前外侧的腓距前韧带、止于跟骨外侧的腓跟韧带、止于距骨后外侧的腓距后韧带，外侧副韧带相对薄弱，容易损伤。下胫腓韧带又称下胫腓联合韧带，为胫骨与腓骨下端之间的骨间韧带，是保持踝穴间距、稳定踝关节的重要韧带。踝关节在背伸位稳定，在跖屈位不稳定。踝关节扭挫伤甚为常见，可发生于任何年龄，但以青壮年多见。

【病因病机】

多因踝关节突然受到过度的内翻或外翻暴力引起，如行走或跑步时踏在不平的地面上，上下楼梯、走坡路时不慎失足踩空，或骑车、踢球等运动中不慎跌倒，使踝关节突然过度内翻或外翻而致踝部扭伤。临床上分为内翻扭伤和外翻扭伤两类。内翻扭伤中以跖屈内翻扭伤多见，因踝关节处于跖屈时，距骨可向两侧轻微活动而使踝关节不稳定，容易损伤外侧的腓距前韧带；单纯内翻扭伤时，容易损伤外侧的腓跟韧带；外翻扭伤，由于三角韧带比较坚强，较少发生，但严重时可引起下胫腓韧带撕裂及腓骨下端骨折。直接的外力打击，除韧带损伤外，多合并骨折和脱位。

【诊查要点】

有明显的外伤史。受伤后踝关节骤然出现肿胀、疼痛，不能走路或尚可勉强行走，但疼痛加剧，局部压痛，韧带牵提试验阳性。伤后2～3天局部可出现瘀斑。内翻扭伤时，在外踝前下方肿胀、压痛明显，若将足部做内翻动作时，则外踝前下方发生剧痛；外翻扭伤时，在内踝前下方肿胀、压痛明显，若将足部做外翻动作时，则内踝前下方发生剧痛。严重扭伤疑有韧带断裂或合并骨折脱位者，应做与受伤姿势相同的内翻或外翻位X线摄片检查。一侧韧带撕裂往往显示患侧关节间隙增宽，下胫腓韧带断裂可显示内外踝间距增宽。

【治疗】

以手法治疗为主，严重者外固定，配合药物、练功等治疗。

1.理筋手法　对单纯韧带扭伤或韧带部分撕裂者，可进行理筋。瘀肿严重者，则不宜重手法。患者平卧，术者一手托住足跟，一手握住足尖，缓缓做踝关节的背伸、跖屈及内翻、外翻动作，然后用两掌心对握内外踝，轻轻用力按压，有散肿止痛作用。并按韧带走行方向由下而上理顺筋络，反复进行数遍，再按摩商丘、解溪、丘墟、昆仑、太溪、足三里等穴。

2.药物治疗　初期治宜活血祛瘀、消肿止痛，内服七厘散及舒筋丸，外敷五黄散或三色敷药。后期宜舒筋活络、温经止痛，内服小活络丹，外用四肢损伤洗方熏洗。

3.固定方法　损伤严重者，根据其损伤程度可选用绷带、胶布或石膏外固定，保持踝关节于受伤韧带松弛的位置。内翻扭伤采用外翻固定，外翻扭伤采用内翻固定，并抬高患肢，以利消肿，暂时限制行走，一般固定3周左右。若韧带完全断裂者，固定4～6周。

4.练功活动　固定期间做足趾伸屈活动；解除固定后开始锻炼踝关节的伸屈功能，并逐步练习行走。

【护理】

踝部扭挫伤早期，瘀肿严重者可局部冷敷，忌手法按摩。踝关节的严重扭伤、韧带撕裂伤，易造成韧带松弛，要注意避免反复扭伤，以免形成习惯性踝关节扭伤。

## 第二十七节　跟腱损伤

跟腱由腓肠肌与比目鱼肌的肌腱联合组成，止于跟骨结节，主要功能是使踝关节做跖屈运动。跟腱是人体最强有力的肌腱，承受负重步行、跳跃、奔跑等强大的牵拉力量。

【病因病机】

跟腱损伤可因直接暴力或间接暴力所致，直接暴力多见。临床上分为完全性断裂和不完全性断裂。直接暴力损伤常发生于锐器割裂伤，多为开放性损伤，其断面较整齐，腱膜也同时受到损伤。在跟腱处于紧张状态时，受到垂直方向的暴力，如被踢伤或器械击伤亦可发生断裂，多为横断，局部皮肤挫伤较严重，周围血肿较大。间接暴力损伤常发生于活动量较大的青壮年、运动员、演员或搬运工人等，在剧烈运动或劳动时，由于小腿三头肌的突然收缩，使跟腱受到强力牵拉，而引起跟腱部分撕裂或完全断裂，此种撕裂伤的断面参差不齐，其主要断面多在跟腱附着点上方3～4cm处，腱膜可以完整，少数断裂于跟腱附着部或近于肌腹部。

【诊查要点】

有明显的外伤史。跟腱断裂时，可有断裂声，跟腱部疼痛、肿胀、压痛、皮下瘀斑。足跖屈无力，活动受限，跛行，但由于足趾的屈肌和胫后肌腱的代偿，跖屈功能不一定完全丧失。完全断裂损伤，在断裂处可摸到凹陷空虚感，足背伸时更明显，跟腱近端由于小腿三头肌的收缩而向上回缩，在腓肠肌肌腹内可摸到隆起物，捏小腿三头肌试验阳性（患者俯卧位，足垂于床端，用手挤压小腿三头肌时，踝关节出现跖屈为正常，若挤压后足无动作为阳性，表明跟腱断裂），提踵试验阳性（患者直立，双侧足跟离地，患侧不能提踵或者较对侧力弱）。跟腱部分撕裂损伤，各项症状均较轻。

【治疗】

以手法治疗为主，配合药物治疗，严重者行外固定或手术治疗。

1.理筋手法　适用于跟腱部分撕裂损伤，将患足跖屈，在肿痛部位做较轻的按压、顺推，并在小腿三头肌肌腹处做按压揉拿，使肌肉松弛以减轻近段跟腱回缩，促进功能恢复。亦适用于手术后期。

2.药物治疗　初期治宜活血祛瘀止痛，内服续筋活血汤、舒筋丸等。后期治宜补益肝肾，强壮筋骨，内服壮筋续骨丸，外用四肢损伤洗方、海桐皮汤熏洗。

3.固定方法　跟腱部分撕裂损伤者，在理筋手法后，可用夹板或石膏托将踝关节固定于跖屈位3～4周。跟腱修补缝合术后，应用管型石膏将膝关节屈曲30°、踝关节跖屈30°位固定4～6周。

4.练功活动　固定期间禁止踝部背伸活动。解除固定后，改穿高跟鞋，使跟腱处于松弛状态，开始锻炼踝关节伸屈功能，并逐步练习行走，

5.手术治疗　适用于新鲜跟腱完全性断裂损伤或开放性断裂损伤，宜早期施行手术修补缝合。

【护理】

固定期间应抬高患肢以利消肿，禁止踝部背伸活动。解除固定后，要逐步锻炼踝关节伸屈功能，半年内不做足踝部剧烈运动。

# 第二十八节　跟　痛　症

跟痛症主要是指跟骨跖面由于慢性损伤所引起的以疼痛、行走困难为主的病症，常伴有跟骨结节部前缘骨质增生。好发于40～60岁的中老年人。

## 【病因病机】

跟痛症多因老年肝肾不足或久病体虚，气血衰少，筋脉懈惰，加之体态肥胖，体重增加，久行久站造成足底部皮肤、皮下脂肪、跖腱膜负荷过重。足底的跖腱膜起自跟骨跖面结节，向前伸展，止于5个足趾近侧趾节的骨膜上，如果长期、持续地牵拉，可在跖腱膜的跟骨结节附着处发生慢性劳损或骨质增生，致使局部无菌性炎症刺激而引起疼痛。

## 【诊查要点】

起病缓慢，多为一侧发病，可有数月或数年的病史。足跟部疼痛，行走加重。典型者晨起后站立或久坐起身站立时足跟部疼痛剧烈，行走片刻后疼痛减轻，但行走或站立过久疼痛又加重。跟骨的跖面和侧面有压痛，局部无明显肿胀。若跟骨骨质增生较大时，可触及骨性隆起。X线摄片常见有骨质增生，但临床表现常与X线征象不符，不成正比，有骨质增生者可无症状，有症状者可无骨质增生。本病应与足跟部软组织化脓感染和骨结核、骨肿瘤相鉴别。足跟部软组织化脓感染虽有跟痛症状，但局部有红、肿、热、痛，严重者有全身症状；跟骨结核多发生于青少年，局部微热，肿痛范围大。

## 【治疗】

以手法治疗为主，配合药物、封闭、理疗等治疗。

1.理筋手法　在跖腱膜的跟骨结节附着处做按压、推揉手法，以温运气血，使气血疏通，减轻疼痛。

2.药物治疗　治宜养血舒筋、温经止痛，内服当归鸡血藤汤。肾虚者治宜滋补肝肾、强壮筋骨，内服六味地黄丸、金匮肾气丸。可外用八仙逍遥汤熏洗患足，或用熨风散做热熨。

3.封闭疗法　可用曲安奈德20mg加1%利多卡因2mL做痛点注射，每周1次，2～3次为一个疗程。

4.物理疗法　可选用超短波、红外线等方法配合治疗。

【护理】

急性期宜休息，并抬高患肢，症状好转后仍宜减少步行，鞋以宽松为宜，并在患足鞋内放置海绵垫，以减少足部压力。

## 第二十九节　腰 部 筋 伤

腰椎是脊柱负重量较大，活动又较灵活的部位，支持人体上半身的重量，能做前屈、后伸、侧屈、旋转等各个方向的运动，在身体各部运动时起枢纽作用，成为日常生活和劳动中活动最多的部位之一。因此，腰部的筋膜、肌肉、韧带、小关节突、椎间盘等易于受损，产生一系列腰部筋伤的疾患。中医学对腰痛早有认识，有“腰为肾之府”“肾主腰脚”“凡腰痛病有五”等论点。认为引起腰痛有多种病因，与肾虚、外伤劳损、外感风寒湿邪、脏腑经络有密切关系。在辨证施治时应重视气血损伤、风寒湿邪和肾气内虚三个方面。腰部扭挫伤是指腰部筋膜、肌肉、韧带、椎间小关节、腰骶关节的急性损伤，俗称闪腰、岔气。若处理不当，或治疗不及时，也可使症状长期延续，变成慢性。腰部扭挫伤是常见的筋伤疾病，多发于青壮年、体力劳动者及偶尔参加体力劳动者。

【病因病机】

腰部扭挫伤可分为扭伤与挫伤两大类，扭伤者较多见。腰部扭伤多因突然遭受间接暴力致腰肌筋膜、韧带损伤和小关节错缝。如当脊柱屈曲时，两侧竖脊肌收缩，以抵抗体重和维持躯干的位置，此时若负重过大或用力过猛，致使腰部肌肉强烈收缩，可引起肌纤维撕裂；当脊柱完全屈曲时，背伸肌肉不再收缩，主要靠棘上、棘间、髂腰等韧带来维持躯干的位置，此时若负重过大或用力过猛，则引起韧带损伤；腰部活动范围过大、过猛，弯腰转身突然闪扭，致使脊柱椎间关节受到过度牵拉或扭转，可引起椎间小关节错缝或滑膜嵌顿。腰部挫伤多为直接暴力所致，如车辆撞击，高处坠跌，重物压砸等，致使肌肉挫伤，血脉破损，筋膜损伤，引起瘀血肿胀、疼痛、活动受限等，严重者还可合并肾脏损伤。

【诊查要点】

有明显的外伤史。伤后腰部即出现剧烈疼痛，其疼痛为持续性，深呼吸、咳嗽、打喷嚏等用力时均可使疼痛加剧，常以双手撑住腰部，防止因活动而产生更剧烈的疼痛，休息后疼痛减轻但不消除，遇寒冷加重。脊柱多呈强直位，腰部僵硬，腰肌紧张，生理前凸改变，不能挺直，仰俯转侧均感困难，严重者不能坐立、行走或卧床难起，有时伴下肢牵涉痛。腰肌及筋膜损伤时，腰部各方向活动均受限制，在棘突旁竖脊肌处、腰椎横突或髂嵴后部有压痛；棘上、棘间韧带损伤时，在脊柱屈曲受牵拉时疼痛加剧，压痛多在棘突上或棘突间；髂腰韧带损伤时，其压痛点在髂嵴部与第5腰椎间三角区，屈曲旋转脊柱时疼痛加剧；椎间小关节损伤时，腰部被动旋转活动受限并使疼痛加剧，脊柱可有侧弯，有的棘突可偏歪，棘突两侧较深处有压痛；若挫伤合并肾脏损伤时，可出现血尿等症状。腰部扭挫伤一般无下肢痛，但有时可出现下肢反射性疼痛，多为屈髋时臀大肌痉挛，骨盆有后仰活动，牵动腰部的肌肉、韧带所致。所以，直腿抬高试验阳性，但加强试验为阴性，局部封闭后检查，疼痛明显减轻或消失，可与腰椎间盘突出神经根受压的下肢痛相鉴别。X线摄片检查，主要显示腰椎生理前凸消失和肌性侧弯，不伴有其他改变。

【治疗】

腰部扭伤以手法治疗为主，配合药物、固定和练功等治疗。腰部挫伤则以药物治疗为主。

1.理筋手法　选用适当的手法治疗腰部扭伤，其疗效显著。患者俯卧位，术者用两手在脊柱两侧的竖脊肌，自上而下进行按揉、拿捏手法，以松解肌肉的紧张、痉挛；接着按压揉摩阿是穴、腰阳关、命门、肾俞、大肠俞、次髎等穴，以镇静止痛；最后术者用左手压住腰部痛点，用右手托住患侧大腿，同时用力做反方向扳动，并加以摇晃拔伸数次。如腰两侧俱痛者，可将两腿同时向背侧扳动。在整个手法过程中，痛点应作为施术重点区，急性期症状严重者可每天推拿1次，轻者隔日1次。对椎间小关节错缝或滑膜嵌顿者，用坐位脊柱旋转复位法。患者端坐方凳上，两足分开与肩等宽，以右侧痛为例，助手面对患者，用两腿夹住患者左大腿，双手压住左大腿根部以维持固定患者的正坐姿势。术者坐或立于患者之后右侧，右手自患者右腋下伸向前，绕过颈后，手指挟在对侧肩颈部，左手拇指推按在偏右棘突的后下角。当右手臂使患者身体前屈60°～90°，再向右旋转45°，并加以后仰时，左拇指用力推按棘突向左，此时可感到指下椎体轻微错动，或可闻及复位的响声。最后使患者恢复正坐，术者用拇、食指自上而下理顺棘上韧带及腰肌。对患者不能坐位施术者，可用侧卧位斜扳法。患者侧卧位，患侧在上，髋、膝关节屈曲，健侧在下，髋、膝关节伸直，腰部尽量放松。术者立于患者前侧或背侧，一手置于肩部，另一手置于臀部，两手相对用力，使上身和臀部做反向旋转，即肩部旋后，臀部旋前，活动到最大程度时，用力做一稳定推扳动作，此时往往可听到清脆的弹响声，腰痛一般可随之缓解。

2.药物治疗　初期治宜活血化瘀、行气止痛，挫伤者侧重于活血化瘀，可用桃红四物汤加土鳖虫、血竭等。扭伤者侧重于行气止痛，可用舒筋汤加枳壳、香附、木香等；兼便秘腹胀者，如体质壮实，可通里攻下，加番泻叶10～15g代茶饮。外贴活血止痛类膏药。后期宜舒筋活络、补益肝肾，内服补肾壮筋汤，外贴跌打风湿类膏药，亦可配合中药热熨或熏洗。

3.固定方法　局部制动是任何创伤组织修复的基本条件，腰扭伤的损伤范围越广，越需要制动。严重者应绝对卧硬板床2～3周，原则上不少于7～10天，然后腰围固定3～4周；中度者可采用卧硬板床休息，以减轻疼痛，缓解肌肉痉挛，防止进一步损伤；轻度者可休息数天后，用腰围保护起床活动。

4.练功活动　损伤后期宜做腰部前屈后伸、左右侧屈、左右回旋、飞燕点水等各种功能锻炼，以促进气血循行，防止粘连，增强肌力。

5.物理疗法　可采用超短波、磁疗、中药离子导入等，以减轻疼痛，促进恢复。但此法不宜施行过早，以免增加组织渗出，加重肿痛等症状。

【护理】

腰部扭挫伤强调以预防为主，劳动或运动前做好充分准备活动，应量力而行。平时要经常锻炼腰背肌，弯腰搬物姿势要正确。伤后应注意休息与腰部保暖，勿受风寒，佩戴腰围保护，并配合各种治疗。

## 第三十节　慢性腰肌劳损

慢性腰肌劳损是指积累性外力等原因导致腰部肌肉、韧带、筋膜等软组织的无菌性炎症，而引起腰痛为主要症状的慢性伤病。本病多见于中老年人，近年来发现青壮年发病也占相当比例，常与职业或工作环境有密切关系，是引起腰痛的最常见损伤疾患之一。

【病因病机】

引起慢性腰肌劳损的病因较多，而主要原因是劳逸过度的积累性损伤，其次是急性外伤迁延、风寒湿邪侵袭和先天性畸形等。积累性损伤，多由于腰部肌肉疲劳过度，如长时间的弯腰工作，或由于习惯性姿势不良，或由于长时间处于某一固定体位，致使肌肉、筋膜及韧带持续牵拉，肌肉内的压力增加，血供受阻，肌纤维在收缩时消耗的能源得不到补充，产生大量乳酸，加之代谢产物得不到及时清除，积聚过多，而引起炎症、粘连。如此反复，日久即可导致组织变性，增厚及挛缩，并刺激相应的神经而引起慢性腰痛。急性损伤之后失治或误治，或反复多次损伤，致使受伤的腰肌筋膜不能完全修复，因慢性无菌性炎症，受损的肌纤维变性或瘢痕化，可刺激或压迫神经末梢而引起慢性腰痛。风寒湿邪侵袭可妨碍局部气血运行，促使和加速腰骶部肌肉、筋膜和韧带紧张痉挛而变性，从而引起慢性腰痛。先天性畸形，如骶椎隐裂，使部分肌肉和韧带失去附着点，从而减弱了腰骶关节的稳定性，一侧腰椎骶化或骶椎腰化，两侧腰椎间小关节不对称使两侧腰骶肌运动不一致，造成部分腰背肌代偿性劳损。

**【诊查要点】**

多有腰部急性损伤迁延或腰部慢性劳损史。腰部隐痛反复发作，劳累后加重，休息后缓解。弯腰困难，若勉强弯腰则疼痛加剧，适当活动或经常变换体位后腰痛可减轻。腰部喜暖怕凉，腰痛常与天气变化有关。常喜两手捶腰，以减轻疼痛。检查脊柱外形一般无异常，有时可见腰椎生理性前曲变浅，严重者腰部功能可略受限。单纯性腰肌劳损的压痛点，常位于棘突两旁的竖脊肌处、髂嵴后部或骶骨后面的竖脊肌附着点处。若有棘上或棘间韧带劳损，压痛点则位于棘突上或棘突间。直腿抬高试验阴性，神经系统检查无异常。X线摄片检查多无异常改变，部分患者可有脊柱腰段的轻度侧弯，或有腰椎骶椎先天性畸形，或伴有骨质增生。

**【治疗】**

以手法治疗为主，配合药物、练功等方法治疗。

1.理筋手法　手法治疗的目的在于舒筋活血，理顺肌筋，松解粘连，加速炎症消退，缓解肌肉痉挛。手法操作主要有循经推法、腰背按揉法、局部弹拨法、散手拍打法、卧位斜扳法等。手法应轻快、柔和、灵活、稳妥，忌用强劲暴力，以免加重损伤。

2.药物治疗　气滞血瘀者治宜行气活血、舒筋祛瘀，方用活血舒筋汤加减；湿热蕴结者治宜清热利湿、舒筋通络，方用四妙散加减；风寒湿痹者治宜祛风除湿、温通经络，方用羌活胜湿汤或独活寄生汤加减；肝肾亏虚者治宜补益肝肾、强壮筋骨，方用金匮肾气丸、左归丸、大补阴丸加减。局部可外贴伤湿止痛膏、狗皮膏等，或外擦正红花油、正骨水等。

3.固定方法　一般无须固定，疼痛较重者可用腰围固定保护，但时间不宜过长。

4.练功活动　积极进行腰部练功活动是治疗慢性腰肌劳损行之有效的方法，其可增强腰背肌的肌力，调节脊柱的内外平衡。可选用仰卧位的五点支撑法、三点支撑法或俯卧位的飞燕点水法进行锻炼。练功活动要循序渐进、持之以恒。

5.针灸治疗　取肾俞、命门、腰阳关、委中、三阴交等穴位针刺，痛点可配用拔火罐疗法，以温通经脉，消除炎症。

6.针刀疗法　可用小针刀对压痛点可触及的条索状结节组织粘连部分进行局部剥离、松解，以达到疏通经络、松解粘连的目的。

7.物理疗法　可采用超短波、磁疗、频谱仪、中药离子导入等配合治疗，以减轻疼痛。

【护理】

平时应注意腰部的正确姿势，经常变换体位。加强腰背肌功能锻炼，适当参加户外活动或体育锻炼，增强体质及腰背肌力量。注意腰部保暖，避免风寒湿邪侵袭。急性扭伤者应及时治疗，预防迁延成为慢性劳损。

## 第三十一节　第3腰椎横突综合征

第3腰椎横突综合征是指由于第3腰椎横突周围组织的损伤，造成慢性腰痛，出现以第3腰椎横突处明显压痛为主要特征的疾病，亦称第3腰椎横突滑囊炎，或第3腰椎横突周围炎。因其可影响邻近的神经纤维，故常伴有下肢疼痛。本病多见于青壮年，尤以体力劳动者常见。

【病因病机】

多因急性腰部损伤未及时处理或长期慢性劳损所致。第3腰椎位居5个腰椎的中点，其两侧的横突最长，是腰肌和腰方肌的起点，并有腹横肌、背阔肌的深部筋膜附着其上。第3腰椎为5个腰椎的活动中心，其活动度较大，腰腹部肌肉收缩时，此处受力最大，易使肌肉附着处发生撕裂性损伤。第3腰椎横突部的急性损伤或慢性劳损，使局部发生出血、充血、肿胀、渗出、水肿等炎性反应，而引起横突周围瘢痕粘连，筋膜增厚，肌腱挛缩，以及骨膜、纤维组织、纤维软骨增生等病理改变。风寒湿邪侵袭可加剧局部炎症反应。臀上皮神经发自腰1～腰3脊神经后支的外侧支，穿横突间隙向后，再经过附着于腰1～腰4横突的腰背筋膜深层，分布于臀部及大腿后侧皮肤。故第3腰椎横突处周围组织损伤可刺激该神经纤维，日久神经纤维可发生变性，导致臀部及腿部疼痛。

【诊查要点】

有腰部扭伤史或慢性劳损史。多表现为腰部疼痛及同侧腰肌紧张或痉挛，腰部及臀部弥散性疼痛，有时可向大腿后侧乃至腘窝处扩散，竖脊肌外缘腰3横突尖端处（有的可在腰2或腰4横突尖端处）有明显压痛，压迫该处可引起同侧下肢反射痛，但反射痛的范围多不过膝。腰部活动时或活动后疼痛加重，有时患者翻身及行走均感困难，晨起或弯腰时疼痛加重，腰部功能多无明显受限。病程长者可出现肌肉萎缩，继发对侧肌紧张，导致对侧腰3横突受累、牵拉而发生损伤。X线摄片检查，可见一侧或双侧第3腰椎横突过长，或左右横突不对称，或向后倾斜，或有的末端骨密度增高表现。第3腰椎横突综合征应注意与腰椎间盘突出症、急性腰骶关节扭伤及臀上皮神经损伤等相鉴别，压痛点的部位及直腿抬高试验、加强试验具有鉴别诊断意义。

**【治疗】**

以手法治疗为主，配合药物、练功等治疗。

1.理筋手法　患者俯卧位，术者在脊柱两侧的竖脊肌、臀部及大腿后侧，以按、揉、推、等手法，并按揉腰腿部的膀胱经腧穴，理顺腰、臀、腿部肌肉，解除痉挛，缓解疼痛。再以拇指及中指分别挤压、弹拨、按揉腰3横突尖端两侧，剥离粘连，活血散瘀，消肿止痛。

2.药物治疗　肾阳虚者治宜温补肾阳，方用补肾活血汤；肾阴虚者治宜滋补肾阴，方用知柏地黄丸或大补阴丸加减；瘀滞型者治宜活血化瘀、行气止痛，方用地龙散加杜仲、续断、桑寄生、狗脊之类；寒湿型者治宜宣痹温经通络，方用独活寄生汤或羌活胜湿汤；兼有骨质增生者，可配合服骨刺丸。可外贴活血止痛类或跌打风湿类膏药，亦可配合中药热熨或熏洗。

3.练功活动　患者身体直立，两足分开，与肩同宽，两手叉腰，两手拇指向后挺压第3腰椎横突，进行揉按，每次5～10分钟，然后旋转、后伸和前屈腰部，以利于舒通筋脉、放松腰肌、解除粘连、消除炎症。

**【护理】**

平时要经常锻炼腰背肌，要注意腰部的保暖，勿受风寒。疼痛明显时应卧硬板床休息，起床活动时可用腰围保护，以减轻疼痛，缓解肌肉痉挛。

## 第三十二节　腰椎间盘突出症

腰椎间盘突出症，又称腰椎间盘纤维环破裂髓核突出症，是指因腰椎间盘发生退变，在外力作用下使纤维环破裂、髓核突出，刺激或压迫神经根，而引起以腰痛及下肢坐骨神经放射痛为特征的疾病。两个相邻腰椎椎体之间由椎间盘相连接，椎间盘由纤维环、髓核、软骨板三个部分组成。纤维环位于椎间盘的外周，为纤维软骨组织构成，其前部紧密地附着于坚强的前纵韧带，后部最薄弱，较疏松地附着于薄弱的后纵韧带。髓核位于纤维环之内，为富有弹性的乳白色透明胶状体。髓核组织在幼年时呈半液体状态或胶冻样，随着年龄增长，其水分逐渐减少，纤维细胞、软骨细胞和无定型物质逐渐增加，以后髓核变成颗粒状和脆弱易碎的退行性组织。软骨板位于椎间盘的上、下面，为透明软骨构成。腰椎间盘具有很大的弹性，起着稳定脊柱、缓冲震荡等作用。腰前屈时椎间盘前方承重，髓核后移。腰后伸时椎间盘后方负重，髓核前移。本病好发于20～40岁青壮年，男性多于女性，是临床最常见的腰腿痛疾患之一。

【病因病机】

本病的发生有内因和外因两个方面，内因主要是腰椎间盘退变，外因主要是腰部外伤。随着年龄的增长，以及在日常生活工作中，椎间盘不断遭受脊柱纵轴的挤压力、牵拉力和扭转力等外力作用，使椎间盘不断发生退行性变，髓核含水量逐渐减少而失去弹性，继之使椎间隙变窄，周围韧带松弛，或产生裂隙，形成腰椎间盘突出的内因；急性或慢性损伤是发生腰椎间盘突出的外因，当腰椎间盘突然或连续受到不平衡外力作用时，如弯腰提取重物时，姿势不当或准备欠充分的情况下搬动或抬举重物，或长时间弯腰后猛然伸腰，使椎间盘后部压力增加，甚至由于腰部的轻微扭动，如弯腰洗脸时、打喷嚏或咳嗽后，发生纤维环破裂、髓核向后侧或后外侧突出。由于椎间盘退变是发病的重要内在因素，少数患者可无明显外伤史，只有受凉史而发病，多为纤维环过于薄弱，肝肾功能失调，风寒湿邪乘虚而入，腰部着凉后，引起腰肌痉挛，促使已有退行性变的椎间盘突出。下腰部是全身应力的中点，负重及活动度大，损伤概率高，是腰椎间盘突出的好发部位。其中以腰4、5椎间盘发病率最高，腰5骶1椎间盘次之。纤维环破裂时，突出的髓核压迫和挤压硬脊膜及神经根，是造成腰腿痛的根本原因。若未压迫神经根时，只有后纵韧带受刺激，而以腰痛为主。若突破后纵韧带而压迫神经根时，则以腿痛为主。坐骨神经由腰4、5和骶1、2、3神经根的前支组成，故腰4、5和腰5骶1的椎间盘突出，可引起下肢坐骨神经痛。初起神经根受到激惹，出现该神经支配区的放射痛、感觉过敏、腱反射亢进等征象。日久突出的椎间盘与神经根、硬膜发生粘连，长期压迫神经根，导致部分神经功能障碍，故除了反射痛外，尚有支配区放射痛、感觉减退、腱反射减弱甚至消失等现象。多数髓核向后侧方突出，为侧突型。单侧突出者，出现同侧下肢症状；若髓核自后纵韧带两侧突出，则出现双下肢症状，多为一先一后，一轻一重，似有交替现象。髓核向后中部突出，为中央型，巨大突出压迫马尾神经，出现马鞍区麻痹及双下肢症状。

## 【诊查要点】

多有不同程度的腰部外伤史。

1. 主要症状　腰痛和下肢坐骨神经放射痛。腰腿疼痛可在咳嗽、打喷嚏、用力排便等腹腔内压升高时加剧，步行、弯腰、伸膝起坐等牵拉神经根的动作也使疼痛加剧，腰前屈活动受限，屈髋屈膝、卧床休息可使疼痛减轻。重者卧床不起，翻身极感困难。病程较长者，其下肢放射痛部位感觉麻木、冷感、无力。中央型突出造成马尾神经压迫症状为会阴部麻木、刺痛，二便功能障碍，阳痿或双下肢不全瘫痪。少数病例的起始症状是腿痛，而腰痛不甚明显，或仅有腰痛。

2. 主要体征

（1）腰部畸形　腰肌紧张、痉挛，腰椎生理前凸减少、消失，或后凸畸形，不同程度的脊柱侧弯。为躲离突出物对神经根的压迫，突出物压迫神经根内下方时（腋下型），脊柱向患侧弯曲；突出物压迫神经根外上方时（肩上型），则脊柱向健侧弯曲。

（2）腰部压痛和叩痛　突出的椎间隙棘突旁有压痛和叩击痛，并沿患侧的大腿后侧向下放射至小腿外侧、足跟部或足背外侧。沿坐骨神经走行有压痛。

（3）腰部活动受限　急性发作期腰部活动可完全受限，绝大多数患者腰部伸屈和左右侧弯功能活动呈不对称性受限。

（4）皮肤感觉障碍　受累神经根所支配区域的皮肤感觉异常，早期多为皮肤过敏，渐而出现麻木、刺痛及感觉减退。腰3、4椎间盘突出，压迫腰4神经根，引起大腿前侧、小腿前内侧皮肤感觉异常；腰4、5椎间盘突出，压迫腰5神经根，引起小腿前外侧、足背前内侧和足底皮肤感觉异常；腰5骶1椎间盘突出，压迫骶1神经根，引起小腿后外侧、足背外侧皮肤感觉异常；中央型突出则表现为马鞍区麻木，膀胱、肛门括约肌功能障碍。

（5）肌力减退或肌萎缩　受压神经根所支配的肌肉可出现肌力减退、肌萎缩。腰4神经根受压，引起股四头肌（股神经支配）肌力减退、肌肉萎缩；腰5神经根受压，引起伸肌力减退；骶1神经根受压，引起踝跖屈和立位单腿翘足跟力减退。

（6）腱反射减弱或消失　腰4神经根受压，引起膝反射减弱或消失；骶1神经根受压，引起跟腱反射减弱或消失。

（7）特殊检查　直腿抬高试验阳性，加强试验阳性；屈颈试验阳性（头颈部被动前屈，使硬脊膜囊向头侧移动，牵张作用使神经根受压加剧，而引起受累的神经痛）；仰卧挺腹试验与颈静脉压迫试验阳性（压迫患者的颈内静脉，使其脑脊液回流暂时受阻，硬脊膜膨胀，神经根与突出的椎间盘产生挤压，而引起腰腿痛）；股神经牵拉试验阳性（为上腰椎间盘突出的体征）。

3.影像学检查

（1）X线摄片检查　正位片可显示腰椎侧凸，椎间隙变窄或左右不等，患侧间隙较宽。侧位片显示腰椎前凸消失，甚至反张后凸，椎间隙前后等宽或前窄后宽，椎体可见许莫氏结节，或有椎体缘唇样增生等退行性改变。X线平片的显示必须与临床的体征定位相符合才有意义，以排除骨病引起的腰骶神经痛，如结核、肿瘤等。

（2）脊髓造影检查　椎间盘造影能显示椎间盘突出的具体情况；蛛网膜下腔造影可观察蛛网膜下腔充盈情况，能较准确地反映硬脊膜受压程度和受压部位，以及椎间盘突出部位和程度；硬膜外造影可描绘硬脊膜外腔轮廓和神经根的走向，反映神经根受压的状况。

（3）CT、MRI检查　可清晰地显示出椎管形态、髓核突出的解剖位置和硬膜囊、神经根受压的情况，必要时可加以造影。CT、MRI检查可明确临床诊断。

4.其他检查　肌电图检查：根据异常肌电图的分布范围可判定受损的神经根及其对肌肉的影响程度，但一般神经根受累后3周肌电图才出现异常，且仅是一种非特异性辅助检查。

**【鉴别诊断】**

本病应与腰椎椎管狭窄症、腰椎结核、腰椎骨关节炎、强直性脊柱炎、脊柱转移肿瘤等鉴别。

1.腰椎椎管狭窄症　腰腿痛并有典型间歇性跛行，卧床休息后症状可明显减轻或消失，腰部后伸受限，并引起小腿疼痛，其症状和体征往往不相一致。X线摄片及CT检查显示椎体、小关节突增生肥大，椎间隙狭窄，椎板增厚，椎管前后径变小。

2.腰椎结核　腰部疼痛，有时夜间痛醒，活动时加重。乏力、消瘦、低热、盗汗，腰肌痉挛，脊柱活动受限，可有后凸畸形和寒性脓肿。X线片显示椎间隙变窄，椎体边缘模糊不清，有骨质破坏，发生寒性脓肿时，可见腰肌阴影增宽。

3.腰椎骨关节炎　腰部钝痛，劳累或阴雨天时加重，晨起时腰部僵硬，脊柱伸屈受限，稍活动后疼痛减轻，活动过多或劳累后疼痛加重。X线片显示椎间隙变窄，椎体边缘唇状增生。

4.强直性脊柱炎　腰背部疼痛，不因休息而减轻，脊柱僵硬不灵活，脊柱各方向活动均受限，直至强直，可出现驼背畸形。X线片显示早期骶髂关节和小关节突间隙模糊，后期脊柱可呈竹节状改变。

5.脊柱转移肿瘤　疼痛剧烈，夜间尤甚，有时可出现放射性疼痛，消瘦、贫血，血沉加快。X线片显示椎体破坏变扁，椎间隙尚完整。

**【治疗】**

以手法治疗为主，配合牵引、药物、卧床及练功等治疗，必要时行手术治疗。

1.理筋手法　先用按摩法，患者俯卧，术者用两手拇指或掌部自上而下按摩脊柱两侧膀胱经，至患肢承扶处改用揉捏，下抵殷门、委中、承山；推压法，术者两手交叉，右手在上，左手在下，手掌向下用力推压脊柱，从胸椎至骶椎；按法，从背、腰至臀腿部，着重于腰部，缓解、调理腰臀部的肌肉痉挛。然后用脊柱推扳法，第一步俯卧推髋扳肩，术者一手掌于对侧推髋固定，另一手自对侧肩外上方缓缓扳起，使腰部后伸旋转到最大限度时，再适当推扳1~3次，对侧相同；第二步俯卧推腰扳腿，术者一手掌按住对侧患椎以上腰部，另一手自膝上方外侧将腿缓缓扳起，直到最大限度时，再适当推扳1~3次，对侧相同；第三步侧卧推髋扳肩，在上的下肢屈曲，贴床的下肢伸直，术者一手扶患者肩部，另一手同时推髂部向前，两手同时向相反方向用力斜扳，使腰部扭转，可闻及或感觉到“咔嗒”响声，换体位做另一侧；最后侧卧推腰扳腿，术者一手掌按住患处，另一手自外侧握住膝部（或握踝上，使之屈膝），进行推腰牵腿，做腰髋过伸动作1~3次，换体位做另一侧。脊柱推扳法可调理关节间隙，松解神经根粘连，或使突出的椎间盘回纳。推扳手法要有步骤有节奏地缓缓进行，绝对避免使用暴力。中央型椎间盘突出症不适宜用推扳法。患者俯卧，两手抓住床头。术者双手握住患者两踝，用力牵抖并上下抖动下肢，带动腰部，再行按摩下腰部；滚摇法，患者仰卧，双髋膝屈曲，术者一手扶两踝，另一手扶双膝，将腰部旋转滚动1~2分钟。以上手法可隔日1次，1个月为一个疗程。

2.药物治疗　急性期或初期治宜活血舒筋，可用舒筋活血汤加减；慢性期或病程久者，体质多虚，治宜补养肝肾、宣痹活络，内服补肾壮筋汤等；兼有风寒湿者，宜温经通络，方用大活络丹等。

3.牵引治疗　主要采用骨盆牵引法，适用于初次发作或反复发作的急性期患者。患者仰卧床上，在腰髋部缚好骨盆牵引带后，每侧各用10~15kg重量做牵引，并抬高床尾增加对抗牵引的力量，每天牵引1次，每次约30分钟，10次为一个疗程。目前已有各种机械牵引床、电脑控制牵引床替代传统的牵引方式。

4.练功活动　腰腿痛症状减轻后，应积极进行腰背肌的功能锻炼，可采用飞燕点水、五点支撑练功，经常做后伸、旋转腰部，直腿抬高或压腿等动作，以增强腰腿部肌力，有利于腰椎的平衡稳定。

5.手术治疗　经上述治疗，绝大多数患者症状可缓解或完全消失，但可屡次复发，每次复发症状可加重，并持续时间较久，发作的间隔期可逐渐缩短。病程时间长、反复发作、症状严重者，中央型突出压迫马尾神经者，合并椎管狭窄、神经根管狭窄且经保守治疗无效者，可手术治疗，如行椎板切除及髓核摘除术、经皮穿刺髓核抽吸术及激光汽化术、经皮椎间孔镜髓核摘除术等。手术方式的选择，应根据患者的病情程度、术者的技术经验，以及医疗设备等因素综合而定。

【护理】

急性期应严格卧硬板床3周，手法治疗后亦应卧床休息，使损伤组织修复。疼痛减轻后，应注意加强腰背肌锻炼，以巩固疗效。久坐、久站时可佩戴腰围保护腰部，避免腰部过度屈曲或劳累或受风寒。弯腰搬物姿势要正确，避免腰部扭伤。改善居住环境，做到饮食起居有节。注重心理调护，充分调动患者的治疗积极性。

## 第三十三节 腰椎椎管狭窄症

腰椎椎管狭窄症是指腰椎椎管、神经根管及椎间孔变形或狭窄并引起马尾及神经根受压而产生相应的临床症状的疾病，又称腰椎椎管狭窄综合征。多发于40岁以上的中年人。好发部位为腰4、5，其次为腰5骶1，男性较女性多见，体力劳动者多见。

【病因病机】

腰椎椎管狭窄症的病因主要分为原发性和继发性两种。原发性多为先天所致，是椎管本身由于先天性或发育性因素而致的腰椎椎管狭窄，表现为腰椎椎管的前后径和横径均匀一致性狭窄。此类型临床较为少见。继发性多为后天所致。其中退行性变是主要发病原因，中年以后腰椎发生退行性改变，如腰椎骨质增生，黄韧带及椎板肥厚，小关节突增生或肥大，关节突关节松动，椎体间失稳等均可使腰椎椎管内径缩小，椎管容积变小，达到一定程度后可引起脊神经根或马尾神经受挤压而发病。原发性和继发性两种因素常常相互联系，相互影响。即在先天发育不良、椎管较为狭小的基础上再发生各种退变性因素，使椎管容积进一步狭小而导致本病。这种混合型的腰椎椎管狭窄症临床比较多见。此外，还有其他因素导致的椎管狭窄，如陈旧性腰椎间盘突出、脊椎滑脱、腰椎骨折脱位复位不良、脊柱融合术后或椎板切除术后等也可引起腰椎椎管狭窄。腰椎椎管狭窄症属中医“腰腿痛”范畴。中医认为本病发生的主要内因是先天肾气不足，后天肾气虚衰，以及劳役伤肾等。而反复外伤、慢性劳损和风寒湿邪的侵袭则为其常见外因。其主要病理机制是肾虚不固，邪阻经络，气滞血瘀，营卫不和，以致腰腿筋脉痹阻而产生疼痛。

## 【诊查要点】

1. 主要症状　缓发性、持续性的下腰痛和腿痛，间歇性跛行，腰部过伸行动受限。腰痛在下腰部、骶部，腿痛多为双侧，可左右交替出现，或一侧轻一侧重。疼痛性质为酸痛、刺痛或灼痛。间歇性跛行是本病特征性症状，即当站立和行走时，出现腰腿痛或麻木无力，跛行逐渐加重，甚至不能继续行走，下蹲休息后缓解，若继续行走其症状又出现，骑自行车无妨碍。

2. 主要体征　可见腰部后伸受限，背伸试验阳性，即背伸可引起后背与小腿疼痛，这是本病的一个重要体征。部分患者可出现下肢肌肉萎缩，以胫前肌及伸肌最明显，足趾背伸无力。小腿外侧痛觉减退或消失，跟腱反射减弱或消失。直腿抬高试验可出现阳性。但部分患者可没有任何阳性体征，其症状和体征不一致是本病的特点之一。病情严重者，可出现尿频尿急或排尿困难，两下肢不完全瘫痪，马鞍区麻木，肛门括约肌松弛、无力或阳痿。

3. 影像学检查

（1）X线摄片检查　显示椎体骨质增生，小关节突增生、肥大，椎间隙狭窄，椎板增厚、密度增高，椎间孔前后径变小，或见椎体滑脱、腰骶角增大等改变。

（2）脊髓造影检查　碘柱可显示出典型的“蜂腰状”缺损、根袖受压及节段性狭窄等影像，甚至部分或全部受阻。完全梗阻时，断面呈梳齿状。

（3）CT、MRI检查　有助于明确诊断及量化标准。可显示椎体后缘骨质增生呈骨唇或骨嵴，椎管矢径变小；关节突关节可增生肥大向椎管内突出；椎管呈三叶形，中央椎管、侧隐窝部狭窄及黄韧带肥厚等。

## 【鉴别诊断】

本病应与血栓闭塞性脉管炎、腰椎间盘突出症相鉴别。血栓闭塞性脉管炎是属于缓慢性进行性动脉、静脉同时受累的全身性疾病，表现为下肢麻木、酸胀、疼痛和间歇性跛行，足背动脉和胫后动脉搏动减弱或消失，后期可产生肢体的远端溃疡或坏死；腰椎椎管狭窄症的患者，其足背、胫后动脉搏动是良好的，不会发生坏死。腰椎间盘突出症多见于青壮年，起病较急，有反复发作病史，腰痛和放射性腿痛，体征上多有脊柱侧弯、平腰畸形，下腰部棘突旁压痛，并向一侧下肢放射，直腿抬高试验和加强试验阳性；腰椎椎管狭窄症多见于40岁以上中年人，起病缓慢，与中央型椎间盘突出症的突然发病不同，主要症状是腰腿痛和间歇性跛行，腰部后伸受限，并引起小腿疼痛，其症状和体征往往不相一致。

【治疗】

以手法治疗为主，配合药物、练功等治疗，必要时行手术治疗。

1.理筋手法　一般可采用按、揉、点压、提拿等手法，配合斜扳法，以舒筋活络、疏散瘀血、松解粘连，使症状得以缓解或消失。手法宜轻柔，禁止用强烈的旋转手法，以防病情加重。患者俯卧位，术者从腰骶部沿督脉、膀胱经向下，经臀部、大腿后部、腘窝部至小腿后部上下往返用掌根按揉、法；然后点按腰阳关、肾俞、大肠俞、次髎、环跳、承扶、殷门、委中、承山等穴；弹拨、提拿腰骶部两侧的竖脊肌及腿部肌肉。患者仰卧位，术者从大腿前、小腿外侧直至足背上下往返用掌揉、法；再点按髀关、伏兔、血海、阳陵泉、足三里、绝骨、解溪等穴；弹拨、提拿腿部肌肉。一助手握住患者腋下，一助手握住患者两踝部，两人对抗牵引，术者两手交叠在一起置于腰骶部行按压抖动，一般要求抖动20～30次。

2.药物治疗　中医认为本病主要是由于肾气亏虚，劳损久伤，或外邪侵袭，以致风寒湿邪瘀积不散所致。肾气亏虚者，治宜补肾益精；偏肾阳虚者治宜温补肾阳，可用右归丸或补肾壮筋汤加减；偏肾阴虚者治宜滋补肾阴，可用左归丸、大补阴丸。外邪侵袭型，属寒湿腰痛者治宜祛寒除湿，温经通络。风湿盛者以独活寄生汤为主，寒邪重者以麻桂温经汤为主，湿邪偏重者以加味术附汤为主。属湿热腰痛者治宜清热化湿，用加味二妙汤为主。

3.练功活动　腰腿痛症状减轻后，应积极进行腰背肌的功能锻炼，可采用飞燕点水、五点支撑练功，以增强腰部肌力；练习行走、下坐、蹬空、侧卧外摆等动作，以增强腿部肌力。

4.手术治疗　经上述治疗无明显效果，或典型的严重病例，如疼痛剧烈、下肢肌无力和肌萎缩、行走或站立时间不断缩短，影响日常生活者应手术治疗。常用的手术方式为椎板切除、神经根减压，以解除椎管内、神经根管内或椎间孔内神经组织和血管的压迫。

【护理】

急性发作时应卧床休息2～3周。症状严重者可佩戴腰围，以固定腰部，减少后伸活动。腰部勿受风寒、勿劳累。后期要行腰背肌、腰肌及腰屈曲功能锻炼，以增强腰椎稳定性，改善症状。行手术治疗者，术后卧床休息1～2个月，行植骨融合术者，应待植骨处融合后，再进行腰部功能锻炼，以巩固疗效。

# 第三十四节　梨状肌综合征

梨状肌综合征是指由梨状肌损伤后刺激或压迫坐骨神经而引起的以一侧臀腿疼痛为主要症状的病症。梨状肌起始于第2、3、4骶椎前面骶前孔外侧和坐骨结节韧带，肌纤维穿出坐骨大孔后，止于股骨大转子。梨状肌是股骨外旋肌，主要协同其他肌肉完成大腿的外旋动作，受骶丛神经支配。梨状肌把坐骨大孔分成上、下两部分，称为梨状肌上孔和梨状肌下孔，坐骨神经大多从梨状肌下孔穿出骨盆到臀部，但有的发生解剖变异，坐骨神经由梨状肌内穿过。梨状肌的体表投影，为尾骨尖至髂后上棘作连线，此线中点向股骨大转子顶点作连线，此直线刚好为梨状肌下缘。本病多见于中青年人，是临床腰腿痛的常见病证之一。

## 【病因病机】

梨状肌综合征多由间接暴力所致，如闪、扭、跨越、反复下蹲等动作及慢性劳损，感受风寒侵袭等引起。腰部遇有跌闪扭伤时，髋关节急剧外展、外旋，梨状肌猛烈收缩；或髋关节突然内旋，使梨状肌受到牵拉，均可使梨状肌遭受损伤。有坐骨神经走行变异者更易发生。梨状肌的损伤可能为肌膜破裂或部分肌束断裂，导致局部充血、水肿，肌肉痉挛，肥大或挛缩，常可压迫、刺激坐骨神经而引起臀部及大腿后外侧疼痛、麻痹。久之可引起臀大肌、臀中肌的萎缩。某些妇女由于盆腔炎、卵巢或附件炎等波及梨状肌，也可引起梨状肌综合征。

## 【诊查要点】

大多数患者有过度旋转髋关节的病史，有些患者有夜间受凉病史。主要症状是臀部疼痛，可向小腹部、大腿后侧及小腿外侧放射。疼痛多发生于一侧臀腿部，髋关节内旋、内收活动时疼痛加重。严重者自觉臀部有“刀割样”或“烧灼样”疼痛，大、小便或大声咳嗽等引起腹内压增高时可使疼痛加剧，睡卧不宁，甚至走路跛行。偶有会阴部不适，小腿外侧麻木。检查患者腰部无明显压痛和畸形，活动不受限。梨状肌肌腹有压痛，可触及条索状隆起的肌束或痉挛的肌肉，有钝厚感，或者肌腹呈弥漫性肿胀，肌束变硬、坚韧，弹性减低，臀肌可有轻度萎缩，沿坐骨神经可有压痛。直腿抬高试验在小于60°时，梨状肌被拉紧，疼痛明显，而大于60°时，梨状肌不再被拉长，疼痛反而减轻。直腿抬高加强试验阴性。梨状肌紧张试验阳性，即髋关节内旋、内收活动疼痛加重。梨状肌局部采用2%利多卡因封闭后，疼痛可消失。梨状肌综合征应与腰椎间盘突出症、椎管狭窄症等出现腰、臀、腿部疼痛的疾病相鉴别。

## 【治疗】

以手法治疗为主，配合药物、针灸等治疗。

1.理筋手法　患者俯卧位，术者先按摩臀部痛点，使局部略有发热的舒适感，然后术者以双拇指相重叠，触摸钝厚变硬的梨状肌，用力深压并用弹拨法来回拨动梨状肌，弹拨方向应与肌纤维相垂直，对较肥胖患者力度不够时，可用肘尖部深压弹拨。弹拨10~20次后，再做痛点按压。最后由外侧向内侧顺梨状肌纤维走行方向做推按捋顺，两手握住患肢踝部牵抖下肢而结束。手法每周2~3次，连续2~3周。

2.药物治疗　急性期筋膜扭伤，气滞血瘀，疼痛剧烈，动作困难，治宜化瘀生新、活络止痛，内服用桃红四物汤加减，外敷消瘀止痛药膏，或外贴宝珍膏、复方南星止痛膏等。慢性期病久体亏，经络不通，痛点固定，臀肌萎缩，治宜补养气血、舒筋止痛，可用当归鸡血藤汤加减；兼有风寒湿痹者，可选用独活寄生汤、祛风胜湿汤、宣痹汤等加减。外治可用坎离砂热熨臀部。

3.针灸治疗　取阿是穴、环跳、殷门、承扶、阳陵泉、足三里等穴，用泻法，以有酸麻感向远端放散为宜。针感不明显者，可加强捻转。急性期每天针刺1次，好转后隔日1次。

## 【护理】

急性期疼痛严重者应卧床休息，将伤肢保持在外旋、外展位，避免髋关节的旋转动作，使梨状肌处于松弛状态。疼痛缓解后应加强髋关节及腰部活动和功能锻炼，以减少肌肉萎缩，促进血液循环。

（张　磊、赵　敏）

# 第九章　内　　伤

## 第一节　概　　论

凡暴力引起人体内部气血、经络、脏腑受损或功能紊乱，而产生一系列症状者，统称内伤。清代沈金鳌《杂病源流犀烛·跌打闪挫源流》指出："跌打闪挫，卒然身受，由外及内，气血俱伤病也""夫至气滞血瘀，则作肿作痛，诸变百出。虽受跌受闪挫者，为一身之皮肉筋骨，而气既滞，血既瘀，其损伤之患，必由外侵内，而经络脏腑并与俱伤""故跌打闪挫，方书谓之伤科，俗谓之内伤。其言内而不言外者，明乎伤在外，而病必及内。其治之之法，亦必于经络脏腑间求之，而为之行气，为之行血，不得徒从外涂抹之已也"。这就说明，皮肉筋骨的损伤可伤及气血，引起脏腑、经络功能紊乱，出现各种损伤证候。骨伤科的内伤与中医内科的内伤有着根本区别。骨伤科的内伤必须由外力损伤引起，而中医内科的内伤则是由七情、六欲、劳倦、饮食等原因所致。正因为骨伤科的内伤与内科的内伤在病因方面各有所异，因此它们之间的分类、病机、症状及治疗方法也就截然不同，在临床上应加以鉴别。

**【病因病机】**

1.外因

（1）直接暴力　外来暴力直接作用于人体某部而致的伤患，多由跌倒、坠落、撞击、压轧、拳击、殴打等引起。临床以伤血为主要特征，并可直接损伤其所在部位的气血、经络、脏腑。其损伤程度决定于作用力的大小和受伤的部位，严重者可致脏腑破损出血，危及生命。

（2）间接暴力　外来暴力间接作用于人体而致的伤患，多由于负重、闪挫等引起。因用力过度屏气而引起的内伤，俗称屏伤；因用力时体位不正，动作不协调而突然闪挫或强力扭捩所引起的内伤，称为闪伤或扭伤。间接暴力引起的损伤，临床特征以伤气为主，损伤发生在远离外力接触的部位。

（3）肌肉强烈收缩　肌肉突然强烈收缩亦可造成损伤。如老年人强力打喷嚏、咳嗽，以致肋间肌强烈收缩，可引起肋骨骨折，造成胸部的气血两伤。又如人体在毫无准备的情况下，腹肌骤然强力收缩可致腹部伤气，甚至气血两伤。

2. 内因　内伤的发生与体质强弱、生理特点、病理因素、职业工种等有一定的关系。

（1）体质、生理特点　内伤发生与否，外因固然重要，但同一外因在不同的情况下可引起不同的内伤。体质强壮者伤轻，体质虚弱者则伤重；胸部外伤由于骨骼的保护，内脏不易损伤，而腹部外伤由于腹腔脏器无骨骼保护，则易受损伤；腹部受到外力撞击时，可移动性脏器损伤的机会较少，而固定脏器损伤的机会则较多；男性尿道长16～18cm，女性尿道仅为3～5cm，故当会阴部受到外力撞击时，男性尿道损伤的机会就较多。

（2）病理因素　内伤的发生与原有病变因素也有很大的关系。在同一外力作用下，正常的脏器与病变脏器损伤之程度、性质可能不同。例如，当右季肋部被拳击损伤时，虽然外力作用完全相同，但肝大或病变的患者，则易引起肝脏的破裂而危及生命。

（3）职业工种　内伤的发生与职业工种也有一定的关系。如运动员及舞蹈、杂技、武打演员容易发生各种运动损伤。损伤的病因比较复杂，往往是内外因素综合的结果。因此，必须正确理解内因与外因这一辩证关系，才能认识内伤疾患的发生与发展规律，更好地掌握内伤的辨证论治方法。

## 【诊查要点】

人体遭受外力作用而发生损伤后，由于气血、营卫、皮肉筋骨、经络、脏腑及精津受影响而产生病理变化，因而出现一系列临床症状，这些临床表现对于诊断内伤的性质、类型、程度，以及了解内伤的发生、发展过程与预后都有重要的价值。

1. 全身症状　轻微的受伤一般无全身症状。一般内伤，由于气滞血瘀，经络阻滞，脏腑不和，往往表现为神疲纳呆，夜寐不安，便秘，形羸消瘦，舌紫暗或有瘀斑，脉浮数或弦紧，舌质红，苔黄厚腻。若气逆血蕴于肺脏，则胸胁满闷，喘咳少气；若失血过多，则口渴烦躁，小便短少；若瘀血攻心，则昏愦不知人事。严重的内伤还可出现面色苍白，肢体厥冷，汗出如油，冷汗战栗，呼吸低微，尿量减少，血压下降，脉芤或微细甚至消失，烦躁不安或神志淡漠等厥逆现象。

2. 局部症状

（1）一般症状。

疼痛：是内伤临床最常见的症状之一。伤患处因络脉受损，气机凝滞，阻塞经络，不通则痛。由于损伤的病因病机不同，故出现不同程度、不同部位的疼痛。气滞者，痛无定处，忽聚忽散，范围较广，无明显压痛点；血瘀者，痛有定处，范围局限，有明显的压痛点；伤在胸胁者，除局部压痛、胸胁胀痛、牵掣作痛外，常伴有咳嗽、呼吸不畅；伤在腹部者，除脘腹胀痛、刺痛外，常有呕血、吐血、食欲改变、大便秘结；伤在腰背部，则可见腰背部疼痛，以及下肢放射性疼痛等；伤在头颅，则可见头痛、晕厥、烦躁、失眠、神志昏迷等症。

肿胀青紫："气伤痛，形伤肿"，"凡肿者血作"。损伤后，因经脉受伤，营血离经，阻塞络道，瘀滞于肌肤腠理，故出现肿胀。若血行之道不得宣通，"离经之血"较多，透过撕裂的肌膜与深筋膜，溢于皮下，一时不能消散，则成青紫瘀斑。损伤后瘀血留内，若阻于营卫则郁而生热，久则热盛肉腐而为脓；若积于胸胁则为痞满胀闷；若结于脏腑则为癥瘕积聚；若瘀血流注四肢关节，或留于胸腹腰背，则形成结块。由于肿胀青紫的病机不同，其临床表现也不尽相似。气虚者，青肿不消；气滞血瘀者，肿黯不消；血虚内热者，焮肿胀痛，瘀血作脓；气血两虚者，肿不消，青不退。临床时应细辨。

功能障碍：由于损伤后气血阻滞引起剧烈疼痛，肌肉反射性痉挛及组织器官的损害，可引起肢体、躯干或组织器官发生不同程度的功能障碍。伤在手臂则活动受限；伤在下肢则步履无力或行动困难；伤在腰背则俯仰阻抑；伤在关节则屈伸不利；伤在颅脑则神明失守；伤在胸胁则心悸气急；伤在肚腹则脘腹痞满胀闷。若组织器官仅仅为机能紊乱，无器质性损伤，功能障碍可以逐渐恢复；若组织器官有形态上的破坏与器质性损伤，功能障碍则难以完全恢复。

（2）特殊症状。内伤除了一般症状外，尚有特殊临床表现，须辨别清楚，以助诊断。

气血损伤：气血损伤可分为伤气、伤血两类，它们的表现各有不同。伤气：有气滞、气闭、气逆、气虚、气脱之不同。气滞则疼痛，闷胀；气闭则昏迷不醒，神志失常；气逆则喘咳，呃逆，呕吐，呕血；气虚则头晕目眩，少气懒言，疲倦乏力，自汗；气脱则晕厥，面色苍白，四肢冰冷，口唇发绀。伤血：有瘀血、血热、血虚、亡血、血脱之不同。血瘀则肿胀青紫，疼痛处固定拒按；血热则心烦，烦躁，口干不喜饮，身热；血虚则面色苍白，唇色淡白，头晕眼花，心悸失眠，手足发麻；亡血则吐血、呕血、衄血、便血，尿血；血脱则面色白，四肢冰冷，汗出如油，神志不清。

经络损伤：不同经络的损伤有不同的临床表现。例如，肾经、膀胱经损伤，可表现为腰背、臀部及下肢疼痛，或小便功能障碍；胸为肺之分野，肝经由下而上胁肋，肺经、肝经损伤，可表现为胸满气促，咳嗽牵掣，胁肋胀痛等。

脏腑损伤：脏腑是维持人体生命活动的主要器官。由于脏腑损伤错综复杂，脏腑器质性损伤较为严重且变化凶险，因此临证诊治时必须准确果断，审慎周详。不同的脏腑有不同的功能，不同的脏腑损伤有不同的特殊症状。例如，颅底骨折可出现眼周或乳突部迟发性瘀斑、鼻孔出血或外耳道出血、脑脊液外漏等；硬膜外血肿常有中间清醒期；脑震荡可表现短时间失去知觉，并伴有呕吐、头痛和近事遗忘；脑干损伤可出现生命体征紊乱、去大脑强直；多根多处的肋骨骨折可见反常呼吸；胸部内伤导致气胸、血胸时，常出现气逆、喘促、咯血、呼吸困难、发绀、呼吸音低微、休克等。腹腔内脏破裂时，空腔脏器破裂表现为持续性疼痛、触痛、反跳痛、腹肌紧张等腹膜炎症状；实质脏器破裂，表现以内出血为主，可有进行性贫血、固定性压痛、反跳痛与腹肌紧张，严重者甚至休克。内伤出现特殊症状，有助于定性、定位诊断，尤其是内脏损伤，多属急重症，及时定位、定性诊断更显得重要，因此必须熟悉和掌握。

**【治疗】**

内伤之症，不外乎在气在血。但由于损伤之症，气血亏损，外邪可乘虚而入，故变症多，因此在临床中必须随症灵活运用。内伤治疗方法分内治和外治两种。在内伤治疗中必须认真进行辨证，根据病情需要，有针对性地应用，方能取得良好的效果。内伤急救，是秉着“挽救生命为第一”的原则施以紧急救护，以减轻伤员痛苦，解除危险，挽救生命，减少或预防并发症，以便给今后的治疗提供有利的条件。急救对内伤发展和预后影响极大，实际上是对损伤的第一步治疗，与其他各种治疗方法有着同等的重要性，故进行及时而有效的急救，应分秒必争。这就要求急救人员必须掌握急救的方法，必须具有高度责任感，迅速勇敢、机智准确地把伤员从现场抢救出来，安全地送到医院。

1.闭证　闭合性颅脑与严重肢体损伤，往往会产生闭证。闭证属实证，是由于伤后气机不利，闭塞机窍所致，其临床表现主要为伤后立即出现昏迷，牙关紧闭，气粗痰鸣，四肢痉厥，脉弦劲有力。伤科内伤的闭证多为气闭。闭证的治疗，以开闭通窍为主，其一般急救措施如下。

（1）一般处理　患者应平卧，保持安静，避免过多搬动，注意保暖和防暑，维持正常体温。

（2）保持呼吸道通畅　通畅呼吸道是十分重要的急救措施之一，可保持充分的气体交换，有利于心脏搏血能力的恢复，也有利于闭证的恢复。

（3）开窍通关法　若伤员气闭昏迷不醒，可采用取嚏开窍及熏鼻开窍等急救方法，以及急灌服苏合香丸使之苏醒。①取嚏开窍法：此法是将通关散用管吹入伤员鼻孔，以招致伤员频频喷嚏，内引五脏之气，使阳气回升，从而达到回苏之效。此法运用于实证，虚证忌用。颅内出血者亦应忌用，因取嚏开窍，则嚏而震激，会加重脑血内溢。若仍牙关紧闭，即用生姜煨热蜜糖在齿上擦，牙关即可自开。②熏鼻开窍法：用辛窜通窍药物或其他香料置于伤员鼻孔附近，待伤员嗅入药气后则可苏醒。此法适用于实证，虚证慎用之。

（4）针灸治疗　针灸选取涌泉、足三里、人中为主穴，内关、太冲、百会为配穴，昏迷加十宣，呼吸困难加素髎，心律不齐加内关。耳针可选取内分泌、皮质下、肾上腺、神门、肺、心、脑等。艾灸选取百会、关元、气海、神阙等。

（5）其他治疗　若呼吸、心跳停止应立即予以人工呼吸、胸外心脏按压等急救措施。

2.脱证　脱证是内伤临床十分危重的一种病证，类似西医学的休克，是由于机体遭受强烈刺激后，而出现的多种重要机能严重障碍的综合征。脱证的原因是机体遭受到严重损伤后，由于大量出血，剧烈疼痛，组织坏死，分解代谢产物的释放和吸收等，使神经、循环、内分泌、新陈代谢等正常生理功能紊乱所致。脱证的临床特征为：面色苍白，四肢厥冷，额出冷汗，神态迟钝，短气懒言，心慌口渴，呼吸急促，血压下降，脉细欲绝，甚至昏迷不醒。脱证临床可分为亡阳与亡阴，以回阳固脱、救阴敛阳为主要治疗原则。其一般急救措施如下：

（1）一般处理　保持安静，避免过多的搬运，注意保温与防暑，维持正常体温。有开放创面者应给予简单的清洁包扎，以防再度污染，对骨折脱位者应做初步固定，对局部伤灶需待脱证纠正后再做进一步的治疗。

（2）伤员的体位　让伤员平卧，头部略微放低，以增加头部气血畅流的速度，使脑组织气血运行正常。但头部损伤引起虚脱的伤员则应取头侧偏位，以防舌后坠或呕吐物阻塞呼吸道而致窒息。翻动体位时要轻且稳，绝对不能摇晃，以免加重伤情。

（3）保持呼吸道通畅　虚脱时，由于缺血缺氧、肺循环障碍等因素，可造成通气低下、呼吸困难的“休克肺”，从而进一步加重缺氧，使脱证恶化。因此，保持呼吸道通畅，并增加呼吸通气量，是脱证急救的必要措施之一。应鼓励患者咳痰，排出呼吸道分泌物，口、鼻、咽部的异物及血块均应及时清除。再根据病情，置鼻咽管或气管插管吸氧，必要时做气管切开术。

（4）止血　内出血者，应立即采用有效的止血方法进行止血，必要时立即手术治疗。

（5）止痛　适当给予止痛剂，对因剧烈疼痛引起的脱证，是十分重要的。能口服者可给予七厘散、云南白药、田七末等，除合并颅脑、腹部、呼吸道损伤外，还可给予吗啡止痛。

（6）保温　虚脱者往往感到寒冷，必须注意适当保温，以免受寒。但要注意不要过热，避免因过热出汗而加重虚脱。

（7）针灸治疗　针灸可行气活血、镇痛解痉、回阳固脱、调和阴阳，具有调节机体的功能，从而建立新的平衡，以达到抗虚脱的目的。常用穴位可选择人中、十宣、涌泉、百会、劳宫、中冲、内关、中脘、足三里、合谷，也可灸百会、关元、神阙、足三里、中脘、气海等穴。

（8）中药内治　对脱证可口服中药者，应辨证给予内治。气脱宜补气固脱，急用独参汤；血脱宜补血益气固脱，用当归补血汤或人参养荣汤加减；亡阴宜益气养阴，用生脉散合增液汤加减；亡阳宜回阳固脱，用参附汤加减。

（9）补充血容量　对因亡血引起的脱证，应及时、快速、足量补充有效循环量。不仅要补充已丧失的血量，而且还要填补已开放的毛细血管床的所需量，只有这样才能纠正有效循环量的不足。常用补充血容量的方法有输全血、血浆、右旋糖酐，以及葡萄糖和晶体液。

（10）控制和预防感染　虚脱者往往抵抗力降低而合并感染，故应注意预防与控制，若有感染可辨证选用黄连解毒汤、龙胆泻肝汤、清瘟败毒饮、清营汤、紫雪丹。必要时可给予抗生素。

（11）衰竭的防治　某些系统的功能衰竭常常是脱证的并发症，故在治疗脱证的同时，应及早考虑到某些功能衰竭的预防和治疗。如呼吸循环功能衰竭与肾衰竭的防治等。总之，闭脱之证，均属危急重症，但因证候性质不同，所以临证时应予以区分。一般内伤闭证比较多见，脱证比较少见。但有时也可出现二者兼见的情况。对于闭证、脱证及闭脱互见者，还要特别注意病情的发展与转归，闭证可因失治、误治，正不胜邪，而发展为脱证，使病情进一步加重，也可经过救治，正气渐复，使脱证症状逐渐消失，病情有好转之机。在治疗上，闭证以通关开窍、祛邪治标为主；脱证以扶正固脱治本为主。在辨证时，必须掌握闭脱的主次。因闭脱之证为危重病，多是各种疾病发展到严重阶段的一种表现，故必须及早确定闭脱之证的性质，积极治疗引起闭脱之证的基本疾病，才能收到良好的效果。

3.损伤内出血　内出血是指内脏或体腔内血管损伤后出血，血液流入体腔或颅腔内，形成胸、腹腔及颅腔等积血，或流入组织间隙内形成血肿，而在身体表面看不见出血。内出血多伴有轻重不等的损伤，病理生理改变错综复杂，可表现为血液学、血流动力学和心、肾、内分泌及代谢等方面的改变，这些改变在小量出血时很轻微，在中量和大量出血时则很明显。严重内脏损伤或较大血管破裂，血液流入胸、腹腔等，往往会迅速危及生命。因此，损伤内出血必须明确判断出血的原因、部位，及时处理。

（1）中药内治　根据出血的性质、部位、损伤轻重进行辨证施治，如内脏轻度损伤或一般内出血可采用中药内治，常用的成药与方剂有：云南白药、白及粉、十灰散、四生丸、仙鹤草汤、黄土汤、犀角地黄汤、小蓟饮子。如失血过多而致气血虚弱者可服人参养荣汤、八珍汤、十全大补汤；如失血过多气随血脱时，可急服独参汤、生脉饮、参附汤。

（2）输血输液　对中量或大量内出血者，则必须及时和尽早根据估计出血量予以输血，必要时采用加压输注法，以便在较短时间内恢复血容量，防止休克与脑、心、肾衰竭。

（3）手术探查　内出血伴有深度而持久休克，虽给予大量输血（每半小时400mL），输血总量已达体重的5%，且已采用其他急救措施后仍未改善或重要器官破裂者，应及早进行手术探查，在术中必要时行血管结扎、内脏修补或切除。

**【护理】**

内伤重在预防，尽可能避免生产、交通、运动等意外伤害，临床上预防内伤进一步加重是关键。发病后应加强护理，绝对卧床，尽量避免移动患者。应保温并抬高床脚，必要时给氧吸入。随时测量血压、脉搏和呼吸次数，以预防休克发生。为保持患者安静休息，减少紧张心理，酌情选用镇静药。另外，心理治疗也是重要环节，要使患者对内伤有正确认识，从而能积极地配合治疗，包括有序地练功康复。

## 第二节　头部内伤

头颅内部由内向外，分软脑膜、蛛网膜和硬脑膜三层包裹头部内容物。软脑膜紧贴于脑表面且伸入脑沟内，有丰富的血管网。蛛网膜系一层无血管的透明膜，覆盖于软脑膜表面，但不伸入脑沟内。蛛网膜和软脑膜之间，称蛛网膜下腔，其内充满脑脊液。硬脑膜为一层厚而坚韧的纤维膜，是保护脑组织抵抗外来直接伤害的屏障。硬脑膜与蛛网膜之间为一潜在间隙，称硬脑膜下腔，硬脑膜下积液或血肿即位于此腔。硬脑膜在颅腔内形成隔膜，将颅腔分为若干部分。头颅内部主要由三种内容物构成，即脑组织、脑脊液和血液，它们相互之间保持着一定的比例，且占满了颅腔，除脑脊液可以有所变动外，其他内容物都无法伸缩和改变。脑组织是中枢神经系统的主要组成部分，可分为左、右大脑半球，以大脑纵裂为分界，每一大脑半球分为额叶（主管运动）、颞叶（主管听觉、嗅觉和味觉）、顶叶（主管感觉）和枕叶（主管视觉）。小脑由左、右小脑半球与中间的小脑蚓部所组成，主要是调节和维持身体在各种姿势中的平衡作用，使身体在运动时保持平稳。脑干是脑部所有重要神经传导束的共同通道，含有除嗅、视两脑神经以外所有脑神经的核，是重要的中枢神经枢纽。它可以分为中脑、脑桥和延髓三部分，延髓支配呼吸、循环、心脏、胃肠道、吞咽、发音等功能，是一个重要的生命中枢。脑神经共12对，除嗅神经、视神经进入大脑，副神经由延髓和上颈髓前角共同发出外，其余均发自中脑、脑桥与延髓的同名神经核。头部内伤可发生在头皮无损伤或颅骨完整的患者。按伤势轻重可分为脑震荡和脑损伤（脑挫裂伤、颅内血肿和脑干损伤）。头部损伤的发病率仅次于四肢损伤，其严重者多有后遗症，死亡率也较高。脑震荡亦称“脑气震动”“脑海震动”，是指头部受到暴力伤害，大脑功能发生一过性功能障碍而产生的临床症候群。

## 【病因病机】

头部一旦受到外力的震击，如直接受到钝器的打击（拳击、棒击等）或头部碰撞（跌仆、交通事故等），脑和脑气必然受损，扰乱宁静之府，出现神不守舍，心乱气越。同时头部脉络受损，血离经隧而渗溢，气滞血瘀，阻于清窍，压迫脑髓，使清阳不得上升，浊阴不能下降，气机逆乱，神明昏蒙，脑的功能发生障碍或紊乱，使诸症皆发。脑震荡后期主要病机为气血虚、肝肾虚。《灵枢·口问》曰：“上气不足，脑为之不满，耳为之苦鸣，头为之苦倾，目为之眩。”头晕、耳鸣、目眩等主要症状为脑气血虚、肝肾虚不能养髓、生髓所致。西医学认为，头部被暴力打击后，中枢神经系统遭受过强的刺激，神经细胞震荡而机能障碍，发生了超常抑制，但在病理解剖上，无明显形态上的变化和器质性损害。

## 【诊查要点】

（1）意识障碍：损伤后有短暂的神志昏迷，持续时间可数秒或数分钟，一般不超过30分钟，意识清醒后可以恢复正常。

（2）近事遗忘症：清醒后不能回忆受伤之时或受伤前后的情况，但对往事却能清楚回忆，故又称“逆行性遗忘症”。

（3）清醒后可有头痛、头晕、目眩、耳鸣等症状，搬动头部或坐起时症状加重。

（4）神经系统检查无阳性体征，体温、呼吸、脉搏和血压在意识障碍期间可出现变化，清醒后恢复正常，脑脊液检查、头颅X线摄片均正常。

（5）可做头颅CT或MRI以排除颅内血肿、脑组织挫裂伤、颅底骨折等。

## 【治疗】

脑震荡轻者大多可以自愈，一般无须特殊治疗，症状较重者应及时治疗，使之迅速恢复，减少或消除后遗症。在急性期可用中药、针灸等对症治疗。

1.药物治疗

（1）昏迷期　脑震荡昏迷不醒、瘀阻气闭者，宜宗《内经》“其实者，散而泻之”之意，以开窍通闭为主。方药可选用苏合香丸灌服。

（2）苏醒期　脑震荡苏醒后，初期主要症状是头痛、头晕、恶心，时有呕吐，夜寐不宁，治应疏肝活血安神。方药用柴胡细辛汤。并可随症加减，头痛较剧者加丹参、川芎、藁本、蔓荆子；头晕较甚者加白蒺藜、双钩藤、龙齿、明天麻；恶心呕吐者可加紫丁香、姜竹茹、姜半夏；夜寐不宁者，加夜交藤、炒枣仁、炙远志。

（3）恢复期　10天以后，主要症状基本消失，但尚感头微晕、疲惫、精神不振，治应益气补肾健脑。方用可保立苏汤，或归脾汤、杞菊地黄汤。如因外伤而致脑外伤性神经官能症者（脑外伤综合征），可按脑挫裂伤后期辨证方法施治。

2.针灸治疗

（1）昏迷　针人中、十宣、涌泉等穴。

（2）眩晕　针内关、百会、足三里，配风池、三阴交等穴。

（3）头痛　①偏头痛：针太阳、外关，配风池、四渎。②前头痛：针印堂、合谷，配上星、列缺。③后头痛：针哑门、后溪，配昆仑、风池。④顶头痛：针涌泉，配太冲、百会。⑤全头痛：针印堂、哑门，配足三里、合谷、四渎。

（4）呕吐　针内关，配足三里、天突。

（5）呃逆　针天突，配内关、中脘。

（6）失眠　针足三里、哑门或神门，配内关、三阴交。

**【护理】**

脑震荡系突然发生，只有注意各种安全防范才能避免。一旦发生，除适当的药物治疗和绝对卧床休息外，护理是治疗的重要环节，需要安静的环境和合理的饮食调养，同时可进行心理咨询及安慰，以解除伤员对脑震荡的恐惧心理，促使患者早日康复。在治疗过程中还需警惕发生颅内血肿的可能。

## 第三节　脑　损　伤

脑损伤亦称脑髓损伤，是头部内伤的重证，包括脑挫裂伤、颅内血肿、脑干损伤等。脑挫裂伤是暴力打击致脑组织的器质性损伤，由于损伤部位、范围和程度的差异，轻者的临床表现及预后同脑震荡，重者则治疗颇为棘手。颅内血肿多因脑膜血管损伤或原发性脑损伤继发形成，关键在于早期明确诊断，若及时处理（包括手术）则预后良好。脑干损伤是指中脑、脑桥和延髓损伤，涉及生命中枢，故预后极差。

**【病因病机】**

1.病因　①直接暴力　头部直接受到暴力作用，如拳头、石块、木棒等打击，或头部碰撞在坚硬物体上，或子弹、骨折片贯穿所致。②间接暴力　身体其他部位受到力的冲击，如高处坠下，足部、臀部着地，力量经脊柱传至颅底；或行驶中的车辆突然急刹车，脑受到惯性的冲力而受伤，使脑组织在一定范围内发生出血和破坏。

2.病机　脑挫裂伤是脑组织的实质性损伤，按其病理形态改变可分为脑挫伤和脑裂伤。前者只有脑皮质表面散在出血点，局部静脉瘀血和水肿；后者在损伤部位还可见到软脑膜和脑组织的断裂及严重的出血。因挫伤、裂伤可同时存在，故常称为脑挫裂伤。由于脑组织的挫裂出血，故脑脊液内混有血液。由于脑挫裂伤是器质性损害，因此不论其损害的程度如何，随着时间的推移，在损害部位都将出现一系列的继发性病理过程，包括神经细胞的变性、坏死，脑组织出血、水肿、液化及神经胶质增生等，最后在脑内遗留固定的痕迹，其甚者可出现神经损伤的定位症状。其中脑组织的出血、水肿，又可引起颅内压的增高。颅内压增高首先压迫脑部的静脉窦，使脑部的静脉回流减慢，造成脑组织的瘀血及轻度缺氧。当缺氧情况不严重时，兴奋延髓中枢，产生心脏与血管运动的代偿性反应，使周围血管收缩，心跳加快，脉搏减慢，血压上升，以克服颅内循环所存在的障碍，这一时期称为代偿期。如果脑的损害不严重，通过这一代偿作用，矛盾得以解决。此后随着脑水肿的消退，颅内压又恢复正常，伤情就逐渐恢复。如果脑的损害严重，脑水肿继续发展，虽然通过上述代偿作用，但由于血压的升高，反而助长了颅内压的增高，于是构成一种恶性循环，最后使颅内压超过颅内动脉的压力，脑的血液供应濒于停止，就会出现中枢衰竭现象。此时病情突变，伤员自动呼吸骤停，接着血压下降，心跳增快，脉搏细弱，最后循环衰竭而死亡，这一时期称为瘫痪期。颅内血肿形成的初期，人体有一定的代偿能力，早期表现为颅内血管的收缩，脑血流量减少，脑脊液产生速度减慢，脑室排空，脑脊液经脑池、蛛网膜下腔的吸收速度加快，使脑的体积相应缩小，此时颅内压可无显著升高。若血肿进一步发展，必然导致代偿性功能失调，造成颅内压增高，脑静脉回流阻滞，严重时脑脊液循环通路梗阻，脑组织受压移位进入颅脑裂隙，形成脑疝，压迫脑干，并使颅内压进一步增高。这种恶性循环如不及时纠正，脑疝压迫脑干较久后，终致发生生命中枢衰竭而死亡。脑干内有许多重要颅神经核、网状结构和运动、感觉神经的传导束，是生命中枢。原发性脑干损伤常可见到脑干不同部位的挫裂、出血、水肿及局部缺血坏死、软化等。继发损伤常见于颅内血肿、脑水肿。脑干损伤病情险恶，预后不佳。

## 【诊查要点】

1.脑挫裂伤　损伤后患者昏迷，其程度要比脑震荡深些，时间也要长些，但两者并无明显的界线。损伤后患者的主要表现也与脑震荡相似，但脑挫裂伤患者还有颅内压增高的症状与神经损伤的定位症状等。

（1）颅内压增高的症状　主要是患者生命体征的变化，如意识、瞳孔、血压、脉搏、呼吸等方面的变化，当颅内压增高还在代偿期时，患者的意识和瞳孔无大的改变，只是血压逐渐上升，脉搏减慢，脉缓而无力，呼吸仍可正常。当颅内压继续上升，接近于瘫痪期，伤员意识逐渐昏迷，瞳孔对光反应消失，并开始散大，脉搏渐渐增快，心跳减弱，血压逐步下降，呼吸不规则或出现潮式呼吸（时快时慢、交替出现的呼吸），接着患者自主呼吸停止，称为中枢衰竭危象。

（2）神经损伤的定位症状　这类症状取决于脑损害的部位，因此比较复杂，但并不是每个伤员都出现。临床如出现这类症状，对诊断和判定脑损伤的部位是很有意义的。常见的定位症状有：①单瘫：即一个肢体（上肢或下肢）的瘫痪，往往是对侧大脑半球额叶损害的结果。如果损害靠近矢状窦时，则下肢瘫痪明显；如损伤靠近大脑外侧裂时，则上肢瘫痪比较明显。②偏瘫：一侧的上下肢都瘫痪，有3种情况：一是损害发生在对侧大脑半球的额叶，挫裂伤范围比较广泛。在这种情况下，偏瘫常为不完全的，且不伴有偏盲与偏身感觉障碍；二是损害发生在对侧大脑半球的深部内囊时，除了有较完全的偏瘫外，还有与偏瘫同侧的偏盲及偏身感觉障碍，称为三偏征；三是损害发生在一侧中脑的大脑脚处时，除有较完全的对侧偏瘫外，尚有同侧的动眼神经麻痹，表现为瞳孔散大，对光反应消失，眼球外斜，上睑下垂等。因动眼神经的麻痹不在同一侧，因此称为交叉性偏瘫。③抽搐：可发生在一侧肢体或两侧，这是大脑皮层受到刺激的一种反应，可因凹陷骨片的直接刺激，或由于硬膜下血肿压迫所致。④感觉障碍：大脑半球顶叶损害时，对侧躯体的深、浅感觉均减退。⑤失语症：大脑半球额下回的后部损伤，常失去讲话能力，为运动性失语；大脑半球颞上回后部及顶叶的缘上回及角回损伤，常失去语言理解能力，为感觉性失语。

（3）脑膜刺激征　蛛网膜下腔出血，血液混杂在脑脊液内而引起脑膜刺激征，主要表现为颈项强硬和屈髋屈膝试验阳性。

（4）脑脊液变化　脑挫裂伤伤员的脑脊液常为血性，其含血量多少不定，色泽可自微红至完全血性。此外，除蛋白含量可因出血的多少成比例增加外，没有其他变化。在陈旧的蛛网膜下腔出血中，因红细胞都已溶化，红细胞内的血红素都被释出，因此这时的脑脊液呈黄色至棕褐色。

2.颅内血肿　颅内血肿是一种严重的颅脑损伤，若抢救不及时可马上危及生命。基于颅内血肿有溢血不止的倾向，为继发形成，因此临床上有迟发性和进行性的变化，其主要症状是再昏迷和瘫痪进行性加重。

（1）意识障碍的特点　再昏迷有三种情况：昏迷逐渐至苏醒或好转、再昏迷；昏迷进行性加重，即开始感觉敏感，而后迟钝并加深；开始时清醒，以后逐渐进入昏迷。

（2）运动体征的改变　伤后逐渐出现肢体瘫痪，并有进行性加重，如伤后开始一侧肢体正常，逐渐出现不全瘫痪，最后出现偏瘫。同时伴有肌张力增高，腱反射亢进，病理反射阳性，说明偏瘫对侧的颅内有血肿。

（3）瞳孔变化　血肿侧瞳孔进行性散大，对光反射消失，若病情发展速度快，另一侧瞳孔亦随之扩大。

（4）颅内压增高　血肿引起颅内压增高发生早，往往在24小时以内达到高峰，而脑水肿引起的颅内压增高常在伤后2～3天内达到高峰。

（5）脑疝　常见为颞叶疝，表现为再次昏迷，同侧的瞳孔散大，对侧肢体不全瘫痪，病理反射阳性，若进一步加重可危及生命。

3.脑干损伤　脑干损伤是指中脑、脑桥及延髓的损伤，是头部内伤中最为严重的损伤，损伤后症状严重，死亡率高。

（1）昏迷。时间长，恢复慢，轻者数周、数月，重者数年，甚至终身昏迷。

（2）去大脑强直。多呈角弓反张状态，即四肢张力增高，过度伸直，颈项后伸。

（3）锥体束征。由于脑干内的锥体束损伤，可出现肢体瘫痪，肌张力增高，腱反射亢进，浅反射消失，或出现一侧或双侧病理反射。受伤后全部反射消失，肌张力由增高而变为松弛，常为死亡前兆。此外，脑干损伤还可以出现高热、肺水肿、消化道出血、眼球和瞳孔的改变，如果出现一侧瞳孔散大，昏迷加深，对侧肢体瘫痪，血压升高，脉搏、呼吸减慢时，应考虑颅内血肿的存在。

## 【鉴别诊断】

1.脑挫裂伤与脑震荡　脑挫裂伤有脑的定位症状，有生命体征变化，有阳性神经系统体征，脑脊液混有血液。脑震荡无上述表现。

2.脑挫裂伤与颅内血肿

（1）脑挫裂伤定位症状在伤后即出现，而且比较稳定；颅内血肿的定位症状隔一定时间后出现，呈进行性加重。

（2）颅内血肿多有清醒期，而脑挫裂伤很少出现清醒期。

（3）颅内血肿常可出现颞叶疝，脑挫裂伤则很少出现，而两者均有颅压增高。

（4）脑挫裂伤在伤后即出现偏瘫，无进行性加重，自主活动少，颅内血肿则不然。

## 【治疗】

1.早期的一般治疗　对较严重的头部内伤，有生命危险的患者，必须及时抢救，及时请脑外科会诊或转科，千万不可延误抢救时机，需严密观察，积极治疗。

（1）保持呼吸道通畅。清除口腔内呕吐物、血块，将舌头牵出，并将伤员放置于半卧位，以防舌后坠，或呕吐物阻塞呼吸道引起窒息而死亡。如已窒息且无他法解救，可做气管切开术。

（2）制止头部伤口出血，及时处理休克。

（3）对呼吸循环不稳定的伤员，切忌远道转送，而应原地抢救，待心率、呼吸、血压稳定后再转送。

（4）及时观察。入院后24小时内，每15～30分钟测呼吸、脉搏、血压1次，随时检查意识、瞳孔变化，注意有无新症状、新体征出现，并做好术前准备。

（5）注意及时纠正水盐代谢，保持电解质的平衡，每天输液量为1500～2000mL（可按病情增减），并予足够的维生素。

（6）对疑有颅内血肿者，可行脑血管造影、CT或MRI检查，确诊后尽快手术。对严重对冲性脑挫裂伤，并发颞叶沟回疝而不易与颅内血肿鉴别者，则应开颅检查，进行脑组织清创，并进行颅内减压术。

（7）排除颅内血肿后，应及早进行系统的非手术疗法。因颅内压增高的主要原因除颅内血肿外，还可由脑水肿引起，故抗脑水肿的治疗应尽早开始，可应用脱水药物如高渗葡萄糖、20%甘露醇、25%山梨醇，并合理使用肾上腺皮质激素。头痛严重者，除对症处理外，可行腰椎穿刺，放出部分血性脑脊液，并注入过滤空气5～10mL，有助于减轻头痛和促进血性脑脊液吸收。

（8）蛛网膜下腔出血严重者，可用止血剂，如6-氨基己酸、酚磺乙胺、对羧基苄胺等。合并脑脊液漏出者，应使用抗生素，预防颅内感染。

（9）伴高温、肌张力增高或去大脑强直者，应尽早开始冬眠低温治疗。

（10）如伤员呕吐频繁，或有昏迷者应禁食，待病情好转后再给饮食，一般以高蛋白、高热量的流质或半流质为宜。

2. 昏迷期的治疗

（1）中药治疗。以开窍通闭为主。①辛香开窍法：适用于气闭昏绝、两手握固、牙关紧闭、苔白、脉沉迟的血瘀气闭患者，用苏合香丸、黎洞丸磨汁灌服。②清心开窍法：适用于高热、神昏窍闭、抽搐等症者，用安宫牛黄丸口服，醒脑静注射液静脉或肌内注射。③清热豁痰开窍法：适用于昏迷痰热阻窍者，用至宝丹。④清热镇痉开窍法：适用于高热昏迷惊厥者，用紫雪丹或神犀丹。如伤后意识障碍，目合口开，鼻鼾息微，大汗淋漓，手撒遗尿，四肢厥冷，舌萎，脉微细或芤，治宜回阳救脱，用独参汤或参附汤。

（2）针灸治疗。①昏迷：针人中、十宣、涌泉等穴。②呃逆：针天突，配内关、中脘。③呕吐：针内关，配足三里、天突。

3. 苏醒期的治疗　患者经救治后由昏迷逐渐苏醒，但仍需严密观察，积极治疗。此期常表现为神志恍惚不清，头痛头晕，恶心呕吐不止，夜寐烦躁不宁，或醒后不省人事，感觉迟钝，昏沉嗜卧等症。治宜镇心安神，升清降浊。方用琥珀安神汤，其中西琥珀、龙齿、朱砂三味中药有走心经、重振心神的作用。应注意朱砂不能连续使用5天，以免尿潴留中毒。琥珀安神汤偏治心经，亦有主张偏治肝经，方用柴胡细辛汤或天麻钩藤饮，以平肝息风，升清降浊。

4.中、后期的治疗

（1）中药治疗。由于头部内伤之后，人体的元气大伤，主要是耗气伤肾而致脑气不足，同时亦影响到脏腑的功能。由于脏腑、经络、气血失调，肝肾亏损，脑气虚衰，遵《内经》“虚则补之”，“形不足者温之以气，精不足者补之以味”的原则，常用味厚补益之品，补肝肾，益脑髓。代表方剂为可保立苏汤，偏于头痛者，加川芎、蔓荆子、藁本、秦艽；偏于头晕目眩者，加天麻、白蒺藜、双钩藤、牡蛎、龙骨；偏于失眠、夜眠多梦者，加炙远志、茯神、五味子。

（2）针灸治疗。①眩晕：针内关、百会、足三里，配风池、三阴交。②头痛偏头痛：针太阳、外关，配风池、四渎。前头痛：针印堂、合谷，配上星、列缺。后头痛：针哑门、后溪，配昆仑、风池。颠顶痛：针涌泉，配太冲、百会。全头痛：针印堂、哑门，配足三里、合谷、四渎。③失眠：针足三里、哑门或神门，配内关、三阴交。④癫痫：针哑门、后溪，配人中、内关。⑤失语：针上廉泉旁开1～1.5cm，两侧各刺一针至舌根处。或耳针取穴：脑干、枕、心、神门、肾、皮质下等。⑥偏瘫半身不遂：针曲池透少海，阳陵泉透阴陵泉，配外关透内关，合谷透后溪，悬钟透三阴交，地仓透颊车，环跳，养老。上肢瘫痪：针肩髃透极泉，曲池透少海，配合谷透劳宫，外关透内关。下肢瘫痪：针阳陵泉透阴陵泉，配环跳、足三里、太冲、悬钟透三阴交。⑦小便失禁：针委阳、百会、足三里，配风池、三阴交。

5.颅脑损伤手术指征

（1）开放性颅脑损伤。

（2）闭合性颅脑损伤中有下列情况者：经某些检查明确诊断为颅内血肿者（包括硬脑膜外、硬脑膜下或颅内血肿等）；有中间清醒期者；意识障碍逐渐加重者；一侧瞳孔进行性扩大者；凹陷或粉碎骨折引起一定症状者；36小时以后出现去大脑强直者；长期昏迷伴颅内压增高者；脑脊液鼻漏或耳漏经观察1个月而不自愈者。

## 【护理】

脑损伤是骨伤科的危重症，在生产与生活中应严加防范，建立与遵守安全规章制度，是预防措施之一。一旦发病，应及时采取最有效的治疗手段，防止病情进一步恶化加重。本病昏愦日久，更须仔细护理，如清洁口腔，及时吸痰，保持床铺整洁与进食、进药、排尿等管道通畅，严防肺部感染及压疮发生等。

## 第四节　胸 部 内 伤

胸部内伤是指整个胸廓及其内脏受到外力打击或用力屏气而致内部气血、经络或内脏的损伤。胸廓由胸椎、胸骨、肋骨及肋间组织所组成，内藏心、肺等重要的组织器官。因“心主血”“肺主气”，故胸部损伤时必然会损伤气血，严重者可伤及内脏。若诊治不及时，可导致气血衰脱，甚至在短期内死亡。因此，治疗胸部损伤，应注意及时改善和调整气血功能，积极防治内脏的损伤。胸部挫伤胸部由于负重屏气或受暴力撞击而致胸部气血、经络损伤者，称为胸部挫伤。由于负重屏气所致的损伤，称胸部屏伤；由于暴力直接作用于胸壁软组织所致的损伤，称胸部挫伤。无论是胸部屏伤或挫伤者皆是以胸胁部疼痛、胀满为主证的损伤性疾患，是人们在日常生活和生产劳动中较常见的损伤。

### 【病因病机】

1. 屏伤　因强力负重，突然过度用力屏气，筋肉过度牵拉，气机运行失常所致。如挑担、推举或搬运重物用力过度等原因引起。

2. 挫伤　由于外来暴力直接作用于胸部皮肤、筋肉所致。如跌打、碰撞、坠落、打击、挤压、爆炸气浪的冲击，以及各种机械冲撞人体的胸部等原因而引起。以上两种暴力作用于胸部均能导致气滞血瘀。胸部屏伤多以伤气为主，导致气机阻滞，经络受阻，不通则痛；胸部挫伤则以伤血为主，多因络脉受损，血溢于脉络之外，瘀血停滞而为肿。气和血相辅相成、相互联系、相互影响，故气血往往俱伤。但有时气先伤而后及于血，或血先伤而后及于气。若新伤失治，气滞不通，血瘀未化，可以反复发作而为陈伤。

### 【诊查要点】

1. 伤气型　有强力负重、突然用力过度的屏伤史，症见胸胁胀痛，痛无定处，胸闷气急，外无肿胀及固定的压痛点。

2. 伤血型　有直接暴力所致的挫伤史，症见胸部有固定性、局限性刺痛，深呼吸或咳嗽时胸痛加剧，翻身转侧困难。伤处微肿，压痛固定，局部可有瘀斑青紫。重者可有咯血、吐血、低热等。

3. 气血两伤型　兼有以上两型的症状。

4. 胸胁陈伤型　可有明显的胸胁受伤史，胸胁隐痛，经久不愈，时轻时重，稍一劳累即能诱发。但外无肿胀及固定之压痛，脉多弦细或细涩。

**【治疗】**

1. 手法治疗　①以伤气为主者，手法以摇拍为主。患者正坐，术者先用手指点按内关、缺盆、肺俞、至阳等穴，再以右手“握”“拉”住患者伤侧的手指，使该侧手臂于外展位，由前向后或由后向前做圆圈形的摇动6～9次，然后使该臂做快速地上下抖动数次，并以同法施于对侧。若有胸闷、呼吸不畅者，术者将右手五指并拢，身体微向前俯，手掌部呈拱屈状用力拍击患者背部数下。②以伤血为主者，行按摩手法。令患者取卧位，术者用手掌沿肋间隙由前向后施行揉摩2～3分钟，随后集中于疼痛部位施行揉摩。

2. 药物治疗

（1）内治法　①伤气型：宜疏肝行气止痛。方用柴胡疏肝散加减。气闷咳嗽不顺者，加瓜蒌、北杏仁、桔梗等。②伤血型：宜活血化瘀止痛。方用复元活血汤加减。痛甚者加延胡索、郁金、赤芍等。③气血两伤型：宜气血同治。方用柴胡疏肝散、复元活血汤、活血止痛汤加减。④胸胁陈伤型：宜行气破瘀，佐以调补气血，以气滞为主者，方用柴胡疏肝散、活血止痛汤加减；以血瘀为主者，方用三棱和伤汤加黄芪、党参。

（2）外治法　胸部损伤而局部瘀肿疼痛者，治宜消瘀退肿，行气止痛，常用的药膏有消瘀止痛膏、双柏膏等。宿伤隐痛及风寒湿痹痛者，宜温经散寒，祛风止痛，常用的有狗皮膏、万应膏等。

3. 针灸治疗　取内关、公孙，配支沟、阳陵泉等穴，用强刺激手法。

**【护理】**

避免外伤、负重过度或骤然闪挫等活动。发病后应适当休息与练功活动，鼓励患者做深呼吸、咳嗽、唾痰。在不引起剧烈疼痛的情况下，多做上肢活动及扩胸动作，预防胸膜和筋膜等组织的粘连，以免长期遗留胸痛。

## 第五节　气　　胸

胸部损伤时，空气由胸壁伤口、肺或支气管、食管破裂处进入胸膜腔者，称为损伤性气胸。临床上根据损伤性质和气胸内压的不同，将气胸分为闭合性、开放性和张力性三类。

## 【病因病机】

胸膜腔是两层胸膜间的一个潜在的空隙，胸膜腔内的压力低于大气压，称为负压。胸部受伤后，如刀、子弹、弹片等刺伤胸壁及胸膜，或肋骨断端刺破肺组织，或气管、食管破裂等，均可使空气进入胸膜腔而形成气胸。

1. 闭合性气胸　胸壁无伤口，气体多来自肺组织损伤的破裂口，空气进入胸膜后，伤口迅速闭合，空气不再继续进入胸膜腔，则称为闭合性气胸。此类气胸对胸腹腔内负压影响不大，仅使伤侧肺部分萎缩。

2. 开放性气胸　胸壁有较大的伤口，多由刀刃锐器或弹片火器刺伤胸壁及胸膜所致，胸膜腔经胸膜和胸壁裂口与外界相通，空气随呼吸自由出入胸膜腔者，称为开放性气胸。其常可严重地影响呼吸功能。吸气时大量气体进入胸膜腔，使伤侧肺受压萎缩，纵隔被推向健侧。呼气时空气由伤口排出，随之纵隔被推向伤侧。因此，纵隔随着呼吸而移动，称为纵隔扑动。这样，就严重地影响呼吸功能，造成缺氧，增加静脉回流阻力，导致循环障碍，同时刺激纵隔和肺门神经，引起胸膜肺休克。

3. 张力性气胸　是指气管、支气管或肺损伤处形成活瓣，气体随每次吸气进入胸膜腔并积累增多，导致胸膜腔压力高于大气压，故又称高压性气胸或活瓣性气胸。这时，伤侧肺被显著压缩，纵隔被推向健侧，明显移位使健侧的肺亦受压缩，造成比开放性气胸更严重的呼吸循环障碍，发生缺氧、窒息和休克。有时气体由胸膜腔挤入纵隔和皮下组织，在头、颈、上肢、胸部等处可触及皮下气肿。

## 【诊查要点】

1. 闭合性气胸　临床症状与气体的进入量有关，少量空气进入可无任何症状。如空气进入较多时，由于肺受到一定的压缩，影响肺的通气功能，可表现为胸闷、气促等症。查体见伤侧呼吸音减弱，语颤减低及消失，叩诊呈鼓音。X线检查可见不同程度的肺压缩。

2. 开放性气胸　胸壁有开放性伤口，并随空气进出而听到响声，同时有胸胁疼痛，胸满气促，端坐呼吸，面色苍白，口唇发青，汗出肢冷，脉搏细数，血压下降等症状。查体除见闭合性气胸的体征外，尚可发现气管和纵隔移向健侧。X线检查除肺有压缩外，尚有纵隔移位等。

3. 张力性气胸　其症状和体征与开放性气胸相似。但本病表现为进行性呼吸困难、发绀、休克，并可有皮下或纵隔气肿，患侧胸廓显著膨隆。胸腔穿刺时有高气压（在20kPa以上）。穿刺抽出大量气体后，胸腔内压力很快又增高变成高压。X线检查胸腔内有大量气体和瘀血存在，纵隔明显推向健侧，有时尚有纵隔气肿。

【治疗】

1.局部处理　治疗的关键是将胸膜内异常的正压转化为正常的负压，使肺迅速复张。

（1）闭合性气胸。少量气胸（肺压缩在30%以下者）可在1～2周内自行吸收，不必特殊处理。积气较多引起症状时，可在胸前第2～3肋间锁骨中线处，在消毒和局麻下进行胸膜腔穿刺，将气体抽出。

（2）开放性气胸。首要的任务是封闭伤口，将开放性气胸转变为闭合性气胸，急救时用消毒厚纱布填塞伤口并加压包扎，使之不漏气。待一般情况改善后，经X线检查，施行清创术，如合并内脏损伤者，应先开胸探查处理脏器损伤。术中要去除污染组织、碎骨及异物。肺裂口予以修补，并用胸腔闭式引流，污染严重者行胸壁开放引流。

（3）张力性气胸。首要的是排除胸膜腔内高压空气，解除对肺和纵隔的压迫。急救时立即用粗针头于第2～3肋间锁骨中线处刺入胸膜腔内减压，或用一带孔的橡胶指套扎于针头的尾端，作为活瓣或单向排气装置，进行穿刺排气减压，然后再在局麻下，于锁骨中线处第2～3肋间隙用橡皮管插入胸腔内连接水封瓶，进一步排气减压。如肺裂伤较小，一般在闭式引流减压后，可自行闭合，使气胸消失，肺叶扩张。若在24小时后，仍不断有气排出，则应考虑肺裂伤较大，须开胸修补或切除损伤的肺组织，术后仍应用胸腔闭式引流。

2.药物治疗　若呼吸困难，面色苍白，唇绀者，宜扶正祛邪平喘，方用二味参苏饮加减；若气促兼有发热，苔黄，脉数者，则宜宣肺清热，方用十味参苏饮、千金苇茎汤加减；若咳嗽痰涎壅盛者，宜祛痰平喘，方用三子养亲汤加减。

3.其他治疗　①合并休克者，采用综合性抗休克治疗。②呼吸困难者，给氧，必要时行气管切开。③预防和控制胸腔内感染。④开放性气胸，注射破伤风抗毒素1500U。

【护理】

严密观察病情变化，每隔15～30分钟测量血压、呼吸、脉搏，发现异常情况，应尽快处理。注意保持呼吸道通畅，去除口腔及呼吸道的分泌物。对严重休克患者，应平卧位，一旦血压恢复正常，应予半卧位，以利于胸腔引流。同时鼓励患者咳嗽、排痰，定时超声雾化。咳嗽前，轻轻叩拍患者背部，自上而下进行；咳嗽时，轻轻按住伤口两侧，以减轻疼痛，促进肺膨胀。

# 第六节　血　　胸

胸部损伤后造成胸膜腔积血称为血胸，有时可与气胸同时存在。

## 【病因病机】

多为刃器、火器或肋骨骨折断端直接刺伤胸内脏器和血管所致。血胸的出血来源有三：一是肺损伤，由于肺循环血压低，出血慢，多可自行停止；二是胸壁血管损伤，如肋间动、静脉和胸廓内动、静脉破裂出血等，因这些血管属于体循环，血压较高，一般不易自止；三是心脏或胸内大血管的损伤，出血凶猛，伤员常因来不及救治而死亡。根据胸膜腔内积血量分为：少量血胸者，血量一般不超过500mL，积血仅限于肋膈角；中等量血胸者，血量为500～1000mL，积血平面可达肩胛骨中部；大量血胸者，血量在1000mL以上，积血平面超过肩胛骨中部。血胸发生后，不仅因为丢失血容量出现内出血征象，并且随着胸膜内血液的积聚和压力的增高，可压迫肺使之萎缩，并将纵隔推向健侧，因而严重地影响呼吸和循环功能。胸膜腔内的积血，因心脏、纵隔、肺和膈肌的活动而有去纤维蛋白的作用，不易凝固。时间稍久，有纤维素覆盖于胸膜腔的表面，呼吸运动减弱，则又失去纤维蛋白的作用，而形成凝固性血胸。此后覆盖于胸膜的纤维素和血块，逐渐形成增厚的纤维层，称为机化性血胸，如胸腔完全为纤维组织所充填，即形成纤维胸，限制肺与胸廓活动，损害呼吸功能。血液是细菌极好的培养基，尤其是开放性血胸，污染重或胸内有异物存留时，易继发感染，并发脓胸。

## 【诊查要点】

血胸的临床表现与出血量和出血速度有关，少量血胸可以没有明显的症状和体征。较大量出血引起的血胸，可出现面色苍白，胸闷气促，甚至发绀，脉细数而微弱，血压下降等低血容量休克的症状。胸部检查时，有胸腔积液的体征，如积血量较多，可见肋间隙饱满、气管移向健侧，伤侧叩诊呈浊音，听诊时呼吸音减弱或消失。胸膜腔穿刺抽血是诊断血胸简单而有效的方法，并可从抽取的血液中进行涂片，检查血液中红、白细胞的比数及做细菌培养来确定有无感染的存在。X线检查可了解血胸量的多少，有无合并伤的存在。少量积血仅有肋膈角消失，下胸部不清晰。较大量血胸则伤侧肺为液体阴影所掩盖，并见纵隔被推向健侧。有气胸同时存在时，可见液平面。早期胸部损伤发现有血胸，还应进一步判断是否继续出血，应严密观察病情，有下列表现者，表示出血未止，为进行性血胸：①持续脉搏加快、血压降低，纠正血容量后血压仍不稳定；②血红蛋白、红细胞计数、红细胞比容进行性降低，引流出的胸腔积血的血红蛋白量、红细胞计数与周围血接近；③闭式胸腔引流量超过200mL/h，持续3小时。

## 【治疗】

1.胸膜腔积血的处理

（1）非进行性血胸　少量血胸，一般能自行吸收，不需穿刺抽吸。若积血量较多，而病情稳定者，应早期进行胸膜穿刺，抽吸积血，促使肺膨胀，以改善呼吸功能。每次抽吸积血不超过100mL，以后每天或隔天胸穿，至积血抽完为止。每次抽血后，可注入青霉素80万U，或庆大霉素12万U，以预防感染。为便于观察有无进行性出血，宜早期进行胸膜腔引流术，可有效地排净胸膜腔内积血，促使肺充分地膨胀。

（2）进行性血胸　应在积极防治失血性休克的同时，及时做剖胸探查止血。

（3）凝固性血胸　应待伤员情况稳定后尽早行剖胸探查，取出血块，将增厚的纤维层剥脱。

2.药物治疗

（1）气血衰脱者　宜补气摄血，方用独参汤或当归补血汤加三七、白及、炒蒲黄等。

（2）瘀血凝结者　宜活血祛瘀，方用血府逐瘀汤。

（3）血瘀化热者　宜清热凉血化瘀，方用活血散瘀汤合五神汤加减。

（4）阴虚瘀热者　宜滋阴降火祛瘀，方用沙参麦冬汤加赤芍、红花、桃仁、三七等。

（5）损伤后期气血虚弱者　宜补养气血，方用八珍汤。

3.其他治疗

（1）大量血胸，应足量输血补液，以防止低血容量性休克。

（2）预防和控制胸部感染。

（3）必要时给予止血剂。

（4）合并胸部其他损伤时，亦应同时进行处理。如有肋骨骨折，予以尼龙扣带或弹力绷带固定胸壁；软组织挫伤，局部外敷消瘀止痛药膏。

## 【护理】

严密观察病情变化，预防出血性休克。应适当补充营养，增加高蛋白、高维生素及富铁食物。注意伤口卫生，防止胸腔感染。早期适当休息，中、后期鼓励患者做深呼吸和主动咳嗽。

## 第七节　腹部内伤

腹部内伤在平时或战时都较常见，可分为闭合性与开放性两大类。平时以闭合性损伤为常见，多因挫伤、挤压伤引起，少数为尖刀刺伤。战时以开放性火器伤占多数。无论是开放性或闭合性，损伤范围可能仅限于腹壁，也可能同时兼有内脏损伤。单纯的腹壁损伤，一般症状比较轻微，可按一般软组织损伤处理。腹腔内脏损伤后，可导致大量内出血引起休克，或因消化道穿破，内容物流入腹腔内发生严重的腹膜炎，病情多危急，应早期正确诊断并及时合理治疗。

### 【病因病机】

闭合性腹部损伤多由拳击、撞击、坠落、挤压、冲击等钝性暴力所致。肝、脾大或饱食者受外力冲击时，腹肌松弛未及防御性收缩者，则更易引起内脏损伤。开放性腹部损伤多由枪弹、弹片、刺刀或其他尖锐物体直接作用于腹部所致。若腹膜仍然完整称为非穿透性伤；如腹膜已被穿破，致腹内脏器破裂，甚至脏器脱出，称为腹腔穿透伤。在穿透伤中，有入口和出口者，称贯通伤；只有入口而无出口者，称为非贯通伤。腹部损伤的严重程度与外界暴力的强弱、速度、着力部位、作用方向有直接关系，也与腹内脏器的组织和解剖位置密切相关。腹部遭受外来暴力作用后，内部气血、经络、脏腑受伤。轻则气血阻滞，络脉破损，营血溢于肌肤之间；重则内动脏腑，甚至内脏破裂。如肝脾等腹腔实质性脏器破裂后，可引起严重出血，使血容量剧降，甚至发生失血性休克。如胃肠、胆等腹部空腔脏器破裂，其内容物流入腹腔，造成腹膜腔污染，产生腹膜炎。由于细菌内毒素被组织所吸收，还可出现中毒性休克。

### 【诊查要点】

1.腹壁损伤　单纯的腹壁损伤症状比较轻，无腹膜炎和内出血的征象。腹痛、压痛、腹肌紧张多局限于受伤的部位。若有肿块则固定不移，且局限于腹肌的某一部位。当患者收缩腹肌时，疼痛加剧，肿块更明显，有时还可扪及肌肉间断裂或缺损的间隙。若因运动或劳动时用力过猛而引起的腹部屏伤，以伤气为主，则气闷胀满，疼痛走窜，腹软喜按，得嗳气或矢气则痛减；若因碰撞跌打，多以伤血为主，则腹部刺痛，瘀肿拒按，常能触及肿块。陈伤者，多因腹壁或腹腔内脏损伤后，引起脏腑间、脏腑和腹壁部粘连，致使气机不利，气血瘀积凝滞，经络壅塞不通。症见面色无华，形体瘦弱，腹部隐痛，轻按则舒，重按则痛，乍轻乍重，可由于劳累受寒而疼痛明显，脉细濡，临床所见多属虚证。

2.腹腔内脏损伤　可分为空腔脏器破裂和实质脏器破裂两种。

（1）空腔脏器破裂。主要表现为腹膜炎，随着胃肠道的内容物进入腹腔，体温继续升高，脉搏逐渐加快，出现恶心呕吐，持续性剧烈腹痛。腹部压痛明显，有反跳痛，腹肌紧张，以伤处为中心，向全腹扩散，甚至呈“板状腹”。肝浊音界缩小或消失，有移动性浊音，腹胀如鼓，肠鸣音减弱或消失，肛门无排气。X线检查：若膈下出现游离气体，证实有气腹存在，对诊断具有决定性意义。腹腔穿刺可获得浑浊液体。空腔脏器破裂在受伤当时临床症状常不明显，但以后逐渐加重，甚至发生中毒性休克而死亡。不同脏器的损伤其临床表现也略有不同，如胃、十二指肠、上段空肠和胆囊的损伤，受伤部位多在上腹部或伤道通过上腹部，全身症状出现早且较重，早期即可有休克表现，腹部体征较明显，呈“板状腹”，腹腔穿刺抽吸为胆汁样液体。如为其他小肠或结肠损伤，则受伤部位多在中下腹部或伤道通过中下腹部，早期全身反应较轻，腹膜刺激征亦较前者稍轻，肝浊音界无明显改变，腹部透视多无膈下游离气体，腹腔穿刺抽吸为粪样或脓性液体。

（2）实质脏器破裂。主要表现为腹腔内出血和休克。患者可有面色苍白，出冷汗，眩晕，口渴，心悸，神志淡漠，脉搏细数，血压下降，腹部膨隆，压痛及反跳痛，轻度腹肌紧张。腹部表现为持续性腹痛、腹胀。腹部叩诊出现移动性浊音，肠鸣音减弱或消失。血红蛋白及红细胞计数进行性下降。腹腔穿刺可抽出不易凝固的鲜血。如出血既多又快，则伤者迅速陷入失血性休克状态。临床上常见的腹部实质性脏器损伤是肝脾损伤。肝损伤者，受伤的部位多在右下胸、右腰及右上腹等处。腹痛、压痛及反跳痛以右上腹为甚，牵涉性痛发生于右肩部，可迅速发生腹内大出血并呈现休克征象，还可由于肝内胆汁的流出而引起胆汁腹膜炎。X线腹部透视显示右膈上升及活动受限，肝阴影扩大。脾破裂者，受伤部位多在左下胸、左腰及左上腹等处，腹痛和压痛以左上腹最为显著，可迅速发生腹内大出血而出现休克。左下腹腔穿刺可抽出血液。X线腹部透视可见左膈上升，活动受限，有时可显示肠间隙增宽和结肠脾曲下降。脾包膜下出血者，常在受伤后数天出现延迟性脾破裂，极易漏诊。

## 【治疗】

1.腹壁损伤　可按一般软组织损伤进行处理，如为开放性腹壁损伤，应清创缝合，视伤口污染的程度，适当地使用抗生素和破伤风抗毒血清预防感染。闭合性腹壁挫伤，多属气血凝滞，经络阻塞。内治法以活血祛瘀、行气止痛为主。偏于伤气者，以行气止痛为主，方用顺气活血汤、复元通气散；偏于伤血或气血两伤者，以活血化瘀为主，佐以润肠通便，方用膈下逐瘀汤、桃仁承气汤、养血润肠汤等。后期虚证可用参苓白术散、八珍汤加减调治，后期实证可用少腹逐瘀汤或膈下逐瘀汤合黎洞丸送服。早期局部外敷消瘀止痛药膏。

2.腹腔内脏损伤

（1）急救处理。腹部损伤有时合并其他重要器官损伤者，首先将患者迅速就地抢救。急救时如遇开放性气胸、明显的外出血等即刻危及生命者，应迅速予以包扎，压迫处理。有四肢骨折者，应在搬运前初步固定。腹部伤口要妥善包扎。如遇有内脏从伤口脱出，原则上不应送回腹腔，以免造成或加重腹内感染，可用纱布盖好后罩以饭碗保护，再加以包扎。如脱出之肠管已有穿孔，则可用止血钳子夹住穿孔处，再将其包扎于敷料内。如有大量内脏脱出加重休克或脱出内脏有嵌压坏死的可能时，应立即设法送回腹腔，因这时感染不是主要矛盾。

（2）一般疗法。主要是防治休克。对于失血性休克的伤员，应快速输血补液，以维持伤员足够的血容量。如暂时无输血条件，可给右旋糖酐或复方氯化钠。腹部有内脏损伤的伤员，需禁食，且应予营养支持。为了减轻腹胀或减少胃肠道液体外漏，须做胃肠减压。所有腹部脏器损伤的伤员，都应及早地使用抗感染药物预防感染。对诊断肯定、准备施行手术的伤员，可以使用止痛药，但对诊断不明确者，一律禁止使用止痛药，以免影响继续观察。

（3）手术原则。对于未能确诊而又疑有内脏损伤的伤员，要严密观察，积极治疗，必要时可行诊断性剖腹探查术。对腹腔内脏损伤伴有休克的伤员，一般应积极地进行抗休克疗法，待休克得到一定纠正后，再进行剖腹探查术。但对有严重外伤者，如无严重的出血或休克，可先做伤口清创术，后做剖腹手术。各脏器损伤的处理原则如下。①肝破裂：缝合修补，不能缝合修补时须行肝部分切除术；②脾破裂：行脾切除术；③胃、十二指肠损伤：缝合修补为主，根据情况可同时做造瘘术，难以修补的胃损伤可做胃部分切除术；④小肠损伤：小的和孤立的穿孔行缝合修补，注意要垂直肠管纵轴横缝，防止狭窄，严重者行肠部分切除术；⑤结肠损伤：结肠因肠壁薄，血运差，且内容物含的细菌多，处理原则与小肠损伤有所不同，小的穿孔可单纯缝合修补加近端结肠造瘘术，严重损伤应做结肠外置造瘘术。

## 【护理】

腹壁损伤者，病情较轻，一般采用保守疗法。腹腔内脏损伤的诊断一经确定，应立即进行手术治疗，以免发生出血性休克或弥漫性腹膜炎。空腔脏器破裂者，无论术前或术后，患者应取半卧位，禁食，必要时予以胃肠减压。凡腹部内伤者，应密切注意其腹部体征及体温、脉搏、血常规、血压等变化，根据需要采用腹腔穿刺以明确病情变化，随时调整用药与其他治疗措施。

# 第十章 骨　病

## 第一节 概　述

骨病学研究的对象是人体骨骼、关节、筋肉等运动系统疾病。本章所论述的化脓性骨髓炎、化脓性关节炎、骨关节结核、骨骺炎、股骨头缺血性坏死、骨关节炎、骨质疏松症、骨肿瘤为常见或疑难的骨病。用中医及西医学知识叙述其病因病机、诊查要点、治疗、护理。诊断骨病需详细询问病史、了解症状、检查患者以发现有关阳性体征，同时通过影像学、实验室、病理检查等资料综合分析，加以诊断。中医骨伤科对骨病的治疗，重视提高整体抗病能力，以达到扶正祛邪之功；其气血学说，通过双补气血、行气活血、活血化瘀等法，在骨病治疗上很有临床指导意义；其脏腑学说，包括肝主筋、肾主骨、脾主肌肉、健脾化湿、补肾壮骨等理论在指导临床实践中起到重要作用。

## 第二节 化脓性骨髓炎

化脓性细菌感染骨骼而引起的炎症称化脓性骨髓炎，属中医“无头疽”“附骨疽”的范畴。历代中医文献所述“无头疽”的范围很广，相当于西医学的骨与关节的急性化脓性疾病。化脓性骨髓炎为常见病，常反复发作，有些患者多年不愈，严重影响身体健康和劳动能力。本病的感染途径可由细菌从身体其他部位的化脓性病灶经血流传播至骨骼，称血源性骨髓炎；或由开放性骨折感染而引起；或由邻近软组织感染直接蔓延到骨骼。本病多见于10岁以下儿童，好发于四肢长骨，尤以胫骨为最多，股骨、肱骨和桡骨次之。按病情发展可分为急性和慢性骨髓炎。

**【病因病机】**

本病常见的致病菌是金黄色葡萄球菌，其次为乙型链球菌和白色葡萄球菌；由大肠杆菌、绿脓杆菌、肺炎双球菌感染者少见。血源性骨髓炎的病理特点是骨质破坏和新骨形成同时存在。早期以破坏、坏死为主，后期以新骨形成为主。

1.热毒注骨　患疔毒疮疖或麻疹、伤寒等病后，余毒未尽，热毒深蕴于内，伏结入骨成疽；或因跌打闪挫，气滞血瘀，经络阻塞，积瘀成疽，循经脉流注入骨，繁衍聚毒为病。

2.创口毒盛　跌打、金刃所伤，皮破骨露，创口脓毒炽盛，入骨成疽。

3.正虚邪侵　明代陈实功《外科正宗》曰："夫附骨疽者，乃阴寒入骨之病也，但人之气血生平壮实，虽遇寒冷邪不入骨。"正气内虚，毒邪侵袭，正不胜邪，毒邪深窜入骨成疽。血源性骨髓炎大多数发生在长骨的干骺端，干骺端有丰富的毛细血管网，此处血流缓慢，血中细菌容易在此停留而发生感染。外伤使干骺端毛细血管网破裂出血，局部抵抗力降低，易受感染；全身性疾病、营养不良等，使全身抵抗力下降；或因身体其他部位有活动性感染病灶，该处的细菌进入血液循环，引起菌血症并传播至骨内，在干骺端生长繁殖，形成感染灶。随着病情的继续发展，可出现三种转归：炎症吸收：由于身体抵抗力强、细菌毒力低、治疗及时并正确，感染灶迅速被控制，炎症得以吸收痊愈。形成局限性脓肿：身体抵抗力与细菌毒力相当，炎症局限，形成局限性脓肿。形成弥漫性骨髓炎：身体抵抗力弱，细菌毒力强，治疗不及时或不得当，则病灶迅速扩大而形成弥漫性骨髓炎。此时病灶内的脓液首先在骨髓腔内蔓延，再经哈佛系统（Haversiansystem）和伏克曼管（Volkmanncanal）达骨膜下，形成骨膜下脓肿。也可先穿破干骺端的骨皮质，达骨膜下，形成骨膜下脓肿，再经哈佛系统和伏克曼管进入骨干骨髓腔。骨膜下脓肿继续增大可穿破骨膜，进入软组织，形成蜂窝织炎或软组织脓肿，然后穿破皮肤，流出体外，形成窦道。此后急性炎症的症状逐渐消退，转入慢性骨髓炎阶段。儿童患者则脓肿可穿破干骺端骨皮质而进入关节，成人患者则脓肿可直接穿入关节，形成化脓性关节炎。

4.感染病灶骨膜下脓肿形成时被剥离的骨膜形成一层新骨，逐渐增厚形成包壳，骨干因失去来自骨膜的血液供给，骨内的供血滋养血管因炎症形成血栓，骨内供血被阻塞，形成死骨，小块死骨可被吸收或经窦道排出，大块死骨留在内，使窦口不能闭合，成为慢性骨髓炎的病理基础。

## 【诊查要点】

1.急性化脓性骨髓炎　起病急骤，持续高热在39℃以上，寒战，汗出而热不退，全身不适，倦怠，食欲不振，局部疼痛剧烈，舌质红，苔黄腻，脉弦数。可出现恶心呕吐、肝脾大等全身中毒征象。进而患处搏动性疼痛加剧，肢体不能活动，呈环状肿胀，皮肤红热，附近肌肉痉挛，骨的干骺端压痛明显，患者拒按患处及拒绝做被动活动检查。如骨膜下脓肿继续扩展，可穿破骨膜和皮下组织，自行破溃或经手术切开骨髓腔减压引流，则体温很快下降，疼痛减轻。实验室检查：白细胞总数增高。血培养常为阳性。穿刺抽出的脓液可培养出致病菌。X线检查：急性化脓性骨髓炎起病10～14天内，X线检查往往无明显异常，2周后X线片可见到局部骨质稍有破坏，骨小梁开始紊乱，并有斑点状骨质吸收，髓腔内有透亮区，有骨膜反应，周围软组织肿胀，肌肉间隙模糊。3～4周以上可见骨膜下反应新生骨，病变进一步发展，局部形成死骨。CT、MRI检查：有助于早期发现感染灶，早期确诊。

2.慢性骨髓炎　由急性骨髓炎转变而来或者病变开始即呈慢性过程。全身症状轻微，有反复发作病史。局部一个或多个窦道，反复排出脓液或死骨，窦口周围皮肤色素沉着，变为瘢痕组织；患肢增粗、变形，或有肢体不等长等畸形；可合并病理骨折或脱位。急性发作时窦道瘢痕处红肿，有明显压痛，局部出现波动性肿块，穿破后流出脓液或小死骨。由于病程日久，全身常见形体瘦弱，面色苍白，神疲乏力，出虚汗，食欲减退，局部肌肉萎缩。舌质淡红，苔白，脉细弱。实验室检查：慢性骨髓炎急性发作，局部肿块未破溃时，白细胞总数可能增高。若窦口经久不愈，大多数患者白细胞总数不增高。X线检查：X线片可见骨膜下层状新骨形成，骨质硬化，密度增加，形成包壳，内有死骨或无效腔。死骨的密度高，边缘不规则，周边的密度较低。长骨可增粗，密度不均匀，轮廓不规则，可出现畸形。小儿可见骨骺被破坏甚至消失。CT、MRI检查：有助于明确诊断。

**【鉴别诊断】**

1.尤因（Ewing）肉瘤　尤因肉瘤和化脓性骨髓炎都可引起患者体温上升，白细胞升高，X线片表现为“葱皮”样骨膜反应。但是，尤因肉瘤病变靠近骨干，破坏区广泛，早期产生放射状骨膜反应；全身症状及局部症状不如急性骨髓炎剧烈；活体组织检查找到肿瘤细胞可以确诊。

2.化脓性关节炎　化脓性关节炎的病变在关节内，化脓性骨髓炎的病变在关节外。化脓性关节炎早期即有关节内液体积聚，疼痛和压痛均局限于受累关节，关节活动明显受限，关节周围肌肉痉挛，如行关节穿刺可抽出脓性关节液。化脓性骨髓炎则可在病变及脓液流注部位抽出脓液。

3.软组织急性化脓性感染　与化脓性骨髓炎一样都有化脓性感染的全身症状和局部红肿热痛及功能障碍的表现，除深部脓肿外，大多数软组织化脓性感染其红肿热痛较表浅，且局限在肢体一侧的一个范围，不像化脓性骨髓炎的患肢呈弥漫性红肿热痛。软组织急性化脓性感染的全身症状大多数较轻。虽然有少数患者X线检查也可见骨膜反应，但骨小梁不紊乱，骨质及髓腔无变化。

## 【治疗】

急性化脓性骨髓炎，由热毒注骨或创口红肿而脓未成者，以消法为主，治疗原则为清热解毒、活血通络。可选用仙方活命饮、黄连解毒汤、五味消毒饮加减。外用药可选用金黄散、双柏散，水调外敷，每天换1次。若脓已成而未溃者，治疗原则为托里透脓，可用托里消毒饮（散）。正虚邪侵，急性骨髓炎脓已溃或已转入慢性期者，治疗原则以气血双补为主，可选用八珍汤、十全大补汤。若无死骨，破溃创面肉芽红润，可用生肌膏（散）换药。治疗时可根据细菌培养及药物敏感试验选用抗生素，根据病情补液，补充维生素，加强营养，贫血者可采用少量多次输血等措施。

手术治疗：急性化脓性骨髓炎早期，病变尚局限于髓腔内时，行局部骨质钻孔减压手术；对已形成骨膜下脓肿或穿破骨膜致软组织脓肿者，应及时做切开排脓引流手术。有死骨形成时，需手术凿开骨皮质摘除死骨。脓液流注进入关节者应早期手术切开排脓。对经久不愈的窦道可采用窦道搔刮术促进其愈合。全身情况差的病例要采取包括输液、输血、纠正酸中毒等措施，待全身情况改善后方可手术。

## 【护理】

增强机体抵抗力，对开放性损伤及时彻底清创，预防化脓性骨髓炎的发生。对急性化脓性骨髓炎患者，注意饮食营养，增强机体体质，对体温高于39℃者，配合使用物理降温，根据病情需要予以输液、输血。抬高患肢，以利减轻肿胀；限制患肢活动，必要时用石膏托固定患肢，防止发生病理性骨折。患肢早期红肿无破溃伤口，可外敷清热解毒之中药。慢性骨髓炎患者，伤口流脓，须及时更换敷料，保持引流通畅。

# 第三节　化脓性关节炎

关节的化脓性感染称化脓性关节炎，儿童多见，好发的部位为髋关节和膝关节。化脓性关节炎属中医“无头疽”范畴，如生于环跳穴（髋关节）的称环跳疽。

## 【病因病机】

1.正虚邪乘　明代汪机《外科理例》指出：“或腠理不密，寒邪客于经络，或闪仆，或产后，瘀血流注关节，或伤寒余邪未尽为患，皆因真气不足，邪得乘之。”腠理不密，夏秋之间为暑湿所伤，继而露卧贪凉，寒邪外束，客于经络，皆因真气不足，邪得乘之，经脉受阻，乃发本病。

2.余毒流注　患疔疮疖痈或患麻疹、伤寒之后毒邪走散，流注于关节；或外感风寒，表邪未尽，余毒流注四肢关节所致。

3.瘀血化热　因积劳过度，肢体经脉受损，或跌仆闪挫，瘀血停滞，郁而化热，热毒流注关节而发病。本病的感染途径经常为细菌从身体其他部位化脓性病灶经血液循环传播至关节腔，即血源性传播。有时为化脓性骨髓炎骨质破坏，脓液进入关节腔。也可因开放性损伤，细菌经伤口进入关节。最常见的致病菌为金黄色葡萄球菌，其次为白色葡萄球菌、大肠杆菌、副大肠杆菌、肺炎球菌等。病变发展大致可分为三个阶段，在发展过程中有时并无明确的界限。浆液渗出期：关节滑膜充血、水肿、白细胞浸润。关节腔内有浆液性渗出液，关节软骨尚未被破坏，这一阶段若治疗正确，渗出液可被吸收，关节功能不受影响。浆液纤维蛋白渗出期：渗出液增多且黏稠混浊，关节内纤维蛋白沉积而造成关节粘连。中性多核细胞释放大量溶酶体类物质，关节软骨遭破坏，导致关节功能障碍。脓性渗出期：滑膜和关节软骨被破坏，关节活动有严重障碍，甚至完全强直。

## 【诊查要点】

1.全身症状　由于余毒流注、瘀血化热，真气不足而邪得乘之，出现高热，畏寒，全身不适，食欲减退，小便短赤，舌苔黄厚，脉洪数。

2.局部症状　患病关节红、肿、热、痛，患肢处于关节囊较松弛的位置以减轻胀痛，如髋关节呈屈曲、外展、外旋位等，欲改变此体位时，疼痛加剧。随着关节内积液积脓增多，关节周围肌肉痉挛，可并发病理性脱位或半脱位。关节内积脓向外溃破，可形成窦道。未及时正确治疗者，最终可出现关节强直。关节部位压痛明显。关节内有积液，在膝关节则浮髌试验阳性，表浅的关节可扪及波动感。

3.实验室检查　白细胞总数及中性粒细胞计数增多，红细胞沉降率增快，C反应蛋白升高。关节液可呈浆液性、血性、混浊或脓性，显微镜下可见大量白细胞、脓细胞和革兰氏阳性球菌。

4.X线检查　早期可见关节周围软组织阴影及关节囊脓肿，关节间隙增宽，关节附近骨质疏松。后期关节软骨破坏，关节间隙变窄和消失。最后病变愈合后，关节呈纤维性和骨性融合。CT、MRI检查：有助于早期诊断。

## 【鉴别诊断】

1.化脓性骨髓炎　病变部位可见红肿热痛，但主要表现在骨干周围的软组织。化脓性关节炎的红肿热痛部位在关节周围，为减轻关节胀痛，患肢放在特殊的体位，化脓性骨髓炎无此特殊表现。X线检查，化脓性骨髓炎在干骺端及骨干，化脓性关节炎在发病关节。

2. 关节结核　早期全身症状不明显，发展缓慢，病程长，继而出现午后潮热、自汗、盗汗。关节肿胀，但不红，溃破后脓液清稀且夹带干酪样絮状物，肢体萎缩，关节活动度小或消失。

3. 风湿性关节炎　典型表现为游走性的多关节炎，常呈对称性，关节局部可出现红肿热痛，但不化脓。炎症消退，关节功能恢复，不遗留关节强直和畸形。皮肤可有环形红斑和皮下小结。风湿性心脏病是最严重的继发症。

## 【治疗】

早期未成脓者以消法为主。

1. 正虚邪乘　治疗原则以清热解毒为主，辅以渗利化湿，方用五味消毒饮加豆卷、佩兰、薏苡仁等。

2. 余毒流注　治疗原则为清热解毒、凉血祛瘀，方用犀角地黄汤、黄连解毒汤。

3. 瘀血化热　治疗原则为活血散瘀、清热解毒，方用活血散瘀汤加紫花地丁、金银花、蒲公英、栀子。未成脓时可配合使用外敷药金黄散、玉露膏。脓已成者，方用透脓散加减。溃后气血两虚，方用八珍汤；伤口久溃不愈，方用十全大补汤；收口期伤口脓尽可外用生肌散等。如经检查，已疑关节有脓，即行关节穿刺，可在抽出脓液后注入抗生素，每天或隔日 1 次，经 1～2 周治疗，直至抽出液培养阴性为止，亦可用生理盐水加入抗生素，进行关节腔灌注，边灌注边引流。也可选用关节镜灌注疗法或闭合式持续冲洗吸引疗法。仍不见好转者，可切开排脓，彻底冲洗关节腔，留置引流管，直至炎症被控制后拔出引流管。同时肌注或静脉滴注抗生素，根据病情输液、输血。关节切开后，即使关节感染得到控制，但关节功能会造成不同程度的破坏。

## 【护理】

增强体质，提高抗病能力。患本病后要密切注意患病关节成脓情况，以便及时采取措施。注意饮食营养调护，增强体质，以促进病愈。对体温高的患者要采取物理降温；对采用关节灌注疗法者，要密切观察引流管口是否堵塞，并及时排除堵塞。患肢制动。

## 第四节　骨关节结核

骨关节结核是结核杆菌主要经血行引起的继发性骨与关节慢性感染性疾病。中医认为此病可发生在骨关节及其附近，或在邻近的筋肉间隙处形成脓肿，破溃后脓液稀薄如痰，故发于环跳（髋关节）部称环跳痰，发于胸背部称龟背痰，发于腰椎两旁称肾俞虚痰，发于膝部称鹤膝痰，发于踝部称穿拐痰等，统称流痰。本病后期因耗损气血严重，呈虚劳征象，故又称骨痨。以青少年及10岁以下儿童多见，发病部位以脊柱最多见，其次为四肢大关节。长管状骨及脊柱附件少见。

**【病因病机】**

1.病因　本病的发生与体质虚弱，抵抗力低下密切相关。常由于先天不足，三阴亏损，久病或产后体虚，或有所伤，气不得升，血不得行，凝滞经络，遂发此疡。

（1）阳虚痰凝　阳虚致脾不化湿，肺不布津，水湿津液凝聚而生痰，痰浊滞留筋骨，易生本病。湿痰阻塞致清阳不升，则头晕乏力；胃气不畅，故食少纳呆；湿痰阻胸，则胸闷气促。

（2）阴虚内热　阴虚不能制阳，虚阳偏盛而化热，虚火耗津，血凝气滞，气机不畅，病邪乘虚而入。热炽脉络则口唇色赤，两颧发红；阴虚生内热则潮热骨蒸；热迫津外泄则盗汗；热扰神志，则烦躁不宁，少寐多梦；热扰精室则遗精早泄；热伤手足三阴脉络则手足心热；阴虚血少不能充于脉则脉细，阴虚阳盛血行加快则脉数。

（3）肝肾亏虚　肝肾亏虚是发生本病之本。肝血亏虚，血不养筋，筋失所荣；肾精不足，精不生髓，骨失所养；儿童先天不足，肾气未充，骨骼稚嫩，易感本病。

2.病机　骨关节结核多继发于肺结核，其次是消化道结核、淋巴结结核，或由邻近的结核病灶直接侵袭骨关节。当结核杆菌侵入骨关节后，引起的病理变化可分为渗出期、增殖期、干酪样变性期，三期不能截然分开。病理演变有两种结果：一是病灶可逐渐修复，由纤维化、钙化或骨化，渐趋静止或愈合；二是病灶发展而干酪样物液化，形成脓肿，破坏加重。

根据病变过程可分为下列3种类型：①单纯骨结核；②滑膜结核；③全关节结核。

（1）单纯骨结核。

松质骨结核：病灶在松质骨中心部的中心型松质骨结核，可有炎症浸润、肉芽、干酪样物、脓液和小块死骨。死骨吸收后形成空洞，其周围可见骨质硬化；若死骨较大不被吸收，可形成脓肿，致使病灶反复发作。病灶在松质骨边缘部的边缘型松质骨结核，易形成骨质缺损和脓肿，若脓肿穿破可进入关节内或空腔脏器中。

皮质骨结核：常见于四肢短管状骨，形成溶骨性破坏和脓液，进而形成骨膜下脓肿，出现骨膜增生的新骨。老年患者由于以溶骨性破坏为主，易发生病理性骨折。

干骺端结核：同时有松质骨结核的溶骨性破坏和皮质骨结核的骨膜增生特征。

（2）滑膜结核。滑膜受累后充血、水肿、增厚，关节内有浆液性渗出液。继而表面增生，深层有干酪样坏死和小的化脓灶。

（3）全关节结核。由滑膜结核发展而来的，继而侵犯软骨和软骨下骨板；来自骨结核的全关节结核，从骨组织开始，继而发展到软骨下、软骨和滑膜，最终使关节软骨面完全游离。关节间隙变窄甚至消失。

## 【诊查要点】

1.阳虚痰凝　初起患处红、肿、热不明显，病变处隐隐酸痛。继则关节活动障碍，动则疼痛加重。病变初期全身症状不明显。舌淡，苔薄，脉濡细。

2.阴虚内热　病变发展，在发病部位形成脓肿，脓液可流向附近或远处，也形成脓肿。若部位表浅，可见漫肿，皮色微红，伴有午后潮热，颧红，夜间盗汗，口燥咽干，食欲减退，或咳嗽痰血。舌红，苔少，脉细数。

3.肝肾亏虚　病变进一步发展，脓肿破溃后排出稀薄脓液，有时夹有干酪样物，形成窦道。如病变部位在四肢关节，可见患肢肌肉萎缩、关节畸形。病变在颈、胸、腰椎者，可出现颈或背、腰强直，甚者可出现瘫痪。患者形体消瘦，面色无华，畏寒，心悸，失眠，自汗，盗汗。舌淡红，苔白，脉细数或虚数。

实验室检查：患者常有轻度贫血；窦道混合感染时白细胞计数增高；病变活动期红细胞沉降率增快，C反应蛋白升高，恢复期和稳定期可正常；结核菌素试验（PPD），适用于5岁以内没有接种过卡介苗的儿童，若为阳性，表明感染过结核病；结核三项试验（抗结核抗体斑点渗滤法、抗结核抗体层析法、抗结核抗体胶体金法）阳性率高；脓液结核杆菌培养，阳性率为70%左右。

X线检查：对骨关节结核的诊断和疗效判断非常必要。中心型松质骨结核X线片，早期显示骨小梁模糊，进而病灶密度稍高，边缘有不整齐的小死骨，死骨吸收后形成空洞；边缘型松质骨结核显示骨质缺损，软组织脓肿阴影；骨干结核显示骨干周围有密度增高的层状骨膜增生，呈梭形膨大，髓腔内有不规则密度减低区。滑膜结核显示关节周围骨质疏松，关节间隙增宽；全关节结核显示软骨下骨质破坏，关节面模糊，关节间隙变窄，有些病例可出现病理性关节脱位、半脱位或骨折。CT或MRI检查对早期明确诊断和定位很有意义。

## 【鉴别诊断】

1.类风湿关节炎　常为多关节发病，而且累及手足小关节，逐渐出现关节僵硬、肿胀、畸形，但没有冷脓肿或窦道，血清类风湿因子阳性。

2.化脓性关节炎　化脓性关节炎发病急，体温高，病变部位红、肿、热、痛，患肢处于关节囊松弛位置，脓液涂片和细菌培养可找到化脓菌。但当结核脓液穿入关节出现急性症状时，或为亚急性或慢性化脓性关节炎，则此两种病不易鉴别，需详细询问病史，通过细菌培养、病理检查以明确诊断。

3.风湿性关节炎　多数患者有上呼吸道感染史，呈游走性多关节红、肿、热、痛，但不化脓。有皮下结节及环形红斑，可出现心肌炎症状。有轻度或中度发热，脉搏快，大量出汗，但与体温不成正相关关系。抗链球菌溶血素“O”、抗透明质酸酶、血沉、C反应蛋白升高。

## 【治疗】

1.阳虚痰凝　治以温阳通脉，散寒化痰，方用阳和汤加减。外用回阳玉龙膏、阳和解凝膏，配合隔姜灸。

2.阴虚内热　治以养阴清热托毒，方用六味地黄丸合清骨散、透脓散加减。脓已成可穿刺抽脓，或切开引流。

3.肝肾亏虚　治以补养肝肾，方用左归丸。若窦道管口凹陷，周围皮色紫暗，虽脓尽而不易收口，可外用生肌玉红膏。

正确使用抗结核药，要用足够的疗程，选用异烟肼、对氨基水杨酸钠、利福平、吡嗪酰胺、乙胺丁醇等。有标准化疗方案和短程化疗方案。标准化疗：英国医学研究委员会（MRC）总结单用药物或用药同时并施行结核病灶清除术治疗脊柱结核，用异烟肼、对氨基水杨酸钠，开始3个月加用链霉素，疗程为1.5年。短程化疗：采用异烟肼、利福平两种，开始2～3个月可加用吡嗪酰胺，每天将一日药量一次口服，疗程6个月以上。定期复查肝、肾功能。手术治疗，采用病灶清除术，其适应证为：病灶内有明显死骨；病灶内或周围有较大脓肿；窦道经久不愈；早期全关节结核为了抢救关节功能；有脊髓压迫症状，应及时清除病灶。禁忌证：全身中毒症状严重，不能承受手术者；患者其他脏器有活动性结核或严重疾病者；抗结核治疗无效者；年老体弱或年龄过小不能耐受手术者。

## 【护理】

注意环境卫生和个人卫生，避免接触结核病环境，增强体质，注意饮食营养，提高抗病能力。对骨关节结核患者，保持环境清洁卫生、空气新鲜，补充蛋白质、维生素，定时足量服用抗结核药，若无特殊情况不要随意停药。有窦口经常排脓的患者，要及时换药、更换敷料、更换床单；用石膏保护肢体者，观察肢体血液循环，有无压疮；并发截瘫患者要按截瘫常规护理。根据病情需要给以输液、输血。服用利福平后排尿与汗均为棕红色，服用异烟肼后有些患者会出现不自主的肌肉跳动，需给患者解释清楚，避免造成心理负担。

## 第五节　脊柱结核

脊柱结核占骨关节结核的50%左右，10岁以下儿童最常见，其次为青年人。好发部位依次为腰椎、胸椎、胸腰段脊椎、腰骶段脊椎、颈椎。

### 【病因病机】

病因同骨关节结核。脊柱结核好发于负重大、活动多、血沉缓慢的椎体。以单个椎体破坏蔓延至附近相邻的椎体为多见。可分为两型：①中心型，病灶起于椎体松质骨，死骨吸收后形成空洞；②边缘型，病变破坏椎体边缘和椎间盘组织，椎体呈楔形破坏，椎间隙变狭窄，形成脓肿，继而形成椎旁脓肿，并沿组织间隙流向远处。

### 【诊查要点】

早期仅有轻微腰背疼痛，随着病变发展有低热、盗汗、疲乏、消瘦、食欲减退，局部疼痛及放射痛，姿态异常，脊柱畸形，有寒性脓肿，晚期玉迫脊髓可并发瘫痪。X线检查：颈椎和腰椎前凸消失，胸椎呈后凸畸形；椎体破坏，有空洞或死骨，椎间隙狭窄；有脓肿阴影；椎弓有结核时，椎弓模糊或消失。CT、MRI检查有助于早期诊断。

### 【鉴别诊断】

1.化脓性脊椎炎　全身及局部症状表现明显，全身中毒症状重，局部疼痛剧烈。白细胞计数明显增高。X线片显示有椎体破坏及椎旁阴影。

2.脊椎肿瘤　症状呈进行性加重，多受累一个椎体，X线片显示椎体有破坏和均匀压缩，椎间隙正常，常侵犯一侧或两侧椎弓。

### 【治疗】

中医辨证治疗同骨关节结核。应予以全身支持疗法和抗结核治疗，局部制动。必要时应进行手术治疗，结核病灶清除术可清除脓肿、肉芽、死骨和坏死的椎间盘，改善局部血运，以利修复；同时可解除和防止脊髓受压。植骨融合术有利于脊柱保持稳定。

【护理】

原则上同骨关节结核。晚期脊椎结核并发瘫痪者，要防止发生压疮。一旦发生，要按压疮常规护理，争取疮面愈合，并且要密切注意由压疮而引起的并发症，如创面感染、泌尿系统感染、坠积性肺炎等。

## 第六节　髋关节结核

髋关节结核占全身骨关节结核的第三位，10岁以内的儿童多见，男性多于女性，单侧多于双侧。

【病因病机】

病因同骨关节结核。髋关节结核以滑膜结核多见，很少形成脓肿、窦道。单纯骨结核常形成脓肿，破溃后形成窦道。病变发展导致全关节结核，出现病理性脱位或半脱位。关节软骨破坏后导致关节纤维性或骨性强直。儿童患者会导致骨骺破坏。

【诊查要点】

早期出现低热、盗汗、食欲减退、消瘦。儿童患者有烦躁、夜啼。患肢轻度跛行，髋部疼痛；中期出现疼痛、跛行加重，患肢肌肉萎缩。在髋部前、外、后侧可出现脓肿或窦道，晚期出现高热，疼痛加重，活动受限，关节畸形，髋关节屈曲挛缩试验阳性。患肢因股骨头破坏而出现短缩畸形。髋关节屈曲挛缩试验①试验前，腰有代偿性前凸，因此患髋可伸直；②把健髋屈曲后，患髋的屈曲畸形就出现，虚线的角度即患髋屈曲畸形的角度X线检查：滑膜结核关节间隙增宽，关节囊呈肿胀阴影，髋关节骨质疏松，单纯骨结核有骨质破坏、空洞或小的死骨；全关节结核表现为关节面破坏，关节间隙狭窄。CT、MRI检查有助于早期诊断。

【治疗】

全身治疗同骨关节结核。局部治疗，在抗结核治疗的基础上做髋关节结核病灶清除术。

【护理】

原则上同骨关节结核。若行髋关节结核病灶清除术，应观察伤口有无渗出物，患肢血运等。术后继续抗结核治疗6～12个月，患肢中立位皮肤牵引3～4周，术后48小时即开始做股四头肌锻炼，去牵引后在床上练习患髋活动。术后6周可扶拐下地活动。要注意预防股骨头缺血性坏死的发生，术后3个月摄X线片复查，病变稳定，无股骨头缺血表现时，才能弃拐行走。

## 第七节　膝关节结核

膝关节结核发病率占全身骨关节结核的第二位，在四肢关节结核中占首位。单侧多见，多见于儿童和青壮年人。

### 【病因病机】

病因同骨关节结核。膝关节滑膜结核表现为滑膜炎症、水肿、充血，结核性肉芽组织；单纯骨结核可形成空洞、死骨和脓肿；晚期全关节结核在软骨和软骨下发生骨质破坏，半月板、交叉韧带也遭破坏，可并发病理性膝关节半脱位或全脱位。

### 【诊查要点】

起病缓慢，全身症状较轻。早期滑膜结核可见关节肿胀，股四头肌萎缩，局部皮温高，疼痛，浮髌试验阳性。早期单纯骨结核局部肿胀、压痛。晚期全关节结核则疼痛剧烈，患膝可见屈曲畸形和跛行，可有脓肿、窦道、关节强直。X线检查：早期关节囊肿胀，关节间隙增宽，关节附近骨质疏松，随病变发展可出现小死骨和骨空洞，晚期关节面破坏，关节间隙狭窄。CT、MRI检查有助于早期诊断。

### 【鉴别诊断】

1.类风湿关节炎　多关节疼痛，关节病变常呈对称性。手指关节晨僵，可有皮下类风湿结节；不会形成脓肿、窦道。约70%的病例其类风湿因子为阳性。

2.化脓性关节炎　早期全身症状明显，出现高热、畏寒、全身不适，患病关节有红、肿、热、痛表现，穿刺抽液黏稠、混浊或呈脓性。实验室检查：白细胞及中性粒细胞计数增多，关节液镜检可见大量白细胞、脓细胞及革兰氏阳性球菌。

### 【治疗】

全身治疗同骨关节结核。局部治疗，根据病情和年龄不同，选择做滑膜次全切除术或结核病灶清除术，或膝关节加压融合术。

【护理】

原则上同骨关节结核。术后继续抗结核治疗，观察伤口有无渗出物及患肢血运情况，术后48小时开始股四头肌锻炼，并逐渐抬腿。若行滑膜切除或单纯骨结核病灶清除术，应尽早练习膝关节活动，以防关节粘连，术后1个月可扶双拐下地行走。

## 第八节 骨骺炎

骨骺炎又称骨软骨病、骨软骨炎、骨骺无菌性坏死或骨骺缺血性坏死等。其中以股骨头骨骺炎和胫骨结节骨骺炎在临床中较多见。股骨头骨骺炎又称股骨头骨软骨病，是股骨头骨骺的缺血性坏死，即Legg-Calve-Perthes病。多发于3～10岁儿童，男性多于女性，以单侧多见。

【病因病机】

1.先天不足　由于禀赋不足，营血失调，气血不能温煦、濡养筋骨，致生此病。

2.正虚邪侵　体质虚弱，外伤或感受风寒，湿邪所侵，脉络闭塞，骨枯髓减。

3.气滞血瘀　气滞则血行不畅，血瘀也可致气行受阻，营卫失调，闭而不通，骨失所养。

西医学认为股骨头骨骺炎可能与先天性缺陷，股骨头骨骺营养血管闭塞或障碍，内分泌紊乱及各种原因引起的关节内压力增高有关。股骨头骨骺发生缺血后其病理过程为：①缺血期：由于软骨下骨细胞缺血坏死，骨化中心停止生长，但骺软骨从滑液吸收营养而继续生长。此期约迁延数月至年余。②血供重建期：新的血管从周围组织长入坏死骨骺，逐步形成新骨，若此处继续受压，新骨又将吸收，股骨头将受压而变形。此期约延及1～4年。③愈合期：该病到一定时间后骨吸收会停止，随之不断骨化，直至全部为新骨所代替。此期畸形还会加重，髋臼关节面也会受损。④畸形残存期：病变静止，畸形固定，以后日久发展成髋关节骨关节炎。

【诊查要点】

发病初期出现髋部隐痛，活动后疼痛加重，休息后减轻，继而出现患肢短缩，跛行，大腿及臀部肌肉萎缩，髋关节旋转活动功能障碍，髋部疼痛明显。X线检查：早期可见股骨头骨骺囊性变及致密改变，继则可见骨骺碎裂、变扁；晚期可见股骨头扁平，股骨颈短而宽，半脱位，以后出现不同程度的退行性关节改变。为了便于判断股骨头骨骺的破坏程度，以利于采用相应的治疗手段，根据X线片显示将本病分为4度：一度：股骨头骨骺致密及囊性改变，但股骨头的高度无改变，干骺端正常。二度：受累区占骨骺的一半以上，死骨明显，股骨头塌陷变扁，干骺部可见囊状吸收。三度：骨骺大部分形成死骨，碎裂，头扁平，股骨颈增宽，干骺端的改变为弥漫性。四度：骨骺全部破坏，股骨头扁平、致密、碎裂，有时骨骺发生移位。晚期股骨头呈蘑菇状。髋臼也因之变形，有的有半脱位，干骺端呈广泛囊样变。CT或MRI检查有助于早期诊断。

**【鉴别诊断】**

1.髋关节结核　早期出现低热、盗汗、纳差、消瘦等阴虚内热证候，髋部可出现脓肿或窦道，X线、CT、MRI检查可显示骨与关节面破坏。

2.股骨头骨骺滑脱症　有明显的外伤史，多见于男性儿童与少年。有髋部疼痛，跛行。X线片显示股骨头骨骺轮廓及密度正常，侧位片见股骨头向后下方滑脱。

**【治疗】**

1.先天不足　治以补肾健骨，方用左归丸。

2.正虚邪侵　治以补养气血，方用圣愈汤、八珍汤、十全大补汤等。

3.气滞血瘀　治以行气止痛，活血祛瘀，方用桃红四物汤加枳壳、香附、延胡索。可根据病情选用外用药如消肿止痛膏、阳和解凝膏等敷贴。

非手术疗法：一、二度患者可采用牵引或外展支架，下肢外展30°~40°位，以减轻股骨头骨骺的压力，同时有利于其重建和模造。手术治疗：二度患者可采用髋关节滑膜次全切除术，或股骨头骨骺钻孔术；三度患者做髋关节全滑膜切除术；四度患者可采用髋关节臼盖成形术以改善股骨头与髋臼的包容。半脱位明显者可行股骨转子下内旋内翻截骨术等。

**【护理】**

本病早诊断，早治疗，效果好。患病期间少站、少走，减轻股骨头受压。非手术治疗患者需观察肢体是否保持合理的外展位。手术治疗患者需做好手术后护理。

## 第九节　胫骨结节骨骺炎

胫骨结节骨骺炎以青少年中喜好剧烈运动者多见，男性多于女性。

**【病因病机】**

本病病因主要为慢性劳损引起气血凝滞，营卫不通，致胫骨结节骨骺失去正常的气血温煦和濡养而发病。

**【诊查要点】**

胫骨结节处高凸隆起，局部疼痛、压痛，膝关节用力活动时疼痛加重，休息后可减轻，局部无波动感，压之较硬，无全身症状。X线检查侧位片显示髌韧带及其周围软组织有肿胀阴影，胫骨结节与韧带之间的锐角消失。胫骨结节骨骺可见碎裂。CT或MRI有助于早期诊断。

**【鉴别诊断】**

本病与胫骨结节骨骺撕脱骨折相鉴别：撕脱骨折，受伤力较大，伤后即不能行走，局部疼痛剧烈、肿胀、压痛明显，局部可见青紫瘀斑。X线片显示胫骨结节骨骺分离。

**【治疗】**

避免膝关节剧烈运动。疼痛重者可用长腿石膏托或夹板固定膝关节于伸直位。可内服桃红四物汤，外用消肿止痛膏敷贴。

**【护理】**

避免运动量过大，尤其是剧烈的田径运动、球类运动，要有正确的指导。局部热敷，消除疲劳，促进血液循环。

## 第十节　股骨头缺血性坏死

股骨头缺血性坏死属中医学“骨痹”“骨蚀”范畴。1907年Axhausen首先描述了股骨头缺血性坏死。发病年龄以儿童和青壮年多见，男性多于女性。本节指成人股骨头缺血性坏死中继发于内、外科疾病者，有些机制还不十分清楚的股骨头血供障碍，可造成部分或全部股骨头缺血性坏死。

**【病因病机】**

1.肝肾亏损　肾虚而不能主骨，髓失所养，肝虚而不能藏血，营卫失调，气血不能温煦、濡养筋骨，致生本病。

2.正虚邪侵　体质素虚，外伤或感受风、寒、湿邪，脉络闭塞，或嗜欲不节，饮酒过度，脉络张弛失调，血行受阻；或因素体虚弱，复感外伤；或体虚患病，用药不当等使骨骼受累。

3.气滞血瘀　髋部跌打损伤导致气滞血瘀，气滞则血行不畅，血瘀也可致气行受阻，营卫失调，闭而不通，骨失所养。股骨头缺血性坏死与创伤、慢性劳损、较长时间或大量使用激素、长期过量饮酒，以及接触放射线等原因有关。另外，减压病、戈谢病（Gaucherdisease，系类脂质代谢紊乱性疾病）、镰状细胞病（遗传性异常血红蛋白病）等与股骨头缺血性坏死的发病有关。但同样情况下存在着很大的个体差异。

**【诊查要点】**

询问病史，了解发病原因，有助于分析，明确诊断。主要症状为患侧髋部疼痛，呈隐性钝痛，急性发作可出现剧痛，疼痛部位在腹股沟区，站立或行走久时疼痛明显，出现轻度跛行。晚期可因劳累而疼痛加重，跛行，髋关节屈曲、外旋功能明显障碍。检查时，早期髋关节活动正常或轻度受限，患髋“4”字试验阳性，髋关节屈曲挛缩试验阳性。晚期髋关节屈曲、外展、旋转活动明显受限，患肢短缩畸形，并出现半脱位，髋关节承重机能试验（Trendelenburg征）阳性。

**【鉴别诊断】**

1.髋关节结核　早期出现低热、盗汗等阴虚内热症状，髋部可见脓肿，X线可显示骨与关节面破坏。

2.类风湿关节炎　关节出现晨僵；至少一个关节活动时疼痛或压痛；从一个关节肿胀到另一个关节肿胀应不超过3个月。关节往往呈对称性肿胀。在骨隆起部位或关节伸侧常有皮下结节。实验室检查红细胞沉降率加快，多数患者类风湿因子、抗环瓜氨酸肽抗体（CCP）阳性。X线片显示关节间隙病变早期因滑膜充血、水肿而变宽，以后变狭窄，骨质疏松，关节周围韧带可出现钙化。

3.风湿性关节炎　关节出现红、肿、热、痛，疼痛呈游走性。实验室检查血清抗链球菌溶血素“O”可为阳性。X线片骨结构改变不明显。

## 【治疗】

1.药物治疗

（1）肝肾亏损。治以滋补肝肾，方用左归丸。

（2）正虚邪侵。治以双补气血，方选八珍汤、十全大补汤；若酒蚀痰饮，可选用苓桂术甘汤、宣痹汤。

（3）气滞血瘀。治以行气止痛、活血祛瘀，方用桃红四物汤加枳壳、香附、延胡索。外用药可将消肿止痛膏敷贴于患处。

2.非手术治疗　适用于Ⅰ、Ⅱ期患者，限制负重，或用牵引疗法以缓解髋关节周围软组织痉挛，减低关节内压力，若放在下肢外展、内旋位牵引，还可以增加髋臼对股骨头的包容量。此外，还可运用推拿按摩手法，改善髋关节周围软组织血运、缓解肌肉痉挛、增加关节活动度。

3.手术治疗

（1）股骨头钻孔减压术　适用于Ⅰ、Ⅱ期患者，目的为减低骨内压，改善股骨头血供，以期股骨头恢复血运。

（2）带肌蒂或血管蒂植骨术　适用于Ⅱ、Ⅲ期患者，根据病情，可选择缝匠肌蒂骨块植骨术或旋髂深血管蒂骨块植骨术，既减低股骨头骨内压，又通过植骨块对股骨头血管渗透以改善血供。

（3）血管移植术　适用于Ⅱ、Ⅲ期患者，先从股骨颈到股骨头钻1条或2条骨性隧道，再把游离出来的旋股外侧动、静脉血管支植入。

（4）人工髋关节置换术　适用于Ⅳ期患者，年龄最好选择在50岁以上，对年轻患者必须慎用。在股骨头置换和全髋置换术的选择上，最好选择全髋置换术，以避免或减轻术后疼痛，避免术后因髋臼被磨损而发生人工股骨头中心性脱位。

## 【护理】

生活中要注意少饮酒，最好不饮酒；髋关节部因创伤骨折后，要及时、正确地治疗，避免发生创伤性股骨头缺血性坏死。因病使用激素治疗，要在医嘱下进行，医务人员也不能滥用激素；接触放射线要注意防护。一旦发生本病，要早诊断，早治疗，不要延误病情。患病后减轻负重，少站、少走，以减轻股骨头受压。早期患者可于患髋处应用活血化瘀中药湿热敷，并做推拿按摩手法，以促进局部血液循环，缓解关节周围肌肉痉挛，防止肌肉萎缩。

# 第十一节　骨关节炎

骨关节炎是一种慢性关节疾病，又称增生性关节炎、肥大性关节炎、老年性关节炎、骨关节病、软骨软化性关节病等。它的主要病变是关节软骨的退行性变和继发性骨质增生，可继发于创伤性关节炎、畸形性关节炎。本病多在中年以后发生，好发于负重大、活动多的关节，如脊柱、膝、髋等处。

## 【病因病机】

1.肝肾亏损　肝藏血，血养筋，故肝之合筋也。肾主储藏精气，骨髓生于精气，故肾之合骨也。诸筋者，皆属于节，筋能约束骨节。由于中年以后肝肾亏损，肝虚则血不养筋，筋不能维持骨节之张弛，关节失滑利，肾虚而髓减，致使筋骨均失所养。

2.慢性劳损　过度劳累，日积月累，筋骨受损，营卫失调，气血受阻，经脉凝滞，筋骨失养，致生本病。原发性骨关节炎的发生，是随着人的年龄增长，关节软骨变得脆弱，软骨因承受不均匀压力而出现破坏，加上关节过多的活动，易发生骨关节炎，以下肢关节和脊柱的腰椎多见。继发性骨关节炎，可因创伤、畸形和疾病造成软骨的损害，日久导致本病。关节软骨由于年龄增长、创伤、畸形等，软骨磨损，软骨下骨显露，呈象牙样骨，在关节缘形成厚的软骨圈，通过软骨内成骨，形成骨赘；关节囊产生纤维变性和增厚，限制关节的活动，关节周围的肌肉因疼痛而产生保护性痉挛，使关节活动进一步受到限制，增加了退行性变进程，关节发生纤维性强直。

## 【诊查要点】

主要症状为关节疼痛，早期为钝性，以后逐渐加重，可出现典型的“休息痛”与“晨僵”，患者会感到静止时疼痛，即关节处于一定的位置过久，或在清晨起床时，感到关节疼痛与僵硬，稍活动后疼痛减轻；如活动过多，因关节摩擦又产生疼痛。颈椎发生本病时，可有颈项疼痛不适，或上肢放射性疼痛；腰椎发生本病时，腰部疼痛不适，常伴有下肢放射性疼痛。检查时，可见患病关节肿胀，肌肉萎缩，关节主动或被动活动时可有软骨摩擦音，有不同程度的关节活动受限和其周围的肌肉痉挛。X线检查：关节边缘有骨赘形成，关节间隙变窄，软骨下骨有硬化和囊腔形成。到晚期关节面凹凸不平，骨端变形，边缘有骨质增生，关节内可有游离体。脊椎发生骨关节炎时，椎间隙变窄，椎体边缘变尖，可见唇形骨质增生。

## 【鉴别诊断】

1.骨关节结核　早期出现低热、盗汗等阴虚内热症状，患部可见脓肿，X线检查可显示骨关节破坏。

2.风湿性关节炎　典型表现为游走性的多关节炎，常呈对称性，关节局部可出现红、肿、热、痛，但不化脓，炎症消退，关节功能恢复，不遗留关节强直畸形，皮肤可有环形红斑和皮下结节。风湿性心脏病是最严重的并发症。

3.类风湿关节炎　常为多关节发病，而且累及手足小关节，逐渐出现关节僵硬、肿胀、畸形。血清类风湿因子多为阳性。

**【治疗】**

1.肝肾亏损　治疗原则为滋补肝肾，方用左归丸。

2.慢性劳损　早期气血虚弱，治以补气补血，方选八珍汤、十全大补汤；晚期出现肝肾不足者，可用左归丸以滋补肝肾；若肾阳虚者，方用肾气丸以温补肾阳；若肾阴虚者，方用六味地黄丸以滋补肾阴。可用桃红四物汤加伸筋草、透骨草煎汤，用毛巾湿热敷，或熏洗局部。有局限性压痛者，可局部注射0.5%～1%利多卡因2～5mL，加醋酸泼尼松龙12.5mg，每周1次，3次为一个疗程。或口服抗炎镇痛药物以缓解疼痛。常用软骨保护剂有玻璃酸钠、氨基葡萄糖、硫酸软骨素等。如患者有持续性疼痛，进行性畸形，可考虑手术疗法，可根据病情、职业、年龄，选择关节成形术、截骨术、人工关节置换术等。

**【护理】**

增强体质，延缓衰老。防止过度劳累，避免超强度劳动和运动造成损伤。适当做体育锻炼，增强体能，改善关节的稳定性。对患病的关节应妥善保护，防止再度损伤，严重时应注意休息，或遵医嘱，用石膏固定，防止畸形。热敷和手法按摩可促进气血运行，缓解症状。

## 第十二节　骨质疏松症

骨质疏松症是以全身性骨量减少，表现为单位体积骨量降低，矿盐和骨基质比例减少，骨的微观结构退化为特征的，致使骨的脆性增加及易于发生骨折的全身性骨骼疾病。

**【病因病机】**

根据骨质疏松症的临床表现，属中医“痿证”范畴，病变在骨，其本在肾。《素问·痿论篇》云："肾主身之骨髓……肾气热，则腰脊不举，骨枯而髓减，发为骨痿。"骨质疏松症是由多种原因引起的骨骼的系统性、代谢性骨病之一，其病因和发病机制比较复杂，可概括为激素调控、营养因素、物理因素、遗传因素的异常，以及与某些药物因素的影响有关。这些因素导致骨质疏松症的机理可能为肠对钙的吸收减少；肾脏对钙的排泄增多，回吸收减少；或是引起破骨细胞数量增多且其活性增强，溶骨过程占优势，或是引起成骨细胞的活性减弱，骨基质形成减少。这样，骨代谢处于负平衡，骨基质和骨钙含量均减少。骨质疏松症的主要病理变化是骨基质和骨矿物质含量减少，由于骨量减少，钙化过程基本正常，使骨变脆而易发生骨折。

骨质疏松症可分为3类：一为原发性骨质疏松症，它是随着年龄增长而发生的一种生理性退行性病变；二为继发性骨质疏松症，它是由其他疾病或药物等因素诱发的骨质疏松症；三为特发性骨质疏松症，多见于8～14岁的青少年，多数有家族遗传史，女性多于男性。原发性骨质疏松症可分为两型：Ⅰ型为绝经后骨质疏松症，系高转换型骨质疏松症；Ⅱ型为老年骨质疏松症，属低转换型骨质疏松症，一般发生在65岁以上的老年人。中医学认为本病的发生、发展与"肾气"密切相关。《素问·逆调论篇》曰："肾不生，则髓不能满。"《素问·六节藏象论篇》曰："肾者，主蛰，封藏之本，精之处也，其华在发，其充在骨。"因此，骨质疏松的病因病机可归纳为以下几个方面。①肾虚精亏肾阳虚衰，不能充骨生髓，致使骨松不健；肾阴亏损，精失所藏，不能养髓。②正虚邪侵正虚而卫外不固，外邪乘虚而入，气血痹阻，骨失所养，髓虚骨疏。③先天不足肾为先天之本，由于先天禀赋不足，致使肾脏素虚，骨失所养，不能充骨生髓。

## 【诊查要点】

疼痛是骨质疏松症最常见、最主要的症状。其原因主要是骨转换过快，骨吸收增加。在骨吸收过程中，由于骨小梁的破坏、消失，骨膜下的皮质骨破坏引起全身骨痛，以腰背痛最多见。另外，受外力压迫或非外伤性所致脊椎椎体压缩性骨折，椎骨楔形变、鱼椎样变形也可引起腰背痛。骨质疏松症患者躯干活动时腰背肌经常处于紧张状态，导致肌肉疲劳、肌痉挛，从而产生肌肉及肌膜性腰背痛。身高缩短、驼背也是骨质疏松症的重要临床体征之一。由于松质骨容易发生骨质疏松改变，脊椎椎体几乎全部由松质骨组成，而脊椎是身体的支柱，负重量大，因此容易产生以上体征。除驼背外，有的患者还出现脊柱后侧凸、鸡胸等胸廓畸形。骨质疏松症患者受轻微的外力就易发生骨折。其骨折发生的特点是在扭转身体、持重物、跌坐等日常活动中，没有较大外力作用的情况下可发生骨折。骨折发生的部位比较固定，好发部位为胸腰段椎体、桡骨远端、股骨上段、踝关节等。骨质疏松症发生胸、腰椎椎体压缩性骨折后导致脊椎后凸、胸廓畸形，可引起呼吸系统功能障碍，肺活量和最大换气量减少，小叶型肺气肿发病率增加。胸廓严重畸形的病例，上叶前区域小叶型肺气肿的发病率可达到40%。

骨质疏松症以骨量减少为主要特征，所以，骨密度的测定成为诊断的主要手段，其他如病史调查、生化检验等也可为诊断及鉴别诊断提供依据。骨密度的测定由于所使用的仪器及方法不同，检测部位也有所区别，如单光子骨密度仪检测桡骨骨密度；超声骨密度仪一般检测胫骨和跟骨骨密度；双能X线骨密度仪可测量全身骨密度，目前常用以检测腰椎、股骨近端等部位。世界卫生组织标准（1994年），测得骨密度（BMD）与同性别峰值骨密度$-n$倍标准差相等：若$n \leq 1$为正常骨密度；$1 < n \leq 2.5$为骨量减低；$n > 2.5$为骨质疏松症；$n > 2.5$且伴有骨折，为严重骨质疏松症。

中华医学会骨质疏松和骨矿盐疾病分会拟定的《原发性骨质疏松症诊治指南（2011年）》诊断标准：①在没有外伤或轻微外伤情况下发生脆性骨折，即可诊断为骨质疏松症；②基于骨密度测量的诊断标准：目前通行可靠的方法是双能X线吸收法（DXA），检测结果与同性别、同种族峰值骨量比较，其标准偏差（T值）$\geq -1.0SD$为正常；$-2.5SD < T < -1.0SD$为骨量减少；$\leq -2.5SD$为骨质疏松；$\leq -2.5SD$，同时伴有骨折者为严重骨质疏松。X线平片：主要表现为骨密度减低，骨小梁减少、变细、分支消失，脊椎骨小梁以水平方向的吸收较快，进而纵行骨小梁也被吸收，残留的骨小梁稀疏排列呈栅状。实验室检查：骨质疏松症伴有骨折的患者，血清钙低于无骨折者，而血清磷高于无骨折者。如伴有软骨病，血磷、血钙偏低，碱性磷酸酶增高。尿磷、尿钙检查一般无异常发现。目前常用骨代谢转换指标：①骨形成指标：血清Ⅰ型原胶原氨基端前肽（PINP）、血清骨钙素（OC）；②骨吸收指标：血清Ⅰ型胶原交联羧基末端肽（S-CTX）、血清抗酒石酸酸性磷酸酶（TRACP）等。

## 【辨证分型】

1.肾虚精亏　肾阳虚者腰背疼痛，腿膝酸软，受轻微外力或未觉明显外力可出现胸、腰椎压缩骨折。驼背弯腰，身高变矮，畏寒喜暖，小便频多且夜尿多。肾阴虚者除有腰背疼痛，腿膝酸软，易发生骨折等症状外，常有手足心热，咽干舌燥。

2.正虚邪侵　骨痛，腰背疼痛，腿膝酸软，易发生骨折。由其他疾病继发或药物因素诱发本病的，兼有原发疾病症状和诱发本病药物的并发症。

3.先天不足　青少年期以背部下端、髋部和足部的隐痛开始，逐渐出现行走困难。常见膝关节、踝关节痛和下肢骨折。胸腰段脊柱后凸、后侧凸，鸡胸。头到耻骨与耻骨到足跟的比小于1.0，身高变矮，长骨畸形，跛行。最终胸廓变形可影响心脏和呼吸。成人期以腰背疼痛为主，脊椎椎体压缩性骨折，楔形椎、鱼椎样变形，轻者累及1～2个椎体，重者累及整个脊椎椎体。日久则脊椎缩短。除脊椎椎体外，肋骨、耻骨、坐骨骨折也可发生。

**【鉴别诊断】**

1.骨软化症　其特点为骨质钙化不良，骨样组织增加，骨质软化，因而脊椎、骨盆及下肢长骨可能产生各种压力畸形和不全骨折，骨骼的自发性疼痛、压痛出现较早并且广泛，以腰痛和下肢疼痛为甚。全身肌肉多无力，少数患者可发生手足抽搐。X线片可见骨质广泛疏松；压力畸形如驼背、脊柱侧弯、髋内翻、膝内翻、膝外翻、长骨弯曲；假骨折线（称Milkman线或Looser线）；横骨小梁消失，纵骨小梁纤细，骨皮质变薄；不发生骨膜下骨皮质吸收。实验室检查：血钙、磷较低而碱性磷酸酶则升高。

2.多发性骨髓瘤　临床表现主要为贫血、骨痛、肾功能不全、出血、关节痛。由于骨髓瘤细胞在骨髓腔内无限增生，分泌破骨细胞活动因子，促使骨质吸收，引起弥漫性骨质疏松或局限性骨质破坏，因此骨骼疼痛是早期主要症状，开始时骨痛轻微，随病情发展而逐渐加重。骨骼病变多见于脊椎、颅骨、锁骨、肋骨、骨盆、肱骨及股骨近端，常见的疼痛部位在腰背部，其次是胸廓和肢体。骨质破坏处可引起病理性骨折，多发生于肋骨、下胸椎和上腰椎，如多处肋骨及脊椎骨折可引起胸廓和脊柱畸形。X线片可见脊柱、肋骨和骨盆等处弥漫性骨质疏松；溶骨病变常见于颅骨、骨盆、脊椎、股骨、肱骨头、肋骨。可出现单发，也可出现多发，呈圆形、边缘清楚如钻凿状的骨质缺损阴影；病理性骨折，以肋骨和脊柱最为常见，脊椎可呈压缩性骨折。实验室检查：骨髓象呈增生性反应，骨髓中出现大量骨髓瘤细胞，此为最主要的诊断依据，一般应超过10%，且其形态异常。高球蛋白血症，主要为“M”成分球蛋白血症或凝溶蛋白尿的表现。

3.原发性甲状旁腺功能亢进症　是由于甲状旁腺腺瘤、增生肥大或腺癌所引起的甲状旁腺激素分泌过多，发病年龄以20～50岁较多见，女性多于男性。临床表现为高血钙、低磷血症。如消化系统症状可见胃纳不佳、腹胀、恶心、呕吐、便秘等；肌肉可出现四肢肌肉松弛，张力减退；泌尿系统可出现尿中钙、磷排泄增多，尿结石发生率高，患者多尿、口渴、多饮；骨骼系统症状有骨痛，背部、脊椎、胸肋骨、髋部、四肢伴有压痛，逐渐出现下肢不能支持重量，行走困难，病久后出现骨骼畸形，身长缩短，可有病理性骨折。X线片可见骨膜下皮质吸收、脱钙，弥漫性骨质疏松，骨囊性变；全身性骨骼如骨盆、颅骨、脊柱或长、短骨等处的脱钙、骨折、畸形等改变；指骨内侧骨膜下皮质吸收，颅骨斑点状脱钙，牙槽骨板吸收和骨囊肿形成均为本病的好发病变。实验室检查：本病患者早期血钙大多增高，平均在2.2～2.7mmol/L，对诊断很有意义；血磷多数低于1.0mmol/L；90%患者的血清免疫活性甲状旁腺激素（IPTH）明显高于正常值；尿钙增多。

4.成骨不全症　本病有家族遗传史，高达50%左右。由于周身骨胶原组织缺乏，成骨细胞数量不足，软骨成骨过程正常，钙化正常，致使钙化软骨不能形成骨质，因此骨皮质菲薄，骨质脆弱。由于该病患者的巩膜变薄，透明度增加，使脉络膜色素外露而出现蓝巩膜；因听骨硬化，不能传达音波，而出现耳聋。

**【治疗】**

1. 肾虚精亏　治以补肾填精。方用左归丸加淫羊藿、鹿衔草；或用中成药骨疏康、仙灵骨葆、骨松宝等。

2. 正虚邪侵　治以扶正固本。方用鹿角胶丸，方中虎骨改用代用品。治疗须考虑继发疾病的病因，审因而治。

3. 先天不足　治以填精养血，助阳益气。方用龟鹿二仙胶汤。治疗亦需考虑患者的年龄、性别、原发病病因等辨证施治。由于骨质疏松时骨骼蛋白质和钙盐均有损失，故应适量补充饮食中的蛋白质、钙盐，以及维生素D、维生素C。鼓励患者做适当的体力活动，以刺激成骨细胞活动，有利于骨质形成。如为继发性或特发性骨质疏松症，在治疗时还需针对原发疾病进行治疗。

**【护理】**

骨质疏松症的预防，要注意饮食营养，加强体育锻炼，增强体质，以减少发生骨质疏松症的机会。重视绝经后和随年龄增大而发生的骨量丢失。对已患骨质疏松症的老年人还应加强陪护，预防发生骨折。对绝经后妇女和老年人注意饮食调养以保证足量的钙、蛋白质和维生素的摄入。体育锻炼对于骨量的积累及减少发病极其有益，并有利于提高机体素质。

## 第十三节　骨　肿　瘤

骨肿瘤包括原发性骨肿瘤、继发性骨肿瘤及瘤样病变等。骨肿瘤来源于骨基本组织和骨附属组织。骨基本组织指软骨、骨、骨膜、髓腔纤维组织等；骨附属组织指骨内的神经、血管、骨髓等。骨肿瘤虽有良性或恶性性质之分，但并非截然分开，有些肿瘤表现为良性与恶性之间的中间型性质，故有“相对恶性”与“低度恶性”之称谓。一般为单发，也有多发者，如骨软骨瘤、软骨瘤、骨髓瘤等。唐代孙思邈著《千金要方》将肿瘤分为7种类型：“瘿瘤及骨瘤、脂瘤、石瘤、脓瘤、血瘤或息肉。”说明中医学对骨肿瘤早已有所认识，骨肿瘤的命名常与来源部位、构成肿瘤的主要细胞联系起来。骨肿瘤虽不是常见骨疾病，但恶性骨肿瘤对人体生命危害极大，值得重视。

## 【病因病机】

1.正虚邪侵　体质强弱与本病的发生、发展、预后有着密切关系。正虚体弱，腠理不密，脏腑脆弱，脏腑功能失常，气虚血亏，气血不和，气血壅塞，结聚成瘤。

2.气滞血瘀　气血瘀滞，经络阻隔，蕴结日久，骨与气并，日以增大，凝结成块。

3.肾虚精亏　明代薛己《外科枢要·卷三》曰："若伤肾气，不以荣骨而为肿者，其自骨肿起，按之坚硬，名曰骨瘤。"先天禀赋不足，髓不养骨，或秉承遗传，易生骨肿瘤；女子七七，任脉虚，男子八八，天癸竭，肾虚精亏，营卫失调，气血不和，肾气精血俱衰，不以荣骨，骨瘤乃发。人体本身的内因是骨肿瘤发生的一个重要原因，如某些胚性细胞错置，未能正常发育，长期保持静止状态，一旦受到某些因素刺激，便迅速生长，形成骨肿瘤。有些骨肿瘤的发生与损伤有关，有些与感染有关，人体长期接受大量放射性物质亦可滋生本病。

## 【分类】

骨肿瘤分类方法有多种。

1.根据肿瘤的病灶来源分类　分为原发性与继发性。①原发性骨肿瘤来源于骨、软骨、造血组织或骨髓、纤维组织、脉管、脂肪、神经、脊索、上皮等，或来源未定。原发性骨肿瘤的分类，主要是根据肿瘤组织的形态结构进行的，特别是根据肿瘤细胞所显示的分化类型及所产生的细胞间物质类型进行的。②继发性骨肿瘤即转移瘤，其原发瘤多为癌，几乎所有癌皆可转移至骨，仅少数为肉瘤、神经母细胞瘤。

2.根据组织来源与分化程度和肿瘤的性质分类。

## 【诊查要点】

骨肿瘤的诊断需详细询问病史，了解局部和全身症状，进行体格检查，掌握有关体征，同时通过X线检查、实验室检查、病理组织检查，全面分析病情资料，作出诊断。骨肿瘤无论良性或恶性，早期全身症状一般不明显。良性骨肿瘤主要表现为局部症状，舌、脉多无明显变化。恶性骨肿瘤后期出现全身衰弱，食欲不振，形体消瘦，精神萎靡，神疲乏力，面色苍白，甚至出现形如枯槁，脉沉细而虚，气血两虚者舌淡苔薄，阴虚火旺者舌红无苔，气滞血瘀者舌紫苔黄。多数骨肿瘤有各自的好发部位。如骨肉瘤好发于长骨干骺端，而且多见于股骨下端及胫骨上端；尤因肉瘤好发于长骨干骺部、骨干部及骨盆；骨巨细胞瘤好发于四肢长骨的骨端，而且发生于股骨的远端多于近端，发生于胫骨的近端多于远端；骨转移性肿瘤发生在骨盆最多。发病部位也是诊断肿瘤的一个重要方面。发病年龄对骨肿瘤诊断也有参考价值。如尤因肉瘤发病年龄在20岁以内者达90%以上；骨肉瘤发病年龄在10～20岁占47.5%，20～30岁占28.7%，说明该病以青少年多见。病程对诊断骨肿瘤为良性或恶性有重要参考价值。一般良性骨肿瘤发病病程长，进展速度慢；恶性骨肿瘤发病病程短，进展速度快。大多数良性肿瘤患者疼痛表现不明显，但恶性骨肿瘤患者疼痛则是表现最早的症状，开始较轻，尚有间歇，随着病情的发展，呈进行性加剧，且难以忍受，大多数恶性肿瘤夜间疼痛加剧，有时可沿周围神经走向出现放射性疼痛。检查时应注意肿物的部位、大小、硬度、活动度，边界是否清楚，有无搏动感。良性骨肿瘤肿块一般呈膨胀性，硬度如骨样，边界清楚，无活动度；恶性肿瘤的骨外形一般不膨胀，周围软组织可见肿胀，肿块硬度不如良性骨肿瘤，边界不清楚，有些血管丰富的恶性骨肿瘤晚期当骨质有破坏时可扪及搏动，有时还能听到血管杂音，肿块推之不活动。骨肿瘤早期一般无明显的功能障碍。良性骨肿瘤晚期，有些出现病理骨折或发生恶性变后，可有功能障碍，接近关节的骨肿瘤随着肿瘤发展可出现功能障碍；恶性骨肿瘤发展迅速，会出现不同程度的功能障碍。实验室检查：良性骨肿瘤患者的血、尿、骨髓检查一般都正常。恶性骨肿瘤可出现红细胞沉降率加快，晚期大多数出现贫血。骨髓瘤患者40%～60%可有Bence-Jones蛋白尿，骨髓穿刺都可见到骨髓瘤细胞，其数量超过5%～10%，当数量超过20%时，并见异型浆细胞，浆细胞呈小团状。骨肉瘤、成骨性转移瘤因形成大量新生骨，所以碱性磷酸酶数值增高。X线检查：X线检查对诊断骨肿瘤是一项重要手段，检查结果是诊断的重要依据。一般来说，良性骨肿瘤的阴影比较规则，密度均匀，外围边界整齐，轮廓比较清楚，骨膜无反应性阴影，软组织内也无阴影，溶骨型骨皮层的变薄和膨胀征象，是良性骨肿瘤的一个特征；恶性骨肿瘤阴影多不规则，密度不均匀，边界不整齐，轮廓不清楚，骨皮层呈不规则破坏，无膨胀征象，多有骨膜反应，骨膜反应是恶性骨肿瘤的一个特征，可表现为考特曼（Codman）三角阴影、葱皮样阴影或放射状阴影，软组织有肿胀阴影。同位素骨扫描虽然不能确诊良、恶性肿瘤，但它可发现多发病灶，并且早于X线片，有助于早期诊断。病理组织检查：病理组织检查在骨肿瘤诊断中占有很重要的位置，但不能单凭病理组织检查结果就确定骨肿瘤的诊断，必须结合病史、症状、体征、实验室检查、X线检查等综合分析加以诊断。

骨肿瘤的外科分级

1.骨肿瘤分期良性骨肿瘤分为：①潜隐性；②活动性；③侵袭性。恶性骨肿瘤分为如下。Ⅰ低度：无转移。A间室内；B间室外。Ⅱ高度：无转移。A间室内，如骨内、关节内、肌间隔内；B间室外，侵及邻近组织。Ⅲ低度或高度：有转移。任何部位。

2.骨肿瘤的外科分级GTM系统

（1）肿瘤性质（G）。①G0属良性。细胞分化好。X线显示边缘清晰。可向软组织侵蚀，包膜完整。无转移。②G1属低度恶性。核分裂少，细胞分化中等。X线显示侵蚀。生长慢，可向囊外生长。偶有转移。③G2高度恶性。核分裂多见，分化差。X线显示侵蚀破坏。生长快，症状明显。有转移。

（2）肿瘤部位（T）。①依据肿瘤分布，T0局限于囊内。②T1：在间室内。③T2：在间室外。

（3）转移（M）。包括局部及远隔转移。①M0：无转移。②M1：有转移。GTM系统对骨肿瘤治疗方案的选择提供方便，但目前只适用于骨骼肌肉系统中起源于中胚层结缔组织肿瘤的分级。不适用于淋巴瘤、白血病、骨髓瘤、转移癌等。

## 【鉴别诊断】

1.先天性发育异常引起的骨病变　先天性发育异常引起的骨病变，也有肿块形成，但当骨骺线闭合以后，肿块不再发展。

2.内分泌紊乱引起的骨病变　如甲状旁腺功能亢进，表现为多发性骨囊样变，需与骨巨细胞瘤、骨囊肿等相区别，前者血清钙高、磷低，血清碱性磷酸酶高。

3.原因不明的骨病变　如畸形性骨炎是多发的骨骼变形疾病，骨小梁呈镶嵌结构，颅骨肥厚，头颅增大，受累骨干不规则肥厚，血清碱性磷酸酶明显增高。

4.感染性骨疾病　化脓性骨髓炎出现高热、白细胞增多等急性感染症候，血培养常为阳性，脓肿可破溃流出死骨，脓液可培养出致病菌。骨关节结核早期出现低热、盗汗等阴虚内热症状，局部可出现寒性脓肿，X线片可见骨关节面破坏。

5.外伤引起的病变　如骨化性肌炎，主要表现为受伤骨骼周围的肌腱、韧带钙化，关节功能受限，骨骼除日久失用性骨质疏松外，无其他明显改变；疲劳骨折，有过度的局部劳累史，局部疼痛但不剧烈。X线片显示骨折线，骨折端多有硬化，骨质其他方面无变化。

## 【治疗】

1.中药治疗　对于增强体质、改善脏腑功能、调补气血、补正祛邪、行气活血均起到一定的作用。正虚邪侵，治宜补正祛邪，可选八珍汤、十全大补汤；气滞血瘀者治宜行气活血化瘀，方用桃红四物汤加枳壳、木香、香附等药；肾虚精亏者，治宜补肾填精，方用左归丸。临床实践中应用半枝莲、白花蛇舌草、山慈菇、姜黄、三棱、莪术等对骨肿瘤有一定疗效。还可根据证候加以辨证施治。

2.手术治疗　良性骨肿瘤可选用刮除术、切除术，根据情况加植骨术；恶性肿瘤未波及周围软组织时，可选用瘤段切除灭活再植术、瘤段切除人工假体植入术；恶性肿瘤病情严重者，可选用截肢术。

3.放射治疗　放射治疗的有效作用在于组织的吸收量，对有些肿瘤较敏感，如原发性骨恶性淋巴瘤、血管瘤、动脉瘤样骨囊肿；对有些肿瘤中度敏感，如骨巨细胞瘤等；对有些肿瘤不敏感，如骨肉瘤等。因此，放射治疗可用于敏感肿瘤，对于中度敏感的肿瘤应作为辅助治疗，对于不敏感者只能用大剂量作为辅助治疗。放射治疗的禁忌证：晚期恶性肿瘤出现恶病质患者；肿瘤所在脏器穿孔时或合并大量积液时；急性炎症及心力衰竭未控制时；肺功能严重不全时，不做肺大面积照射；血小板或白细胞过低者。

4.化学药物治疗　化学药物治疗恶性肿瘤，不仅对局部肿瘤有效，对周身多发或转移病灶也起作用。根据作用机制分为干扰核酸合成的药物、干扰蛋白质合成的药物、直接与DNA结合影响其结构和功能的药物、通过改变机体激素状况而起作用的药物等四大类。某些药物对增殖全周期都起作用，有些药物只对瘤细胞增殖周期中的一个期敏感，因此结合肿瘤细胞增殖动力学知识选择应用药物可以提高疗效，如干扰核酸合成的药物对DNA合成期细胞较敏感，长春碱类药物对有丝分裂期细胞敏感，烷化剂、抗肿瘤抗生素及金属药对整个增殖周期中的细胞均有杀灭作用。

5.免疫疗法　免疫疗法是用免疫学的方法使机体产生免疫反应，用来遏制肿瘤细胞的生长。在肿瘤治疗中应用比较广泛的免疫疗法为非特异性的，采用卡介苗及短小棒状杆菌在治疗白血病及黑色素瘤时有一定疗效。单克隆抗体治疗肿瘤显示出广阔前景。

## 【护理】

增强体质，提高抗病能力。避免外伤，外伤后需及时正确地处理，有些肿瘤与外伤未及时处理或处理不当有关。骨肿瘤无论良性或恶性，宜早诊断、早治疗，有些良性肿瘤有可能发生恶性变。对于恶性骨肿瘤，早诊断，早治疗，效果要好得多。对于并发病理性骨折的患者要用石膏外固定，避免加重损伤，又可减轻疼痛，争取修复。晚期恶性骨肿瘤患者往往全身情况很差，应注意饮食调养，清洁卫生。若久病卧床不起者，应注意防止发生压疮，对止痛药的应用要防止吗啡类、哌替啶等药物成瘾，可与其他止痛药交替使用。

（奚海翔、曹　磊）

# 第十一章　心血管疾病

## 第一节　概　　述

《灵枢·邪客》云："心者，五脏六腑之大主也，精神之所舍也。其脏坚固，邪弗能容也。容之则心伤，心伤则神去，神去则死矣。"心为"君主之官"，位于胸中，两肺之间，隔膜之上。心是人体生命活动的主宰，在五脏六腑中居于首要地位，统摄、协调其他脏腑的生理活动。心主血脉，藏神明，其华在面，开窍于舌，与小肠相表里。心的阴阳气血是心进行生理活动的基础。心气心阳主要推动血液运行（主血脉），心阴心血则可濡养心神（主神志）。心的病理表现主要是血脉运行的障碍和情志思维活动的异常。心的病理性质主要有虚、实两个方面，虚证为气血阴阳的亏损，实证为痰、饮、火、瘀等阻滞。正虚邪扰，血脉不畅，心神不宁，则为心悸；寒、痰、瘀等邪痹阻心脉，胸阳不展，则为胸痹；气虚至竭、血瘀日甚、瘀血化水，则为心衰；阳盛阴衰，阴阳失调，心肾不交则为不寐。临床上，根据心的生理功能和病机变化特点，将心悸、胸痹心痛、心衰、不寐归属为心系病证范畴。

心系病证的诊断主要采取四诊合参，同时结合现代医学诊疗技术，如实验室检查、影像学检查等，获取相关信息明确诊断，并辨证论治。心系疾病治疗当辨清虚实，分清标本缓急，治疗心之虚证有益气、养血、滋阴、温阳诸法，治疗心之实证有化瘀、豁痰、利水、宁心、通络诸法。临床上，心系病证常虚实夹杂，心之虚、实病证兼夹为患，故当以病机为要，灵活运用。

## 第二节 心　悸

心悸，是指患者自觉心中悸动，惊惕不安，甚则不能自主的一种病证，临床一般多呈发作性，每因情志波动或劳累过度而发作，且常伴胸闷、气短、失眠、健忘、眩晕、耳鸣等症。病情较轻者为惊悸，病情较重者为怔忡，可呈持续性。西医学中各种原因引起的心律失常以及心功能不全等，以心悸为主症者，可参照本病辨证论治。

《黄帝内经》虽无心悸或惊悸、怔忡之病名，但已认识到心悸的病因有宗气外泄，心脉不通，突受惊恐，复感外邪等。如《素问·平人气象论》云："乳之下，其动应衣，宗气泄也。"《素问·举痛论》云："惊则心无所倚，神无所归，虑无所定，故气乱矣。"《素问·痹论》亦云："脉痹不已，复感于邪，内舍于心"，"心痹者，脉不通，烦则心下鼓"。心悸的病名，首见于东汉·张仲景的《金匮要略·惊悸吐衄下血胸满瘀血病脉证治》和《伤寒论·辨太阳病脉证并治》，称之为"心动悸""心下悸""心中悸"及"惊悸"等，并认为其主要病因有惊扰、水饮、虚劳及汗后受邪等，提出了基本治则，并以炙甘草汤等为治疗心悸的常用方剂。元·朱丹溪认为心悸的发病应责之虚与痰，如《丹溪心法·惊悸怔忡》云："惊悸者血虚，惊悸有时，以朱砂安神丸"；"怔忡者血虚，怔忡无时，血少者多，有思虑便动，属虚；时作时止者，痰因火动"。明·虞抟《医学正传·惊悸怔忡健忘证》云："怔忡者，心中惕惕然动摇而不得安静，无时而作者是也；惊悸者，蓦然而跳跃惊动，而有欲厥之状，有时而作者是也。"对惊悸、怔忡的区别与联系有详尽的描述。明·张介宾在《景岳全书·怔忡惊恐》中认为怔忡由阴虚劳损所致。清·王清任重视瘀血内阻导致心悸怔忡，《医林改错》中记载了用血府逐瘀汤治疗每多获效。

### 【病因病机】

心悸的发生多因体质虚弱、饮食劳倦、七情所伤、感受外邪及药食不当等，以致气血阴阳亏损，心神失养，心主不安，或痰、饮、火、瘀阻滞心脉，扰乱心神。

1.体虚劳倦　禀赋不足，素体虚弱；或久病伤正，耗损心之气阴；或劳倦太过伤脾，生化之源不足，致气血阴阳亏损，脏腑功能失调，心神失养，发为心悸。如《丹溪心法·惊悸怔忡》所言："人之所主者心，心之所养者血，心血一虚，神气不守，此惊悸之所肇端也。"

2.七情所伤　平素心虚胆怯，突遇惊恐，忤犯心神，心神动摇，不能自主而发心悸。《济生方·惊悸论治》云："惊悸者，心虚胆怯之所致也。"长期忧思不解，心气郁结，阴血暗耗，不能养心而心悸；或化火生痰，痰火扰心，心神失宁而心悸。此外，大怒伤肝，大恐伤肾，怒则气逆，恐则精却，阴虚于下，火逆于上，动撼心神亦可发为惊悸。

3.感受外邪　风、寒、湿三气杂至，合而为痹。痹证日久，复感外邪，内舍于心，痹阻心脉，心血运行受阻，发为心悸。或风寒湿热之邪，由血脉内侵于心，耗伤心气心阴，亦可引起心悸。温病、疫毒均可灼伤营阴，心失所养，或邪毒内扰心神，如春温、风温、暑温、白喉、梅毒等病，往往伴见心悸。

4.药食不当　嗜食醇酒厚味、煎炸炙煿，蕴热化火生痰，痰火上扰心神则为悸。正如清·吴澄《不居集·怔忡惊悸健忘善怒善恐不眠》云："心者，身之主，神之舍也。心血不足，多为痰火扰动。"或因药物过量或毒性较剧，耗伤心气，损伤心阴，引起心悸。如中药附子、乌头、雄黄、蟾酥、麻黄等，西药锑剂、洋地黄、奎尼丁、阿托品、肾上腺素等，或补液过快、过多等。

心悸病位在心，与肝、脾、肾、肺等脏腑关系密切，病机不外乎气血阴阳亏虚，心失所养，或邪扰心神，心神不宁。如心之气血不足，心失滋养，搏动紊乱；或心阳虚衰，血脉瘀滞，心神失养；或肾阴不足，不能上制心火，水火失济，心肾不交；或肾阳亏虚，心阳失于温煦，阴寒凝滞心脉；或肝失疏泄，气滞血瘀，心气失畅；或脾胃虚弱，气血乏源，宗气不行，血脉凝留；或脾失健运，痰湿内生，扰动心神；或热毒犯肺，肺失宣肃，内舍于心，血运失常；或肺气亏虚，不能助心以治节，心脉运行不畅，均可引发心悸。

心悸的病理性质主要有虚实两方面。虚者为气、血、阴、阳亏损，使心失滋养，而致心悸；实者多由痰火扰心，水饮上凌或心血瘀阻，气血运行不畅所致。虚实之间可以相互夹杂或转化。实证日久，病邪伤正，可分别兼见气、血、阴、阳之亏损，而虚证也可因虚致实，兼见实证表现。临床上阴虚者常兼火盛或痰热；阳虚者易夹水饮、痰湿；气血不足者，易兼气血瘀滞。心悸初起以心气虚为常见，可表现为心气不足，心血不足，心脾两虚，心虚胆怯，气阴两虚等证。病久阳虚者则表现为心阳不振，脾肾阳虚，甚或水饮凌心之证；阴虚血亏者多表现为肝肾阴虚，心肾不交等证。若阴损及阳，或阳损及阴，可出现阴阳俱损之候。若病情恶化，心阳暴脱，可出现厥脱等危候。

## 【诊断和鉴别诊断】

1.诊断

（1）中医诊断标准。参考中华中医药学会发布《中医内科常见病诊疗指南》（ZYYXH/T19-2008）。自觉心中跳动，惊慌不安，不能自主，可见结脉、代脉、促脉等脉象。常有情志刺激、惊恐、紧张、劳倦、烟酒、咖啡、浓茶等诱发因素。

（2）西医诊断标准。参考2014年欧洲心律协会（EHRA）、美国心律学会（HRS）和亚太心脏节律学会（APHRS）联合发布"室性心律失常专家共识"。

室性早搏是自动型异位心律中最常见的一种，它的发生原理多样，临床主要依靠心电图诊断，室性早搏主要的心电图改变包括以下几点：①提前出现的QRS-T波群，其前无P波。②QRS-T波群形状错综复杂，QRS时间多在0.12秒以上。③几乎全部都有完全的代偿间歇。

2. 鉴别诊断

（1）惊悸与怔忡。心悸可分为惊悸与怔忡。惊悸发病，多与情绪因素有关，可由骤遇惊恐，忧思恼怒，悲哀过极或过度紧张而诱发，多为阵发性，病来虽速，病情较轻，实证居多，可自行缓解，不发时如常人。怔忡多由久病体虚，心脏受损所致，无精神等因素亦可发生，常持续心悸，心中惕惕，不能自控，活动后加重，多属虚证，或虚中夹实。病来虽渐，病情较重，不发时亦可兼见脏腑虚损症状。惊悸日久不愈，亦可形成怔忡。

（2）奔豚。奔豚发作之时，亦觉心胸躁动不安，乃冲气上逆，发自少腹。《难经·五十六难》云："发于小腹，上至心下，若豚状，或上或下无时"，称之为肾积。

## 【治疗方法】

1. 中药汤剂口服

（1）心虚胆怯证。

辨证：心悸，善惊易恐，坐卧不安，如恐人将捕之，多梦易醒，恶闻声响，食少纳呆。苔薄白，脉细略数或细弦。

治法：镇惊定志，养心安神

推荐方药：安神定志丸加减。人参、茯苓、远志、石菖蒲、茯神、龙齿（先煎）、天冬、生地黄、熟地黄、五味子、肉桂等。或具有同类功效的中成药（包括中药注射剂）。

（2）气阴两虚证。

辨证：心悸，气短，体倦乏力，少寐多梦，心烦，自汗盗汗，口干。舌质红少苔，脉细数无力。

治法：益气养阴，安神定志

推荐方药：生脉散加味。人参、麦门冬、五味子、黄精、百合、天门冬、生地、茯神、远志、石菖蒲、龙齿（先煎）、炙甘草等。或具有同类功效的中成药（包括中药注射剂）。

（3）心脾两虚证。

辨证：心悸气短，头晕乏力，面色不华，腹胀纳呆。舌淡苔薄白，脉细弱结代。

治法：健脾养心，安神定志

推荐方药：归脾汤加减。党参、黄芪、当归、龙眼肉、白术、茯神、远志、木香、炒枣仁、石菖蒲、浮小麦、炙甘草等。或具有同类功效的中成药（包括中药注射剂）。

（4）心阳不振证。

辨证：心悸不安，胸闷气短，动则尤甚，形寒肢冷，面色苍白。舌淡苔白，脉象虚弱或沉细无力。

治法：温补心阳，安神定悸

推荐方药：桂枝甘草龙骨牡蛎汤合参附汤加减。桂枝、附子（先煎）、龙骨、牡蛎、人参、黄芪、麦冬、炙甘草等。或具有同类功效的中成药（包括中药注射剂）。

（5）痰火扰心证。

辨证：心悸，呕恶，口苦尿赤，痰多气短。舌暗红苔黄腻，脉滑数。

治法：清热化痰，宁心安神

推荐方药：黄连温胆汤加味。黄连、半夏、陈皮、茯苓、枳实、竹茹、丹皮、郁金、远志、石菖蒲、焦山楂、全瓜蒌、胆星等。或具有同类功效的中成药（包括中药注射剂）。

（6）气滞血瘀证。

辨证：心悸、胸闷，胸痛阵发，痛无定处，时欲太息，遇情志不遂时容易诱发或加重，或兼有脘胀闷，得嗳气或失气则舒。苔薄或薄腻脉细弦。

治法：理气活血，解郁安神

推荐方药：血府逐瘀汤加减。柴胡、当归、生地、牛膝、桔梗、赤芍、桃仁、红花、川芎、枳壳、酸枣仁、鸡血藤、丹参等。方药中可酌加养心安神药物，如：柏子仁、灵芝、夜交藤、远志、合欢皮（花）、龙骨、牡蛎等。或具有同类功效的中成药（包括中药注射剂）。

2. 中医适宜技术

（1）心虚胆怯证。

a. 针灸。选穴：内关、神门、郄门、厥阴俞、膻中、心俞、胆俞。操作：毫针刺，平补平泻。每天1次，10次一个疗程。

b. 耳针。选穴：交感、神门、心、脾、肝、胆、肾。方法：每次选4～5穴，轻刺激。或用揿针或王不留行籽贴耳穴。

c. 中药泡洗技术。根据患者证候特点选用镇惊定志，养心安神中药或随证加减，煎煮后洗按足部，每天1～2次，每次15～30分钟，水温宜小于42°C，浸泡几分钟后，再逐渐加水至踝关节以上，水温不宜过高，以免烫伤皮肤。

d. 饮食疗法。宜进食安神定志的食品，如红枣、莲子、桂圆、百合、小麦、糯米等。食疗方：桂圆莲子粥。

（2）气阴两虚证。

a.针灸。选穴：内关、神门、郄门、厥阴俞、膻中、足三里、关元、三阴交。操作：毫针刺，平补平泻。每天1次，10次一个疗程。

b.耳针。选穴：交感、神门、心、脾、肝、胆、肾。方法：每次选4～5穴，轻刺激。或用揿针或王不留行籽贴耳穴。

c.中药泡洗技术。根据患者证候特点选用益气养阴，安神定志中药或随证加减，煎煮后洗按足部，每天1～2次，每次15～30分钟。

d.饮食疗法。宜进食益气养阴的食品，如红枣、莲子、桂圆、山药、黑木耳、瘦肉、鱼肉等。食疗方：皮蛋瘦肉粥、桂圆山药羹。

（3）心脾两虚证。

a.针灸。选穴：内关、神门、郄门、厥阴俞、膻中、心俞、脾俞。操作：毫针刺，平补平泻。每天1次，10次一个疗程。

b.耳针。选穴：交感、神门、心、脾、肝、胆、肾。方法：每次选4～5穴，轻刺激。或用揿针或王不留行籽贴耳穴。

c.中药泡洗技术。根据患者证候特点选用健脾养心，安神定志中药或随证加减。

d.饮食疗法。宜进食养心健脾的食品，如桂圆、瘦肉、茯苓、薏米、红豆、山药、银耳、莲子、大枣等。食疗方：山药瘦肉汤、猪心大枣汤。

（4）心阳不振证。

a.针灸。选穴：内关、神门、郄门、厥阴俞、膻中、肾俞、太溪、大陵。操作：毫针刺，平补平泻。每天1次，10次一个疗程。

b.耳针。选穴：交感、神门、心、脾、肝、胆、肾。方法：每次选4～5穴，轻刺激。或用揿针或王不留行籽贴耳穴。

c.中药泡洗技术。根据患者证候特点选用温补心阳，安神定悸中药或随证加减。

d.饮食疗法。宜进食温补阳气的食品，如黄牛肉、羊肉、虾、韭菜等。食疗方：韭菜白米虾。

（5）痰火扰心证。

a.针灸。选穴：内关、神门、郄门、厥阴俞、膻中。操作：毫针刺，平补平泻。每天1次，10次一个疗程。

b.耳针。选穴：交感、神门、心、脾、肝、胆、肾。方法：每次选4～5穴，轻刺激。或用揿针或王不留行籽贴耳穴。

c.中药泡洗技术。根据患者证候特点选用清热化痰，宁心安神中药或随证加减。

d.饮食疗法。宜食清热化痰、宁心定悸的食品，如荸荠、马齿苋、芹菜、菊叶、莲子芯、西瓜等。忌韭菜、小茴香、桂皮等助热生痰之品。食疗方：银耳莲子汤。

（6）气滞血瘀证。治法：理气活血，解郁安神

a.针灸。选穴：内关、神门、郄门、厥阴俞、膻中、气海、血海、膈俞、心俞。操作：毫针刺，平补平泻。每天1次，10次一个疗程。

b.耳针。选穴：交感、神门、心、脾、肝、胆、肾。方法：每次选4～5穴，轻刺激。或用揿针或王不留行籽贴耳穴。

c.中药泡洗技术。根据患者证候特点选用理气活血，解郁安神中药或随证加减。

d.饮食疗法。进食行气解郁，活血化瘀的食品，如：山楂、大白菜、芹菜、白萝卜、生姜、大蒜等。食疗方：白萝卜丝汤。

3.以下中医医疗技术适用于所有证型。

（1）穴位注射疗法。

取穴：内关（双）、神门（双）。

药物：用维生素$B_1$或维生素$B_{12}$注射液，每穴注射0.5ml。

方法：穴位常规消毒，选用5ml或1ml注射器。针尖垂直刺入内关（双）、神门（双）穴，上下提插2～3次，有酸胀感后，每穴注入维生素$B_1$或维生素$B_{12}$注射液，每穴注射0.5ml。隔日1次，3次为一个疗程。

（2）推拿疗法：取穴上脘、中脘、下脘、神厥、关元、足三里、阳陵穴等。每天1次，12天一个疗程。

（3）八段锦：每天1次，12天一个疗程。

**【护理】**

（1）饮食调理：忌食辛辣刺激性食品，忌肥甘厚腻之品。戒烟忌酒，限制茶、咖啡等饮品。

（2）情志调理：重视情志护理，避免情志刺激。

## 第三节　胸　　痹

胸痹，是以胸部闷痛，甚则胸痛彻背，喘息不得卧为主症的疾病，轻者仅感胸闷如窒，呼吸欠畅，重者则有胸痛，严重者心痛彻背，背痛彻心。真心痛，是胸痹进一步发展的严重病证，其特点为剧烈而持久的胸骨后疼痛，伴心悸、水肿、肢冷、喘促、汗出、面色苍白等症状，甚至危及生命。西医学中冠状动脉粥样硬化性心脏病之心绞痛、心肌梗死与本病密切相关，可参照本病辨证论治。

胸痹之名，始于《黄帝内经》，和肺系病证有关。《灵枢·本脏》曰："肺大则多

饮，善病胸痹。”东汉·张仲景明确提出了“胸痹”病名，并设专篇讨论，《金匮要略·胸痹心痛短气病脉证治》谓：“胸痹之病，喘息咳唾，胸背痛，短气，寸口脉沉而迟，关上小紧数”；“胸痹不得卧，心痛彻背”。胸痹的范围由相关肺系病证扩展到心系病证。隋代巢元方《诸病源候论》将胸痹的内涵进一步扩展，除了心、肺相关疾病外，还涉及胸膈痹阻病变，其云：“胸痹之候……胸前皮皆痛，手不能犯，胸满短气，咳唾引痛。”明代一些医家又将胸痹范围扩展到胃系疾病。明·虞抟《医学正传》认为除真心痛外的心胸疼痛皆为胃痛。明·秦景明《症因脉治》云：“胸痹之症，即胃痹也。胸前满闷，凝结不行，食入即痛，不得下咽，或时做呕。”可见胸痹内涵逐渐丰富，由最初的肺系疾病，到心、肺病证，再扩展到胸壁、咽喉、食管、胃等疾病。本节主要介绍心系疾病相关的胸痹之症。

胸痹临床表现最早见于《黄帝内经》。《灵枢·五邪》指出：“邪在心，则病心痛。”《素问·脏气法时论》有：“心病者，胸中痛，胁支满，胁下痛，膺背肩胛间痛，两臂内痛。”《素问·缪刺论》又有“卒心痛”“厥心痛”之称。《灵枢·厥病》把心痛严重，并迅速造成死亡者，称为“真心痛”，谓：“真心痛，手足青至节，心痛甚，旦发夕死，夕发旦死。”胸痹的治疗，《内经》提出了针刺治疗的穴位和方法，《灵枢·五味》有“心病宜食薤”的记载。《金匮要略·胸痹心痛短气病脉证治》将其病因病机归纳为“阳微阴弦”。治疗方面，根据不同证候，制定了栝蒌薤白半夏汤等十首方剂，以通阳宣痹为主，体现了辨证论治的特点。宋金元时代胸痹的治法也颇为丰富，如《太平圣惠方》收集治疗本病的方剂甚丰，芳香、温通、辛散之品，每与益气、养血、滋阴、温阳之药相互为用；元·危亦林《世医得效方》提出用苏合香丸“治卒暴心痛”。明·王肯堂《证治准绳》用失笑散及大剂桃仁、红花、降香等治疗死血心痛，清·陈念祖《时方歌括》以丹参饮治心腹诸痛，王清任《医林改错》以血府逐瘀汤治胸痹心痛等，至今沿用不衰。

**【病因病机】**

本病证的发生多与寒邪内侵、饮食失调、情志失节、劳倦内伤、年迈体虚等因素有关。其病机有虚实两方面，实为寒凝、血瘀、气滞、痰浊，痹阻胸阳，阻滞心脉；虚为气虚、阴伤、阳衰，肺、脾、肝、肾亏虚，心脉失养。在本病证的形成和发展过程中，大多因实致虚，亦有因虚致实者。

1.寒邪内侵　寒主收引，既可抑遏阳气，即所谓暴寒折阳，又可使血行瘀滞，发为本病。《素问·调经论》云：“寒气积于胸中而不泻，不泻则温气去，寒独留，则血凝泣，凝则脉不通。”《医学正传·胃脘痛》云：“有真心痛者，大寒触犯心君。”素体阳衰，胸阳不足，阴寒之邪乘虚侵袭，寒凝气滞，痹阻胸阳，而成胸痹。诚如《医门法律·中寒门》云：“胸痹心痛，然总因阳虚，故阴得乘之。”《类证治裁·胸痹》亦云："胸痹，胸中阳微不运，久则阴乘阳位，而为痹结也。"

2.饮食失调　饮食不节，如过食肥甘厚味，或嗜烟酒而成癖，以致脾胃损伤，运化失健，聚湿生痰，上犯心胸清旷之区，阻遏心阳，胸阳失展，气机不畅，痰阻血瘀，心脉闭阻，而成胸痹。

3.情志失节　忧思伤脾，脾运失健，津液不布，遂聚为痰。郁怒伤肝，肝失疏泄，肝郁气滞，甚则气郁化火，灼津成痰。无论气滞或痰阻，均可使血行失畅，脉络不利，而致气血瘀滞，或痰瘀交阻，胸阳不运，心脉痹阻，不通则痛，而发胸痹。《杂病源流犀烛·心病源流》曰："总之七情之由作心痛。"七情失调可致气血耗逆，心脉失畅，痹阻不通而发心痛。

4.劳倦内伤　劳倦伤脾，脾虚转输失能，气血生化乏源，无以濡养心脉，拘急而痛。积劳伤阳，心肾阳微，鼓动无力，胸阳失展，阴寒内侵，血行涩滞，而发胸痹。

5.年迈体虚　本病多见于中老年人，年过半百，脏气渐亏，精血渐衰。如肾阳虚衰，则不能鼓舞五脏之阳，可致心气不足或心阳不振，血脉失于温运，痹阻不畅，发为胸痹；肾阴亏虚，则不能濡养五脏之阴，水不涵木，又不能上济于心，因而心肝火旺，心阴耗伤，心脉失于濡养，而致胸痹；心阴不足，心火燔炽，下及肾水，又可进一步耗伤肾阴；心肾阳虚，阴寒痰饮乘于阳位，阻滞心脉。凡此均可在本虚的基础上形成标实，导致寒凝、血瘀、气滞、痰浊，而使胸阳失运，心脉阻滞，发生胸痹。

胸痹的主要病机为心脉痹阻，病位在心，涉及肝、肺、脾、肾等脏。心主血脉，肺主治节，两者相互协调，气血运行自畅。心脉不畅，肺失治节，则血行瘀滞；肝失疏泄，气郁血滞；脾失健运，聚生痰浊，气血乏源；肾阴亏损，心血失荣，肾阳虚衰，君火失用，均可引致心脉痹阻，胸阳失旷而发胸痹。其临床主要表现为本虚标实，虚实夹杂。本虚有气虚、气阴两虚及阳气虚衰；标实有血瘀、寒凝、痰浊、气滞。二者可相兼为病，如气滞血瘀、寒凝气滞、痰瘀交阻等。胸痹轻者多为胸阳不振，阴寒之邪上乘，阻滞气机，临床表现为胸中气塞，短气；重者则为痰瘀交阻，壅塞胸中，气机痹阻，临床表现为不得卧，心痛彻背。同时亦有缓作与急发之异，缓作者，渐进而为，日积月累，始则偶感心胸不舒，继而心痹痛作，发作日频，甚则掣及后背；急作者，素无不舒之感，或许久不发，因感寒、劳倦、七情所伤等诱因而猝然心痛欲窒。胸痹病机转化可因实致虚，亦可因虚致实。痰踞心胸，胸阳痹阻，病延日久，每可耗气伤阳，向心气不足或阴阳并损证转化；阴寒凝结，气失温煦，日久寒邪伤人阳气，亦可向心阳虚衰转化；瘀阻脉络，血行滞涩，瘀血不去，新血不生，留瘀日久，心气痹阻，心阳不振。此三者皆因实致虚。心气不足，鼓动不力，易致气滞血瘀；心肾阴虚，水亏火炎，炼液为痰；心阳虚衰，阳虚外寒，寒痰凝络。此三者皆由虚而致实。本病多在中年以后发生，如治疗及时得当，可获较长时间稳定缓解，如反复发作，则病情较为凶险。病情如若骤变，可见心胸猝然大痛，出现真心痛，甚则

“旦发夕死，夕发旦死”。

## 【诊断和鉴别诊断】

1.诊断

（1）胸痹以胸部闷痛为主症，一般持续几秒到几十分钟，休息或用药后可缓解。患者多见膻中或心前区憋闷疼痛，甚则痛彻左肩背、咽喉、胃脘部、左上臂内侧等部位，呈反复发作性。常伴有心悸、气短、汗出，甚则喘息不得卧。

（2）突然发病，时作时止，反复发作。严重者可见胸痛剧烈，持续不解，汗出肢冷，面色苍白，唇甲青紫，脉散乱或微细欲绝等危候，可发生猝死。

（3）多见于中年以上，常因操劳过度、抑郁恼怒、多饮暴食或气候变化而诱发，亦有无明显诱因或安静时发病者。

（4）心电图应作为必备的常规检查，必要时，可选用动态心电图、活动平板运动试验，有助于心肌缺血的诊断和评价治疗效果。心脏冠脉造影检查是确诊心肌缺血、冠状动脉病变的重要方法。

2.鉴别诊断

（1）悬饮。为胸胁胀痛，持续不解，多伴有咳唾，转侧、呼吸时疼痛加重，肋间饱满，并有咳嗽、咳痰等肺系证候。

（2）胃脘痛。与饮食相关，以胀痛为主，局部有压痛，持续时间较长，常伴有泛酸、嘈杂、嗳气、呃逆等胃部症状。

（3）真心痛。是胸痹的进一步发展，症见心痛剧烈，甚则持续不解，伴有汗出、肢冷、面白、唇紫、手足青至节、脉微或结代等的危重急症。

## 【治疗方法】

1.中药汤剂口服

（1）心血瘀阻。

临床表现：心胸疼痛，如刺如绞，痛有定处，入夜为甚，甚则心痛彻背，背痛彻心，或痛引肩背，伴有胸闷，日久不愈，可因暴怒、劳累而加重；舌质紫暗，有瘀斑，苔薄，脉弦涩。

治法：活血化瘀，通脉止痛。

代表方：血府逐瘀汤。

本方由当归、生地黄、桃仁、红花、枳壳、赤芍、柴胡、甘草、桔梗、川芎、牛膝组成。瘀血痹阻重证，胸痛剧烈，可加乳香、没药、郁金、降香、丹参等；若血瘀气滞并重，胸闷痛甚者，可加沉香、檀香、荜茇等；若寒凝血瘀或阳虚血瘀，伴畏寒肢冷，脉沉细或沉迟者，可加桂枝或肉桂、细辛、高良姜、薤白等，或人参、炮附子等；若气虚血瘀，伴气短乏力，自汗，脉细弱或结代者，当益气活血，用人参养营汤合桃红四物汤加减，重用人参、黄芪；若猝然心痛发作，可含化复方丹参滴丸、速效救心丸。

（2）气滞心胸。

临床表现：心胸满闷，隐痛阵发，痛有定处，时欲太息，遇情志不遂时容易诱发或加重，或兼有胸部胀闷，得嗳气失则舒；苔薄或薄腻，脉细弦。

治法：疏肝理气，活血通络。

代表方：柴胡疏肝散。

本方由陈皮、柴胡、枳壳、白芍、炙甘草、香附、川芎组成。胸闷心痛明显，为气滞血瘀之象，可合用失笑散；气郁日久化热，心烦易怒，口干便秘，舌红苔黄，脉弦数者，用加味逍遥散。

（3）痰浊闭阻。

临床表现：胸闷重而心痛微，痰多气短，肢体沉重，形体肥胖，遇阴雨天而易发作或加重，伴有倦怠乏力，纳呆便溏，咳吐痰涎；舌体胖大且边有齿痕，苔浊腻或白滑，脉滑。

治法：通阳泄浊，豁痰宣痹。

代表方：栝蒌薤白半夏汤合涤痰汤。

栝蒌薤白半夏汤由瓜蒌、薤白、半夏、白酒组成；涤痰汤由半夏、胆南星、橘红、枳实、茯苓、人参、石菖蒲、竹茹、甘草、生姜组成。前方偏于通阳行气；后方偏于健脾益气，豁痰开窍。痰浊郁而化热者，用黄连温胆汤加郁金；如痰热兼有郁火者，加海浮石、海蛤壳、栀子、天竺黄、竹沥；大便干结加桃仁、大黄；痰浊与瘀血往往同时并见，因此通阳豁痰和活血化瘀法亦经常并用。

（4）寒凝心脉。

临床表现：猝然心痛如绞，心痛彻背，喘不得卧，多因气候骤冷或骤感风寒而发病或加重，伴形寒，甚则手足不温，冷汗自出，胸闷气短，心悸，面色苍白；苔薄白，脉沉紧或沉细。

治法：辛温散寒，宣通心阳。

代表方：枳实薤白桂枝汤合当归四逆汤。

枳实薤白桂枝汤由枳实、厚朴、薤白、桂枝、瓜蒌组成；当归四逆汤由当归、桂枝、白芍、细辛、炙甘草、大枣、通草组成。前方重在通阳理气；后方以温经散寒为主。阴寒极盛之胸痹重症，表现为胸痛剧烈，痛无休止，伴身寒肢冷，气短喘息，脉沉紧或沉微者，当用温通散寒之法，予乌头赤石脂丸加荜茇、高良姜、细辛等；若痛剧而四肢不温，冷汗自出，即刻舌下含化苏合香丸或麝香保心丸。

（5）气阴两虚。

临床表现：心胸隐痛，时作时休，心悸气短，动则益甚，伴倦怠乏力，声息低微，面色白，易汗出；舌质淡红，舌体胖且边有齿痕，苔薄白，脉虚细缓或结代。

治法：益气养阴，活血通脉。

代表方：生脉散合人参养荣汤。

生脉散由人参、麦冬、五味子组成；人参养荣汤由人参、熟地黄、当归、白芍、白术、茯苓、炙甘草、黄芪、陈皮、五味子、桂心、远志组成。前方长于益心气，敛心阴；后方补气养血，安神宁心。兼有气滞血瘀，可加川芎、郁金；兼见痰浊之象，可重用茯苓、白术，加白蔻仁；兼见纳呆、失眠等心脾两虚者，可重用茯苓、远志，加茯神、半夏、柏子仁、酸枣仁。

（6）心肾阴虚。

临床表现：心痛憋闷，心悸盗汗，虚烦不寐，腰酸膝软，头晕耳鸣，口干便秘；舌红少津，苔薄或剥，脉细数或促代。

治法：滋阴清火，养心和络。

代表方：天王补心丹合炙甘草汤。

天王补心丹由人参、玄参、丹参、茯苓、五味子、远志、桔梗、当归、天冬、麦冬、柏子仁、酸枣仁、生地黄、朱砂组成；炙甘草汤由炙甘草、人参、桂枝、生姜、阿胶、生地黄、麦冬、火麻仁、大枣组成。前方以养心安神为主；后方以养阴复脉见长。阴不敛阳，虚火内扰心神，虚烦不寐，舌尖红少津者，可用酸枣仁汤；若兼见风阳上扰，加用珍珠母、磁石、石决明、琥珀等；若心肾阴虚，兼见头晕目眩，腰酸膝软，遗精盗汗，心悸不宁，口燥咽干，可用左归饮。

（7）心肾阳虚。

临床表现：心悸而痛，胸闷气短，动则更甚，自汗，面色白，神倦怯寒，四肢欠温或肿胀；舌质淡胖，边有齿痕，苔白或腻，脉沉细迟。

治法：温补阳气，振奋心阳。

代表方：参附汤合右归饮。

参附汤由人参、炮附子、生姜组成；右归饮由熟地黄、山药、山茱萸、枸杞子、杜仲、炙甘草、炮附子、肉桂组成。前方大补元气，温补心阳；后方温肾助阳，补益精气。伴有寒凝血瘀标实症状者适当兼顾。若肾阳虚衰，不能制水，水饮上凌心肺，症见水肿、喘促、心悸，用真武汤加黄芪、防已、猪苓、车前子；若阳虚欲脱厥逆者，用四逆加人参汤；或参附注射液 40 ~ 60ml 加入 5% 葡萄糖注射液 250 ~ 500ml 中静脉点滴，可增强疗效。

（8）正虚阳脱。

临床表现：心胸绞痛，胸中憋闷或有窒息感，喘促不宁，心慌，面色苍白，大汗淋漓，烦躁不安或表情淡漠，重则神志昏迷，四肢厥冷，口开目合，手撒尿遗；脉疾数无力或脉微欲绝。

治法：回阳救逆，益气固脱。

代表方：四逆加人参汤。

本方由炮附子、干姜、人参、炙甘草组成。阴竭阳亡，合生脉散。并可急用独参汤灌胃或鼻饲，或参附注射液50ml，不加稀释直接推注，每15分钟1次，直至阳气恢复，四肢转暖，改用参附注射液100ml继续滴注，待病情稳定后，改用参附注射液100ml加入5%或10%葡萄糖注射液250ml中静脉滴注，直至病情缓解。

2. 中医适宜技术

（1）穴位贴敷。取桂枝、丹参、川芎、瓜蒌研磨成粉末密封保存，使用时用黄酒调和成糊状，选择神阙穴、命门穴贴敷，清洁穴位周围皮肤，每个穴位取2～3g药膏涂抹后，上盖敷贴固定，持续4～6小时后取下，每天1次，持续2周。

（2）雷火灸技术。主穴选择内关穴和膻中穴，配穴选择血海穴、太冲穴和肝俞穴，艾条选择赵氏雷火灸，暴露施灸部位，消毒后，将艾条点燃后靠近穴位熏烤，艾条距离穴位3～5cm，若患者感到局部温热舒适，则艾条固定不动，每个穴位灸3～5分钟，直至局部稍有红晕为止；若艾灸过程中患者感觉烧灼感、疼痛等，则适当调整艾条与穴位的距离，避免皮肤灼伤。每天1次，持续2周。

（3）穴位按摩。选择心俞穴、内关穴、极泉穴和中枢穴进行穴位按摩，按压力度由轻到重，以患者有酸胀感为宜，每个穴位1～2分钟，每天2次，持续2周。

（4）耳穴压豆。选择耳部的心、肝、神门、交感、皮质下等穴位，使用王不留行籽按压穴位，护理人员以指腹按压穴位，每个穴位按压1～3分钟，每天按压2～3次，双耳交替按压。

（5）中药足浴护理。足浴方：三七、红花、金银花、当归、玄参各30g，生甘草15g，煎药汁500ml后加入热水混合成2000ml，保持水温在39～43℃，让患者在睡前泡脚，水深宜达到患者的踝关节上5cm，浸泡30分钟，持续2周。

## 第四节　心　　衰

心衰是以心悸、气喘、肢体水肿为主症的一种病证。为多种慢性心系疾病反复发展，迁延不愈的最终归宿。临床上，轻者可仅表现为气短、不耐劳累，重者可见喘息心悸，不能平卧，或伴咳吐痰涎，尿少肢肿，或口唇发绀，胁下痞块，颈脉显露，甚至出现端坐呼吸，喘悸不休，汗出肢冷等厥脱危象。西医学中的冠心病、病毒性心肌炎、肥厚型或扩张型心肌病、心瓣膜病、肺心病等导致的急、慢性心力衰竭均可参照本节进行辨证论治。

心衰一词最早见于《脉经·脾胃病》，其中有“心衰则伏，肝微则沉，故令脉伏而沉”，《圣济总录·心脏门》中有“心衰则健忘，心热则多汗”，其所提心衰只是对心气衰微脉象和症状作了部分的描述，与今之心衰病本质相异。现代心衰病相关的症状描述早在《黄帝内经》中已有散在记载，《灵枢·胀论》云：“心胀者，烦心短气，卧不安。”《素问·痹论》云：“脉痹不已，复感于邪，内舍于心”“心痹者，脉不通，烦则心下鼓，暴上气而喘”。可见，《黄帝内经》虽未提及心衰病名，但“心胀”“心痹”表现当归属于心衰病范畴。东汉·张仲景在此基础上进一步提出“心水”病名，《金匮要略·水气病脉证并治》指出“心水者，其人身重而少气，不得卧，烦而躁，其人阴肿”，《金匮要略·痰饮咳嗽病脉证并治》又云“水在心，心下坚筑，短气，恶水不欲饮……水停心下，甚者则悸，微者短气”，与现代医学心衰症状更加契合，受到后世诸多医家的推崇，如《中藏经》云：“心有水气，则身肿不得卧，烦躁……”刘完素《河间六书》云：“其肿，有短气，不得卧，为心水。”故“心水”被作为一个特定的疾病病名而沿用。所以，根据临床特征本病可参考中医的“心胀”“心痹”“心水”“水肿”等范畴。

关于其病机描述，《素问·水热穴论》云：“水病，下为胕肿大腹，上为喘呼不得卧者，标本俱病。”《诸病源候论·心病候》中有“心气不足则胸腹大，胁下与腰相引痛，惊悸，恍惚……是为心气之虚也”，强调心水以心气虚为本，水饮内停为标。至清代，王清任、唐容川等大力倡导“瘀血”理论，认为“血管无气，必停而为瘀”，“血积既久，其水乃成”“瘀血化水，亦发水肿”，对心衰病机认识进行了补充和完善。《中医内科全书》进一步提出“心体肿胀”及“心脏本体之阳薄弱”为病之本，开始关注心体结构变化对心之用的影响，认为该病乃心之体用俱病，但以心体为本。随着对该病证候、病机认识的逐步加深，国医大师任继学在《悬壶漫录》中首次提到“心衰”，并对其病因病机、症状、治疗、预后等作了系统的论述，最终，心衰病名在1997年由国家技术监督局发布的国家标准“中医临床诊疗术语”中被肯定。

## 【病因病机】

心衰的发生，多因久患心痹、真心痛或先天心脏疾患，日久不复，引起心气内虚，而因复感外邪、情志刺激或劳倦过度更伤心体，心之阳气亏虚，血行无力，瘀滞在心，血脉不通，内而气血郁阻，迫使血津外泄，抑制水津回流。

1. 久病耗伤　心衰乃久患心系疾病渐积而成，疾病反复迁延必损及心之体用，或血脉瘀阻，心体失荣；或外邪留伏，中伤心体；或劳倦内伤，心气耗散，诸内外因均可致心之体用俱损，气阳亏虚，进而加重心血瘀阻，脏腑失养，水液内聚之证。

2.感受外邪　心气内虚，复感六淫、疫毒之邪，趁虚内犯于心，如清·叶天士《温热论》云："温邪上受，首先犯肺，逆传心包。"《素问·痹论》云："风寒湿三气杂至，合而为痹。"痹证日久，可内舍于心。心衰病常因外感诱发或加重，心气虚无以驱邪外出，日久则心体受损，心气愈虚不复，加之外邪首犯肺卫，肺主治节失司，则进一步加重心血瘀阻，而致脏腑失养，水津外泄。

3.七情所伤　情志失调，七情内伤，致脏腑气机紊乱，血行受扰。暴怒伤肝，疏泄失职，心血为之逆乱；忧思气结伤脾，血行滞缓，化源不足，不能上资心阳，则心气内虚。七情皆通过其所应之脏影响心之气血运行，致心脉痹阻，心体失养，水饮内生。

4.劳倦内伤　劳力过度伤脾或房劳伤肾，气血生化乏源，心体失养，而致心气内虚。劳倦内伤是心衰加重的关键诱因，《素问·举痛论》云："劳则喘息汗出，外内皆越，故气耗矣。"已虚之体，骤然气耗，则虚者愈虚，运血无力，血脉瘀滞，水津外泄。心衰病位在心，涉及肺、肝、脾、肾等脏。慢性心衰的最根本病机为心气不足、心阳亏虚。心主血脉，肺主治节，共同协调气血运行。心虚推动无力，肺气治节失司，则血行瘀滞，水津外渗；肝之疏泄失职，气血逆乱，则心脉为之痹阻；脾失健运，化生乏源，心气内虚，心体失养，痰饮内聚；肾气亏虚，不能上资于心，则心体失荣，君火失用，进一步加重"虚、瘀、水"的恶性演变。临床表现多为本虚标实，虚实夹杂之证。本虚有气虚、气阴两虚及阳虚；标实主要为血瘀、痰浊、水饮。病变早期主要为心肺气虚，运血无力，瘀血内停；中期因气虚不复，瘀血日久，化赤生新不足，脏腑失荣而呈气阴两虚之证；后期气虚及阳，瘀血愈甚，迫津外泄，抑制水津回流而致水湿泛溢，瘀血贯穿始终，此即《血证论》"血积既久，其水乃成""瘀血化水，亦发水肿"之谓。因此，慢性心衰的病机可用"虚""瘀""水"三者概括，心气心阳亏虚是病理基础，血瘀是中心病理环节，痰浊和水饮是主要病理产物，整个病情是随着心之气阳亏虚的程度而从代偿逐步进展到失代偿阶段，失代偿的标志往往是血瘀、水饮的进行性加重。

## 【诊断与鉴别诊断】

1.诊断

（1）中医诊断标准。

以胸闷气喘、心悸、水肿为主症。

早期表现为劳累后气短心悸，或夜间突发喘咳惊悸、端坐后缓解。随着病情发展心悸频发，动则喘甚，或端坐呼吸，不能平卧，水肿以下肢为甚，甚则全身水肿。常伴乏力、腹胀等。

多有心悸、胸痹、真心痛、心痹、心瘅等病史。

（2）西医诊断标准。

主要条件：①阵发性夜间呼吸困难或端坐呼吸；②颈静脉怒张；③肺部啰音；④心脏扩大；⑤急性肺水肿；⑥第三心音奔马律；⑦静脉压增高>1.57kpa（16cmH2O）；⑧循环时间>25秒；⑨肝颈静脉返流征阳性。

次要条件：①踝部水肿；②夜间咳嗽活动后呼吸困难；③肝肿大；④胸腔积液；⑤肺活量降低到最大肺活量的1/3；⑥心动过速；⑦治疗后5天内体重减轻>4.5kg。

同时存在2个主项或1个主项加2个次项，即可诊断为心力衰竭。

超声心动图指标：①收缩功能：以收缩末及舒张末的容量差计算射血分数（EF值），虽不够精确，但方便实用。正常EF值>50%，运动时至少增加5%。②舒张功能：目前大多采用多普勒超声心动图二尖瓣血流频谱间接测定心室舒张功能，心动周期中舒张早期心室充盈速度最大值为E峰，舒张晚期心室充盈最大值为A峰，E/A为两者之比值。正常人E/A值不应小于1.2，中青年应更大。舒张功能不全时，E峰下降，A峰增高，E/A比值降低。

心力衰竭严重程度分级标准：

美国纽约心脏病学会（NYHA）的分级方案，主要是根据患者自觉的活动能力划分为心功能4级，心力衰竭3度。

Ⅰ级（心功能代偿期）：患者患有心脏病，但活动量不受限制，平时一般活动不引起疲乏、心悸、呼吸困难或心绞痛。

Ⅱ级（Ⅰ度心衰）：心脏病患者的体力活动受到轻度的限制，休息时无自觉症状、但平时一般活动下可出现疲乏、心悸、呼吸困难或心绞痛。

Ⅲ级（Ⅱ度心衰）：心脏病患者体力活动明显受限，小于平时一般活动即引起上述的症状。

Ⅳ级（Ⅲ度心衰）：心脏病患者不能从事任何体力活动。休息状态下也出现心衰的症状，体力活动后加重。

2.鉴别诊断

（1）喘证。心衰常见喘促短气之症，需与喘证鉴别。《素问·逆调论》云："若心气虚衰，可见喘息持续不已"，心衰一般存在心系基础病，发作时除喘促外，尚可伴见心悸、浮肿、尿少等水饮内停表现；而喘证多是由外感诱发或加重的急慢性呼吸系统疾病，实者起病急，多有表证，虚者常反复发作，遇劳尤甚，平素亦可见气怯声低、脉弱等肺肾气虚之证，多伴不同程度的呼吸功能受限。

（2）鼓胀、水肿。心衰后期出现阳虚水泛时可见浮肿、尿少，或胁下痞块坚硬，或颈脉显露等水饮内停、瘀血阻滞之证，易与鼓胀、水肿混淆。鼓胀是气、血、水结于腹中，以腹大、肢细、腹壁脉络显露为主，病在肝脾，晚期方伴肢体浮肿和尿少等症，类似《金匮要略》"五脏水"之"肝水"，其云："肝水者，其腹大，不能自转侧……小便继通”。水肿是因肺、脾、肾功能失调，全身气化功能障碍，而致水湿泛溢。五脏水之“肺水”“脾水”“肾水”可兼见，以身肿、腹大、小便难为主要见证，其肿多从眼睑或下肢开始，继及全身，皮肤光亮或按之如泥，病轻者无喘促、心悸表现，后期水凌心肺才并见“喘、悸”之症。病机上，心衰之肿是因心之气阳亏虚导致“先病血结而水随蓄”，水肿后期影响及心则多是“先病水肿而（心）血随败”所致。

## 【治疗方法】

1. 中医汤剂口服

（1）气虚血瘀证。

辨证：气短/喘息、乏力、心悸。倦怠懒言，活动易劳累；自汗；语声低微；面色/口唇紫暗。舌质紫暗（或有瘀斑、瘀点或舌下脉络迂曲青紫），舌体不胖不瘦，苔白，脉沉、细或虚无力。

治法：补益心肺、活血化瘀

推荐方药：保元汤合血府逐瘀汤加减。人参、黄芪、茯苓、白术、桂枝、桃仁、红花、当归、川芎、赤芍、柴胡、枳壳、牛膝、桔梗、甘草等。或具有同类功效的中成药（包括中药注射剂）。

（2）气阴两虚血瘀证。

辨证：气短/喘息、乏力、心悸。口渴/咽干、自汗/盗汗、手足心热、面色/口唇紫暗。舌质暗红或紫暗（或有瘀斑、瘀点或舌下脉络迂曲青紫），舌体瘦，少苔，或无苔，或剥苔，或有裂纹，脉细数无力或结代。

治法：益气养阴、活血化瘀

推荐方药：生脉散合血府逐瘀汤加减。人参、麦冬、五味子、生地黄、黄精、玉竹、桃仁、红花、当归、川芎、赤芍、柴胡、枳壳、牛膝、桔梗、甘草等。或具有同类功效的中成药（包括中药注射剂）。

（3）阳气亏虚血瘀证。

辨证：气短/喘息、乏力、心悸。怕冷和/或喜温、胃脘/腹/腰/肢体冷感、冷汗、面色/口唇紫暗。舌质紫暗（或有瘀斑、瘀点或舌下脉络迂曲青紫），舌体胖大，或有齿痕，脉细、沉、迟无力。

治法：温阳益气、活血化瘀

推荐方药：真武汤合血府逐瘀汤加减。人参、制附子、茯苓、白术、炮姜、芍药、桂枝、桃仁、红花、当归、川芎、柴胡、枳壳、牛膝、桔梗、甘草等。或具有同类功效的中成药（包括中药注射剂）。

（4）阳虚水泛证。

辨证：喘促，心悸，痰涎上涌，或咯吐粉红色泡沫样痰，口唇青紫，汗出肢冷，烦躁不安，肢肿。舌质淡暗，苔白水滑，脉细促。

治法：温阳利水，泻肺平喘

推荐方药：真武汤合葶苈大枣泻肺汤加减。熟附子、白术、白芍、猪苓、茯苓、车前子、泽泻、葶苈子、炙甘草、地龙、桃仁、煅龙骨、煅牡蛎等。或具有同类功效的中成药（包括中药注射剂）。

（5）阳虚喘脱证。

辨证：喘息不得卧，烦躁，汗出如油，四肢厥冷，尿少，肢肿。舌淡暗苔白，脉微细欲绝或疾数无力。

治法：回阳固脱

推荐方药：参附龙牡汤加味。人参、炮附子、煅龙骨、煅牡蛎、干姜、桃仁、红花、紫石英、炙甘草等。或具有同类功效的中成药（包括中药注射剂）。

（6）痰浊壅肺证。

辨证：咳喘痰多，心悸，动则尤甚，或发热、恶寒，尿少肢肿，或颈脉怒张。舌暗或暗红，苔白腻或黄腻，脉细数或细滑。

治法：宣肺化痰，蠲饮平喘

推荐方药：三子养亲汤合真武汤加减。炙苏子、白芥子、莱菔子、款冬花、地龙、葶苈子、车前子、桃仁、杏仁、炙枇杷叶、制附子、白术、白芍、茯苓等，或具有同类功效的中成药（包括中药注射剂）；急则治标，偏寒痰加细辛、半夏、生姜等药物，偏热痰去附子加黄芩、桑白皮、瓜蒌、贝母、鱼腥草、冬瓜仁等药物。

2.中医适宜技术

（1）中医泡洗技术。气虚血瘀证选用益气、活血中药随证加减，煎煮后，洗按足部，每天1次，每次15～30分钟，水温宜在37～40℃，浸泡几分钟后，再逐渐加水至踝关节以上，水温不宜过高，以免烫伤皮肤。气阴两虚血瘀证选用益气、养阴、活血中药随证加减，煎煮后，洗按足部，每天1次，每次15～30分钟，水温宜在37～40℃。阳气亏虚血瘀证选用益气温阳、活血化瘀中药随证加减。

（2）灸法：选取气海、关元、神阙、足三里等穴位随证加减，可使用艾灸盒，每次20～30分钟，每天1次。

（3）穴位贴敷。以白芥子、延胡索、甘遂、细辛等作为基本处方，粉碎研末后加姜汁调匀做在专用贴敷膜上；选取心俞、内关、神阙、膻中、肺俞、关元、足三里等穴位。患者取坐位，穴位局部常规消毒后，取药贴于相应穴位，4～12小时后取下即可。

## 【护理】

1.饮食调理　适宜低盐、低脂、清淡、易消化等食物，少食多餐；对水肿者，限制水和钠盐的摄入；忌食辛辣、醇酒、咖啡之品。

2. 情志调理

（1）重视情志护理，避免情志刺激。

（2）加强疾病常识宣教，正确认识疾病，学会心理的自我调节，避免焦虑、紧张、抑郁、恐惧等不良情绪，保持心情舒畅。

# 第五节　不　　寐

不寐是以经常不能获得正常睡眠为特征的一类病证，主要表现为睡眠时间、深度的不足。轻者入睡困难，或寐而不酣，时寐时醒，或醒后不能再寐；重则彻夜不寐。西医学中的神经官能症、更年期（围绝经期）综合征、慢性消化不良、贫血、动脉粥样硬化症等以不寐为主要临床表现时均属本病范畴，可参照本病辨证论治。

不寐在《黄帝内经》中称为“不得卧”“目不瞑”，认为是邪气客于脏腑，卫气行于阳，不能入阴所致。直至东汉时期，张仲景丰富了《黄帝内经》对不寐的临床证候和治法的论述，补充了阴虚火旺及虚劳病虚热烦躁的不寐证，首创黄连阿胶汤及酸枣仁汤，一直沿用至今。宋·许叔微在《普济本事方》中论述了肝经血虚，魂不守舍，影响心神不安而发生不寐的病机，在服药上提出“日午夜卧服”的观点。延至明代，张介宾《景岳全书·不寐》将不寐病机概括为有邪、无邪两种类型，并归纳总结了不寐的病因病机及辨证论治方法。李中梓《医宗必读》指出不寐的病因有气虚、阴虚、水停、胃不和、痰滞五种，并根据病因的不同采用不同的治法。戴元礼《证治要诀》提出“年高人阳衰不寐”之论，说明不寐病因与阳虚有关。秦景明《症因脉治》详细描述心血虚与心气虚所致不得卧的辨证论治。

## 【病因病机】

不寐每因饮食不节，情志失常，劳倦、思虑过度及病后、年迈体虚等因素，导致心神不安，神不守舍。

1. 饮食不节　暴饮暴食，宿食停滞，脾胃受损，酿生痰热，壅遏于中，痰热上扰，胃气失和，而不得安寐。此外，浓茶、咖啡、酒之类的饮料也是造成不寐的因素。

2. 情志失常　情志不遂，暴怒伤肝，肝气郁结，肝郁化火，邪火扰动心神，神不安而不寐；或由五志过极，心火内炽，扰动心神而不寐；或由喜笑无度，心神激动，神魂不安而不寐；或由暴受惊恐，导致心虚胆怯，神魂不安，夜不能寐。

3.劳逸失调　劳倦太过则伤脾，过逸少动亦致脾虚气弱，运化不健，气血生化乏源，不能上奉于心，以致心神失养而失眠。或因思虑过度，伤及心脾，心伤则阴血暗耗，神不守舍；脾伤则食少，纳呆，生化之源不足，营血亏虚，不能上奉于心，而致心神不安。

4.病后体虚　久病血虚，年迈血少，心血不足，心失所养，心神不安而不寐。亦可因年迈体虚，阴阳亏虚而致不寐。若素体阴虚，兼因房劳过度，肾阴耗伤，阴衰于下，不能上奉于心，水火不济，心火独亢，火盛神动，心肾失交而神志不宁。不寐病位主要在心，与肝、脾、肾关系密切。因心主神明，神安则寐，神不安则不寐。血之来源，由水谷精微所化，上奉于心，则心得所养；受藏于肝，则肝体柔和；统摄于脾，则生化不息；调节有度，化而为精，内藏于肾，肾精上承于心，心气下交于肾，阴精内守，卫阳护于外，阴阳协调，则神志安宁。如思虑、劳倦伤及诸脏，精血内耗，心神失养，神不内守，阳不入阴，每致顽固性不寐。不寐的病理变化，总属阳盛阴衰，阴阳失交。一为阴虚不能纳阳，一为阳盛不得入于阴。

不寐的病理性质有虚实之分。肝郁化火，或痰热内扰，心神不安，多属实证。心脾两虚，气血不足，或由心胆气虚，或由心肾不交，水火不济，心神失养，神不安宁，多属虚证，但久病可表现为虚实兼夹，或为瘀血所致。不寐失治误治可发生病机转化，如肝郁化火证病情加重，火热伤阴耗气，则由实转虚；心脾两虚者，饮食不当，更伤脾胃，使气血愈虚，食积内停，而见虚实夹杂；如温燥太过，易致阴虚火旺；属心肾不交者，可进一步发展为心火独亢，肾水更虚之证。

## 【诊断与鉴别诊断】

1.诊断

（1）中医诊断标准。入睡困难，或睡而易醒，醒后不能再睡，重则彻夜难眠，连续4周以上；常伴有多梦、心烦、头昏头痛、心悸健忘、神疲乏力等症状；无妨碍睡眠的其他器质性病变和诱因。

（2）西医诊断标准。主诉或是入睡困难，或是难以维持睡眠，或是睡眠质量差。

这种睡眠紊乱每周至少发生3次并持续1个月以上。

日夜专注于失眠，过分担心失眠的后果。

睡眠质和/或量的不满意引起了明显的苦恼或影响了社会及职业功能。

2.鉴别诊断

（1）一过性失眠。在日常生活中常见，可因一时性情志不舒、生活环境改变，或因饮用浓茶、咖啡和服用药物等引起。一般有明显诱因，且病程不长。一过性失眠不属病态，也不需任何治疗，可通过身体自然调节而复常。

（2）生理性少寐。多见于老年人，虽少寐早醒，而无明显痛苦，属生理现象。

## 【治疗方法】

1.中药汤剂口服

（1）肝火扰心。

临床表现：不寐多梦，甚则彻夜不眠，急躁易怒，伴头晕头胀，目赤耳鸣，口干而苦，不思饮食，便秘溲赤；舌红苔黄，脉弦而数。

治法：疏肝泻热，镇心安神。

代表方：龙胆泻肝汤。

本方由龙胆草、黄芩、泽泻、木通、车前子、当归、柴胡、生地黄、栀子、生甘草组成。若胸闷胁胀，善叹息者，加香附、郁金、佛手；若肝胆实火，肝火上炎之重症出现头痛欲裂、大便秘结，可服当归龙荟丸。

（2）痰热扰心。

临床表现：心烦不寐，胸闷脘痞，泛恶嗳气，伴头重，目眩；舌偏红，苔黄腻，脉滑数。

治法：清化痰热，和中安神。

代表方：黄连温胆汤。

本方由黄连、竹茹、枳实、半夏、陈皮、茯苓、甘草、生姜、大枣组成。若心悸动惊惕不安加琥珀、珍珠母、朱砂；若痰热盛，痰火上扰心神彻夜不眠，大便秘结不通者，加大黄或用礞石滚痰丸。

（3）心脾两虚。

临床表现：不易入睡，多梦易醒，心悸健忘，神疲食少，伴头晕目眩，面色少华，四肢倦怠，腹胀便溏；舌淡苔薄，脉细无力。

治法：补益心脾，养血安神。

代表方：归脾汤。

本方由人参、黄芪、白术、茯神、酸枣仁、龙眼肉、木香、炙甘草、当归、远志、生姜、大枣组成。若心血不足较甚者加熟地黄、白芍、阿胶；若不寐较重加柏子仁、五味子、夜交藤、合欢皮；若夜梦纷纭，时醒时寐加肉桂、黄连；如兼脘闷纳差，苔滑腻，加二陈汤；兼腹泻者减当归加苍术、白术之类。

（4）心肾不交。

临床表现：心烦不寐，入睡困难，心悸多梦，伴头晕耳鸣，腰膝酸软，潮热盗汗，五心烦热，咽干少津，男子遗精，女子月经不调；舌红少苔，脉细数。

治法：滋阴降火，交通心肾。

代表方：六味地黄丸合用交泰丸。

六味地黄丸由熟地黄、山药、山茱萸、丹皮、泽泻、茯苓组成；交泰丸由黄连、肉桂组成。前者滋阴补肾；后者清心降火，引火归原。若心阴不足为主者，可用天王补心丹；若心烦不寐，彻夜不眠者，加朱砂、磁石、龙骨、龙齿。

（5）心胆气虚。

临床表现：虚烦不寐，胆怯心悸，触事易惊，终日惕惕，伴气短自汗，倦怠乏力；舌淡，脉弦细。

治法：益气镇惊，安神定志。

代表方：安神定志丸合用酸枣仁汤。

安神定志丸由人参、石菖蒲、龙齿、茯苓、茯神、远志组成；酸枣仁汤由酸枣仁、知母、川芎、茯苓、甘草组成。前方益气、镇惊、安神；后方养血清热除烦。若心肝血虚，惊悸汗出者，重用人参，加白芍、当归、黄芪；若木不疏土，胸闷，善太息，纳呆腹胀者，加柴胡、陈皮、山药、白术；若心悸甚惊惕不安者，加生龙骨、生牡蛎、朱砂。

2. 中医适宜技术

（1）针灸治疗。

主穴：神门、内关、百会、四神聪。肝火扰心者，加太冲、行间、风池；痰热扰心者，加太冲、丰隆；胃气失和者，加足三里、中脘、天枢；瘀血内阻者，加肝俞、膈俞、血海；心脾两虚者，加心俞、脾俞、三阴交；心胆气虚者，加心俞、胆俞；心肾不交者，加太溪、心俞、肾俞。

操作：用平补平泻法。

（2）耳穴疗法。

取穴：神门、心、脾、肾、皮质下，配穴取枕、交感、内分泌、神经衰弱点。主穴配穴合用，随证加减。

操作：治疗前先用耳穴探测棒在耳穴上寻找阳性点，用75%酒精消毒耳廓后用耳针或将粘有王不留行籽的胶布对准选定的耳穴贴紧并加压，使患者有酸麻胀痛或发热感。失眠伴头晕头痛，急躁易怒者用重手法，年老体弱、倦怠纳差者用轻手法，嘱患者每天自行按压2～3次，每次每穴30秒。上述治疗隔日进行1次，5次为一个疗程。

（3）穴位贴敷。用夜交藤15g，白芷12g，败酱草10g等。将上药粉碎，加入辅料，制成丸状。夜晚睡前，用医用胶布贴敷于太阳穴、神门、涌泉穴。

（4）滚针疗法。

操作方法：滚针刺激背足太阳经脉循行的一、二线及督脉。背部足太阳膀胱经第一线从肺俞至肾俞，由上而下；第二线从大杼至志室，由上而下；督脉从命门至大椎，由下而上。偏实证型，治疗开始时即可用力稍重；偏虚证型，开始时可用力稍轻；滚动15–20分钟。注意事项：伴有恶性、消耗性疾病，背部治疗部位皮肤溃疡或疮疡患者不适用。

（5）热敏灸疗法。热敏穴位以头面部、腰背部及小腿内侧为高发区，多出现在百会、至阳、心俞、脾俞、胆俞、三阴交等区域。每次选取上述2～3组穴位。每次治疗以灸至感传消失为度，每天1–2次。10次为一个疗程。疗程间休息2～5天，共2～3个疗程。

（6）穴位埋线。取心俞、内关、神门、足三里、三阴交、肝俞、脾俞、肾俞、安眠穴。每次取3～5个穴位。将“00”号羊肠线1.5厘米装入9号一次性埋线针中，按基本操作方法埋入选定穴位中。半月埋线一次，每月为一个疗程。

（7）浅针疗法。取印堂、太渊（双侧）、太溪（双侧）、大陵（双侧），用补法。若兼有外感或胃肠紊乱者，加合谷（双侧）、足三里（双侧），用泻法；兼喘咳，加期门（双侧）、足三里（双侧）、列缺（双侧），用补法；兼虚烦，惊悸者，加气海、三阴交（双侧），用补法；兼胁痛、易怒，加章门（双侧）、气冲（双侧），用泻法。每天1次，10次为一个疗程，疗程间隔1星期。

（8）头部推拿。①用双手拇指桡侧缘交替推印堂至神庭30次；②用双手拇指螺纹面分推攒竹至太阳穴30次；③用拇指螺纹面按摩百会、角孙、四神聪各30～50次；④用拇指螺纹面按太阳穴前后各转15次；⑤轻轻拿捏风池10次；⑥由前向后用五指拿头顶，至后头部改为三指拿，顺势从上向下拿捏项肌3～5次；⑦用双手大鱼际从前额正中线抹向两侧，在太阳穴处按揉3～5次，再推向耳后并顺势向下颈部，做3遍。

（9）中药足浴。取中草药威灵仙30g，鸡血藤30g等，加水5升煎煮约1小时，滤出中药渣，待温度适中（40～45℃），即可将双足放入药液进行浸泡，浸泡15分钟。每天1次，10次为一个疗程。

（王晓乾、熊武忠）

# 第十二章　脑系病证

## 第一节　概　　述

《灵枢·海论》云："脑为髓之海，其输上在于其盖，下在风府。"头为"诸阳之会"，手足三阳经上会于头，足阳明经、足太阳经、督脉和跷脉等经络通过眼系、颠顶部、风府穴和腮部等部位出入于脑。眼、耳、口、鼻、舌等外窍皆位于头面，与脑相通。脑的生理主要是藏髓、主元神、司知觉运动，为诸阳之会。所谓"脑为髓之海"，具有藏而不泻的功能特点，属奇恒之腑；"脑为元神之府"，主管人的精神、意识、思维活动；"脑为清阳之府"，主司人的视、听、言、嗅、动等感觉运动。诚如清·邵同珍《医易一理·脑》所云："脑者，人身之大主""脑气筋入五官脏腑，以司视听言动""人身能知觉运动，及能记忆古今，应对万物者，无非脑之权也"。脑的病理主要表现为髓海不足，元神失养，或痰瘀火扰，脑气不通，神明不清，则发痴呆；气血逆乱，横窜经脉，脑脉痹阻或血溢脉外，则发中风；重阴重阳，神明逆乱，则癫狂；肝气逆乱，神不守舍，则癫痫；筋脉失养，虚风内动，则颤振；经气壅遏或经脉失养，则头痛眩晕；阴虚阳盛，阳不入阴，则不寐多梦。诚如《灵枢·海论》云："髓海有余，则轻劲多力，自过其度；髓海不足，则脑转耳鸣，胫酸眩冒，目无所见，懈怠安卧。"因此，脑系病证大致可分为脑体（髓减、络阻、窍闭）和脑用（智能、知觉、运动、情志失常）等类别。临床上中风、痴呆、头痛、眩晕、癫狂、痫证、颤振等皆属于脑系病证范畴。脑系病证的诊断主要采取望、闻、问、切诊法和必要的现代技术，如神经影像学、神经心理学及神经功能检查等手段，获取相关疾病信息，根据诊断标准做出相应诊断，并在此基础上进行分期、辨证。脑系病证的治疗当分虚实，虚证当以补虚为主，实证当以泻实为主。补虚有补肾、健脾、益气、养血诸法，泻实有息风、化痰、清热、开窍、活血、化瘀、通络诸法，临床上可针对不同病证，辨证施用。

# 第二节　头　痛

头痛，亦称头风，是以自觉头部疼痛为特征的一种常见病证。头痛既可单独出现，亦可伴见于多种疾病的过程中。西医学中的偏头痛、紧张性头痛、丛集性头痛及外伤性头痛等，可参考本节辨证论治。

有关头痛病名、病因病机的论述首载于《黄帝内经》。如《素问·风论》云：“风气循风府而上，则为脑风。”《素问·五脏生成》曰：“头痛巅疾，下虚上实，过在足少阴、巨阳，甚则入肾。”这些论述奠定了头痛病证的理论基础。东汉时期，张仲景在《伤寒论》中论述了太阳、阳明、少阳、厥阴头痛的各自见症及治疗，如《伤寒论·辨厥阴病脉证并治》曰：“干呕，吐涎沫，头痛者，吴茱萸汤主之。”这些丰富了头痛从经络辨治的理论体系。

金元时期，李东垣《兰室秘藏·头痛门》将头痛分为外感和内伤两类，并补充了太阴、少阴头痛，主张分经用药。如“太阳头痛，恶风脉浮紧，川芎、羌活、独活、麻黄之类为主”。朱丹溪强调痰与火在头痛发病中的地位，如《丹溪心法·头痛》云：“头痛多主于痰，痛甚者火多，有可吐者，可下者”，将头痛病机分痰厥、气滞之别，并提出头痛“如不愈各加引经药”。这些认识至今仍对临床具有指导意义。明清时期，对头痛的辨证论治进一步深入。明·王肯堂对头痛、头风诊治提出新的见解。《证治准绳·头痛》云：“浅而近者名头痛，其痛猝然而至，易于解散速安也；深而远者为头风，其痛作止不常，愈后遇触复发也。”张介宾对头痛的辨证要点进行了归纳总结。《景岳全书·头痛》云：“凡诊头痛者，当先审久暂，次辨表里，盖暂痛者必因邪气，久病者必兼元气……暂痛者，当重邪气；久病者，当重元气，此固其大纲也。”清·王清任倡导瘀血之说，创立血府逐瘀汤治疗头痛顽疾，颇有新意。《医林改错·血府逐瘀汤所治之症目》云：“查患头痛者，无表证，无里证，无气虚、痰饮等证，忽犯忽好，百方不效，用此方一剂而愈。”至此，中医对头痛的认识已日趋丰富和完善。

## 【病因病机】

头痛的发生，一般可分为外感、内伤两类。若感受风、寒、湿、热等六淫之邪，上犯巅顶，阻遏清阳；或内伤诸疾，导致脏腑功能失调，气血逆乱，痰瘀阻窍；或外伤久病，导致气滞血瘀或气血亏虚，脑脉失养，皆可引发头痛。

1.外感头痛　多因起居不慎，坐卧当风，感受风、寒、湿、热等外邪，尤以风邪为主。如《素问·太阴阳明论》云：“伤于风者，上先受之。”外邪自肌表侵袭于经络，直犯巅顶，清阳之气受阻，气血不畅，清窍壅滞，而发为头痛。又风为百病之长，易兼夹时气而致病。若风寒袭表，寒凝血涩，则头痛且见恶寒战栗；若风热上炎，侵扰清空，则头痛且身热心烦；若风湿袭表，湿蒙清窍，则头痛且沉重胀闷。诚如《医砭·头痛》所云：“六淫外邪，惟风寒湿三者，最能郁遏阳气。火暑燥三者皆属热，受气热则汗泄，非有风寒湿袭之，不为患也。然热甚亦气壅脉满，而为痛矣。”

2.内伤头痛　“脑为髓之海”“肾主骨生髓”，髓海充盈主要依赖于肝肾精血的充养及脾胃运化水谷精微的濡养，输布气血上充于脑。故内伤头痛的发生，与肝、脾、肾三脏密切相关。因于肝者，或系情志不遂，肝失疏泄，郁而化火，上扰清空，多见头痛且胀；或系肝肾阴虚，肝失濡养，水不涵木，肝阳上亢，多见头痛且眩。因于脾者，多系饮食不节，嗜食肥甘，脾失健运，痰湿内生，上蒙清空，以致清阳不升，浊阴不降，多见头痛且重；若系饥饱劳倦、产后体虚、大病久病者，中焦脾胃虚弱，气血生化不足，而致清阳不升，脑髓失养，多见头痛隐隐。因于肾者，多系禀赋不足，或房劳伤肾，以致肾精亏虚，髓海渐空，多见头痛且空；或肾亏日久，阴损及阳，肾阳衰微，清阳不展，多见头部冷痛。如《证治准绳·头痛》云：“盖头象天，三阳六腑清阳之气皆会于此，三阴五脏精华之血亦皆注于此。于是天气所发六淫之邪，人气所变五贼之逆，皆能相害。”另外，若跌仆闪挫损伤脑脉，或久病入络，皆可导致脑络瘀阻，临证多见头痛如刺，固定不移，经久不愈。“头为诸阳之会”，又为“清阳之府”，故凡六淫之邪外袭，上犯颠顶，阻遏清阳，或内伤诸疾，致气血失养，瘀阻脑络者，临证均可引发头痛。头痛虽病因多端，总属外感、内伤两类。其主要病机概而论之，外感多责之于风、寒、湿、热，内伤多关乎气、血、痰、瘀、虚，其既可单独为因，也可相兼为害，导致经气不通，不通则痛，或经脉失养，不荣则痛。

本病病位在脑，常涉及肝、脾、肾诸脏。外感头痛一般起病较急，痛势剧烈，病程较短，多属实证，预后较好。内伤头痛多因脏腑功能失调所致，常起病较慢，痛势较缓，病程较长，临床有实证、有虚证，且虚实在一定条件下可相互转化。若头痛日久不愈，则可由实转虚或见本虚标实、虚实夹杂证候。内伤头痛还常常因情志、劳倦、饮食等诱因而反复发作，缠绵不愈。各种头痛若迁延不愈，可致久病入络，多见本虚标实之瘀血头痛。

## 【诊断与鉴别诊断】

1.诊断

（1）以头部疼痛为主要症状，可发生在前额、两颞、颠顶、枕项或全头等部位，头痛较甚者，可伴见恶心呕吐、畏光、烦躁等症。

（2）一般起病较急、病势较剧，呈掣痛、跳痛、灼痛、重痛或痛无休止，且有外感史并伴外感表证，为外感头痛；一般起病缓慢、反复发作，病程较长，呈胀痛、刺痛、空痛、昏痛或隐隐而痛，多无外感史，为内伤头痛。外伤性头痛多有头部外伤史。必要时进行精神和心理检查，同时结合头颅CT或MRI检查、脑电图检查以及腰椎穿刺脑脊液检查等，有助于对头痛原因的鉴别。

2.鉴别诊断

（1）真头痛。为头痛的一种特殊类型，病情危重，常呈突发性剧烈头痛，持续不解且阵发加重，多伴有喷射状呕吐，甚者可见肢厥、抽搐等症。本病凶险，应与一般头痛相区别。

（2）中风。以突发半身不遂、肌肤不仁、口舌歪斜、言语不利，甚则突然昏仆、不省人事为主要表现，可伴有头痛等症，但头痛无半身不遂等症。

## 【治疗方法】

1.中药汤剂口服

（1）风寒头痛。

临床表现：头痛时作，连及项背，呈掣痛样，时有拘急收紧感，常伴恶风畏寒，遇风尤剧，头痛喜裹，口不渴；舌淡红，苔薄白，脉浮或浮紧。

治法：疏风散寒止痛。

代表方：川芎茶调散。

本方由川芎、荆芥、薄荷、羌活、细辛、白芷、防风、甘草组成，服时以清茶调下。若头痛，恶寒明显者，加麻黄、桂枝、制川乌；若颠顶头痛，干呕，吐涎沫，甚则四肢厥冷者，用吴茱萸汤去人参，加藁本、川芎、细辛、半夏；若见头痛，足寒，气逆，背冷，脉沉细，方用麻黄附子细辛汤加白芷、川芎。

（2）风热头痛。

临床表现：头痛而胀，甚则头胀如裂，发热或恶风，面红目赤，口渴喜饮，便秘尿赤；舌尖红，苔薄黄，脉浮数。

治法：疏风清热和络。

代表方：芎芷石膏汤。

本方由川芎、白芷、石膏、菊花、藁本、羌活组成。若烦热口渴，

舌红少津，可重用石膏，配知母、天花粉、芦根；若伴大便秘结，口舌生疮，可合用黄连上清丸；若伴鼻流浊涕如脓，鼻根及鼻旁疼痛，加苍耳子、辛夷、鱼腥草等。

（3）风湿头痛。

临床表现：头痛如裹，肢体困重，胸闷纳呆，小便不利，大便或溏；舌淡苔白腻，脉濡。

治法：祛风胜湿通窍。

代表方：羌活胜湿汤。

本方由羌活、独活、川芎、防风、蔓荆子、藁本、甘草组成。若胸闷脘痞、腹胀

便溏，加苍术、陈皮、砂仁；若恶心、呕吐，加半夏、生姜、竹茹；若纳呆食少，加麦芽、神曲、焦山楂；若小便短少者，加茯苓、薏苡仁、淡竹叶；若发于夏季，感受暑湿，见身热汗少或汗出不畅，心烦口渴，胸闷欲呕者，加藿香、佩兰、荷叶。

（4）肝阳头痛。

临床表现：头胀痛而眩，以两侧为主，心烦易怒，口苦面红，或兼胁痛；舌红苔薄黄，脉弦数。

治法：平肝潜阳。

代表方：天麻钩藤饮。

本方由天麻、钩藤、石决明、川牛膝、桑寄生、杜仲、栀子、黄芩、益母草、朱茯神、首乌藤组成。若头痛剧烈，目赤口苦，急躁易怒，便秘尿黄者，加龙胆草、夏枯草、大黄；若头晕目涩，腰膝酸软者，酌加生地黄、何首乌、枸杞子等。

（5）血虚头痛。

临床表现：头痛而晕，心悸怔忡，神疲乏力，面色少华；舌质淡，苔薄白，脉细弱。

治法：滋阴养血。

代表方：加味四物汤。

本方由白芍、当归、生地黄、川芎、菊花、蔓荆子、黄芩、甘草组成。若见神疲乏力，遇劳加重，气短懒言，汗出恶风等，可加黄芪、党参、白术；若头晕耳鸣、虚烦少寐、腰膝酸软者，可加熟地黄、五味子、山茱萸等。

（6）气虚头痛。

临床表现：头痛隐隐，时发时止，遇劳则加重，纳食减少，倦怠乏力，气短自汗；舌质淡，苔薄白，脉细弱。

治法：益气升清。

代表方：益气聪明汤。

本方由黄芪、人参、升麻、葛根、蔓荆子、白芍、黄柏、甘草组成。若头痛绵绵不休，心悸，失眠者，加当归、熟地黄、何首乌；若畏寒怕冷，手足欠温，加附子、肉桂、葱白等。

（7）痰浊头痛。

临床表现：头痛昏蒙沉重，胸脘痞闷，纳呆呕恶；舌淡苔白腻，脉滑或弦滑。

治法：化痰降逆。

代表方：半夏白术天麻汤。

本方由半夏、白术、天麻、橘红、茯苓、甘草、生姜、大枣组成。

若痰湿中阻，胸脘满闷甚者，加厚朴、枳壳、砂仁；若见口苦，大便不畅，舌苔黄腻，脉滑数，宜去白术，加黄连、枳实、竹茹，或选用黄连温胆汤。

（8）肾虚头痛。

临床表现：头痛且空，眩晕耳鸣，腰膝酸软，神疲乏力，少寐健忘，遗精带下；舌红少苔，脉细无力。

治法：补肾填精。

代表方：大补元煎。

本方由人参、山药、熟地黄、杜仲、枸杞子、当归、山茱萸、甘草组成。若头痛而晕，面颊红赤，潮热汗出，去人参，加墨旱莲、知母、黄柏；若畏寒怕冷，四肢不温，腰膝酸软，舌淡苔白，脉沉细者，加鹿角、附子。

（9）瘀血头痛。

临床表现：头痛经久不愈，痛处固定不移，痛如锥刺，或有头部外伤史；舌质紫暗，可见瘀斑、瘀点，苔薄白，脉细或细涩。

治法：活血化瘀。

代表方：通窍活血汤。

本方由赤芍、川芎、桃仁、红花、麝香、老葱、大枣、酒组成。若头痛较剧，可加全蝎、蜈蚣、土鳖虫等虫类药；若久痛不已，兼见神疲乏力，少气懒言，脉细弱无力，加黄芪、党参、当归；若畏寒明显，酌加桂枝、细辛、附子等。

2. 中医适宜技术

（1）辨经取穴针刺法。十二经脉中，六阳经及足厥阴经循行于头的不同部位，故可将头痛分为阳明、少阳、太阳和厥阴头痛。

a. 阳明头痛：疼痛部位在前额、眉棱、鼻根部。

取穴：头维、印堂、阳白、合谷、内庭、阿是穴。

b. 少阳头痛：疼痛部位在侧头部。

取穴：太阳、丝竹空、率谷、风池、外关、侠溪、阿是穴。

c. 太阳头痛：疼痛部位在后枕部，或下连于项。

取穴：天柱、后顶、风池、后溪、昆仑、阿是穴。

d. 厥阴头痛：疼痛部位在巅顶部，或连于目系。

取穴：百会、四神聪、太冲、阿是穴。

（2）推拿治疗。一般头痛可开天门，推坎宫，按揉太阳穴，拿五经，拿风池穴，点按合谷穴。

（3）阿是穴邻点透刺加缠针震颤法（国家中医药管理局农村中医适宜技术推广项目）。

针具选择：0.3mm 直径，长 40mm 的不锈钢毫针。

操作方法：标出阿是穴，平刺进针，若痛点在颞部，从丝竹空向阿是穴透刺；若痛点在眉棱部，从攒竹横透至阿是穴；进针得气后，向右轻轻捻转针柄 180°～360°，使软组织轻轻缠绕针尖，然后行250～500次/min的震颤法1分钟，轻轻回转针柄180°～360°，留针5分钟；如此反复操作5次后出针。出针时应注意按压针孔1分钟以防出血。

（4）热敏灸疗法。热敏灸是一种提高艾灸疗效的新型灸法。头痛患者的热敏穴位以头面部、背部及小腿外侧为高发区，如头部压痛点、风池、率谷、至阳、肝俞、阳陵泉等区域。每次选取上述2～3组穴位，每次治疗以灸至感传消失为度。

（5）塞鼻法。塞鼻法是指选用活血、通络、止痛等中药研细末后，用布袋包少许药末塞鼻的一种中医外治法。左侧头痛塞右鼻孔，右侧头痛塞左鼻孔，发作时用。如用川芎、白芷、制远志各50g，冰片7g，共为细末，和匀，用布袋包少许药末塞鼻。也可采用搐鼻法，将中药研末后，每次用少许药末吸入鼻内。

## 第三节　眩　　晕

眩晕是以目眩与头晕为主要表现的病证。目眩是指眼花或眼前发黑，头晕是指感觉自身或外界景物旋转。二者常同时并见，故统称为眩晕。轻者闭目即止，重者如坐车船，旋转不定，不能站立，或伴有恶心、呕吐、汗出，甚则仆倒等症状。西医学中的良性位置性眩晕、后循环缺血、梅尼埃病、高血压病等以眩晕为主症者，均可参考本节辨证论治。

有关眩晕的论述始见于《黄帝内经》，称之为“眩冒”“眩”。该书对眩晕的病因病机有较多描述，认为眩晕属肝所主，与髓海不足、血虚、邪中、气郁等多种因素有关。如《灵枢·海论》曰：“髓海不足，则脑转耳鸣，胫酸眩冒。”《素问·至真要大论》云：“诸风掉眩，皆属于肝。”《灵枢·大惑论》说：“故邪中于项，因逢其身之虚……入于脑则脑转，脑转则引目系急，目系急则目眩以转矣。”东汉时期，对眩晕的病因、治则治法有了新的认识。张仲景认为，痰饮是眩晕的重要致病因素之一，并设有专方论治，《金匮要略·痰饮咳嗽病脉证并治》云：“心下有支饮，其人苦冒眩，泽泻汤主之。”唐宋时期，对眩晕病因的认识更为全面和丰富。宋·严用和首次提出六淫、七情致眩之说，其在《济生方·眩晕门》中指出：“所谓眩晕者……六淫外感，七情内伤，皆能导致。”此语强调了眩晕致病因素的多样性。

金元时期，进一步完善对眩晕的病因病机及治法方药理论。刘完素在《素问玄机原病式·五运主病》中言：“风火皆属阳，多为兼化，阳主乎动，两动相搏，则为之旋转。”主张眩晕应从风火立论。朱丹溪在《丹溪心法·头眩》中力倡“无痰则不作眩”之说，并提出当“治痰为先”。迨至明代，对于眩晕发病又有了新的认识。张介宾在《景岳全书·眩运》指出："眩运一证，虚者居其八九，而兼火兼痰者，不过十中一二耳。"强调"无虚不能作眩"，治疗上"当以治虚"为主。虞抟《医学正传·眩运》言："大抵人肥白而作眩者，治宜清痰降火为先，而兼补气之药；人黑瘦而作眩者，治宜滋阴降火为要，而带抑肝之剂。"指出治疗眩晕当根据不同体质进行辨治。此外，该书还记载了"眩运者，中风之渐也"，已明确认识到眩晕与中风之间存在内在联系，认为眩晕是中风之先兆。

**【病因病机】**

眩晕的发生主要与情志不遂、年老体弱、饮食不节、久病劳倦、跌仆坠损以及感受外邪等因素有关，内生风、痰、瘀、虚，导致风眩内动、清窍不宁或清阳不升，脑窍失养而突发眩晕。主要病因病机归纳如下：

1.情志不遂　肝为刚脏，体阴而用阳，其性主升主动。若长期忧恚恼怒，肝气郁结，气郁化火，风阳扰动，发为眩晕。如《临证指南医案·眩晕》华岫云按："经云：诸风掉眩，皆属于肝。头为六阳之首，耳目口鼻皆系清空之窍。所患眩晕者，非外来之邪，乃肝胆之风阳上冒耳，甚则有昏厥跌仆之虞。"

2.年老体虚　肾为先天之本，主藏精生髓，脑为髓之海。若年高肾精亏虚，不能生髓，无以充养于脑；或房事不节，阴精亏耗过甚；或体虚多病，损伤肾精肾气，均可导致肾精亏耗，髓海不足，而发眩晕。如《灵枢·海论》云："脑为髓之海""髓海有余，则轻劲多力，自过其度；髓海不足，则脑转耳鸣，胫酸眩冒，目无所见，懈怠安卧"。

3.饮食不节　若平素嗜酒无度，暴饮暴食，或过食肥甘厚味，损伤脾胃，以致健运失司，水谷不化，聚湿生痰，痰湿中阻，则清阳不升，浊阴不降，致清窍失养而引起眩晕。如《丹溪心法·头眩》曰："头眩，痰夹气虚并火，治痰为主，夹补气药及降火药。无痰则不作眩，痰因火动，又有湿痰者，有火痰者。"

4.久病劳倦　脾胃为后天之本，气血生化之源。若久病不愈，耗伤气血；或失血之后，气随血耗；或忧思劳倦，饮食衰少，损伤脾胃，暗耗气血。气虚则清阳不升，血虚则清窍失养，皆可发生眩晕。如《灵枢·口问》曰："故上气不足，脑为之不满，耳为之苦鸣，头为之苦倾，目为之眩。"

5.跌仆坠损　素有跌仆坠损而致头脑外伤，或久病入络，瘀血停留，阻滞经脉，而使气血不能上荣于头目，清窍失养而发眩晕，且多伴见局部疼痛、麻木固定不移，或痛如针刺等症。

此外，外感六淫之中，因"高颠之上，惟风可到"，风邪与寒、热、湿、燥等诸邪，皆可导致经脉运行失度，挛急异常，使清窍失养而发眩晕。

眩晕的病机概括起来主要有风、痰、虚、瘀诸端，以内伤为主。因于风者，多责之情志不遂，气郁化火，风阳上扰。因于痰者，多责之恣食肥甘，脾失健运，痰浊中阻，清阳不升，所谓“无痰不作眩”。因于虚者，多责之年高体弱，肾精亏虚，髓海空虚，或久病劳倦，饮食衰少，气血生化乏源，甚合“无虚不作眩”。若风、痰、虚日久，久病入络，或因跌仆外伤，损伤脑络，皆可因瘀而眩。在临床上，上述诸因常相互影响，或相兼为病。

本病病位在脑，病变与肝、脾、肾三脏密切相关。其病性有虚、实两端，临床以虚证居多。脾胃不足，肾虚髓空，皆可导致脑窍失养而作眩，是为虚证；若痰浊上蒙清窍，或瘀血痹阻经脉，导致清窍不利而作眩，是为实证。本病临床亦可见本虚标实之证。正如《类证治裁·眩晕》所言：“肝胆乃风木之脏，相火内寄，其性主动主升。或由身心过动，或由情志郁勃，或由地气上腾，或由冬藏不密，或由高年肾液已衰，水不涵木，以致目昏耳鸣，震眩不定。”

总之，眩晕多反复发作，病程较长。其病因病机较为复杂，多彼此影响，互相转化，临证往往难以截然分开。如肾精亏虚本属阴虚，若因阴损及阳，或精不化气，可转为肾阳不足或阴阳俱虚之证；又如痰湿中阻，初起多为痰湿偏盛，日久因痰郁化火，扇动肝阳，形成痰火为患，甚至火盛伤阴，形成阴亏于下、痰火上蒙的证候转化；或失血过多，每致气随血脱，可出现气血俱亏之眩晕。此外，风阳每夹有痰火，肾虚可以导致肝旺，久病入络致瘀，使临床常形成虚实夹杂之证候。临证显示，眩晕频作的中老年患者，多有罹患中风的可能，临证常称之为“中风先兆”，需谨慎防范病情迁延、变化。

## 【诊断与鉴别诊断】

1.诊断

（1）头晕目眩，视物旋转，轻者闭目即止，重者如坐车船，甚则仆倒。

（2）可伴有恶心、呕吐、汗出、耳鸣、耳聋、心悸，以及面色苍白、眼球震颤等表现。

（3）多见于40岁以上人群。起病较急，常反复发作，或慢性起病逐渐加重。

（4）多有情志不遂、年高体虚、饮食不节或跌仆损伤等病史。颈椎X线片、经颅多普勒、颅脑CT、MRI扫描、血常规及血液系统检查等有助于对本病病因的诊断。

2.鉴别诊断

（1）厥证。以突然昏仆，不省人事，或伴见四肢厥冷为特征，一般可在短时间内苏醒，严重者亦可一蹶不复甚至死亡。眩晕发作严重者也有头眩欲仆或晕旋仆倒的表现，虽与厥证相似，但无昏迷、不省人事等症，也无四肢厥冷表现。

（2）中风。以猝然昏仆、不省人事，伴口舌歪斜、半身不遂、失语，或不经昏仆，仅以㖞僻不遂为特征。眩晕仅以头晕目眩为主症，虽眩晕之甚者亦可见仆倒，与中风昏仆相似，但患者神志清楚或瞬间即清，且无半身不遂、口舌歪斜、言语謇涩等症。部分中风患者以眩晕、头痛为先兆表现，应当注意二者的区别及联系。

## 【治疗方法】

1.中药汤剂口服

（1）风痰上扰证。

辨证：眩晕或头晕，眩晕有旋转感或摇晃感、闭目即止，甚如坐舟船；也可仅表现为头昏、伴或不伴头痛、伴有恶心呕吐或恶心欲呕、呕吐痰涎，食少便溏，舌苔白或白腻，脉弦滑。

治法：祛风化痰、健脾和胃

推荐方药：半夏白术天麻汤合泽泻汤加减。

本方由半夏，白术，天麻，白茯苓，桂枝，泽泻，炒黄柏，苍术，黄芪，人参，炒曲，大麦芽，橘仁、生姜，大枣组成。该方具有健脾化痰，降逆止眩之功，令痰浊减则眩晕轻；天麻平肝熄风，为治眩晕、头痛之要药。或具有同类功效的中成药（包括中药注射剂）。

饮食疗法：宜食祛风化痰，健脾和胃之品。如泥鳅、鳝鱼、萝卜、雪梨等。食疗方：芹菜苦菜汤（芹菜100g，苦菜100g煮熟适当调味即可）

（2）肝火上炎证。

辨证：眩晕或头晕且痛，其势较剧，闭目即止，甚如坐舟车；也可仅表现为头昏、伴或不伴头痛、入睡困难，目赤口苦，胸胁胀痛，烦躁易怒，易醒多梦，小便黄，大便干结，舌红苔黄，脉弦数。

治法：平肝潜阳，清肝泻火。

推荐方药：天麻钩藤饮加减。

本方由天麻，钩藤，煅石决明，炒山栀子，炒黄芩，川牛膝，炒杜仲，益母草，茯神，桑寄生，炙夜交藤，大黄组成。或具有同类功效的中成药（包括中药注射剂）。

饮食疗法：宜食平肝潜阳，清肝泻火之品。如芹菜、紫菜、雪梨、豆制品等。食疗方：菊花粳米粥（菊花10～15g，粳米60g，冰糖适量）

（3）痰瘀阻窍证。

辨证：眩晕或头晕而头重昏蒙，闭目即止，甚如坐舟船；也可仅表现为头昏、伴或不伴头痛、眠差，伴胸闷恶心，肢体麻木或刺痛，唇甲紫绀，肌肤甲错，或皮肤如蚁行状，或头痛，舌质暗有瘀斑，苔薄白，脉滑或细或涩。

治法：活血通络，化痰开窍。

推荐方药：涤痰汤合通窍活血汤加减。

本方由姜制南星，麝香，半夏，麸炒枳实，茯苓，橘红，石菖蒲，人参，桃仁，竹茹，甘草，苏木，赤芍，川芎，红花，老葱，鲜姜，大枣，黄酒组成。或具有同类功效的中成药（包括中药注射剂）。

饮食疗法：宜食活血通络、化痰开窍之品。如西瓜、冬瓜、金橘、橙子、红豆等。食疗方：车前子粳米粥（取车前子加水500ml，煎剩300ml，去渣，加粳米100g煮成稀粥。）

（4）阴虚阳亢证。

辨证：眩晕或头晕，闭目即止，甚如坐舟船；也可仅表现为头昏、伴或不伴头痛、睡眠差，多梦，面赤，耳鸣，盗汗，手足心热，口干，舌红少苔，脉细数或细弱。

治法：镇肝熄风，滋阴潜阳。

推荐方药：镇肝熄风汤加减。

本方由川牛膝，煅赭石，生白芍，天冬，煅龙骨，煅牡蛎，龟板，麦芽，刺蒺藜，玄参、炒川楝子，茵陈组成。或具有同类功效的中成药（包括中药注射剂）。

饮食疗法：宜食镇肝熄风，滋阴潜阳之品。如甲鱼、枸杞、银耳等。食疗方：甲鱼汤（甲鱼500g，火腿100g，香菇20，姜葱蒜适量，煮熟加黄酒、盐、味精适量）

（5）气血亏虚证。

辨证：眩晕或头晕，闭目即止，甚如坐舟船；也可仅表现为头昏、伴或不伴头痛、动则加剧，遇劳则发，面色晄白，爪甲不荣，神疲乏力，心悸少寐，纳差食少，便溏，舌淡苔薄白，脉细弱。

治法：补益气血，健运脾胃。

推荐方药：补中益气汤合归脾汤加减。

本方由人参，黄芪，白术，当归，升麻，柴胡，陈皮，朱茯神，炙远志，龙眼肉，炒酸枣仁，木香，生姜，大枣，炙甘草组成。或具有同类功效的中成药（包括中药注射剂）。

饮食疗法：宜食补益气血，健运脾胃之品。如红枣、山药、莲子、薏米、党参等。食疗方：当归黄芪乌鸡汤（乌鸡肉250g洗净切块，当归5g，炙黄芪30g洗净，一起置瓦锅内，加水适量，文火煮熟调味即可食用）

（6）肾精不足证。

辨证：眩晕或头晕久发不已，听力减退，耳鸣，少寐健忘，神倦乏力，腰酸膝软，舌红，苔薄，脉沉细弱。

治法：补肾填精，充养脑髓。

推荐方药：河车大造丸加减。

本方由紫河车粉、龟板、炒黄柏、炒杜仲、怀牛膝、天冬、熟地黄、麦冬、淫羊藿、巴戟天、党参、茯苓组成。或具有同类功效的中成药（包括中药注射剂）。

饮食疗法：宜食之补肾填精，充养脑髓品。如鸽子肉、蛇肉、韭菜、枸杞等。食疗方：枸杞乌鸡汤（乌鸡500g，淮山药40g，枸杞20g，生姜10g，黄酒50g，食盐5g）

2.中医适宜技术

（1）针刺疗法。

风痰上扰证：风池、百会、内关、太冲、中脘、丰隆、阴陵泉等穴位单/双侧。用针刺或艾灸刺激穴位，以平补平泻手法为主，每次留针或艾灸20～30分钟，每天1次，连续治疗10～14天。

肝火上炎证：风池、百会、内关、太冲、肝俞、行间、太溪等穴。采用针刺刺激穴位，以泻法为主，留针20～30分钟，每天1次，连续治疗10～14天。

痰瘀阻窍证：风池、百会、内关、中脘、丰隆、阴陵泉、内庭、曲池、膻中、血海等穴。用针刺或艾灸刺激穴位，以泻法为主，留针或艾灸20～30分钟，每天1次，连续治疗10～14天。

阴虚阳亢证：风池、百会、肝俞、肾俞、足三里、志室、悬钟、三阴交等穴。风池用平补平泻法，肝俞、肾俞用补法，其余以平泻手法为主，用针刺或艾灸刺激穴位，留针或灸20～30分钟，每天1次，连续治疗10～14天。

气血亏虚证：风池、百会、肝俞、肾俞、膻中、血海、气海、足三里等穴。风池用平补平泻法，肝俞、肾俞用补法，其余以平泻手法为主，用针刺或艾灸刺激穴位，留针或灸20～30分钟，每天1次，连续治疗10～14天。

肾精不足证：风池、百会、太溪、肝俞、肾俞、足三里、志室、悬钟、三阴交等穴。风池用平补平泻法，太溪、肾俞用补法，其余以平泻手法为主，用针刺或艾灸刺激穴位，留针或灸20～30分钟，每天1次，连续治疗10～14天。

（2）药物外治。

吴茱萸（胆汁拌制）100g，龙胆草50g，土硫磺20g，朱砂10g，明矾30g，小蓟根适量的比例配制，先将前5味药粉碎为末，加入小蓟根汁调制成糊，敷于神阙穴或双侧涌泉穴，每穴10～15g，2日换1次，1个月为一个疗程，用于治疗阴虚阳亢之证。

白芥子30g，胆南星15g，明矾15g，川芎10g，郁金10g，姜汁适量比例配制，先将前5味药粉碎为末，加入姜汁调制成膏状，敷于神阙穴，外以纱布覆盖，胶布固定，每天换药1次，用1周，用于治疗痰瘀阻窍之证。

# 第四节　中　　风

中风，又称卒中，是以半身不遂、肌肤不仁、口舌歪斜、言语不利，甚则突然昏仆、不省人事为主要表现的病证。因其发病骤然，变化迅速，有“风性善行而数变”的特点，故名中风。中风发病率高、病死率高、致残率高，严重危害着中老年人的健康。西医学中的急性脑卒中属本病范畴，可参照本节辨证论治。

春秋战国时期，有关本病始称“仆击”“偏枯”“薄厥”“大厥”，认为本病发生与虚邪外袭、膏粱饮食、情绪失控等有关。如《灵枢·刺节真邪》云：“虚邪偏客于身半……发为偏枯。”《素问·通评虚实论》云：“仆击、偏枯……肥贵人则膏粱之疾也。”《素问·生气通天论》云：“大怒则形气绝，而血菀于上，使人薄厥。”其病机乃“血之与气，并走于上”所致，预后多不良。如《素问·调经论》云：“血之与气，并走于上，则为大厥。厥则暴死。气复反则生，不反则死。”东汉时期，张仲景《金匮要略·中风历节病脉证并治》始有“中风”病名及其专篇，对中风的病因病机、临床特征、诊断和治疗有了较为深入的论述。就病因学发展而言，唐宋以前，多以“内虚邪中”立论。如《金匮要略·中风历节病脉证并治》认为“夫风之为病，当半身不遂”“络脉空虚，贼邪不泻”，并有“邪在于络”“邪在于经”和“邪入于腑”“邪入于脏”之分类。唐宋以后，尤其金元时期，以“内风”立论。如刘河间《素问玄机原病式·六气为病（四）火类》力主“心火暴甚”，李东垣《医学发明·中风有三》认为“正气自虚”，朱丹溪《丹溪心法·论中风》主张“湿痰生热”，王履《医经溯洄集·中风辨》提出“因于风者，真中风也。因于火、因于气、因于湿者，类中风”。延至明清，张介宾《景岳全书·非风》明确提出“中风非风”说，认为中风乃“内伤积损”所致。李中梓《医宗必读·卷六》又将中风重证分为闭证和脱证。清代医家叶天士、沈金鳌、尤在泾、王清任分别提出了“水不涵木”“因痰而中”“肝风内动”“气虚血瘀”等中风的病因病机及其治法。近代医家张伯龙、张山雷、张锡纯进一步认识到本病的发生主要是肝阳化风、气血上逆、直冲犯脑。当代对中风的诊断、治疗、康复、预防等方面逐步形成了较为规范的方法，疗效也有了较大提高。

**【病因病机】**

中风的发生主要因内伤积损、情志过极、饮食不节、体态肥盛等，引起虚气留滞，或肝阳暴张，或痰热内生，或气虚痰湿，引起内风旋动，气血逆乱，横窜经脉，直冲犯脑，导致血瘀脑脉或血溢脉外，发为中风。

1. 内伤积损　随着年龄老化，正气自虚，或久病迁延，或恣情纵欲，或劳逸失度，损伤五脏之气阴，气虚则无力运血，脑脉瘀滞；阴虚则不能制阳，内风动越，突发本病。如明·李东垣《医学发明·中风有三》云："凡人年逾四旬，多有此疾。"明·张介宾《景岳全书·非风》指出："非风一证，即时人所谓中风证也。此证多见卒倒，卒倒多由昏愦。本皆内伤积损颓败而然，原非外感风寒所致。"

2.情志过极　七情所伤，肝气郁结，气郁化火，或暴怒伤肝，肝阳暴张，内风动越，或心火暴甚，风火相扇，血随气逆，引起气血逆乱，上冲犯脑，血溢脉外或血瘀脑脉而发为中风，尤以暴怒引发本病者最为多见，即《素问·生气通天论》所谓"大怒则形气绝，而血菀于上，使人薄厥"。

3.饮食不节　过食肥甘厚味醇酒，伤及脾胃，酿生痰热，痰瘀互阻，积热生风，导致脑脉瘀滞而发中风。如《素问·通评虚实论》所云"仆击、偏枯……膏粱之疾也。"近人张山雷《中风斠诠·论昏瞀猝仆之中风无一非内因之风》所谓"肥甘太过，酿痰蕴湿，积热生风，致为暴仆偏枯，猝然而发，如有物击使之仆者，故仆击而特著其病源，名以膏粱之疾。"

4.体态肥盛　肥盛之人多气衰痰湿，易致气血郁滞，因风阳上扰而致血瘀脑脉，发为中风。如元·王履《医经溯洄集·中风论辨》所云："凡人年逾四旬气衰之际，或因忧喜忿怒伤其气者，多由此疾，壮年之时无有也，若肥盛则兼有之。"清·沈金鳌《杂病源流犀烛·中风源流》也云："肥人多中风……人肥则腠理致密而多郁滞，气血难以通利，故多卒中也。"

本病一年四季均可发生，但与季节变化有关。入冬猝然变冷，寒邪入侵，可影响血脉运行。《素问·调经论》谓"寒独留，则血凝泣，凝则脉不通"，是以容易发中风。现代研究发现，寒冷等环境因素也是导致中风高发的诱因，即古人所谓中风之"外因"，但从临床来看，本病以"内因"为主。

中风的主要病机概而论之，有风、火（热）、痰、瘀、虚五端，在一定条件下相互影响，相互转化，引起内风旋动，气血逆乱，横窜经脉，直冲犯脑，导致血瘀脑脉或血溢脉外而发中风。风痰入络，血随气逆，横窜经脉，瘀阻脑脉，则发中风，甚则阳极化风，风火相扇，气血逆乱，直冲犯脑，血溢脉外，神明不清，可致中风神昏。此外，气虚而无力帅血，导致血液留滞不行，血瘀脑脉而发中风，即所谓"虚气留滞"；阴虚则不能制阳，内风动越，上扰清窍，也发本病。临床上，五端之间常互相影响，或兼见或同病，如气虚与血瘀并存，痰浊和瘀血互结等。

本病的病变部位在脑，涉及心、肝、脾、肾等多个脏腑。中风急性期，以半身不遂、口舌歪斜、肌肤不仁为主症而无神昏者，为病在经络，伤及脑脉，病情较轻；初起即见神志昏蒙或谵语者，为病入脏腑，伤及脑髓，病情较重。如果起病时神清，但三五日内病情逐渐加重，出现神志昏蒙或谵语者，则是病从经络深入脏腑，病情由轻转重。反之亦然。诚如《金匮要略·中风历节病脉证并治》云："夫风之为病，当半身不遂……邪在于络，肌肤不仁；邪在于经，即重不胜；邪入于腑，即不识人；邪入于脏，舌即难言，口吐涎。”然而，若风阳痰火，上冲于脑，导致气血逆乱，蒙蔽清窍，则见猝然昏倒，不省人事，肢体拘急等中脏腑之闭证；若风阳痰火炽盛，耗灼阴精，阴损及阳，阴竭阳亡，阴阳离决，则出现口开目合，手撒肢冷，气息微弱等中脏腑之脱证。这些都是中风的重证，可危及患者生命。

本病的病机演变常见于本虚标实之间。急性期以风、火（热）、痰、瘀为主，常见风痰上扰、风火相扇，痰瘀互阻，气血逆乱等“标”实之象。恢复期及后遗症期则以虚中夹实为主，多见气虚血瘀、阴虚阳亢，或血少脉涩、阳气衰微等“本”虚之征。通常情况下，若病情由实转虚，则病情趋于稳定；若病情由虚转实，常见外感或复中之证，则提示病情波动或加重。

此外，中风后可因气郁痰阻而出现情绪低落、寡言少语等郁证之象，也可因元神受损而并发智能缺损或神呆不慧、言辞颠倒等中风神呆表现，还可因风阳内动而出现发作性抽搐、双目上视等痫证表现。凡此种种，都是中风的并病或变证，可参考郁证、痴呆、痫证等章节。

## 【诊断与鉴别诊断】

1.诊断

（1）急性起病，发展迅速，具备“风性善行而数变”的特点。

（2）具备突发半身不遂、肌肤不仁、口舌歪斜、言语謇涩、神志昏蒙主症中2项，或主症1项加次症2项，如头晕、目眩、头痛、行走不稳、呛水呛食、目偏不瞬。

（3）症状和体征持续24小时以上。

（4）多发于年龄在40岁以上者。

头颅MRI或CT扫描发现责任病灶，有助于本病的诊断。根据病灶性质可分为缺血性中风和出血性中风；根据病情程度，可分为中经络（符合中风诊断标准但无神志异常）和中脏腑（符合中风诊断标准但有神志异常）；根据病程时间，可分为急性期（发病后2周以内，中脏腑可至1个月）、恢复期（2周到6个月内）和后遗症期（6个月以上）。

2.鉴别诊断

（1）口僻。以口眼歪斜、口角流涎、言语不清为主症，常伴外感表证或耳背疼痛，并无半身不遂、口舌歪斜等症。不同年龄均可罹患。

（2）厥证。昏仆不省人事时间一般较短，多伴有面色苍白、四肢逆冷，一般移时苏醒，醒后无半身不遂、口舌歪斜、言语不利等症。

（3）痉证。以四肢抽搐、颈项强直，甚至角弓反张为特征，甚至昏迷，但无半身不遂、口舌歪斜、言语不利等症状。

（4）痿证。一般起病缓慢，多表现为双下肢痿躄不用，或四肢肌肉萎缩，痿软无力，与中风之半身不遂不同。

## 【治疗方法】

1. 中药汤剂口服

（1）风阳上扰。

临床表现：半身不遂，肌肤不仁，口舌歪斜；言语謇涩，或舌强不语；急躁易怒，头痛，眩晕，面红目赤，口苦咽干；尿赤，便干；舌红少苔或苔黄，脉弦数。

治法：清肝泻火，息风潜阳。

代表方：天麻钩藤饮。

本方由天麻、钩藤、生石决明、川牛膝、益母草、黄芩、栀子、杜仲、桑寄生、朱茯神、首乌藤组成。若头痛较重，减杜仲、桑寄生，加川芎、木贼草、菊花、桑叶；若急躁易怒较重，可加牡丹皮、生白芍、珍珠母；若兼便秘不通，减杜仲、桑寄生，加生大黄、玄参等。

（2）风痰阻络。

临床表现：肌肤不仁，甚则半身不遂，口舌歪斜；言语不利，或謇

涩或不语；头晕目眩；舌质暗淡，舌苔白腻，脉弦滑。

治法：息风化痰，活血通络。

代表方：半夏白术天麻汤。

本方由天麻、半夏、橘红、茯苓、甘草、白术、生姜、大枣组成。

若眩晕较甚且痰多者，加胆南星、天竺黄、珍珠粉；若肢体麻木，甚则肢体刺痛，痛处不移，加丹参、桃仁、红花、赤芍；若便干便秘，加大黄、黄芩、栀子。风痰瘀结，日久化热，不宜久服本方，以免过于温燥，助热生火。

（3）痰热腑实。

临床表现：半身不遂，肌肤不仁，口舌歪斜；言语不利，或言语謇涩；头晕目眩，吐痰或痰多，腹胀、便干或便秘；舌质暗红或暗淡，苔黄或黄腻，脉弦滑或兼数。

治法：清热化痰，通腑泻浊。

代表方：星蒌承气汤。

本方由胆南星、全瓜蒌、生大黄、芒硝组成。若痰涎较多，可合用竹沥汤，即竹沥、生葛汁、生姜汁相合；若头晕较重，加天麻、钩藤、菊花、珍珠母；若舌质红而烦躁不安，彻夜不眠者，加生地黄、麦冬、柏子仁、首乌藤；少数患者服用星蒌承气汤后，仍腑气不通，痰热腑实甚者，可改投大柴胡汤治疗。

（4）气虚血瘀。

临床表现：半身不遂，肌肤不仁，口舌歪斜；言语不利，或謇涩或不语；面色无

华，气短乏力；口角流涎，自汗，心悸，便溏；手足或偏身肿胀；舌质暗淡或瘀斑，舌苔薄白或腻，脉沉细、细缓或细弦。

治法：益气扶正，活血化瘀。

代表方：补阳还五汤。

本方由生黄芪、当归尾、赤芍、川芎、桃仁、红花、地龙组成，且重用生黄芪。若心悸、气短、乏力明显，加党参、太子参、红参；若肢体肿胀或麻木、刺痛等血瘀重者，加莪术、水蛭、鬼箭羽、鸡血藤；若肢体拘挛，加穿山甲、水蛭、桑枝；若肢体麻木，加木瓜、伸筋草、防己；上肢偏废者，加桂枝、桑枝；下肢偏废者，加川断、桑寄生、杜仲、牛膝。

（5）阴虚风动。

临床表现：半身不遂，一侧手足沉重麻木，口舌歪斜，舌强语謇；平素头晕头痛，耳鸣目眩，双目干涩，腰酸腿软；急躁易怒，少眠多梦；舌质红绛或暗红，少苔或无苔，脉细弦或细弦数。

治法：滋养肝肾，潜阳息风。

代表方：镇肝息风汤。

本方由生龙骨、生牡蛎、代赭石、白芍、天冬、玄参、龟甲、怀牛膝、川楝子、茵陈、麦芽、甘草组成。若痰盛者，可去龟甲，加胆南星、竹沥；若心中烦热者，加黄芩、生石膏；若心烦失眠者，加黄连、莲子心、栀子、首乌藤；若头痛重者，可加生石决明、珍珠母、夏枯草、川芎，另外还可酌情加入通窍活络的药物，如地龙、全蝎、红花。

（6）阳闭。

临床表现：突然昏仆，不省人事；牙关紧闭，口噤不开，两手握固，大小便闭，肢体强痉，兼有面赤身热，气粗口臭，躁扰不宁；舌苔黄腻，脉弦滑而数。

治法：清热化痰，开窍醒神。

代表方：羚羊角汤合用安宫牛黄丸。

羚羊角汤由羚羊角粉、菊花、夏枯草、蝉衣、柴胡、薄荷、生石决明、龟甲、白芍、生地黄、丹皮、大枣组成，合用安宫牛黄丸辛凉开窍醒脑。若痰盛神昏者，可合用至宝丹或清宫汤；若热闭神昏兼有抽搐者，可加全蝎、蜈蚣，或合用紫雪丹。临床还可选用清开灵注射液或醒脑静注射液静脉滴注。

（7）阴闭。

临床表现：突然昏倒，不省人事；牙关紧闭，口噤不开，两手握固，大小便闭，肢体强痉；面白唇暗，四肢不温，静卧不烦；舌苔白腻，脉沉滑。

治法：温阳化痰，开窍醒神。

代表方：涤痰汤合用苏合香丸。

涤痰汤由制胆南星、制半夏、橘红、枳实、茯苓、石菖蒲、竹茹、人参、甘草、生姜、大枣组成，合用苏合香丸。若四肢厥冷者，加桂枝；若兼风象，加天麻、钩藤；若见戴阳，乃属病情恶化，宜急进参附汤、白通加猪胆汁汤鼻饲，或参附注射液静脉滴注。

（8）脱证。

临床表现：突然昏仆，不省人事，目合口张，鼻鼾息微，手撒遗尿；汗多不止，四肢冰冷；舌痿，脉微欲绝。

治法：回阳固脱。

代表方：参附汤。

本方由人参、附子、生姜组成。若汗出不止者，可加炙黄芪、生龙骨、煅牡蛎、山茱萸、醋五味子；阳气恢复后，如又见面赤足冷、虚烦不安、脉极弱或突然脉大无根，是由于真阴亏损，阳无所附而出现虚阳上浮欲脱之证，可用地黄饮子，或参附注射液或生脉注射液静脉滴注。

2.中医适宜技术

（1）醒脑开窍针法。

a.中经络。

主穴Ⅰ：内关、水沟、三阴交。

主穴Ⅱ：内关、印堂、上星、百会、三阴交。

辅穴：极泉、尺泽、委中。

操作：

主穴Ⅰ：先刺双侧内关，直刺0.5～1寸，施捻转提插的复式手法，施术1分钟；水沟在鼻中隔下向上斜刺0.3寸，施雀啄手法，以眼球湿润或流泪为度；三阴交沿胫骨内侧后缘进针1～1.5寸，针尖向后斜刺与皮肤呈45°角，施提插补法，至患侧下肢抽动3次为度。

主穴Ⅱ：先刺双侧内关，直刺0.5～1寸，施捻转提插的复式手法，施术1分钟；再刺印堂穴，向鼻根斜刺，进针0.3～0.5寸，采用轻雀啄手法；继刺上星，选3寸毫针沿皮平刺透向百会，施用小幅度高频率捻转补法，捻转频率为120～160转/min，行手法1分钟；三阴交沿胫骨内侧后缘进针1～1.5寸，针尖向后斜刺与皮肤呈45°角，施提插补法，至患侧下肢抽动3次为度。

主穴Ⅱ主要作为主穴Ⅰ的替换穴位施用，多用于中风恢复期。

b.中脏腑（痰热内闭证，痰蒙清窍证）。

选穴：内关、水沟、十二井穴。

操作：内关、水沟刺法同前；十二井穴以三棱针点刺出血。

c.中脏腑（元气败脱证）。

选穴：内关、水沟、气海、关元、神阙、太冲、内庭。

操作：针灸结合，气海、关元、神阙可用灸法。

d.主要兼症配穴。

椎基底动脉供血不足：风池、完骨、天柱。

吞咽障碍：风池、翳风、完骨，咽后壁点刺。

语言謇涩：上廉泉、金津、玉液点刺放血。

手指握固：合谷透二间、八邪。

足内翻：丘墟透照海。

高血压：人迎、合谷、太冲、曲池、足三里。

血管性痴呆：百会、四神聪、风池、四白、太冲。

（2）传统针刺法。

选穴：肩髃、曲池、手三里、外关、合谷、环跳、阳陵泉、足三里、丰隆、解溪、昆仑、太冲、太溪等。

操作：毫针刺，平补平泻。

（3）张力平衡针法治疗中风病痉挛瘫痪。

取穴：上肢屈肌侧：极泉、尺泽、大陵；上肢伸肌侧：肩髃、天井、阳池；下肢伸肌侧：血海、梁丘、照海；下肢屈肌侧：髀关、曲泉、解溪、申脉。

操作：每天针刺1次，14天为一个疗程。

（4）项针治疗假性延髓麻痹。

方法：坐位，取项部双侧风池、翳明、供血，刺入1～1.5寸，针尖稍向内下方，施以每分钟100转捻转手法各约15秒，留针30分钟，期间行针3次后出针。再取颈部廉泉、外金津玉液，长针向舌根方向刺入1～1.5寸，吞咽、治呛、发音分别直刺刺入0.3寸，快速捻转行针15秒后出针，不留针。

（5）病灶头皮反射区围针治疗中风失语症。

方法：CT片示病灶同侧头皮的垂直投射区的周边为针刺部位，毫针、围针平刺。配穴哑门、廉泉、通里穴用平补平泻手法。

（6）“靳三针”针法。

头针：颞三针，四神针。

体针：偏瘫侧肩峰下凹陷中及其前后方向各旁开约2寸处、曲池、外关、合谷、足三里、三阴交、太冲。

（7）“通督调神”针法。

督脉穴位：水沟、神庭、百会、风府、至阳、腰阳关、命门等。

头皮针：顶颞前斜线（运动区）、顶颞后斜线（感觉区）等。

体针：参考传统针刺法。

（8）“贺氏三通”针法。

强通法：十二井穴、水沟、百会等。

温通法：病势急者多用火针，病势缓者多用艾灸。

微通法：用于中风病恢复期。

（9）“头穴透刺法”针法。

精神症状：神庭透上星、双曲差透五处、双本神。

失语：风府透哑门。

大小便障碍：四神聪透百会。

感觉障碍：络却透承灵透悬厘。

（10）腹针：取中脘、下脘、气海、关元、滑肉门、外陵及上、下风湿点。

（11）灸法：关元、神阙、气海，每次选1～2穴，每穴灸10～15分钟。

# 第五节　痴　　呆

痴呆，又称呆病，是一种以获得性智能缺损为主要特征的病证，其损害的程度足以干扰工作或日常生活活动。随着人口老龄化，痴呆已经成为老年人的常见病和多发病，是老年人的主要病死原因之一。西医学中的阿尔茨海默病、血管性痴呆可参照本节进行辨证论治，路易体痴呆、额颞叶痴呆、帕金森病痴呆、麻痹性痴呆、中毒性脑病等具有本病特征者，也可参考本节进行辨证论治。明代之前，有关本病论述散见于《灵枢·天年》之“言善误”、晋代王叔和《脉经·卷二》“健忘”、隋·巢元方《诸病源候论·多忘候》“多忘”、唐·孙思邈《备急千金要方·卷十二》“好忘”等。明代后期，始有“痴呆”病名，并对其病因、病机、病状、治法和预后有了一定认识。如张介宾《景岳全书·杂病谟》云：“痴呆证，凡平素无痰，而或以郁结，或以不遂，或以思虑，或以疑贰，或以惊恐，而渐致痴呆。言辞颠倒，举动不经，或多汗，或善愁，其证则千奇万怪，无所不至……此其逆气在心或肝胆二经，气有不清而然……然此证有可愈者，有不可愈者，亦在乎胃气元气之强弱，待时而复，非可急也……此当以速扶正气为主，宜七福饮，或大补元煎主之。”清代早期，本病又称“呆病”，并对其病机、治法和方药有了更深入的认识。如陈士铎《辨证录·呆病门》不仅设立了“呆病”专篇，而且提出了“呆病成于郁”和“呆病成于痰”两种病机学说，故“治法开郁化痰”，强调“痰气独盛，呆气最深”“治呆无奇法，治痰即治呆也”，立有洗心汤、转呆丹等方。此外，陈士铎还从智能缺失角度补充了治疗思路，如“夫心肾交而智能生，心肾离而智能失……治法必须大补心肾”，颇具借鉴价值。清代后期，一方面王清任《医林改错·脑髓说》继承李时珍《本草纲目·辛夷》“脑为元神之府”之说，明确指出“灵机记性，不在心在脑”。“所以小儿无记性者，脑髓未满；高年无记性者，脑髓渐空”。邵同珍《医易一理·脑》也云：“脑者人身之大主，又曰元神之府”“人身能知觉运动，及能记忆古今，应对万物者，无非脑之权也”。此为痴呆的防治提供了重要理论依据。另一方面，吴鞠通《吴鞠通医案·中风》提出“中风神呆”概念，如“中风神呆不语，前能语时，自云头晕，左肢麻，口大歪”。其后张乃修《张聿青医案·中风》云“右半不遂，神呆不慧”，叶天士《临证指南医案·中风》云“初起神呆遗溺”，这可能是有关中风后痴呆的最早论述，对痴呆的分类具有重要意义。

**【病因病机】**

本病的发病多因先天不足，或后天失养，或年迈体虚，或久病不复，导致肾虚精少，髓海不足，元神失养，而渐致痴呆；或因久郁不解，或中风外伤，或外感热毒等，导致损伤脑络，脑气不通，神明不清，而突发痴呆。

1.先天不足　《灵枢·经脉》云：“人始生，先成精，精成而脑髓生。”先天禀赋不足或遗传因素在痴呆发病中起着重要作用。禀赋不足，髓海不充，不能继年，延至成年，或因衰老，或因情志，或因饮食，或因劳逸等后天因素影响，而致髓海渐空，元神失养，发为痴呆。

2.后天失养　《灵枢·五癃津液别》所谓：“五谷之津液，和合而为膏者，内渗入于骨空，补益脑髓。”清·陈士铎《辨证录·呆病门》云：“人有一时而成呆病者，全不起于忧郁……谁知是起居失节，胃气伤而痰迷之乎。”可见，起居失宜、饮食失节、劳逸失度，或久病不复，都可导致脾胃受损，既不能化生气血精微，充养脑髓，又可能聚湿生痰，蒙蔽清窍，神明不清而成痴呆。

3.年老肾虚　《素问·上古天真论》云：“男不过尽八八，女不过尽七七，而天地之精气皆竭矣。”清·汪昂《医方集解·补养之剂》云：“人之精与志皆藏于肾，肾精不足则志气衰，不能上通于心，故迷惑善忘也。”可见，人至老年，肾气日衰，精气欲竭，脑髓失充，元神失养，故发呆病。诚如陈士铎《辨证录·呆病门》所云：“人有老年而健忘者，近事多不记忆，虽人述其前事，犹若茫然，此真健忘之极也，人以为心血之涸，谁知肾水之竭乎。”清·王清任《医林改错·脑髓说》更加明确指出：“高年无记性者，脑髓渐空。”

4.久郁不解　明·张介宾《景岳全书·杂病谟》发现情志所伤可致痴呆，如“痴呆证，凡平素无痰，而成以郁结，或以不遂，或以思虑，或以疑贰，或以惊恐，而渐致痴呆”。清·陈士铎《辨证录·呆病门》认为在情志致呆中，尤以久郁为甚，所谓

“郁之既久而成呆”。一方面，木郁土衰，痰浊内生，痰蒙清窍，发为痴呆；另一方面，久郁化火，炼液成痰，迷蒙清窍，发为痴呆。

5.中风外伤　中风后瘀血气滞而成痴呆者，乃瘀阻脑络，脑气不通，使脑气与脏气不相连接，神明不清所致。如清·吴鞠通《吴鞠通医案·中风》云：“中风神呆不语，前能语时，自云头晕，左肢麻，口大歪。”此外，颅脑外伤或产道损伤或外感热毒，损伤脑络，使脑气与脏气不相连接，神明不清而发痴呆。

本病的发病机理主要有虚、痰、瘀等方面，且互为影响。一是髓海不充，脾肾亏虚，气血不足，导致髓海渐空，元神失养而致呆，即所谓“呆病成于虚”。二是木郁土衰，聚湿生痰，痰迷清窍而致呆，即所谓“呆病成于痰”。三是瘀血气滞，脑络瘀阻，脑气不通，脑气与脏气不相连接而成呆，即所谓“呆病成于瘀”。

本病的病变部位在脑髓，与心、肝、脾、肾功能失调密切相关，其中以肾虚为本。脾肾亏虚，气血不足，精髓无源，或老年肾衰，精少髓减，使髓海渐空，元神失养而发痴呆。诚如清·王学权《重庆堂随笔·卷上》：“盖脑为髓海，又名元神之府，水足髓充，则元神精湛而强记不忘矣。若火炎髓竭，元神渐昏，未老健忘，将成劳损也。”与此同时，痰浊、瘀血、火热等留滞于脑，损伤脑络，导致脑气与脏气不相连接，神明不清，故发痴呆。

本病的病机演变有虚实两端，初期多虚，证候表现为髓海不足、脾肾亏虚、气血不足，临床表现以智能缺损症状为主，少见情志异常症状，病情相对稳定，即平台期特征；中期虚实夹杂，证候表现为痰浊蒙窍、瘀血阻络、心肝火旺，一般智能缺损症状较重，常伴情志异常症状，病情明显波动，即波动期特征；后期因痰浊、瘀血、火热久蕴而生浊毒所致，正衰邪盛，但证候表现多以正气虚极和热毒内盛为主，病情明显恶化，临床表现为智能丧失殆尽，且兼神惫如寐，或知动失司，或形神失控，或虚极风动症状，即下滑期特征。

临床上，由虚转实，多为病情加重；由实转虚，常为病情趋缓；而极虚极实，则提示病情恶化。临床上肾虚几乎贯穿于疾病始终，而痰浊对肾虚、髓减、气虚、血瘀等具有叠加作用，所谓“痰气独盛，呆气最深”。其预后“有可愈者，有不可愈者，亦在乎胃气元气之强弱，待时而复，非可急也”。

## 【诊断与鉴别诊断】

1.诊断

（1）善忘，包括短期记忆或长期记忆减退。

（2）智能缺损，包括失语（如找词困难、语言不连贯、错语）、失认（如不能辨认熟人或物体）、失用（如动作笨拙、系错纽扣）、执行不能（如反应迟钝或完成任务困难等）等1项或1项以上损害。

（3）生活能力下降，即生活或工作能力部分或完全丧失。

（4）除外引起智能缺损的其他原因，如郁证、癫狂、谵妄等。神经心理学检查有助于本病的临床诊断和鉴别，而详问病史、MRI扫描或PET或脑脊液检查等有助于痴呆的原因鉴别。根据痴呆的原因可分为老人呆病（隐匿起病，渐进性加重）和中风神呆（突然发病，波动样病程）。

2.鉴别诊断

（1）郁证。郁证以抑郁症状为主，如心境不佳、表情淡漠、少言寡语，也常主诉记忆减退、注意力不集中等类似痴呆的症状，临床上称之为假性痴呆。但仔细询问病史，会发现患者大多思路清晰、逻辑性强、无生活失能情况，抗抑郁治疗有明显效果。痴呆以智能症状为主，如善忘、智能缺损、生活失能，抑郁情绪或有或无，抗抑郁治疗无明显效果，可资鉴别。

（2）癫狂。癫狂早期即以沉闷寡言，情感淡漠，语无伦次，或喃喃自语，静而少动等情志失常为主；或以喧扰不宁、烦躁不安、妄见妄闻、妄思妄行，甚至狂越等形神失控症状为主；迁延至后期，也会发生智能缺损。但痴呆早期即以善忘、智能缺失、生活失能等症状为主，中后期会有烦躁不安、急躁易怒、妄见妄闻、妄思离奇等形神失常症状，少见喧扰不宁、妄行狂越等严重形神失控症状。

（3）健忘。健忘既是一个独立疾病，又是痴呆的早期表现或首发症状，需要鉴别。健忘是遇事善忘、不能回忆的一种病证，一般无渐进加重，也无智能缺失，生活能力始终正常。痴呆也有健忘症状，通常有渐进加重，且智能缺失，生活能力同时受损。跟踪随访，有助于鉴别。

## 【治疗方法】

1.中医内治法

（1）髓海不足。

临床表现：忘失前后，兴趣缺失，起居怠惰，或倦怠嗜卧；行走缓慢，动作笨拙，甚则振掉，腰胫酸软，齿枯发焦；脑转耳鸣，目无所见；舌瘦色淡，脉沉细。

治法：滋补肝肾，生精养髓。

代表方：七福饮。

本方由熟地黄、当归、酸枣仁、人参、白术、远志、炙甘草组成，常加山茱萸、肉苁蓉、知母、鹿角胶、龟甲胶、阿胶等，以增加七福饮滋补肝肾、生精养髓之力。若心烦，溲赤，舌红少苔，脉细而弦数，可合用六味地黄丸或左归丸。若头晕，耳鸣，目眩或视物不清，加天麻、钩藤、珍珠母、煅牡蛎、菊花、生地黄、枸杞。

（2）脾肾亏虚。

临床表现：迷惑善忘，兴趣缺失，反应迟钝，易惊善恐；食少纳呆，或呃逆不食，口涎外溢，四肢不温；小便混浊，夜尿频多，或二便失禁；舌淡体胖大有齿痕，舌苔白或腻，脉沉细弱，两尺尤甚。

治法：温补脾肾，养元安神。

代表方：还少丹。

本方由熟地黄、山茱萸、枸杞、怀牛膝、杜仲、楮实子、肉苁蓉、巴戟天、茴香、茯苓、山药、续断、菟丝子、石菖蒲、远志、五味子组成。若呃逆不食，口涎外溢，加炒白术、生黄芪、清半夏、炒麦芽；若夜尿频多，加菟丝子、蛇床子；若二便失禁，加益智仁、桑螵蛸。

（3）气血不足。

临床表现：善忘茫然，找词困难，不识人物，言语颠倒；多梦易惊，少言寡语；倦怠少动，面唇无华，爪甲苍白；纳呆食少，大便溏薄；舌淡苔白，脉细弱。

治法：益气健脾，养血安神。

代表方：归脾汤。

本方由人参、炙黄芪、炒白术、茯神、炙甘草、龙眼肉、酸枣仁、当归、大枣、远志、木香、生姜组成。若脾虚日重，加茯苓、山药；若入睡困难或夜间行为异常，加柏子仁、首乌藤、珍珠粉、煅牡蛎、莲子心。

（4）痰浊蒙窍。

临床表现：多忘不慧，表情呆滞，迷路误事，不言不语；忽歌忽笑，洁秽不分，亲疏不辨；口吐痰涎，纳呆呕恶，体肥懒动；舌苔黏腻浊，脉弦而滑。

治法：化痰开窍，醒神益智。

代表方：洗心汤。

本方由半夏、陈皮、茯神、甘草、人参、附子、石菖蒲、酸枣仁、神曲组成，常加郁金、制远志以增加化痰益智之力。若舌红苔黄腻，可加清心滚痰丸；若言语颠倒，歌笑不休，甚至反喜污秽，或喜食炭，可改用转呆丹。

（5）瘀阻脑络。

临床表现：喜忘，神呆不慧或不语，反应迟钝，动作笨拙，或妄思离奇；头痛难愈，面色晦暗；常伴半身不遂，口眼歪斜，偏身麻木，言语不利；舌紫瘀斑，脉细弦或沉迟。

治法：活血化瘀，通窍醒神。

代表方：通窍活血汤。

本方由桃仁、红花、赤芍、川芎、麝香、葱白、生姜、大枣、黄酒组成。通血络非虫蚁所不能，常加全蝎、蜈蚣之类以助通络化瘀之力；化络瘀非天麻三七所不能，可加天麻、三七以助化瘀通络之力；病久气血不足，加当归、生地、党参、黄芪；久病血瘀化热，加钩藤、菊花、夏枯草、竹茹。

（6）心肝火旺。

临床表现：急躁易怒，烦躁不安；妄闻妄见，妄思妄行，或举止异常，噩梦或梦幻游离或梦寐喊叫；头晕目眩、头痛、耳鸣如潮；口臭、口疮、尿赤、便干；舌红或绛，苔黄或黄腻，脉弦滑或弦数。

治法：清心平肝，安神定志。

代表方：天麻钩藤饮。

本方由天麻、钩藤、石决明、栀子、黄芩、杜仲、桑寄生、川牛膝、益母草、首乌藤、朱茯神组成。若失眠多梦，减杜仲、桑寄生，加莲子心、丹参、酸枣仁、合欢皮；若妄闻妄见、妄思妄行，减杜仲、桑寄生，加生地黄、山茱萸、牡丹皮、珍珠粉；若苔黄黏腻，加天竺黄、郁金、胆南星；若便秘，加酒大黄、枳实、厚朴；若烦躁不安，加黄连解毒汤或口服安宫牛黄丸。

（7）热毒内盛。

临床表现：无欲无语，迷蒙昏睡，不识人物；神呆遗尿，或二便失禁，身体蜷缩不动；躁扰不宁，甚则狂越，或谵语妄言；肢体僵硬，或颤动，或痫痉；舌红绛少苔，苔黏腻浊，或腐秽厚积，脉数。

治法：清热解毒，通络达邪。

代表方：黄连解毒汤。

本方由黄连、黄芩、黄柏、栀子组成。若痰迷热闭，神惫如寐，加石菖蒲、郁金、天竺黄，或合用至宝丹；若脾肾虚极，知动失司，合用还少丹；若火毒内盛，形神失控，合用安宫牛黄丸；若阴虚内热，虚极生风，合紫雪丹或生地黄、天麻、地龙、全蝎、蜈蚣等。

2. 中医适宜技术

（1）针灸疗法。

治法：采用辨经刺井法、颞三针治疗。

主穴：百会、四神聪、神庭、本神、颞三针、膻中、中脘、气海、血海、足三里、外关。

配穴：少冲、隐白、厉兑、至阴、丰隆、大敦、绝骨等。

取穴及操作：颞三针："颞三针"位于头颞部。其中第一针通过率谷穴及角孙穴，前者为足太阳、少阳之会，后者为手足少阳之会；第二针通过手、足少阳、阳明之会的悬厘穴及足太阳、少阳之会的曲鬓穴；第三针位于天冲穴附近，该穴为足太阳、少阳之交会穴。针刺操作头穴：平刺，针刺得气后以180～200次/分的频率捻转2分钟，分别在进针后第10分钟、第20分钟行针2次，共留针30分钟。疗程：每天1次，每周5次。

（2）康复疗法。一旦患者被确诊为痴呆，在积极治疗的同时，应尽早全面进行康复训练，即认知功能训练与肢体功能训练，认知功能训练包括记忆训练、注意力和集中力训练、视觉障碍训练、语言功能训练、作业训练、睡眠训练等。

（3）推拿疗法。有神经损害局灶体征的患者，可选用不同推拿手法，同时让患者进行各种改善运动功能的锻炼。

# 第六节　癫　　狂

癫狂是临床常见的一组精神失常疾患。癫证以精神抑郁、表情淡漠、沉默呆钝、语无伦次、静而少动为特征；狂证以精神亢奋、狂躁刚暴、喧扰不宁、毁物打骂、动而多怒为特征。二者在临床上症状并存，相互转化，不能截然分开，故以癫狂并称。西医学精神分裂症、躁狂抑郁症，可参照本节辨证论治。情感障碍中的抑郁症及某些精神性疾病，凡临床表现与本病类似者，也可参考本节辨证论治。

癫狂病名首见于《黄帝内经》，《灵枢·癫狂》曰："癫疾始生，先不乐，头重痛，视举目赤，甚作极，已而烦心""狂始发，少卧、不饥，自高贤也，自辩智也，自尊贵也，善骂詈，日夜不休"。其已对癫狂的症状、病因病机及治疗均有较系统描述。在症状描述方面，《素问·脉要精微论》又说："衣被不敛，言语善恶，不避亲疏者，此神明之乱也。"在病因病机方面，《素问·至真要大论》说，"诸躁狂越，皆属于火"，指出了火邪扰心可致发病。《灵枢·癫狂》又有"得之忧饥""得之大恐""得之有所大喜"等记载，明确指出情志因素可以致病。《素问·脉解》云，"阳尽在上而阴气从下，下虚上实，故狂癫疾也"，指出阴阳失调可以发病。《素问·奇病论》云，"人生而有病癫疾者，此得之在母腹中时"，指出有先天遗传因素致病。在治疗方面，《素问·病能论》云："治之奈何？岐伯曰：夺其食即已……使之服以生铁落为饮。"《灵枢·癫狂》"治癫疾者常与之居"的护理方法，对观察病情变化有借鉴意义。至《难经》则指出了癫和狂的病机不尽相同，《难经·二十难》有"重阴者癫""重阳者狂"。东汉时期对本病的病机认识进一步深入。汉·张仲景《金匮要略·五脏风寒积聚病脉证并治》云，"邪哭使魂魄不安者，血气少也……阴气衰者为癫，阳气衰者为狂"，提出心虚而血气少，阴气病则为癫，阳气病则为狂。唐代对癫狂的症状描述更加确切。唐·孙思邈《备急千金要方·风癫》云："示表癫邪之端，而见其病，或有默默而不声，或复多言而谩说，或歌或哭，或吟或笑，或眠坐沟渠，啖食粪秽，或裸形露体，或昼夜游走，或嗔骂无度，或是蜚蛊精灵，手乱目急。"金元时期对癫狂的病因病机的认识更为深刻。金·刘完素《素问玄机原病式·五运主病》云："经注曰多喜为癫，多怒为狂，然喜为心志，故心热甚则多喜而为狂，况五志所发，皆为热，故狂者五志间发。”《河间六书·狂越》云，“心火旺，肾阳衰，乃失志而狂越”，提出火热之邪可以致病。元·朱丹溪《丹溪心法·癫狂》云，“癫属阴，狂属阳……大率多因痰结于心胸间”，提出因“痰”致病理论，其“痰迷心窍”之说对临床有重要的指导意义。此时对于癫狂的治疗也积累了一些经验，如《丹溪心法·癫狂》：“治当镇心神，开痰结……狂病宜大吐下除之。”明清时期对癫狂的认识又有了新的发展。明·王肯堂始将癫、狂、痫详细分辨，《证治准绳·癫狂痫总论》云：“癫者，或狂或愚，或歌或笑，或悲或泣，如醉如痴，言语有头无尾，秽洁不知，积年累月不愈……狂者，病之发时猖狂刚暴，如伤寒阳明大实发狂，骂詈不避亲疏，甚则登高而歌，弃衣而走。”其为后世辨病治疗提供了正确方向。清·王清任《医林改错·痹症有瘀血说》认为，“癫狂……乃气血凝滞脑气”，认识到癫狂与脑有密切联系，并开创了以活血化瘀法治疗癫狂的先河。

**【病因病机】**

癫狂的发生与七情内伤、饮食失节、禀赋异常相关，损及脏腑功能，导致阴阳失衡，“重阳者狂，重阴者癫”。火热扰窍，神明错乱而发狂；痰气瘀结，蒙蔽脑窍或心肝脾虚，神明失养而发癫。

1.先天不足　因禀赋异常，或胎儿在母腹中有所大惊，胎气被扰，升降失调，阴阳失衡，致使元神虚损，生后一有所触，则气机逆乱，而发为本病。

2.七情内伤　久郁、久思、大怒等情志因素，一方面久郁气滞，渐致血行瘀滞，脑气凝滞，元神之府失于充养；另一方面思虑过度，损伤心脾，生化乏源，气血不能上荣于脑，元神失养而发癫狂；此外，猝受惊恐，损伤肝肾，或大怒伤肝，引动肝火，上冲犯脑，致使元神逆乱，发为癫狂，即《素问·至真要大论》所谓“诸躁狂越，皆属于火”。

3.饮食不节　过食肥甘膏粱之品，损伤脾胃，酿成痰浊，复因心火暴张，痰随火升，蒙蔽心窍；或贪杯好饮，素有内湿，郁而化热，充斥胃肠，腑热上冲，扰动元神而发病。《景岳全书·癫狂痴呆》云：“癫病多由痰气，凡气有所逆，痰有所滞，皆能壅闭经络，格塞心窍。”《素问·宣明五气》云：“邪入于阳则狂，邪入于阴则痹，搏阳则为癫疾。”癫狂的主要病机为阴阳失调，《难经·二十难》谓“重阳者狂，重阴者癫”。重阳者乃火热亢盛及其所致狂证，重阴者乃痰气瘀结或心肝脾虚及其所致癫证。

癫狂的病位在脑，累及肝、心、胆、脾，久而伤肾。癫证属阴，狂证属阳，故二者有所不同。癫证起病多缓，发病多有痰气作祟，病位在脑，涉及肝、心、脾；狂证起病多急，发病多伴痰火之邪，病位在脑，与心、肝、胆、胃有关。

癫狂发病初期均多为实证，癫证痰气郁结，日久心脾耗伤，气血不足；狂证痰火壅盛，火盛伤阴，阴液耗损；或炼液成痰，日久痰瘀互结，可出现由实转虚，虚实夹杂证候。癫狂二者常相互转化，癫证痰气郁而化火，可转化为狂证；狂证日久，郁火宣泄，或痰热伤阴而致气阴两伤，又往往转化为癫证。

## 【诊断与鉴别诊断】

1. 诊断

（1）癫证以神情抑郁、表情淡漠、沉默呆钝、语无伦次或喃喃自语、静而少动或静而多喜为主要症状；狂证以神情亢奋、狂躁刚暴、喧扰不宁、毁物打骂、动而多怒为主要症状。

（2）有癫狂家族史，或暴受惊恐，或突遭变故，或脑外伤史，或久郁、久思、易怒病史。

（3）不同年龄和性别均可发病，但青壮年女性多见。

（4）排除药物、中毒、外感原因所致。

2. 鉴别诊断

（1）痫证。痫证是以突然仆倒、昏不知人、两目上视、口吐涎沫、四肢抽搐为特征的发作性病证，与本病不难鉴别。

（2）谵语、郑声。谵语是以神志不清、胡言乱语为特征的急性重症，郑声是疾病晚期出现的神志不清、不能自主、语声低怯、断续重复而语不成句的垂危征象，与癫狂之神志错乱、喃喃自语、出言无序或躁狂骂詈自有不同。

（3）郁证（脏躁）。郁证以心情抑郁、情绪不宁、胸胁胀闷、急躁易怒、心悸失眠、喉中如有异物等自我感觉异常为主要特征，脏躁则表现为悲伤欲哭、数欠伸，如神灵所作，然神志清楚，有自制能力，不会自伤或伤及他人。癫证亦见喜怒无常，多语或不语等症，但一般已失去自我控制力，神明逆乱，神志不清。

## 【辨证论治】

1. 癫证

（1）痰气郁结。

临床表现：精神抑郁，表情淡漠，沉默痴呆，时时太息，言语无序，或喃喃自语，多疑多虑，喜怒无常，秽洁不分，不思饮食；舌红苔腻而白，脉弦滑。

治法：疏肝解郁，化痰醒神。

代表方：逍遥散合涤痰汤。

逍遥散由柴胡、白术、芍药、当归、茯苓、炙甘草、薄荷、煨姜组成；涤痰汤由制半夏、制南星、橘红、枳实、茯苓、人参、石菖蒲、竹茹、甘草、生姜、大枣组成。前方疏肝解郁；后方化痰开窍。痰浊甚者，可加用控涎丹，临卧姜汤送下。若痰浊壅盛，胸膈瞀闷，口多痰涎，脉滑大有力，形体壮实者可暂用三圣散取吐，劫夺痰涎，盖药性猛悍，自当慎用。倘吐后形神俱乏，宜以饮食调养。如神思迷惘，表情呆钝，言语错乱，目瞪不瞬，舌苔白腻，为痰迷心窍，用苏合香丸。如不寐易惊，烦躁不安，舌红苔黄，脉滑数者，可加入黄连、黄芩、栀子；若病程日久，舌质紫暗或有瘀点、瘀斑，脉弦涩，加丹参、郁金、红花、川芎等；若神昏志乱，动手毁物，为火盛欲狂之征，当从狂证论治。

（2）气虚痰结。

临床表现：情感淡漠，不动不语，甚至呆若木鸡，目瞪如愚，傻笑自语，灵机混乱，妄闻妄见，自责自罪，面色萎黄，食少便溏；舌淡苔白腻，脉细滑或细弱。

治法：益气健脾，涤痰宣窍。

代表方：四君子汤合涤痰汤。

四君子汤由人参、白术、茯苓、甘草组成；涤痰汤由制半夏、制南星、橘红、枳实、茯苓、人参、石菖蒲、竹茹、甘草、生姜、大枣组成。如若痰郁日久化热，则加黄连；伴心悸易惊者，加龙骨、牡蛎。

（3）心脾两虚。

临床表现：神思恍惚，魂梦颠倒，心悸易惊，善悲欲哭，肢体困乏，言语无序，面色苍白；舌淡苔薄白，脉细弱无力。

治法：健脾养心，解郁安神。

代表方：养心汤合越鞠丸。

养心汤由当归、茯神、人参、酸枣仁、柏子仁、五味子、远志、黄芪、茯苓、川芎、半夏曲、肉桂、炙甘草组成；越鞠丸由香附、苍术、川芎、栀子、神曲组成。前方健脾养心安神；后方行气解郁，调畅气机。兼见畏寒蜷缩，卧姿如弓，小便清长，下利清谷者，属肾阳不足，应加补骨脂、巴戟天、肉苁蓉等；兼心气耗伤，营血内亏，悲伤欲哭者，仿甘麦大枣汤之意加淮小麦、大枣。

2. 狂证

（1）痰火扰神。

临床表现：起病常先有性情急躁，头痛失眠，两目怒视，面红目赤，突然狂暴无知，逾垣上屋，骂詈叫号，不避亲疏，或毁物伤人，或哭笑无常，登高而歌，弃衣而走，不食不眠；舌质红绛，苔多黄腻，脉弦滑数。

治法：镇心涤痰，清肝泻火。

代表方：生铁落饮。

本方由生铁落、钩藤、胆南星、贝母、橘红、石菖蒲、远志、茯神、朱砂、天冬、麦冬、玄参、连翘、茯苓、丹参组成。痰火壅盛而舌苔黄腻垢者，可加礞石、黄芩、大黄，再用安宫牛黄丸；脉弦实，肝胆火盛者，可用当归龙荟丸。

（2）火盛伤阴。

临床表现：狂证日久，病势较缓，时作时止，精神疲惫，情绪焦虑，烦躁不眠，形瘦面红，五心烦热；舌质红，少苔或无苔，脉细数。

治法：滋阴降火，安神定志。

代表方：二阴煎合琥珀养心丹。

二阴煎由生地黄、麦冬、酸枣仁、生甘草、玄参、黄连、茯苓、木通、灯芯草、竹叶组成；琥珀养心丹由琥珀、龙齿、远志、牛黄、石菖蒲、茯神、人参、枣仁、生地黄、归身、黄连、柏子仁、朱砂、金箔组成。前方重在滋阴降火，安神宁心；后方偏于滋养肾阴，镇惊安神。痰火未平，舌苔黄腻，质红，加胆南星、天竺黄；心火亢盛者，加朱砂安神丸；睡不安稳者，加孔圣枕中丹。

（3）痰热瘀结。

临床表现：癫狂日久不愈，面色晦滞而秽，情绪躁扰不安，多言无序，恼怒不休，甚至登高而歌，弃衣而走，妄见妄闻，妄思离奇，头痛，心悸而烦；舌质紫暗或有瘀斑，苔少或薄黄而干，脉弦细或细涩。

治法：豁痰化瘀，调畅气血。

代表方：癫狂梦醒汤。

本方由半夏、陈皮、柴胡、香附、青皮、桃仁、赤芍、木通、大腹皮、桑白皮、苏子、甘草组成。蕴热者，加黄连、黄芩；有蓄血内结者，加服大黄䗪虫丸；不饥不食者，加白金丸。

## 第七节　痫　　证

痫证，又称为“癫痫”，是以发作性神情恍惚，甚则突然仆倒，昏不知人，口吐涎沫，两目上视，肢体抽搐，或口中怪叫，移时苏醒，一如常人为主要临床表现的一种病证。发作前可伴眩晕、胸闷等先兆，发作后常有疲倦乏力等症状。西医学的癫痫与痫证的临床表现基本相同，无论大发作、小发作，还是局限性发作或精神运动性发作等，均可参照本节辨证论治。

春秋战国时期，有关本病始称“巅疾”，属“胎病”。如《素问·奇病论》曰：“人生而有病癫疾者……病名为胎病，此得之在母腹中时，其母有所大惊，气上而不下，精气并居，故令子发为癫疾也。”《灵枢·癫狂》云：“癫疾始作，先反僵，因而脊痛。”其认为发病与先天因素有关，还指出了痫证发作时先肌肉僵直后脊背痛的临床表现。隋唐时期，首次提出“癫痫”或“痫”病名，对痫证的病名及症状有更明确的记载。巢元方《诸病源候论·痫候》曰，“其发病之状，或口眼相引而目睛上摇，或手足瘛疭，或背强直，或颈项反折”，并按不同病因分为风痫、惊痫、食痫等。《诸病源候论·癫狂候》曰：“卒发仆也，吐涎沫、口㖞、目急、手足缭戾，无所觉知，良久乃苏。”其对本病临床症状描述详细。《诸病源候论·五癫病候》指出其有反复发作的特点。孙思邈《备急千金要方·论治病略例第三》首次提出“癫痫”或“痫”病名，并将癫痫症状归纳为20条。《备急千金要方·惊痫第三》则强调重视癫痫发作之前的精神状态表现。宋金元时期，对本病的病因病机有较深刻的认识。如陈言《三因极一病证方论·癫痫叙论》云：“夫癫痫病，皆由惊动，使脏气不平，郁而生涎，闭塞诸经，厥而乃成，或在母胎中受惊，或少小感风寒暑湿，或饮食不节，逆于脏气。”其指出惊恐、痰涎、外感、饮食不节等多种因素导致脏气不平，阴阳失调，神乱而病。严用和《济生方·癫痫论治》，“此五痫应乎五畜，五畜应乎五脏者也”，对痫证按五脏分类。张子和《儒门事亲·卷十一》谓：“大凡风痫病发，项强直视，不省人事，此乃肝经有热也。”朱震亨《丹溪心法·痫》中指出“无非痰涎壅塞，迷闷孔窍”引发本病，主张“大率行痰为主”。明清时期，逐渐完善本病的理法方药。龚信《古今医鉴·五痫》中认为，其多由七情郁结、感受外邪、惊恐等因素致痰迷心窍而发病，治宜豁痰顺气，清火平肝。明·王肯堂《证治准绳·癫狂痫总论》将癫狂痫三者加以区别，是痫证认识上的大飞跃。程国彭《医学心悟·癫狂痫》创制定痫丸，至今仍为痫证治疗的代表方剂。李用粹在《证治汇补·痫病》提出阳痫、阴痫的分证方法及相应治则治法。叶天士《临证指南医案·癫痫》云：“痫之实者，用五痫丸以攻风，控涎丸以劫痰，龙荟丸以泻火；虚者当补助气血，调摄阴阳，养营汤、河车丸之类主之。”主张从虚实论治本病。王清任《医林改错·痹症有瘀血说》则认为，痫证的发生与“元气虚”和“脑髓瘀血”有关，并创龙马自来丹、黄芪赤风汤治疗本病证属气虚血瘀者，至今对本病的治疗仍具有参考价值。

**【病因病机】**

痫证的病因可分为先天因素和后天因素两大类。先天因素主要为先天禀赋不足或禀赋异常，后天因素包括情志失调、饮食不节、跌仆外伤或患他病致脑窍损伤等。二者均可造成脏腑功能失调，风、火、痰、瘀闭塞清窍，积痰内伏，偶遇诱因触动，则脏气不平，阴阳失衡而致气机逆乱，元神失控而发病。

1.禀赋异常　痫证之始于幼年者多见，与先天因素有密切关系，所谓“羊癫风，系先天之元阴不足”。胎儿在母腹时，母亲突受惊恐而致气机逆乱，精伤肾亏，或妊娠期间母体多病、过度劳累、服药不当等原因损及胎儿，使胎气受损，胎儿出生后发育异常，发为本病。另外，父母体质虚弱致胎儿先天禀赋不足，或父母本患痫证而脏气不平，胎儿先天禀赋异常，后天亦容易发生痫证。

2.情志失调　七情中主要责之于惊恐，如《证治汇补·痫病》："或因卒然闻惊而得，惊则神出舍空，痰涎乘间而归之。"由于突受惊恐，致气机逆乱，痰浊随气上逆，蒙蔽清窍；或五志过极化火生风，或肝郁日久化火生风，风火夹痰上犯清窍，元神失控，发为本病。小儿脏腑娇嫩，元气未充，神气怯弱，更易因惊恐而发生本病。

3.饮食不节　过食肥甘厚味，损伤脾胃，脾失健运，聚湿生痰，痰浊内蕴；或气郁化火，火邪炼津成痰，积痰内伏，一遇诱因，痰浊蒙蔽元神清窍，发为本病。

4.脑窍损伤　跌仆撞击，或出生时难产，或患他病，如温疫（颅内感染）、中毒等导致脑脉瘀阻或脑窍损伤，而致神志逆乱，昏不知人，而发为本病。

本病病位在脑，与心、肝、脾、肾等脏密切相关，基本病机为积痰内伏，经风火触动，痰瘀互结，上蒙清窍而发病。《医学纲目·癫痫》所云"癫痫者，痰邪逆上也"即是此意。病位在脑，与心、肝、脾、肾等脏密切相关。病理因素涉及风、火、痰、瘀等，尤以痰邪作祟最为重要。痫证之痰，具有随风气而聚散和胶固难化两大特点，痰聚气逆，闭阻清窍，则痫证发作；痰降气顺，则发作休止；若风阳痰火逆而不降，则见痫证大发作。至于发作时间的久暂，间歇期的长短，则与气机顺逆和痰浊内聚程度有密切关系。因痰胶固难化，故痫证久发难愈，反复不止。

本病的病理性质属虚实夹杂。早期以实为主，主要表现为风痰闭阻，或痰火阻窍，或痰瘀互结。后期因病情迁延，正气损伤，多为虚实夹杂。幼年即发病者多为先天禀赋不足，病性多属虚或虚中夹实。痫证发作期多实或实中夹虚，休止期多虚或虚中夹实。休止期仅是风、火、痰、瘀等邪气暂时安静，但由于病因未除，宿痰未净，脏腑功能未能恢复，随时可能再次发作。

本病的病机转化取决于正气的盛衰及痰邪的深浅。发病初期，痰瘀阻窍，肝郁化火生风，风痰闭阻或痰火炽盛等，因正气尚足，痰邪尚浅，瘀血尚轻，易于康复；若日久不愈，痰瘀凝结胶固，损伤正气，可转为虚实夹杂之证，痰邪深伏难去，治愈较难。因本病常时发时止，且时有反复，若久治不愈，必致脏腑愈虚，痰浊愈深，而成顽痰；顽痰难除，则痫证反复发作，乃成痼疾。

## 【诊断与鉴别诊断】

1.诊断

（1）中医诊断。

全面性发作时突然昏倒，项背强直，四肢抽搐。或仅两目瞪视，呼之不应，或头部下垂，肢体无力。

部分性发作时可见多种形式，如口、眼、手等局部抽搐而无突然昏倒，或幻视，或呕吐、多汗，或言语障碍，或无意识的动作等。

起病急骤，醒后如常人，反复发作。

多有家族史，每因惊恐、劳累、情志过极等诱发。

发作前常有眩晕、胸闷等先兆。

脑电图检查有阳性表现，有条件做CT、磁共振检查。

应注意与中风、厥证、痉病等鉴别。

（2）西医诊断。具有典型颞叶癫痫发作的临床特点；脑电图显示颞部导联癫痫样放电。

内侧颞叶癫痫。①具有典型颞叶内侧癫痫发作的临床表现，如上腹部感觉异常、恐惧等先兆，口咽及运动自动症等；②脑电图显示前或前中颞癫痫样放电；③MRI显示颞叶内侧病灶、海马硬化或正常。

外侧颞叶癫痫。①具有典型颞叶外侧癫痫发作的临床表现，如听觉、前庭或复杂视幻觉等先兆；②脑电图显示后或中后颞癫痫样放电；③MRI显示颞叶外侧病灶或正常。

2.鉴别诊断

（1）中风。痫证典型大发作与中风均有突然仆倒、昏不知人等症状，但痫证有慢性、反复发作史，发时口吐涎沫、两目上视、四肢抽搐，或口中怪叫，可自行苏醒，无半身不遂、口舌歪斜等症状，而中风无口吐涎沫、两目上视、四肢抽搐，或口中怪叫等症状，醒后常有半身不遂等后遗症。

（2）厥证。厥证除见突然仆倒、昏不知人等症状外，还有面色苍白、四肢厥冷，而无痫证之口吐涎沫、两目上视、四肢抽搐和口中怪叫等症状，临床上不难区别。

（3）痉证。两者都具有时发时止、四肢抽搐拘急症状，但痫证多兼有口吐涎沫、口中怪叫、醒后如常人，多无发热，而痉证多见身体强直、角弓反张、不能自止，常伴发热，多有原发疾病的存在。

## 【治疗方案】

1.中医内治法

（1）痰气郁滞证。

辨证：发时神情呆滞，目瞪如愚，或咂嘴、舔唇、咀嚼、吞咽，或寻衣捡物，或错语独行，或莫名伤悲，或妄见妄闻，或鼻闻焦臭，或气上冲胸，恶心、胸闷、心慌等。甚者继而昏仆，目睛上视，口吐白沫，手足搐搦，喉中痰鸣或口吐涎沫，移时苏醒，头昏如蒙。平素情志抑郁，静而少言，或神情呆钝，智能减退，胸部闷塞，胁肋胀满；舌质淡红，苔白腻，脉弦滑。

治法：理气化痰，熄风开窍。

推荐方药：柴胡龙骨牡蛎汤加减。柴胡、浙贝母、生牡蛎、天麻、半夏、石菖蒲、地龙等。

（2）痰火扰神证。

辨证：发时或咀嚼、吞咽，或寻衣捻物，或视物颠倒，或狂乱无知，狂言妄走，或卒然仆倒，不省人事，四肢强痉拘挛，口中有声，口吐白沫，烦躁不安，气高息粗，痰鸣漉漉。平素急躁易怒，面红目赤，头痛失眠，口臭口苦，溲赤便干，或咯痰黏稠，舌质红，苔黄腻，脉弦滑。

治法：清热泻火，化痰开窍。

推荐方药：龙胆泻肝汤合涤痰汤加减。龙胆草、炒黄芩、栀子、泽泻、姜半夏、胆南星、天麻、陈皮、茯苓、石菖蒲、当归、柴胡、甘草等。

中成药：安宫牛黄丸、牛黄清心丸等。

（3）瘀阻脑络证。

辨证：可有跌仆损伤史，发时或咀嚼、吞咽，或寻衣捻物，或口角、眼角、肢体抽搐，颜面口唇青紫，或卒然昏仆，肢体抽搐，缓解期兼见头部或胸胁刺痛，肢体麻木，精神恍惚，健忘、心悸、寐多恶梦。舌质紫暗或瘀点、瘀斑，脉弦或涩。

治法：活血化瘀，熄风通络。

推荐方药：通窍活血汤加减。麝香、桃仁、红花、赤芍、当归、川芎、川牛膝、生牡蛎、全蝎、僵蚕、地龙、老葱等。

中成药：血府逐瘀胶囊（口服液）、血塞通软胶囊等。

（4）气血两虚证。

辨证：痫病久发不愈，发则神情恍惚，或咀嚼、吞咽，或寻衣捻物，口眼瞤动，或颈软头垂，或手足蠕动，或卒然仆倒，抽搐无力，或两目瞪视，或口吐白沫，口噤目闭，二便自遗。平素可见神疲乏力，面色无华，眩晕时作，食欲不佳，大便溏薄。舌质淡，苔白或少苔，脉细弱。

治法：补益气血，健脾养心。

推荐方药：归脾汤加减。人参、黄芪、白术、茯神、陈皮、姜半夏、当归、酸枣仁、远志、五味子、生龙骨、生牡蛎、炙甘草等。

中成药：归脾合剂（丸）。

（5）肝肾阴虚证。

辨证：发则神思恍惚，或咀嚼、吞咽，或寻衣捻物，或言语謇涩，或耳鸣如蝉，或妄见妄闻，手指蠕动，甚则卒然昏仆，肢搐，平素面色潮红，健忘失眠，五心烦热，腰膝酸软。舌质红绛，少苔或无苔，脉弦细数。

治法：滋养肝肾，熄风安神。

推荐方药：大定风珠加减。熟地、山茱萸、枸杞子、当归、杜仲、山药、党参、鹿角胶、牡蛎、全蝎等。

中成药：左归丸、六味地黄丸等。

2.针灸治疗

（1）痰气郁滞证。

取穴：百会、人中、太冲、丰隆、膻中。

操作：毫针刺，针用泻法，每天1次或隔日1次，10次为一个疗程。

（2）痰火扰神证。

取穴以任、督两脉和足阳明胃经、足厥阴肝经穴为主。

主穴：长强、鸠尾、阳陵泉、筋缩、丰隆、行间、足三里、通里。

配穴：发作时加水沟、颊车、素髎、神门、涌泉、内关强刺激不留针。夜间发作加照海，白昼发作加申脉。

操作：毫针刺，针用泻法，每天1次，每次留针30分钟，10次为一个疗程。

（3）瘀阻脑络证。

取穴以督脉穴为主。

主穴：水沟、上星、太阳、风池、阳陵泉、筋缩、血海、膈俞、内关。

配穴：头痛者，在其局部以梅花针叩刺微出血。

操作：毫针刺，针用泻法，或点刺出血，每天1次，每次留针30分钟，10次为一个疗程。

（4）气血两虚证。

取穴以足太阴脾经、足阳明胃经穴为主。

主穴：三阴交、中脘、足三里、心俞、脾俞、内关、阳陵泉、通里。

配穴：发作持续昏迷不醒者，可针补涌泉，灸气海、关元。

操作：毫针刺，针用补法，并可加灸，每天1次，每次留针30分钟，10次为一个疗程。

（5）肝肾阴虚证。

取穴以足少阴肾经、足厥阴肝经穴为主。

主穴：肝俞、肾俞、三阴交、太溪、通里、鸠尾、阳陵泉、筋缩。

配穴：神疲面白、久而不复者，为阴精气血俱虚之象，加气海、足三里、百会。

操作：毫针刺，针用补法，每天1次，每次留针30分钟，10次为一个疗程。

（段　洁、赵　亮）

# 第十三章　脾胃系病证

## 第一节　概　　述

脾胃在中焦，为后天之本，气血生化之源，五脏六腑、四肢百骸皆赖以所养。脾胃的生理主要表现为：脾主运化，主升清，主统血，主肌肉，主四肢；胃主受纳、腐熟水谷，主通降。脾为太阴湿土之脏，喜温燥而恶寒湿，得阳气温煦则运化健旺；胃为多气多血之腑，有喜润恶燥之特性，既需阳气蒸化，亦需津液濡润，以助腐熟水谷、通降胃气。脾胃互为表里，一纳一化，一升一降，燥湿相济，共同完成水谷的受纳、精微化生、输布及升降、统摄等功能。脾胃的病理主要表现为运化、受纳、升降、统摄等功能的异常。若脾运化水谷精微的功能减退，则消化吸收功能失常，出现泄泻、腹胀等病证；运化水湿功能下降，则可产生湿、痰、饮等病理产物，发生痰饮、泄泻等病证。若胃受纳、腐熟水谷及通降功能失常，可致食欲不振，并影响中气之运行，以致发生胃痛、胃痞及便秘等病证；若胃失和降、胃气上逆，则可出现嗳气、恶心、呕吐、呃逆等病证。脾胃为病，可影响其他脏腑；他脏异常，亦可影响脾胃功能。其中尤与肝肾关系最为密切。脾为后天之本，肾为先天之本，相互为用。若脾虚化源不足，五脏之精少而肾失所养，肾阳虚衰则脾失温煦，运化失职，可致泄泻、水肿等病证。肝木疏土，助其运化之功；脾土营木，利其疏泄之用。若肝郁气滞，乘侮脾胃，则脾胃不健，可致胃痛、腹痛等病证。因此，胃痛（吐酸、嘈杂）、胃痞、呕吐、噎膈（反胃）、呃逆、腹痛、泄泻、痢疾、便秘等病证虽归属于脾胃，与肝肾等其他脏腑亦相关。此外，脾胃与气血津液代谢有关，如脾虚生痰、上渍于肺之咳嗽，脾气虚弱、水湿停聚之鼓胀等。脾胃之为病，需辨寒热虚实，但各证往往可相互转化或兼杂，如寒热错杂、虚中夹实、气血同病等。临证辨治应注意各脏腑病机间的关联，组方遣药需兼顾脾胃生理特点，灵活辨治。

需要指出的是，胃痛、胃痞、反酸、嘈杂、呕吐、反胃等作为脾胃病的临床表现，分则可分，合则可合。书中各病证所列病因病机、证候表现、治疗方药或有所不

同，但其证治均可互相参照，不必拘执。同理，泄泻可与腹痛同见，泄泻亦可与便秘交替出现，更有便秘而见便质

较稀者，便溏而伴后重不尽者，在确定治疗原则、选方用药以及确定药物剂量等方面均需斟酌推敲。

## 第二节 胃 痛

胃痛，又称胃脘痛，是以上腹胃脘部近心窝处疼痛为主症的病证。临床主要表现为上腹疼痛不适。西医学中急性胃炎、慢性胃炎、胃溃疡、十二指肠溃疡等病以上腹部疼痛为主要症状者，属于中医学胃痛范畴，均可参考本节进行辨证论治。

“胃脘痛”之名最早记载于《黄帝内经》，如《灵枢·邪气脏腑病形》指出：“胃病者，腹䐜胀，胃脘当心而痛。”首先提出胃痛的发生与肝、脾有关。如《素问·六元正纪大论》说：“木郁之发……民病胃脘当心而痛。”《灵枢·经脉》说：“脾足太阴之脉……入腹属脾络胃……是动则病舌本强，食则呕，胃脘痛，腹胀善噫，得后与气则快然如衰。”唐宋以前文献多称胃脘痛为心痛，与属于心经本身病变的心痛相混。如《伤寒论·辨太阳病脉证并治》说：“伤寒六七日，结胸热实，脉沉而紧，心下痛，按之石硬，大陷胸汤主之。”这里的心下痛实是胃脘痛。又如唐·王焘《外台秘要·心痛方》说：“足阳明为胃之经，气虚逆乘心而痛，其状腹胀归于心而痛甚，谓之胃心痛也。”这里说的心痛也是指胃脘痛。宋代之后医家对胃痛与心痛混谈质疑，如陈言《三因极一病证方论·九痛叙论》曰：“夫心痛者，在《方论》有九痛，《内经》则曰举痛，一曰卒痛，种种不同，以其痛在中脘，故总而言曰心痛，其实非心痛也。”直至金元时代，《兰室秘藏》首立“胃脘痛”一门，将胃脘痛的证候、病因病机和治法明确区分于心痛，使胃痛成为独立的病证。此后，明清时代进一步澄清了心痛与胃痛相互混淆之论，提出了胃痛的治疗大法，丰富了胃痛的内容。如《证治准绳·心痛胃脘痛》曰：“或问丹溪言痛即胃脘痛然乎？曰：心与胃各一脏，其病形不同，因胃脘痛处在心下，故有当心而痛之名，岂胃脘痛即心痛者哉？”虞抟《医学正传·胃脘痛》：“古方九种心痛……详其所由，皆在胃脘，而实不在于心也。”又曰：“气在上者涌之，清气在下者提之，寒者温之，热者寒之，虚者培之，实者泻之，结者散之，留者行之。”其同时指出，要从辨证去理解和运用“通则不痛”之法：“夫通者不痛，理也。但通之之法，各有不同。调气以和血，调血以和气，通也；下逆者使之上行，中结者使之旁达，亦通也；虚者助之使通，寒者温之使通，无非通之之法也。”此为后世辨治胃痛奠定了基础。叶天士在胃痛治疗方面重视通阳化浊，滋养胃阴，注重调理

气机，强调脾胃分治，同时对于久痛入络者重视活血化瘀通络。近代张锡纯、章次公等认识到本病与邪侵膜损有关。当代对胃痛有更全面的认识，中医宏观辨证结合消化内镜下微观辨病，在诊断、治疗方面更加成熟与完善，疗效大幅提高。

## 【病因病机】

胃痛的发生，主要由外邪犯胃、饮食伤胃、情志不畅和脾胃素虚等，导致胃气郁滞，胃失和降，而发生胃痛。

1.感受外邪　外感寒、热、湿诸邪，内客于胃，皆可致胃脘气机阻滞，不通则痛。其中尤以寒邪为多，如《素问·举痛论》说："寒气客于肠胃之间，膜原之下，血不能散，小络急引，故痛。"寒邪伤胃可引起胃气阻滞，胃失和降而发生胃痛，正所谓"不通则痛"。

2.内伤饮食　饮食不节，或过饥过饱，损伤脾胃，胃气壅滞，致胃失和降，不通则痛。五味过极，辛辣无度，肥甘厚腻，饮酒如浆，则蕴湿生热，伤脾碍胃，气机壅滞。如《医学正传·胃脘痛》说："致病之由，多由纵恣口腹，喜好辛酸，恣饮热酒煎煿，复餐寒凉生冷，朝伤暮损，日积月深……故胃脘疼痛。"宿食积滞胃脘，久则郁而化热，湿热相搏，阻遏中焦气机，气机升降失和，发为胃痛。

3.情志失调　忧思恼怒，伤肝损脾，肝失疏泄，横逆犯胃，脾失健运，胃气阻滞，均致胃失和降，而发胃痛。如《沈氏尊生书·胃痛》所说："胃痛，邪干胃脘病也……惟肝气相乘为尤甚，以木性暴，且正克也。"气滞日久或久痛入络，可致胃络血瘀。如《临证指南医案·胃脘痛》云："胃痛久而屡发，必有凝痰聚瘀。"肝气久郁，既可出现化火伤阴，又能导致瘀血内结，病情至此，则胃痛加重，每每缠绵难愈。

4.体虚久病　脾胃为仓廪之官，主受纳及运化水谷，若素体脾胃虚弱，运化失职，气机不畅，或中阳不足，中焦虚寒，失其温养而发生疼痛。若禀赋不足，后天失调，或饥饱失常，劳倦过度，以及久病正虚不复等，均能引起脾气虚弱，脾阳不足，则寒自内生，胃失温养，致虚寒胃痛。

本病病位在胃，与肝、脾密切相关，基本病机为胃气郁滞，胃失和降，不通则痛。胃痛早期由外邪、饮食、情志所伤者，多为实证；后期常为脾胃虚弱，但往往虚实夹杂，如脾胃虚弱夹湿、夹瘀等。胃痛的病理因素主要有气滞、寒凝、热郁、湿阻、血瘀。胃痛的病理变化比较复杂，胃痛日久不愈，脾胃受损，可由实证转为虚证。若因寒而痛者，寒邪伤阳，脾阳不足，可成脾胃虚寒证；若因热而痛，邪热伤阴，胃阴不足，则致阴虚胃痛。虚证胃痛又易受邪，如脾胃虚寒者易受寒邪；脾胃气虚又可饮食停滞，出现虚实夹杂证。此外，胃痛还可以衍生变证，如胃热炽盛，迫血妄行，或瘀血阻滞，血不循经，或脾气虚弱，不能统血，而致便血、呕血。大量出血，可致气随血脱，危及生命。若脾胃运化失职，湿浊内生，郁而化热，火热内结，腑气不通，腹痛剧烈拒按，导致大汗淋漓，四肢厥逆的厥脱危证，或日久成瘀，气机壅塞，胃失和降，胃气上逆，致呕吐、反胃。若胃痛日久，痰瘀互结，壅塞胃脘，可形成噎膈。

**【诊断与鉴别诊断】**

1.诊断

（1）上腹近心窝处胃脘部发生疼痛为特征，其疼痛有胀痛、刺痛、隐痛、钝痛等不同的性质。

（2）常伴食欲不振，恶心呕吐，嘈杂泛酸，嗳气吞腐等上消化道症状。

（3）以中青年居多，多有反复发作病史，发病前多有明显的诱因，如天气变化、恼怒、劳累、暴饮暴食、饥饿、进食生冷干硬辛辣醇酒，或服用有损脾胃的药物等。电子胃镜、上消化道造影等有助于本病的诊断。

2.鉴别诊断

（1）真心痛。真心痛是心经病变所引起的心痛证。多见于老年人，为当胸而痛，其多刺痛，动辄加重，痛引肩背，常伴心悸气短、汗出肢冷，病情危急。正如《灵枢·厥论》曰："真心痛，手足青至节，心痛甚，旦发夕死，夕发旦死。"其病变部位、疼痛程度与特征、伴有症状及预后等方面，与胃痛有明显区别。

（2）胁痛。胁痛是以胁部疼痛为主症，可伴发热恶寒，或胸闷太息，极少伴嘈杂泛酸、嗳气吐腐。肝气犯胃的胃痛有时亦可攻痛连胁，但仍以胃脘部疼痛为主症，两者具有明显的区别。

（3）腹痛。腹痛是以胃脘部以下，耻骨毛际以上整个位置疼痛为主症。胃痛是以上腹胃脘部近心窝处疼痛为主症，两者仅就疼痛部位来说，是有区别的。但胃处腹中，与肠相连，因而胃痛可以影响及腹，而腹痛亦可牵连于胃，这就要从其疼痛的主要部位和如何起病来加以辨别。

**【治疗方法】**

1.中药内治法

（1）肝胃气滞证。

辨证：胃脘胀痛，或伴胀满不适，嗳气频作，胁肋胀痛，胸闷不舒，症状因情绪因素诱发或加重。舌苔薄白，脉弦。

治法：疏肝理气

推荐方药：柴胡疏肝散加味。柴胡、香附、枳壳、白芍、陈皮、川芎、佛手、百合、乌药、甘草等。或具有同类功效的中成药。

饮食疗法：饮食宜清淡，进食易消化食物。多选用具有疏肝理气的食物或饮品，如萝卜、莲藕、百合、佛手等，可用玫瑰花、代代花代茶饮。忌食南瓜、山芋、土豆等壅遏气机的食物。

（2）肝胃郁热证。

辨证：胃脘灼痛或饥嘈不适，嘈杂反酸，心烦易怒，口干口苦，大便干燥。舌质红苔黄，脉弦或弦数。

治法：疏肝清热

推荐方药：化肝煎合左金丸加减。柴胡、赤芍、青皮、陈皮、龙胆草、黄连、吴茱萸、乌贼骨、浙贝母、丹皮、栀子、甘草等。或具有同类功效的中成药。

饮食疗法：饮食宜清淡，易消化食物。多用具有疏肝理气，清火泄热的食物或饮品，如苦瓜、萝卜、莲藕、百合、佛手等，可用玫瑰花、莲子心等代茶饮。少食辛辣炙煿之物。

（3）脾胃湿热证。

辨证：胃脘闷痛或痞满，食少纳呆，恶心欲呕，口干口苦，身重困倦，小便短黄。舌质红，苔黄腻，脉滑或数。

治法：清热化湿

推荐方药：黄连温胆汤加味。黄连、半夏、陈皮、茯苓、枳实、竹茹、黄芩、滑石、大腹皮、白蔻仁等。或具有同类功效的中成药。

饮食疗法：饮食宜清淡，易消化，多食具有化湿清热作用的食品或饮品，如扁豆、红小豆、薏米等，可用荷叶代茶饮。少用辛辣作料，忌食助湿生热食品，如动物脂肪、内脏，咖啡、巧克力等。

（4）脾胃气虚证。

辨证：胃脘隐痛或胀满，餐后明显，饮食不慎后易加重或发作，纳呆食少，疲倦乏力，少气懒言，四肢不温，大便溏薄。舌淡或有齿印，苔薄白，脉沉弱。

治法：健脾益气

推荐方药：香砂六君子汤加味。党参、炒白术、茯苓、陈皮、木香、砂仁、法半夏、陈皮、炙甘草等。或具有同类功效的中成药。

饮食疗法：饮食宜温热，营养丰富，易消化。多食健脾益气食物，如牛奶、鸡蛋、黄鱼、鳗鱼、龙眼、大枣、土豆等。忌食生冷、寒凉及肥腻之品。

（5）脾胃虚寒证。

辨证：胃痛隐隐，绵绵不休，喜温喜按，劳累或受凉后发作或加重，泛吐清水，纳呆食少，神疲倦怠，手足不温，大便溏薄。舌淡苔白，脉虚弱。

治法：温中健脾

推荐方药：黄芪建中汤合理中汤加味。黄芪、桂枝、白芍、干姜、大枣、白术、党参、炙甘草、元胡等。或具有同类功效的中成药。

饮食疗法：饮食宜温热，营养丰富，易消化。多食健脾益气食物，如牛奶、鸡蛋、黄鱼、鳗鱼、龙眼、大枣、土豆等，可食用生姜粥、红枣粥，当归生姜羊肉汤等。忌食生冷、寒凉之品。

（6）胃阴不足证。

辨证：胃脘灼热疼痛，胃中嘈杂，似饥而不欲食，口干舌燥，大便干结。舌红少津或有裂纹，苔少或无，脉细或数。

治法：养阴益胃

推荐方药：沙参麦冬汤加味。北沙参、麦冬、生地、玉竹、百合、乌药、佛手、川楝子、生甘草等。或具有同类功效的中成药。

饮食疗法：饮食宜清淡易消化，甘平温润为宜。可多用莲子、百合、山药、扁豆、银耳、枸杞煮粥食用。忌食生冷油腻，辛辣炙煿之品。

（7）瘀阻胃络证。

辨证：胃脘疼痛，痛有定处，痛处拒按，面色暗滞，或有黑便。舌质暗红或有瘀点、瘀斑，脉弦涩。

治法：活血通络

推荐方药：丹参饮合失笑散加味。丹参、砂仁、降香、蒲黄、五灵脂、莪术、三七粉（冲服）、延胡索等。或具有同类功效的中成药。

饮食疗法：饮食宜清淡易消化。可多食具有理气活血作用的食品，如用山楂、红花代茶饮。忌食生冷油腻，辛辣炙煿之品。

2.中医适宜技术

（1）针刺治疗。

a.肝胃气滞证。

选穴：中脘、内关、合谷、太冲、期门等。

操作：毫针刺，平补平泻，1日1次，7次为一个疗程；或用皮内针，每次埋针1～3天，每隔2～3小时按压一次，起针后间隔日后可以复用。

b.肝胃郁热证。

选穴：中脘、内关、合谷、曲池、太冲、期门、阳陵泉等。

操作：毫针刺，用泻法，1日1次，7次为一个疗程；或用皮内针，每次埋针1～3天，每隔2～3小时按压一次，起针后间隔1日后可以复用。

c.脾胃湿热证。

选穴：中脘、合谷、曲池、天枢、丰隆等。

操作：毫针刺，用泻法，1日1次，7次为一个疗程；或用皮内针，每次埋针1～3天，每隔2～3小时按压一次，起针后间隔1日后可以复用。

d.脾胃气虚证。

选穴：中脘、足三里、胃俞、脾俞、关元、气海等。

操作：毫针刺，用补法，1日1次，7次为一个疗程；或用隔姜灸，每次每穴10分钟；或用皮内针，每次埋针1～3天，每隔2～3小时按压一次，起针后间隔1日后可以复用。

e.脾胃虚寒证。

选穴：中脘、足三里、胃俞、脾俞、关元、气海等。

操作：毫针刺，用补法，1日1次，7次为一个疗程；或用隔姜灸，每次每穴10分钟；或用皮内针，每次埋针1～3天，每隔2～3小时按压一次，起针后间隔1日后可以复用。

f.胃阴不足证。

选穴：中脘、足三里、三阴交、胃俞、脾俞、血海等。

操作：毫针刺，用补法，1日1次，7次为一个疗程；或用皮内针，每次埋针1～3天，每隔2～3小时按压一次，起针后间隔1日后可以复用。

g.瘀阻胃络证。

选穴：中脘、内关、胃俞、肝俞、太冲、期门等。

操作：毫针刺，平补平泻，1日1次，7次为一个疗程；或用皮内针，每次埋针1～3天，每隔2～3小时按压一次，起针后间隔1日后可以复用。

（2）耳针（包括皮内针）。

选穴：交感、神门、肝、胃等。

操作：每次选3～4穴，轻刺激。或用揿针皮内埋针，或王不留籽贴耳穴，每次保留1～3天，每隔2～3小时按压一次，间隔1日后可以复用。

（3）中药穴位贴敷。

药物选择：选用具有温经通络、活血止痛的中药，如细辛、川芎、白芷、皂角刺、茜草、红花等。

穴位选择：局部取穴为主，选用中脘、神阙、关元、天枢等。

操作：将中药打碎磨细粉，加适量香油调制成膏，调匀后取适量用专用贴敷膜外敷穴位，每次选1～3穴，贴敷4～6小时，每天1次。适用于脾胃虚弱证、脾胃虚寒、肝胃气滞证及瘀阻胃络证。

（4）中药足浴疗法。选用具有理气活血，通络止痛的中药，或与内服中药相同处方的中药（可用内服中药的药渣再煎一次），煎好后加适量水，用足浴器泡洗足腿部，每天1次，每次15～30分钟，水温宜小于42℃，水温不宜过高，以免烫伤皮肤。

# 第三节　胃　　痞

胃痞，又称痞满，是指以自觉心下痞塞，触之无形，按之柔软，压之无痛为主要症状的病证。临床主要表现为上腹胀满不舒，如延及中下腹部则称为脘腹胀满。西医学中的慢性胃炎、胃下垂和功能性消化不良等属于本病范畴，可参照本节辨证论治。

春秋战国时期，本病始称为“否”“否塞”“否隔”等，如《素问·五常政大论》云：“备化之纪……其令湿，其藏脾……其病否”“卑监之纪……其发濡滞，其藏脾……其病留满否塞”，并认为其病因是饮食不节、起居不时和寒气为患等。如《素问·太阴阳明论》云：“饮食不节，起居不时者，阴受之。阴受之则入五脏，入五脏则䐜满闭塞。”《素问·异法方宜论》云：“脏寒生满病。”《素问·至真要大论》云：“太阳之复，厥气上行……心胃生寒，胸膈不利，心痛否满。”东汉·张仲景《伤寒论》中首见痞满病名，《伤寒论·辨太阳病脉证并治下》云：“若心下……但满而不痛者，此为痞，柴胡不中与之，宜半夏泻心汤。”在本条中，张仲景创制半夏泻心汤治疗误下所导致的邪热内陷，脾胃受伤，湿浊壅聚之胃痞，并通过硬痛与否把它与结胸进行了鉴别，同时创诸泻心汤治疗不同类型的胃痞，一直为后世医家所效法。隋唐至金元时期，医家对胃痞的理解逐渐深刻而具体。隋·巢元方《诸病源候论·诸痞候》在病机病位的角度阐述道，“诸否者，营卫不和，阴阳隔绝，脏腑否塞而不宣，故谓之否”“其病之候，但腹内气结胀满，闭塞不通”。金元时期，朱震亨《丹溪心法·痞》则简明云，“痞者与否同，不通泰也”，并与胀满进行了鉴别，“胀满内胀而外亦有形，痞者内觉痞闷，而外无胀急之形也”。至明代，张介宾在《景岳全书·痞满》中更明确地指出：“痞者，痞塞不开之谓；满者，胀满不行之谓。盖满则近胀，而痞则不必胀也。”其通过辨证虚实提出不同的治法：“凡有邪有滞而痞者，实痞也；无物无滞而痞者，虚痞也。有胀有痛而满者，实满也；无胀无痛而满者，虚满也。实痞实满者，可消可散；虚痞虚满者，非大加温补不可。”此对后世痞满诊治颇有指导意义。

## 【病因病机】

胃痞的发生主要因感受外邪、内伤饮食、情志失调、体虚久病等，引起营卫不和，气机不畅，或食滞内停，痰湿中阻，或肝郁气滞，横逆犯脾，或运化无力，气机呆滞，进而导致脾胃纳运失职，清阳不升，浊阴不降，升降失司，发为胃痞。

1.感受外邪　外感寒邪，卫行不畅，气滞于内，或误下伤中，邪气乘虚内陷，结于胃脘，阻塞中焦气机，升降失司，遂成痞满。如《伤寒论·辨太阳病脉证并治下》云：“脉浮而紧，而复下之，紧反入里，则作痞，按之自濡，但气痞耳”“伤寒大下后，复发汗，心下痞”。

2.内伤饮食 饮食不节，恣足口欲，纵享冷饮生鲜，嗜食肥甘厚味，贪饮酒浆醪醴，越脾胃运化之权，饮食化积，痰湿内生，气机被阻，而生痞满。《兰室秘藏·中满腹胀》云："或多食寒凉及脾胃久虚之人，胃中寒则胀满，或脏寒生满病。"又曰："亦有膏粱之人，湿热郁于内而成胀满者。"又如《赤水玄珠·痞气门》云："至于酒积杂病，下之太过，亦作痞。"

3.情志失调 抑郁恼怒，情志不遂，肝气郁滞，失于疏泄，横逆乘脾犯胃，脾胃升降失常，或忧思伤脾，脾气受损，运化不利，胃腑失和，气机不畅，发为痞满。如《景岳全书·痞满》言："怒气暴伤，肝气未平而痞。"《诸病源候论》云："由忧恚气积，或坠堕内损所致。"

4.体虚久病 先天禀赋不足，素体脾胃气虚，中焦升降无力，或气虚日久渐至阳虚，寒邪伤中，中焦失于温运，或痰湿之邪、肝气郁滞日久化火伤阴，阴津伤则胃失濡养，受纳腐熟无权，而成虚痞。《普济方·虚劳心腹痞满》云："夫虚劳之人，气弱血虚，荣卫不足，复为寒邪所乘，食饮入胃，不能消化，停积于内，故中气痞塞，胃胀不通，故心腹痞满也。"

胃痞的主要病机，概括起来包括外邪、积滞、痰湿、气滞、体虚，既可单独出现，又可相兼为患，致使邪气困阻，脾不升清，胃不降浊，中焦气机壅滞，发为胃痞，即《素问·阴阳应象大论》云，"浊气在上，则生䐜胀"。外邪误治，入里伤中；湿邪困脾，暑湿交阻；饮食化积，气滞不行，兼生痰湿，困阻中焦，升降失职，发为胃痞。此外，久病愈后，或禀赋不足，脾胃虚弱，不耐邪扰，气虚运化无力，饮食不消，滞于中焦，而发胃痞。甚则阳虚自寒，触冷即作；阴虚之胃和降失司，阴火上扰，浊气不降，壅滞中焦，而致胃痞。临床上虚实兼夹、寒热错杂更为多见。

本病发病部位在胃，与肝、脾关系密切。胃痞初期，多为实证，因外邪入里，食滞内停，痰湿中阻等诸邪干胃，胃痞的同时可兼有恶寒发热、嗳腐吞酸、纳呆呕恶、身重困倦等相关症状；肝郁气滞，横逆犯胃，还可见胸胁胀满、心烦易怒、口苦咽干等症状。实痞日久，正气日渐消耗，可由实转虚，兼见神疲乏力、少气懒言，甚或四肢不温，按揉觉舒等气虚阳虚之证，或饥不欲食，大便秘结的胃阴虚之证。脾胃虚弱，易招致病邪内侵，形成虚实夹杂、寒热错杂之证。此外，胃痞日久不愈，可因气血运行不畅，不通则痛，兼见胃痛，或脉络瘀滞，血络损伤，出见吐血、黑便；亦可因津液耗损，痰热内结，瘀浊内阻而生积聚、噎膈等病变，可参考相关章节。

## 【诊断与鉴别诊断】

1.诊断

（1）临床以胃脘痞塞，满闷不舒为主症，或伴纳呆、早饱、嗳气，并有按之柔软，压之不痛，望无胀形的特点。

（2）发病缓慢，时轻时重，反复发作，病程漫长。

（3）多由饮食、情志、寒温等因素诱发。电子胃镜、X线钡餐检查、B超、腹部CT、病理组织活检、幽门螺杆菌检查有助于临床诊断与鉴别诊断。

2.鉴别诊断

（1）聚证。以腹中气聚、攻窜胀痛、时作时止为主症，发作时可见腹部有气聚胀满的表现，但一般扪不到包块。与胃痞鉴别明显。

（2）气鼓。以腹部胀大如鼓，中空无物，小便不利为主症，甚或全身肿胀，但按之皮肉不如泥。从病位及表现不难鉴别。

## 【治疗方法】

1.中医内治法

（1）脾虚气滞证。

辨证：胃脘痞闷或胀痛，纳呆，嗳气，疲乏，便溏。舌淡苔薄白，脉细弦。

治法：健脾和胃、理气消胀

推荐方药：香砂六君子汤加减。党参、白术、茯苓、半夏、陈皮、广木香、砂仁、炙甘草。饱胀不适明显者，酌加枳壳、大腹皮、厚朴等。或具有同类功效的中成药（包括中药注射剂）。

饮食疗法：脾虚气滞者应多食行气解郁之品，忌食南瓜、山芋、土豆等壅阻气机的食物。饮食要规律，少食多餐，避免暴饮暴食，避免辛辣及酸性、刺激性食物。

（2）肝胃不和证。

辨证：胃脘胀满或疼痛，两胁胀满，每因情志不畅而发作或加重，心烦，嗳气频作，善叹息。舌淡红苔薄白，脉弦。

治法：理气解郁、和胃降逆

推荐方药：柴胡疏肝散加减。柴胡、枳壳、川芎、制香附、苏梗、白芍、陈皮、法半夏、生甘草等。或具有同类功效的中成药（包括中药注射剂）。

饮食疗法：饮食宜清淡，易消化，多食行气解郁之品。忌食南瓜、山芋、土豆等壅阻气机的食物。

（3）脾胃湿热证。

辨证：脘腹痞满或疼痛，口干或口苦，口干不欲饮，纳呆，恶心或呕吐，小便短黄。舌红苔黄厚腻，脉滑。

治法：清热化湿、理气和中

推荐方药连朴饮。制厚朴、川连、石菖蒲、制半夏、香豉、焦栀、芦根等。或具有同类功效的中成药（包括中药注射剂）。

饮食疗法：饮食宜清淡，易消化，多食化湿清热食品，如扁豆、红小豆、薏米等。忌食助湿生热食品，如动物脂肪、内脏，咖啡、巧克力等。

（4）脾胃虚寒证。

辨证：胃脘隐痛或痞满，喜温喜按，泛吐清水，食少或纳呆，疲乏，手足不温，便溏。舌淡苔白，脉细弱。

治法：健脾和胃、温中散寒

推荐方药：理中丸加减。党参、炒白术、干姜、炙甘草、苏梗、姜厚朴、炒神曲、荜茇、制香附等。或具有同类功效的中成药（包括中药注射剂）。

饮食疗法：少吃生冷食物，汤剂宜热服。脾胃虚弱型：饮食宜温热，营养丰富，易消化，少食多餐。多食温中健脾，如牛奶、鸡蛋、黄鱼、鳗鱼、龙眼、大枣、土豆等。忌食生冷，寒凉及肥腻，甜腻、炙煿之品。虚寒性胃痛可食生姜粥、红枣粥。

（5）寒热错杂证。

辨证：胃脘痞满或疼痛，遇冷加重，肢冷，便溏，口干或口苦，嘈杂泛酸。舌淡苔黄，脉弦细滑。

治法：辛开苦降、和胃开痞

推荐方药：半夏泻心汤加减。清半夏、黄芩、黄连、干姜、党参、生甘草、姜厚朴、炒神曲、煅瓦楞子等。或具有同类功效的中成药（包括中药注射剂）。

饮食疗法：宜食细软易消化的食物，禁食粗糙多纤维饮食。避免辛辣及酸性、刺激性食物。腹泻便溏者，可食茯苓糕、山药及薏苡仁粥以助健脾渗湿止泻。嘈杂反酸者禁食酸性及甜性食物，食后宜适当活动。

2.中医适宜技术

（1）针刺治疗。

脾虚气滞证：选穴：中脘、内关、足三里、膻中、膈俞、脾俞。操作：毫针刺，平补平泻。每天1次，7次为一个疗程。肝胃不和证：选穴：中脘、内关、足三里、膻中、膈俞、肝俞、脾俞、太冲。操作：毫针刺，平补平泻。每天1次，7次为一个疗程。脾胃湿热证：选穴：上脘、中脘、下脘、内关、足三里、梁门、天枢。操作：毫针刺，泻法。每天1次，7次为一个疗程。脾胃虚寒证：选穴：上脘、中脘、下脘、内关、足三里、神阙、气海、脾俞。操作：毫针刺，补法。每天1次，7次为一个疗程。寒热错杂证：选穴：上脘、中脘、下脘、内关、足三里、三阴交、脾俞。操作：毫针刺，补法。每天1次，7次为一个疗程。

（2）耳针。

脾虚气滞证：选穴：交感、神门、脾、肝、胃。

方法：每次选4～5穴，轻刺激。或用揿针或王不留籽贴耳穴。每天按4～6次，以有酸胀感为度，每次3～5分钟，保留7～10天。

肝胃不和证：选穴：交感、神门、脾、肝、胃。

方法：每次选4～5穴，轻刺激。或用揿针或王不留籽贴耳穴。每天按4～6次，以有酸胀感为度，每次3～5分钟，保留7～10天。

脾胃湿热证：选穴：交感、神门、脾、肝、胃、十二指肠。

方法：每次选4～5穴，轻刺激。或用揿针或王不留籽贴耳穴。每天按4～6次，以有酸胀感为度，每次3～5分钟，保留7～10天。

脾胃虚寒证：选穴：交感、神门、脾、肝、胃。

方法：每次选4～5穴，轻刺激。或用揿针或王不留籽贴耳穴。每天按4～6次，以有酸胀感为度，每次3～5分钟，保留7～10天。

寒热错杂证：选穴：交感、神门、脾、肝、胃、十二指肠。

方法：每次选4～5穴，轻刺激。或用揿针或王不留籽贴耳穴。每天按4～6次，以有酸胀感为度，每次3～5分钟，保留7～10天。

（3）灸法。

脾虚气滞证：直接灸、艾条灸合谷、足三里等。

肝胃不和证：直接灸、艾条灸合谷、足三里等。

脾胃虚寒证：直接灸、艾条灸、热敏灸、雷火灸、隔姜灸合谷、足三里等。

（4）中药泡洗技术。

脾虚气滞证：根据患者证候特点选用健脾和胃、理气消胀中药或随证加减，煎煮后洗按足部，每天1～2次，每次15～30分钟，水温宜小于42°C，浸泡几分钟后，再逐渐加水至踝关节以上，水温不宜过高，以免烫伤皮肤。

肝胃不和证：根据患者证候特点选用理气解郁、和胃降逆中药或随证加减，煎煮后洗按足部，每天1～2次，每次15～30分钟，水温宜小于42°C，浸泡几分钟后，再逐渐加水至踝关节以上，水温不宜过高，以免烫伤皮肤。

脾胃湿热证：根据患者证候特点选用化郁清胃中药或随证加减，煎煮后洗按足部，每天1～2次，每次15～30分钟，水温宜小于42°C，浸泡几分钟后，再逐渐加水至踝关节以上，水温不宜过高，以免烫伤皮肤。

脾胃虚寒证：根据患者证候特点选用健脾温肾，温中散寒中药或随证加减，煎煮后洗按足部，每天1～2次，每次15～30分钟，水温宜小于42°C，浸泡几分钟后，再逐渐加水至踝关节以上，水温不宜过高，以免烫伤皮肤。

寒热错杂证：根据患者证候特点选用辛开苦降、和胃开痞中药或随证加减，煎煮后洗按足部，每天1～2次，每次15～30分钟，水温宜小于42°C，浸泡几分钟后，再逐渐加水至踝关节以上，水温不宜过高，以免烫伤皮肤。

（5）穴位贴敷。

脾虚气滞证：选穴：天突、上脘、中脘、下脘、神厥、天枢、关元、胃俞、脾俞、足三里等。

选药：健脾和胃、理气消胀之品如生黄芪、党参、白术、木香、乌药等。

操作：将中药打碎磨粉，加适量香油调制成膏，外敷穴位4～6小时。每次选1～3穴，每天1次，7次为一个疗程。

肝胃不和证：选穴：天突、上脘、中脘、下脘、神厥、天枢、关元、胃俞、脾俞、足三里等。

选药：理气解郁、和胃降逆之品如白芍、陈皮、元胡、丁香等。

操作：将中药打碎磨粉，加适量香油调制成膏，外敷穴位4～6小时。每次选1～3穴，每天1次，7次为一个疗程。

脾胃湿热证：选穴：天突、上脘、中脘、下脘、神厥、天枢、关元、胃俞、脾俞、足三里等。

选药：化瘀清胃之品如蒲公英、芍药、黄芩、陈皮、鸡内金等。

操作：将中药打碎磨粉，加适量香油调制成膏，外敷穴位4～6小时。每次选1～3穴，每天1次，7次为一个疗程。

脾胃虚寒证：选穴：天突、上脘、中脘、下脘、神厥、天枢、关元、胃俞、脾俞、足三里等。

选药：健脾温肾，温中散寒之品如党参、肉桂、小茴香、白芍、五灵脂等。

操作：将中药打碎磨粉，加适量香油调制成膏，外敷穴位4～6小时。每次选1～3穴，每天1次，7次为一个疗程。

寒热错杂证：选穴：天突、上脘、中脘、下脘、神厥、天枢、关元、胃俞、脾俞、足三里等；

选药：辛开苦降，寒热并用之品如干姜、黄柏、枳实、厚朴、大黄等。

操作：将中药打碎磨粉，加适量香油调制成膏，外敷穴位4～6小时。每次选1～3穴，每天1次，7次为一个疗程。

（6）拔罐：具有通经活络、行气活血、消肿止痛、祛风散寒等作用，适用于胃脘部疼痛、呕吐、泄泻等。可以根据不同的病情，选用不同的拔罐法。如①留罐法：即将罐吸附在体表后，使管子拔留置于施术部位10～15分钟，然后将罐起下。此法可以单罐或多罐；②走罐法：即拔罐时先在所拔部位的皮肤或罐口上涂抹凡士林润滑，再将罐拔住，然后医生用右手握住罐子，向上、下、左、右需要拔罐的部位往返推动，至所拔部位的皮肤红润、充血，甚至瘀血时，将罐起下。此法适用于面积较大，肌肉丰隆的部位；③闪罐：即拔罐后，立即取下，如此反复多次。可以减轻疼痛、麻木，适用于小儿、年轻女性。

（7）推拿疗法：采用点、压、揉、搓的方法刺激人体的经络穴位。可选取穴：上脘、中脘、下脘、神厥、天枢、关元、胃俞、脾俞、足三里、太冲等。每天1次，7次为一个疗程。

（8）中药熏治胃脘部：应用药物盐包加热至65℃，于胃脘部外敷20分钟，糖尿病患者或有皮肤破损的患者禁用。

（9）八段锦：每天1次，7次为一个疗程。

## 第四节 呕 吐

呕吐是由于胃失和降、气逆于上，迫使胃内容物从口而出的病证。古代文献将呕与吐进行了区别：有物有声谓之呕，有物无声谓之吐，无物有声谓之干呕。临床呕与吐常同时发生，很难截然分开，故统称为“呕吐”。呕吐可以单独出现，亦可伴见于多种急慢性疾病中。西医学中的急慢性胃炎、幽门梗阻、食源性呕吐、神经性呕吐、十二指肠壅积症等可参考本病证辨证论治。另外，如肠梗阻、急性胰腺炎、急性胆囊炎、尿毒症、颅脑疾病、酸碱平衡失调、电解质紊乱以及一些急性传染病早期，以呕吐为主要临床表现时，亦可参考本病辨证论治，同时结合辨病处理。对于喷射性呕吐应重视查找病因，采取综合诊疗措施。

呕吐病名最早见于《黄帝内经》，并对其发生的原因论述甚详，认为外邪、火热、食滞及肝胆气逆犯胃等均可导致呕吐。如《素问·举痛论》曰：“寒气客于肠胃，厥逆上出，故痛而呕也。”《素问·至真要大论》曰：“久病而吐者，胃气虚不纳谷也”“诸呕吐酸，暴注下迫，皆属于热”“诸逆冲上，皆属于火”。《素问·脉解》云：“食则呕者，物盛满而上溢，故呕也。”《灵枢·四时气》云：“邪在胆，逆在胃，胆液泄，则口苦，胃气逆，则呕苦。”东汉·张仲景在《金匮要略》中设有“呕吐哕”专篇，根据不同病因、症状而立法遣方，至今仍被临床广泛应用。他还认识到呕吐又是人体排出胃中有害物质的保护性反应，提出某些情况不能止呕的治疗禁忌。如《金匮要略·呕吐哕下利病脉证治》曰：“夫呕家有痈脓，不可治呕，脓尽自愈。”唐·孙思邈《备急千金要方·呕吐哕逆》推崇生姜的止呕作用，指出：“凡呕者，多食生姜，此是呕家圣药。”元·朱震亨《丹溪心法·呕吐》也指出：“大抵呕吐以半夏、橘皮、生姜为主。”明·张介宾将呕吐分为虚实两大类，《景岳全书·呕吐》云：“呕吐一证，最当详辨虚实。实者有邪，去其邪则愈；虚者无邪，则全由胃气之虚也，补其虚则呕吐可止。”这一分法提纲挈领，对后世影响很大。清·叶天士在《临证指南医案》中提出“泄肝安胃”为呕吐治疗纲领，在用药方面强调“以苦辛为主，以酸佐之”，治疗方药丰富。

## 【病因病机】

胃居中焦，为仓廪之官，主受纳和腐熟水谷，其气下行，以和降为顺。外邪犯胃、饮食不节、情志失调、素体脾胃虚弱等病因，扰动胃腑或胃虚失和，气逆于上则出现呕吐。

1.外邪犯胃　多由风、寒、暑、湿、秽浊之邪侵犯胃腑，胃失和降，水谷随逆气上出，均可发生呕吐。但由于季节不同，感受的病邪亦不同。如冬春易感风寒，夏秋易感暑湿秽浊。因寒邪最易损耗中阳中气，凝敛气机，扰动胃腑，故寒邪致病者居多。

2.饮食不节　饱餐过量，暴饮暴食，偏嗜酒辣，过食生冷油腻，可导致食滞不化，物盛满而上溢；或进食馊腐不洁，或误食异物、毒物等，致使清浊混杂，胃失通降，上逆为呕吐；或饮食不节，脾胃受伤，水谷不归正化，变生痰饮，停积胃中，饮邪上逆，则发生呕吐。

3.情志失调　恼怒伤肝，肝失条达，横逆犯胃，或气郁化火，气机上逆而致呕吐。《景岳全书·呕吐》云："气逆作呕者，多因郁怒，致动肝气，胃受肝邪，所以作呕。"情志抑郁，忧思伤脾，脾失健运，食停难化，胃失和降，亦可发生呕吐。

4.脾胃虚弱　由于先天禀赋薄弱，脾胃素虚，或病后损伤脾胃，中阳不振，纳运失常，胃气不降则吐；或胃阴不足，胃失润降，不能承受水谷，亦可发生呕吐。《古今医统大全·呕吐哕门》谓："久病而吐者，胃气虚不纳谷也。"

呕吐病位在胃，与肝脾关系密切，其基本病机为胃失和降，胃气上逆。脾主运化，以升为健，与胃互为表里，若脾阳素虚，或饮食所伤，则脾失健运，饮食难化，或水谷不归正化，聚湿为痰为饮，停蓄于胃，胃失和降而为吐。肝主疏泄，有调节脾胃升降的功能，若情志所伤，肝气郁结，或气郁化火，横逆犯胃，胃气上逆，亦可致吐。呕吐病性之虚实可相互转化与兼夹。如实证呕吐剧烈，津气耗伤，或呕吐不止，饮食水谷不能化生精微，易转为虚证。虚证呕吐复因饮食、外感时邪犯胃，可呈急性发作，表现为标实之证。临床上须详加辨别。

## 【诊断与鉴别诊断】

1.诊断

（1）临床以饮食、痰涎、水液等胃内容物从胃中上涌，自口而出为主症，也有干呕无物者。

（2）常兼有脘腹疼痛或胀满不适，恶心纳呆，泛酸嘈杂，腹泻等症。

（3）体格检查依据疾病不同，可出现上腹部或中上腹压痛阳性，胃肠型、蠕动波及振水音，肠鸣音亢进或减弱等体征。

（4）起病或缓或急，常先有恶心欲吐之感，多由饮食、情志、寒温不适，闻及不良气味等因素而诱发，也有由服用化学药物、误食毒物所致者。上消化道造影、电子胃十二指肠镜检查、呕吐物的实验室检查、颅脑CT或MRI等，有助于不同疾病的诊断。

2.鉴别诊断

（1）反胃。因脾胃虚寒，胃中无火，难于腐熟，食入不化所致。以朝食暮吐，暮食朝吐，终致完谷尽吐出而始感舒畅为主症。

（2）噎膈。因气、痰、瘀交结，阻隔于食管所致。以进食哽噎不顺或食不得入，或食入即吐，甚则因噎废食为特征。病程较长，治疗困难，预后不良。

（3）关格。以小便不通与呕吐并见为临床特征，病机为脾肾衰惫，气化不利，湿浊毒邪内蕴三焦。本病病程较长，病情危重，治疗困难，预后极差。

（4）霍乱。以猝然发作上吐下泻，吐泻物为米泔水样，腹痛或不痛为主症，本病病位在肠腑，一般发病急，病程短，病情较重，且具有很强的传染性，若治疗不及时，预后欠佳。

## 【治疗方法】

1.中医内治法

（1）外邪犯胃。

临床表现：突然呕吐，频频泛恶，胸脘痞闷，或心中懊，伴有恶寒，发热，头身疼痛；舌苔白腻，脉濡。

治法：疏邪解表，化浊和中，降逆止呕。

代表方：藿香正气散。

本方由藿香、厚朴、苏叶、陈皮、大腹皮、白芷、茯苓、白术、半夏曲、桔梗、甘草、生姜、大枣组成。若暑湿犯胃者，可用新加香薷饮。秽浊犯胃者，可用玉枢丹吞服。若见壮热口渴，便秘尿赤者，可加黄芩、黄连、栀子。

（2）饮食停滞。

临床表现：呕吐酸腐量多，或吐出未消化的食物，嗳气厌食，脘腹胀满，得食更甚，吐后反快，大便秘结或溏泄，气味臭秽；舌苔厚腻，脉滑实有力。

治法：消食化滞，和胃降逆。

代表方：保和丸。

本方由山楂、神曲、半夏、茯苓、陈皮、连翘、莱菔子组成。若因肉食而吐者，重用山楂；因米食而吐者，加谷芽；因面食而吐者，重用莱菔子，加麦芽；因酒食而吐者，加蔻仁、葛花，重用神曲；因食鱼、蟹而吐者，加苏叶、生姜；因豆制品而吐者，加生萝卜汁。

（3）痰饮内阻。

临床表现：呕吐物多为清水痰涎，或胃部如囊裹水，胸脘痞闷，纳食不佳，头眩，心悸，或逐渐消瘦，或呕而肠鸣；舌苔白滑而腻，脉沉弦滑。

治法：温化痰饮，和胃降逆。

代表方：小半夏汤合苓桂术甘汤。

小半夏汤由半夏、生姜组成；苓桂术甘汤由茯苓、白术、桂枝、甘草组成。前方以和胃降逆为主；后方则以温阳化饮为主。脘腹胀满，舌苔厚腻者，可加苍术、厚朴；脘闷不食者，加白蔻仁、砂仁；胸膈烦闷、口苦、失眠、恶心、呕吐者，可去桂枝，加黄连、陈皮。

（4）肝气犯胃。

临床表现：呕吐吞酸，或干呕泛恶，脘胁胀痛，烦闷不舒，嗳气频频，每因情志不遂而发作或加重；舌边红，苔薄腻或微黄，脉弦。

治法：疏肝和胃，降逆止呕。

代表方：四七汤。

本方由半夏、厚朴、茯苓、苏叶、生姜、大枣组成。若胸胁胀满疼痛较甚，加川楝子、郁金、香附、柴胡；若呕吐酸水，心烦口渴，可加山栀子、黄连等；若兼见胸胁刺痛，或呕吐不止，诸药无效，舌有瘀斑者，可酌加桃仁、红花。

（5）脾胃虚寒。

临床表现：饮食稍多即欲呕吐，时发时止，食入难化，胸脘痞闷，不思饮食，面色白，倦怠乏力，四肢不温，口干不欲饮或喜热饮，大便稀溏；舌质淡，苔薄白，脉濡弱或沉。

治法：温中健脾，和胃降逆。

代表方：理中丸。

本方由人参、白术、干姜、甘草组成。若呕吐较甚，加砂仁、半夏；若呕吐清水不止，可加吴茱萸、生姜；若久呕不止，呕吐之物完谷不化，汗出肢冷，腰膝酸软，舌质淡胖，可加制附子、肉桂等。

（6）胃阴亏虚。

临床表现：呕吐反复发作，或时作干呕，恶心，胃中嘈杂，似饥而不欲食，口燥咽干；舌红少津，苔少，脉细数。

治法：滋养胃阴，和胃降逆。

代表方：麦门冬汤。

本方由人参、麦冬、半夏、粳米、大枣、甘草组成。若呕吐较剧者，可加竹茹、枇杷叶；若口干、舌红，热甚者，可加黄连；大便干结者，加瓜蒌仁、郁李仁、火麻仁；伴倦怠乏力，纳差舌淡，加太子参、山药、薏苡仁。

2. 中医适宜技术

（1）针灸治疗。

取穴：主穴取足三里、中脘、内关，外邪犯胃者加公孙、合谷，饮食停滞者加公孙、天枢、下脘，肝气犯胃者加阳陵泉、太冲，浊毒壅盛者加阳陵泉、丰隆、支沟、天枢，素体虚弱者加脾俞、胃俞、章门、三阴交。

功能：和胃降逆。

主治：急性胃炎见恶心呕吐、胃痛、胃胀、嗳气、泛酸等。

用法：以泻法和平补平泻为主，并可用灸法。

禁忌：孕妇及晕针者。

（2）水针。

取穴：足三里。

药物：维生素B6。

功能：和胃降逆。

主治：急性胃炎见呕吐、嗳气等。

用法：维生素B6100mg单侧足三里封闭，每天1～2次。

禁忌：对本药过敏者。

（3）辨证穴位敷贴。

a. 穴位敷贴1。

取穴：中脘、双侧内关。

药物：清半夏粉，用生姜汁适量调成糊状。

功能：化湿利浊，和胃止呕。

主治：湿浊中阻所致的呕吐。

用法：研末，生姜汁调，敷于上述穴位，12小时后去除，每天1次。

b. 穴位敷贴2。

取穴：脾俞、胃俞、中脘、天枢、气海。

药物：大黄、丁香各1份。

功能：化浊解毒，和胃止呕。

主治：浊毒犯胃所致的呕吐。

用法：研末，生姜汁调，敷于上述穴位，12小时后去除，每天1次。

c. 穴位敷贴3。

取穴：中脘、双侧内关。

药物：姜汁炒黄连、苏叶、白蔻仁、神曲。

功能：健脾和胃，消食止呕。

主治：饮食停滞所致的呕吐。

用法：研末，生姜汁调，敷于上述穴位，12小时后去除，每天1次。

d.穴位敷贴4。

取穴：中脘、双侧内关。

药物：荜拨、川椒。

功能：散寒止呕止痛。

主治：风寒袭胃所致的呕吐、胃痛。

用法：研末，生姜汁调，敷于上述穴位，12小时后去除，每天1次。

**【护理】**

本病多有饮食不节之诱因，发病后尤宜选择易消化、新鲜、无刺激性的食物，勿食过冷、过热、肥腻、甜腻、辛辣的食物。饮食有节，避免吸烟、酗酒、咖啡、浓茶、碳酸饮品等。呕吐严重者可暂缓进食，待病情缓解后，稍予米汤小量试服，再逐渐加服稀粥、蛋羹等品，循序渐进，以机体能够耐受，无特殊不适为度。另有平素体虚易感外邪者，尤宜调寒温、适劳逸。

# 第五节　噎　　膈

噎膈是食管干涩或食管狭窄导致吞咽食物哽噎不顺，饮食难下，或食而复出的疾患。噎即噎塞，指吞咽之时哽噎不顺；膈为格拒，指饮食不下。噎虽可单独出现，而又每为膈的前驱表现，故临床往往以噎膈并称。根据噎膈的临床表现，西医学中的食管癌、贲门癌、贲门痉挛、食管-贲门失弛缓症、食管憩室、食管炎、胃食管反流病、食管狭窄等，均可参照本节内容辨证论治。

膈之名，首见于《黄帝内经》。《素问·阴阳别论》云："三阳结，谓之隔。"《素问·通评虚实论》云："隔塞闭绝，上下不通，则暴忧之病也。"这些论述对后人探讨噎膈的病因病机、立法处方启迪很大。隋·巢元方《诸病源候论》将噎膈分为气、忧、食、劳、思五噎和忧、恚、气、寒、热五膈，指出精神因素对本病的影响甚大。宋·严用和《济生方·五噎五膈论治》认为："阳气先结，阴气后乱，阴阳不和，脏腑生病，结于胸膈，则成膈气，留于咽嗌，则成五噎。"其同时提出了"调顺阴阳，化痰下气"的治疗原则。元·朱丹溪《脉因证治·噎膈》云："血液俱耗，胃脘亦槁，在上近咽之下……名之曰噎。其槁在下，与胃为近……名之曰膈。"其提出"润养津血，降火散结"的治法，侧重以润为通。明·张介宾对噎膈进行了较为全面的论述，指出噎膈与反胃是两个不同的病证，认为脾主运化，肾为化生之本，运化失职，精血枯涸为噎膈病机所在，从而提出温脾滋肾之治疗大法。清·叶天士在《临证指南医案·噎膈反胃》中指出“脘管窄隘”为本病的主要病机，这一观点对现在的临床治疗仍具有重要意义。近代张锡纯《医学衷中参西录·论胃病噎膈（即胃癌）治法及反胃治法》认为，噎膈“不论何因，其贲门积有瘀血者十之七八”，强调活血化瘀在治疗中的重要性，并指出预后与“瘀血之根蒂未净，是以有再发之”有关。

## 【病因病机】

噎膈主要与七情内伤、酒食不节、久病年老有关，致气、痰、瘀交阻，津气耗伤、胃失通降而成。

1. 情志失调　恼怒伤肝，肝失条达，忧思过度，脾伤气结，均可导致气滞、血瘀。

2. 饮食不节　嗜酒无度，过食肥甘，恣食辛辣，损伤脾胃，脾阳亏虚，健运失职，水湿内停，聚湿生痰，痰气交阻或痰瘀互结，可使食管狭窄，胃失通降。

3. 年老体弱　年老肾虚或他病日久耗伤精血，不能濡养咽嗌；若阴损及阳，肾阴亏虚累及肾阳，肾阳亏虚不能温运脾土，温煦失职，气不化津，津液干涸失濡，而成为噎膈。

本病病位在食管，属胃所主，与肝、脾、肾密切相关，其基本病机为气、痰、瘀交结，阻隔食管、胃脘所致。本病初期，以痰气交阻于食管和胃为主，病情较轻，多属实证，继则瘀血内结，痰、气、瘀三者交结，进而化火伤阴，或痰瘀生热，伤阴耗液，则病情由轻转重。病之晚期，阴津日益枯槁，胃腑失其濡养，或阴损及阳，脾肾阳气衰败，而致气虚阳微，不能蒸津、化津、运津，痰气瘀结益甚，发展成为虚实夹杂之候。

## 【诊断与鉴别诊断】

1. 诊断

（1）轻症患者主要为胸骨后不适、烧灼感或疼痛，食物通过有滞留感或轻度梗阻感，咽部干燥或有异物感。重症患者见持续性、进行性吞咽困难，咽下梗阻，食入即吐，吐出黏液或白色泡沫黏痰，严重时伴有胸骨后或背部肩胛区持续性钝痛，进行性消瘦。

（2）常伴有胃脘不适、胸膈疼痛，甚则形体消瘦、肌肤甲错、精神疲惫等。

（3）患者常有情志不畅、酒食不节、年老体弱、进食霉变食物等病史。

（4）体格检查轻症患者一般无明显阳性体征；病程较久者可出现消瘦、上腹部压痛等非特异性阳性体征。上消化道造影检查、内窥镜及病理组织学检查、食管脱落细胞检查及胸部CT或MRI等有助于病变的诊断。

2.鉴别诊断

（1）反胃。因脾胃虚寒，胃中无火，难于腐熟食入之谷物，以朝食暮吐，暮食朝吐，终致完谷尽吐出而始感舒畅为主症。本病病位在胃脘部，病情较轻，预后良好。

（2）梅核气。以自觉咽中有异物感，吐之不出，咽之不下，但饮食咽下顺利，无噎塞感为主症。因气逆痰阻结于咽部，是为无形之邪。如《证治汇补·噎膈》云："梅核气者，痰气窒塞于咽喉之间，咯之不出，咽之不下，状如梅核。"

## 【辨证论治】

1.痰气交阻

临床表现：吞咽梗阻，胸膈痞满，或疼痛，情志抑郁时加重，嗳气呃逆，呕吐痰涎，口干咽燥，大便秘结；舌质红，苔薄腻，脉弦滑。

治法：开郁化痰，润燥降气。

代表方：启膈散。

本方由丹参、沙参、川贝母、茯苓、郁金、荷叶蒂、砂仁壳、杵头糠组成。嗳气呕吐明显者，加旋覆花、代赭石；泛吐痰涎甚多者，加半夏、陈皮，或含化玉枢丹；大便不通，加生大黄、莱菔子；若心烦口渴，气郁化火者，加山豆根、栀子。

2.津亏热结

临床表现：吞咽梗涩而痛，食入即复出，甚则水饮难进，心烦口干，胃脘灼热，五心烦热，形体消瘦，皮肤干燥，小便短赤，大便干结如羊粪；舌质光红，干燥少津，脉细数。

治法：滋阴清热，润燥生津。

代表方：沙参麦冬汤。

本方由沙参、麦冬、玉竹、天花粉、生扁豆、冬桑叶、生甘草组成。胃火偏盛者，加栀子、黄连；肠腑失润，大便干结，坚如羊屎者，宜加火麻仁、全瓜蒌；热盛阴伤者，症见烦渴咽燥，噎食难下，或食入即吐，吐物酸热，苔黄燥，舌质红而少津，脉大有力等，可改用竹叶石膏汤加大黄。

3.瘀血内结

临床表现：饮食梗阻难下，食不能下，甚或呕出物如赤豆汁，或便血，胸膈疼痛，固定不移，面色晦暗，肌肤甲错，形体羸瘦；舌质紫暗，脉细涩。

治法：破结行瘀，滋阴养血。

代表方：通幽汤。

本方由生地、熟地、当归、桃仁、红花、升麻、炙甘草组成。瘀阻显著者，酌加三棱、莪术、炙穿山甲；呕吐较甚，痰涎较多者，加海蛤粉、法半夏、瓜蒌；呕吐物赤如豆汁者，可另服云南白药。

4. 气虚阳微

临床表现：吞咽受阻，饮食不下，泛吐涎沫，面浮足肿，面色白，形寒气短，精神疲惫，腹胀便溏；舌质淡，苔白，脉细弱。

治法：温补脾肾。

代表方：补气运脾汤。

本方由黄芪、人参、白术、茯苓、甘草、陈皮、砂仁、半夏曲、生姜、大枣组成。若中阳不足，痰凝瘀阻，可用理中汤加姜汁、竹沥；胃虚气逆，呕吐不止者，可加旋覆花、代赭石；阳伤及阴，口干咽燥，形体消瘦，大便干燥者，可加石斛、麦冬、沙参；泛吐白沫，加吴茱萸、丁香、白蔻仁；肾阳虚明显者，可用右归丸或加附子、肉桂、鹿角胶、肉苁蓉。

## 第六节　呃　　逆

呃逆是指以喉间频发短促呃呃声响、不能自制为主要表现的病证。西医学的单纯性膈肌痉挛，其他如胃炎、胃肠神经官能症、胃扩张，以及胸腹手术后等引起的膈肌痉挛出现呃逆，均可参考本病辨证论治。

春秋战国时期就有关于本病记载。《黄帝内经》称本病为“哕”，认为是胃气上逆而发病。《素问·宣明五气》曰，“胃为气逆，为哕”，认为与寒气及胃、肺有关。《灵枢·口问》：“谷入于胃，胃气上注于肺，今有故寒气与新谷气，俱还入于胃，新故相乱，真邪相攻，气并相逆，复出于胃，故为哕。”《灵枢·杂病》载有简易疗法：“哕，以草刺鼻，嚏，嚏而已；无息，而疾迎引之，立已；大惊之，亦可已。”东汉时期，张仲景《金匮要略·呕吐哕下利病脉证治》中将其分为实证、寒证、虚热证，并有橘皮汤、橘皮竹茹汤等治方。宋元时代，对本病有了更明确认识，陈言在《三因极一病证方论·哕逆论证》中说，“大率胃实即噫，胃虚则哕，此由胃中虚，膈上热，故哕”，指出发病与膈相关。朱丹溪则首先将本病称为“呃逆”，《丹溪心法·呃逆》：“古谓之哕，近谓之呃，乃胃寒所生，寒气自逆而呃上，亦有热呃，亦有其他病发呃者，视其有余不足治之。”明清时期在辨治方面进一步发展。张介宾在《景岳全书·呃逆》述：“呃之大要，亦惟三者而已，一曰寒呃，二曰热呃，三曰虚脱之呃。寒呃可温可散，寒去则气自舒也；热呃可降可清，火静而气自平也；惟虚脱之呃则诚危殆之证。”此为后世寒热虚实辨证分类及治法奠定了基础。李用粹在《证治汇补·呃逆》系统地提出治疗法则：“治当降气化痰和胃为主，随其所感而用药。气逆者，疏导之；食停者，消化之；痰滞者，涌吐之；热郁者，清下之；血瘀者，破导之；若汗吐下后，服凉药过多者，当温补；阴火上冲者，当平补；虚而夹热者，当凉补。”此至今乃有参考价值。

## 【病因病机】

呃逆的发生多由外邪犯胃、饮食不当、情志不遂、正气亏虚等，导致胃失和降、胃气上逆、动膈冲喉而发病。

1. 外邪犯胃　外感寒凉之邪，内客脾胃，寒遏中阳，胃气失和，寒气上逆动膈可导致呃逆之证。

2. 饮食不当　过食生冷，或过用寒凉药物，寒气客于胃，循手太阴肺经犯膈，膈间不利，胃气不降，肺失宣肃，气逆上冲咽喉而呃；过食辛热厚味，滥用温补之剂，燥热内盛，或进食太快太饱，致气不顺行，气逆动膈，发生呃逆。

3. 情志不遂　恼怒伤肝，肝失疏泄，横逆犯胃；忧思伤脾或肝郁克脾，脾失健运，聚生痰湿，或素有痰湿，或肝火炼津化痰等，均可形成痰湿夹肝逆之气或肝郁之火致胃失和降，动膈而呃逆。

4. 正气亏虚　因大病久病、失治误治，或素体衰弱、产后体虚，而有胃阴耗伤，脾胃俱虚，若复加各种内伤外感因素触动，可使胃失和降；抑或病深及肾，肾元耗损，胃气衰败，肾不固摄，浊气上乘动膈则呃。呃逆病位以胃、膈为主，与肝、脾、肺、肾密切相关。其病性有虚有实，且虚实寒热之间可相互兼夹或转化。一般偶然发作或属单纯性的呃逆，预后良好；若伴发于久病、重病之时，常属胃气衰败之候。

## 【诊断与鉴别诊断】

1. 诊断

（1）呃逆以气逆上冲，喉间呃呃连声，声短而频，不能自止为主症。

其呃声或高或低，或疏或密，间歇不定。

（2）常伴有胸膈痞闷、胃脘不适，或情绪不定。

（3）多有饮食不当、情志不遂、感受冷凉等诱发因素，或有正虚体衰病史。

2. 鉴别诊断

（1）干呕。呃逆为胃气上逆，膈间不利，气逆上冲咽喉，以呃呃作声，声短而频，不能自止为主要表现。干呕乃胃气上逆发出呕声，无物吐出，其声长短不一，呈不规则性发作。

（2）嗳气。嗳气因饮食物不消化，胃中浊气蕴积上逆而发生，其声低而缓，常伴有酸腐气味，多在饱餐后出现，又称为“噫气”，与呃逆频频发出的呃呃响声有显著区别。干呕与嗳气多是脾胃疾病的症状，与疾病转归和预后无明显关联。但呃逆出现在危重患者时，可能是胃气衰败的征兆。

## 【治疗方案】

1. 中医内治法

（1）胃中寒冷。

临床表现：呃声沉而有力，胃脘部及膈间不舒，得热则减，遇寒则甚，进食减少，喜食热饮，口淡不渴；舌淡苔薄而润，脉迟缓。

治法：温中散寒，降逆止呃。

代表方：丁香散。

本方由丁香、柿蒂、高良姜、炙甘草组成。若寒气较重者，加吴茱萸、肉桂；若寒凝气滞，脘腹痞满者，加枳壳、厚朴、香附、陈皮；若寒凝食滞，脘闷嗳腐者，加莱菔子、制半夏、槟榔；若有表寒之邪者，可加紫苏、荆芥、防风、生姜。

（2）胃火上逆。

临床表现：呃声洪亮有力，冲逆而出，口臭烦渴，多喜冷饮，脘腹满闷，大便秘结，小便短黄；舌红苔黄或燥，脉滑数。

治法：清火降逆，和胃止呃。

代表方：竹叶石膏汤。

本方由竹叶、石膏、人参、麦冬、半夏、甘草、粳米组成。若呃逆甚，加柿蒂；腑气不通，脘腹痞满者，可加生大黄、厚朴；胸膈烦热，大便秘结者，可用凉膈散。

（3）气机郁滞。

临床表现：呃逆连声，常因情志不畅而诱发或加重，胸胁满闷，脘腹胀满，或有嗳气纳呆，肠鸣矢气；苔薄，脉弦。

治法：理气解郁，降逆止呃。

代表方：五磨饮子。

本方由木香、沉香、槟榔、枳实、乌药组成。原方中可加用丁香、代赭石。若肝郁明显者，加川楝子、郁金；若心烦口苦，气郁化火者，加栀子、丹皮；若气逆痰阻，昏眩恶心者，可用旋覆代赭汤加陈皮、茯苓；若痰蕴化热者，加黄连、竹茹、瓜蒌；若气滞日久成瘀，瘀血内结，胸胁刺痛，久呃不止者，可以血府逐瘀汤加减；若脘腹刺痛者宜膈下逐瘀汤。

（4）脾胃阳虚。

临床表现：呃声低长无力，气不得续，泛吐清水，脘腹不舒，喜暖喜按，手足不温，食少乏力，大便溏薄；舌质淡，苔薄白，脉沉细。

治法：温补脾胃，和中止呃。

代表方：理中丸。

本方由人参、白术、干姜、炙甘草组成。可加用吴茱萸、丁香、柿蒂等。若食滞，嗳腐吞酸者，加神曲、麦芽、莱菔子；若脘腹胀满，脾虚气滞者，加半夏、陈皮；若呃声难续，气短乏力，中气大亏者，加黄芪，并增加人参用量；若病久及肾，肾阳亏虚，形寒肢冷，腰膝酸软，呃声难续者，可加肉桂、紫石英、补骨脂、山萸肉、刀豆子。

（5）胃阴不足。

临床表现：呃声短促而不连续，口舌干燥，不思饮食，或有烦渴，或食后饱胀，大便干结；舌红苔少，脉细数。

治法：养胃生津，降逆止呃。

代表方：益胃汤。

本方由生地、麦冬、沙参、玉竹、冰糖组成。可加用橘皮、竹茹、枇杷叶、柿蒂等。若阴虚火旺，胃火上炎者，可加知母、石斛；若神疲乏力，气阴两虚者，可加党参或西洋参、生山药；大便干结者，加当归、蜂蜜。

2. 中医适宜技术

（1）体针疗法。

主穴：天突、中脘、膻中、膈俞、内关、足三里。

配穴：寒邪犯胃、胃火上逆、胃阴不足者，加胃俞；脾胃阳虚者，加脾俞、胃俞；气机郁滞者加期门、太冲。

操作：诸穴常规针刺。膈俞、期门、脾俞、胃俞等穴不可深刺。寒邪犯胃、脾胃阳虚者，针灸并用，虚补实泻，诸穴可用艾灸盒灸或艾条灸或隔姜灸；胃火上逆、气机郁滞者，只针不灸，泻法，或加用沿太阳膀胱经循经闪罐；胃阴不足者，指针不灸，平补平泻。

（2）指针疗法。

选穴：睛明、攒竹、鱼腰、翳风、肩井、缺盆、气舍、天突、膈俞、合谷。

操作：任取一穴，或多穴，用拇指或中指缓缓重力按压，以患者能耐受为度，连续按压1～5分钟，同时嘱患者深吸气后屏住呼吸。

（3）夹脊穴电针。

取穴：双侧第4颈椎夹脊穴。

操作：局部常规消毒后，快速刺入直达颈椎横突处，针尖稍指向胸腹部，强刺激提插捻转，使针感向胸腹部传导，然后接脉冲电疗仪，采用正、负极左右连接，并将正、负极交叉通电，选用疏波，电流量以局部肌肉出现轻度节律性收缩，且患者能耐受为度，留针30分钟。每天1次，严重者每天2次。

（4）艾灸疗法。

取穴：乳根穴。

方法：将艾条点燃，距离皮肤约3cm，以患者有温热感而无灼痛感为度。悬灸时，患者取坐位为宜，卧位者应注意勿使灰屑落于皮肤上而致烫伤。左右两穴，交替施灸。

（5）推拿疗法。

部位：颈部、肩部、背部。

手法：点、按、揉、滚等。

操作：患者取坐位或俯卧位，循经点、按、揉颈项部诸经、背部太阳膀胱经内侧线；揉压翳风、肩井、天突、气舍、风池、肺俞、膈俞、肝俞、脾俞、胃俞、大肠俞等。

（6）穴位注射。

取穴：双膈俞。

药物：丹参注射液、川芎嗪注射液等。

操作：取双侧膈俞穴。患者取坐位或卧位，常规消毒皮肤，用2mL注射器抽取上述任一药物2mL，斜刺皮下0.5～0.8寸，行轻提插手法，待患者有酸胀麻感时且回抽无血后，将药液缓慢推入，每穴注射1mL药液，出针后按压针孔片刻，日1次。一般治疗1～3次若未治愈，休息2d，再继续治疗1～3次。

（7）拔罐疗法。

部位：背部、胸部、腹部。

方法：闪罐、走罐、留罐。

操作：患者取俯卧位暴露腰背部皮肤，在腰背部涂抹润滑油，然后沿太阳膀胱经走罐。走罐速度均匀，力度以患者能耐受为宜，至皮肤潮红、充血或瘀血时。最后在大椎、肺俞、膈俞、胃俞、胆俞、大肠俞等穴位处留罐5～8分钟。实证用泻法：力度稍重，时间稍长；虚证用补法：力度稍轻，时间稍短。其中实证、年轻、体壮者留罐时间稍长，虚证或年老、体弱者留罐时间稍短或不留罐。其次，取仰卧位或坐位，在膻中、中脘穴、期门穴处留罐4～5分钟。

（8）中药热奄包烫熨治疗。

处方：白芷、益母草、红花、细辛、肉桂、川椒、藿香、陈皮等。

适用证候：胃中寒冷证、气机郁滞证、脾胃阳虚证。

方法：患者取仰卧位，暴露上腹部皮肤，用食用醋湿润中药热奄包，放在患者上腹部，用红外线灯照射中药热奄包，每次照射30分钟，每5分钟翻一次中药热奄包，以保证加热面接触患者上腹部，热奄包温度以患者能耐受为宜，至皮肤潮红，患者上腹部有强烈温热感为佳。每天1次。

**【护理】**

（1）生活起居：注意寒温适宜，避免外邪侵袭。

（2）饮食调理：宜清淡，忌生冷、辛辣、肥腻之品，避免饥饱失常。发作时，忌浓茶、咖啡、冰冷饮料。

（3）情志调节：保持情志舒畅，避免暴怒、过喜等不良情志刺激。

## 第七节　腹　　痛

腹痛是指胃脘以下、耻骨毛际以上部位发生的疼痛。西医中的肠易激综合征、消化不良、胃肠痉挛、不完全性肠梗阻、肠粘连、肠系膜和腹膜病变、腹型过敏性紫癜、泌尿系结石、急慢性胰腺炎、肠道寄生虫等以腹痛为主要表现的疾病均属本病范畴，可参照本节辨证论治。

先秦时期，“腹痛”一词最早见于《山海经》，但腹痛是作为一个临床症状，而不是一个独立的疾病出现的。在马王堆汉墓出土的《足臂十一脉灸经》中，描述了腹痛、腹胀、不嗜食等脾胃虚寒症状。此后，腹痛从一个症状逐渐向一个病名演变。《黄帝内经》对腹痛的病因病机有较为全面认识。如《素问·举痛论》云：“寒气客于小肠，小肠不得成聚，故后泄腹痛矣”“寒气客于肠胃之间，膜原之下，血不得散，小络急引故痛”“热气留于小肠，肠中痛，瘅热焦渴，则坚干不得出，故痛而闭不通矣”。《素问·气交变大论》云，“岁土太过，雨湿流行，肾水受邪，民病腹痛”，指出了寒邪、湿邪、热邪等是导致腹痛发生的主要原因。《素问·举痛论》云，“经脉流行不止，环周不休，寒气入经而稽迟，泣而不行，客于脉外则血少，客于脉中则气不通，故卒然而痛”，阐明了疼痛发生的部位。东汉张仲景《金匮要略》中，有绕脐痛、少腹急结、少腹里急、少腹弦急等名称，并对腹痛已有了较为全面的论述，明确指出腹痛虚实辨证的具体方法和实者当下之法。如《金匮要略·腹满寒疝宿食病脉证》云：“病者腹满，按之不痛为虚，痛者为实，可下之。舌黄未下者，下之黄自去。”“腹中寒气，雷鸣切痛，胸胁逆满、呕吐”的脾胃虚寒、水湿内停证及寒邪攻冲证分别提出用附子粳米汤及大建中汤治疗，开创了腹痛论治的先河。隋唐时期，腹痛已经作为一个独立病名出现。巢元方《诸病源候论》将腹痛作为一个独立的病名，并总结了前人提出的腹痛其他名称，比如腹中痛、绕脐痛、腹满痛、腹疼痛、腹急痛、腹绞痛等名称。在这些名称中，有的描述了腹痛的性质和疼痛程度，有的表述了腹痛的病位。宋金元时期，各个医家对腹痛的相关病名又有了不同的论述。如杨士瀛《仁斋直指方论》中的肚皮痛，朱肱《类证活人书》中的腹满时痛，朱丹溪《丹溪心法》中的腹冷疼，危亦林《世医得效方》中的冷气腹痛，赵佶《圣济总录》、刘完素《素问病机气宜保命集》中的腹中虚痛，李东垣《脾胃论》中的腹中刺痛，王佑、陈昭遇、郑奇《太平圣惠方》中的腹内坚痛等名称。杨士瀛《仁斋直指方论》对不同腹痛提出分类鉴别，“气血、痰水、食积、风冷诸证之痛，每每停聚而不散，惟虫痛则乍作乍止，来去无定，又有呕吐清沫之可验”。李东垣在《医学发明·泄可去闭葶苈大黄之属》强调“痛则不通”的病理学说，并在治疗原则上提出“痛随利减，当通其经络，则疼痛去矣”，对后世产生很大影响。明代以前，胃脘痛和腹痛经常混称，明代以后将两者明确分开，专立腹痛病名。秦景明《症因脉治·腹痛论》指出：“痛在胃之下，脐之四旁，毛际之上，名曰腹痛。若痛在胁肋，曰胁痛。痛在脐上，则曰胃痛，而非腹痛。”其明确了腹痛与胃痛及胁痛的区别。龚信《古今医鉴》针对各种病因提出不同的治疗法则，“是寒则温之，是热则清之，是痰则化之，是血则散之，是虫则杀之，临证不可惑也”。唐宗海《血证论》曰，“血家腹痛，多是瘀血”，并指出瘀血在中焦，可用血府逐瘀汤，瘀血在下焦，应以膈下逐瘀汤治疗，对腹痛辨治提出新的创见。

【病因病机】

腹痛的病因多为感受外邪、饮食所伤、情志失调及素体虚弱、劳倦内伤等，致气机阻滞、脉络痹阻或经脉失养而发生腹痛。

1.外感时邪　外感风、寒、暑、热、湿邪，侵入腹中，均可导致气机阻滞，气血经脉受阻。感受寒邪则寒凝气滞，脉络绌急，不通则痛。感受暑热或湿热之邪则肠道传导失职，腑气不通而发生腹痛。

2.饮食不节　暴饮暴食，损伤脾胃，饮食停滞，腑气阻滞不通；过食肥甘厚腻辛辣刺激食物，导致湿热阻滞肠胃，中焦气机不畅；恣食生冷损伤脾胃，脾胃升降失常，腑气通降不利，气机阻滞不通。饮食不洁，肠虫滋生，阻滞肠腑，传导失司，导致不通则痛。

3.情志失调　情志不畅，则肝失疏泄，肝气郁结，气机阻滞，不通则痛；或忧思伤脾，脾失健运，土壅木郁，气机不畅而发生腹痛。日久则血行不畅，导致气滞血瘀，络脉痹阻，疼痛加重，固定不移，且病情进一步加重，可造成腹中癥瘕痞块。

4.禀赋不足　劳倦内伤素体虚弱，脏腑亏虚，或劳倦内伤，导致脾失健运，气血化生不足，经脉失养，或者大病久病之后，中阳不足或脾肾阳虚，经脉失于温煦，均可出现不荣则痛。

5.跌仆损伤　腹部手术跌仆损伤、腹部手术，导致血络受损，血溢脉外，脏器粘连，可形成腹中瘀血，经络不畅，中焦气机阻滞，不通则痛。

腹痛病机为脏腑气机不利，气血阻滞，“不通则痛”；或气血不足，经脉失养，脏腑失煦，“不荣则痛”。总之，本病的基本病机为“不通则痛”或“不荣则痛”。其病位在脾、胃、肝、胆、肾、膀胱及大肠、小肠等多个脏腑。

腹痛发病过程中病机变化复杂，往往互为因果，互相转化，互相兼夹。脏腑气机阻滞，气血运行不畅，经脉痹阻，“不通则痛”，多为实证；脏腑经脉失养，则“不荣而痛”，多为虚证。气血不足夹杂气滞血瘀，或脾胃虚弱与肝胆湿热互见，多为虚实夹杂证。病初多为实证，病久多为虚证或虚实夹杂证。如湿热困脾，或肝郁克脾，日久则脾胃虚弱，甚至脾阳不振，脾肾两虚；脾胃虚弱，脾失健运，则水湿不化，土壅木郁，气机阻滞，日久气滞血瘀；或虚证复感诸邪，导致气滞、血瘀、痰浊、食积、湿热等阻滞。寒痛缠绵发作，可以郁而化热，热痛日久不愈，可以转化为寒，成为寒热交错之证。若腹痛失治误治，气血逆乱，可致厥脱之证；若虫邪聚集，或术后气滞血瘀，日久可变生积聚。

## 【诊断与鉴别诊断】

1. 诊断

（1）凡是在胃脘以下、耻骨毛际以上部位的疼痛，即为腹痛。

（2）根据性别、年龄、婚况，与饮食、情志、受凉等关系，起病经过，其他伴发症状，鉴别何脏腑受病，明确病理性质。血、尿、便常规检查，血、尿淀粉酶检测，电子胃镜、肠镜、腹腔镜、腹部X线、CT、MRI、B超等检查有利于明确诊断。

2. 鉴别诊断

（1）胃痛。部位不同，胃痛在心下胃脘之处，腹痛在胃脘以下，耻骨毛际以上；其次伴随症状不同，胃痛常伴有恶心、嗳气等胃病见症，腹痛可伴有便秘、腹泻或尿频、尿急等症状。

（2）积证。腹痛瘀血型，腹中无结块，积证腹中有结块，且结块固定不移。腹痛可伴有便秘、腹泻或尿频、尿急等症状；积证可伴有胁痛、黄疸、鼓胀等病证。

## 【治疗方法】

1. 中医内治法

（1）寒邪内阻。

临床表现：腹痛拘急，痛势急暴，遇寒痛甚，得温痛减，口淡不渴，形寒肢冷，小便清长，大便清稀或秘结；舌质淡，苔白腻，脉沉紧。

治法：温中散寒，理气止痛。

代表方：良附丸合正气天香散。

良附丸由高良姜、香附组成；正气天香散由乌药、香附、陈皮、紫苏、干姜组成。前方温里散寒；后方理气温中。服药后腹痛仍不缓解者加乌药、细辛、荜茇；伴恶心、呕吐者，加陈皮、砂仁；兼风寒感冒者，加紫苏、防风、荆芥穗；兼暑湿感冒者，加藿香、佩兰；大便秘结严重者加大黄。

(2) 湿热壅滞。

临床表现：腹痛拒按，烦渴引饮，大便秘结，或溏滞不爽，潮热汗出，小便短黄；舌质红，苔黄燥或黄腻，脉滑数。

治法：泄热通腑，行气导滞。

代表方：大承气汤合（或）枳实导滞丸。

大承气汤由大黄、枳实、厚朴、芒硝组成；枳实导滞丸由大黄、枳实、黄芩、黄连、神曲、白术、茯苓、泽泻组成。若燥结不甚，湿热较重，大便不爽者，可去芒硝，加栀子、黄芩、黄柏；若少阳阳明合病，两胁胀痛，大便秘结者，可用大柴胡汤。

(3) 饮食积滞。

临床表现：脘腹胀满，疼痛拒按，嗳腐吞酸，厌食呕恶，痛而欲泻，泻后痛减，或大便秘结；舌苔厚腻，脉滑。

治法：消食导滞，理气止痛。

代表方：枳实导滞丸。

本方由大黄、枳实、黄芩、黄连、神曲、白术、茯苓、泽泻组成。腹胀甚者加木香、莱菔子、槟榔，轻者可用保和丸。

(4) 肝郁气滞。

临床表现：腹痛胀闷，痛无定处，痛引少腹，或兼痛窜两胁，时作时止，得嗳气则舒，遇忧思恼怒则剧，善太息；舌质红，苔薄白，脉弦。

治法：疏肝解郁，理气止痛。

代表方：木香顺气散。

本方由木香、青皮、橘皮、甘草、枳壳、川朴、乌药、香附、苍术、砂仁、桂心、川芎组成。若气滞较重，胁肋胀痛者，加川楝子、郁金；若痛引少腹睾丸者，加橘核、荔枝核、川楝子；若腹痛肠鸣、腹泻者，可用痛泻要方；若少腹绞痛，阴囊寒疝者，可用天台乌药散。

(5) 瘀血内停。

临床表现：腹痛较剧，痛如针刺，痛处固定，经久不愈，入夜尤甚；舌质紫暗，脉细涩。

治法：活血化瘀，和络止痛。

代表方：少腹逐瘀汤。

本方由小茴香、干姜、延胡索、当归、川芎、官桂、赤芍、蒲黄、五灵脂、没药组成。若腹部术后作痛，可加泽兰、红花、桃仁；若跌仆损伤作痛，可加丹参、王不留行或服三七粉、云南白药、血竭；若下焦蓄血，大便色黑，可用桃核承气汤；若胁下积块，疼痛拒按，可用膈下逐瘀汤。

（6）中虚脏寒。

临床表现：腹痛绵绵，时作时止，喜暖喜按，畏寒怯冷，神疲乏力，气短懒言，纳食不佳，面色萎黄，大便溏薄；舌质淡，苔白，脉弱或沉缓。

治法：温中补虚，缓急止痛。

代表方：大建中汤或小建中汤。大建中汤由川椒、干姜、人参、饴糖组成；小建中汤由桂枝、生姜、芍药、饴糖、炙甘草、大枣组成。若腹痛下痢，脉微肢冷，脾肾阳虚者，可用附子理中汤；若大肠虚，积冷便秘者，可用温脾汤；若中气大虚，少气懒言，可用补中益气汤。还可根据辨证选用当归四逆汤、黄芪建中汤等。

3. 中医适宜技术

（1）体针疗法。

推荐选穴：上巨虚（双）、足三里（双）。肝郁气滞证加肝俞、太冲、行间；中虚脏寒证加脾俞、气海、关元；脾胃湿热证加天枢、曲尺。

（2）腹针疗法。

取穴：气海、关元、天枢（双侧）。针刺顺序：①中脘；②下脘；③气海；④关元；⑤枢（双侧）。虚寒型加神阙温灸。

（3）灸法或艾箱灸。

取天枢、气海、内关、足三里、神阙，配脾俞、大肠俞、肝俞、肾俞、关元、公孙。适用中虚脏寒患者。

（4）推拿治疗。

辨证使用不同手法配合相关穴位，调节脾胃功能。按摩手法常用摩、揉法等。

（5）中药外敷法。根据不同辨证，选取适当的中药热敷已达散寒止痛、行气止痛之功效。常用的有吴茱萸炒粗盐外敷法及莱菔子（或川朴）热奄包外敷法。对于中医辨证属于寒性的功能性腹痛，可采用吴茱萸炒盐外敷法。吴茱萸500g装入布袋用文火炒至60～70℃，放置温度为45～50℃左右炒盐外敷感觉疼痛处，操作过程约15～30分钟，每天1～2次。对中医辨证属气机郁滞型功能性腹痛可采用莱菔子热庵包（或川朴热庵包）外敷法。将中药莱菔子250g装入自制小布袋内，扎紧袋口，放入家用式微波炉（900W）中，用高火加热2～3分钟。取出待温度适宜，置患者腹部痛点热敷。患者采取仰卧位，每次治疗20～30分钟，每天1次。

（6）贴敷疗法。辨证选用药物贴敷。中虚脏寒证用附子、丁香、细辛、生姜汁等。气机阻滞证多用丁香粉、青皮粉、厚朴粉等。湿热阻滞证多用大黄粉、甘遂末、芒硝等。

（7）中药足浴。推荐处方：艾叶、细辛、川芎、甘草等。根据具体情况辨证加减。方法：将煎煮好的药液加入足浴器中，温度控制在40～42℃。

【护理】

（1）生活起居。避免过度劳累，保证睡眠充足，保暖防外感。

（2）饮食调理。定时进食，切忌暴饮暴食，避免刺激性食物；饮食以软、烂、细和少食多餐为原则。粗糙、硬固或过酸、过咸、生冷、油腻等食物不宜食用。

（3）情志调摄。避免情绪波动，保持心情愉悦。

## 第八节　泄　　泻

泄泻是以排便次数增多、粪便稀溏，甚至泻出如水样为主要表现的病证。古代将大便溏薄而势缓者称为泄，大便清稀如水而势急者称为泻，现统称为“泄泻”。泄泻是一种病证，西医中器质性疾病，如急性肠炎、炎症性肠病、吸收不良综合征、肠道肿瘤、肠结核等，功能性疾病如肠易激综合征、功能性腹泻等以泄泻为主症的疾病，可以参照本节辨证论治。

本病最早记载于《黄帝内经》，为后世奠定了泄泻的理论基础。《素问·气交变大论》中有“鹜溏”“飧泄”“注下”等病名。指出风、寒、湿、热皆可致泻，如《素问·举痛论》曰：“寒气客于小肠，小肠不得成聚，故后泄腹痛矣。”《素问·阴阳应象大论》有：“湿盛则濡泄”“春伤于风，夏生飧泄”等。对于病机，《素问·至真要大论》提出：“暴注下迫，皆属于热。”对于泄泻所涉及的脏腑及临证表现，《素问·宣明五气》曰：“大肠小肠为泄。”《素问·脏气法时论》谓：“脾病者……虚则腹满肠鸣，飧泄食不化。”《素问·脉要精微论》曰：“胃脉实则胀，虚则泄。”东汉·张仲景在《金匮要略·呕吐哕下利病脉证治》中将泄泻与痢疾统称为下利，至隋·巢元方《诸病源候论》始明确将泄泻与痢疾分述之。宋代以后才统称为泄泻。宋·陈无择在《三因极一病证方论·泄泻叙论》中提出情志失调亦可引起泄泻，如“喜则散，怒则激，忧则聚，惊则动，脏气隔绝，精神夺散，以致溏泄”。

关于泄泻的治疗，明·张介宾提出分利之法是治疗泄泻的原则，《景岳全书·泄泻》云：“凡泄泻之病，多由水谷不分，故以利水为上策。”明·李中梓在《医宗必读·泄泻》中提出治泻九法，即淡渗、升提、清凉、疏利、甘缓、酸收、燥脾、温肾、固涩，对后世治疗泄泻影响巨大。清代医家对泄泻的论著颇多，认识日趋完善。

【病因病机】

泄泻的病因主要为感受外邪，饮食所伤，情志不调，禀赋不足及年老体弱、大病久病之后脏腑虚弱。

1.感受外邪　外感寒湿暑热之邪伤及脾胃，使脾胃升降失司，脾不升清；或直接损伤脾胃，导致脾失健运，水湿不化，引起泄泻。因湿邪易困脾土，以湿邪最为多见，故有“湿多成五泄”“无湿不成泻”之说。如清·沈金鳌《杂病源流犀烛·泄泻源流》云：“是泄虽有风、寒、热、虚之不同，要未有不源于湿者也。”

2.饮食所伤　饮食不洁，使脾胃受伤，或饮食不节，暴饮暴食或恣食生冷辛辣肥甘，使脾失健运，脾不升清，小肠清浊不分，大肠传导失司，发生泄泻。如明·张介宾《景岳全书·泄泻》曰：“若饮食不节，起居不时，以致脾胃受伤，则水反为湿，谷反为滞，精华之气不能输化，乃至合污下降而泻痢作矣。”

3.情志失调　抑郁恼怒，易致肝失调达，肝气郁结，横逆克脾，或忧思伤脾，均可致脾失健运，水湿不化，发生泄泻。如明·张介宾《景岳全书·泄泻》曰：“凡遇怒气便作泄泻者，必先以怒时夹食，致伤脾胃。”长期忧思伤脾，脾失健运，清阳不升，水谷不化，也可引发本病。

4.禀赋不足　病后体虚年老体弱，脏腑虚弱，脾肾亏虚；或大病久病之后，脾胃受损，肾气亏虚；或先天禀赋不足，脾胃虚弱，肾阳不足，均可导致脾胃虚弱或命门火衰。脾胃虚弱，不能腐熟水谷、运化水湿，积谷为滞，湿滞内生，清浊不分，混杂而下，遂成泄泻。如明·张介宾《景岳全书·泄泻》曰：“泄泻之本，无不由于脾胃。”命门火衰则脾失温煦，运化失职，水谷不化，湿浊内生，遂成久泻，甚至是五更泻。如明·张介宾《景岳全书·泄泻》曰：“肾为胃关，开窍于二阴，所以二便之开闭，皆肾脏之所主，今肾中阳气不足，则命门火衰，而阴寒独盛，故于子丑五更之后，当阳气未复，阴气盛极之时，即令人洞泄不止也。”

泄泻基本病机为脾虚湿盛，脾失健运，水湿不化，肠道清浊不分，传化失司。同时与肝、肾也有相关。明·李中梓《医宗必读·泄泻》有“无湿不成泻”之说。

泄泻病性有虚实之分，实证多因湿盛伤脾，或饮食伤脾，暴泻以实证为主。虚证见于劳倦内伤、大病久病之后，或他脏及脾，如肝木克脾，或肾阳亏虚，不能温煦脾脏，久泻以虚证为主。急性泄泻，经及时治疗，可在短期内痊愈。一些急性泄泻因失治或误治，迁延日久，可由实转虚，转为久泻。

## 【诊断与鉴别诊断】

1.诊断

（1）大便稀溏或如水样，次数增多，每天三次以上。

（2）常伴有腹胀腹痛、肠鸣纳呆。多由寒热、饮食、情志等因素诱发。

（3）急性泄泻起病急，病程短，有感寒受凉、暴饮暴食或误食不洁之物的病史，多伴有恶寒、发热等症状。久泄起病缓，病程长，时发时止，多为禀赋不足，或由急性泄泻失治误治，迁延日久而成，常因受凉、饮食生冷或情志不畅而诱发。便常规、便培养、X线钡剂灌肠、肠道内镜、腹部B超及CT有助于临床明确诊断。

2. 鉴别诊断

（1）痢疾。泄泻与痢疾共同特点是大便稀溏，大便次数增加，可伴有腹痛发作，完谷不化。但泄泻发作时大便中无脓血，不伴里急后重。而痢疾是以腹痛、便下赤白脓血、里急后重为特征。

（2）霍乱。霍乱是一种上吐下泻并作的病证，发病特点是来势急骤，变化迅速，病情凶险，有饮食不洁史或患者接触史，呈地区流行。起病时常突然腹痛，继则吐泻交作，所吐之物均为未消化之食物，气味酸腐热臭，所泻之物多为黄色粪水，或吐下如米泔水，可伴恶寒、发热，无里急后重。部分患者在剧烈吐泻之后，迅速出现皮肤松弛，目眶凹陷，下肢痉挛转筋，可伴心烦口渴，精神萎靡，少尿或尿闭，腹中绞痛，面色苍白，汗出肢冷等津竭阳衰之危候，预后很差。而泄泻是以大便稀溏、次数增多为特征，一般预后良好。

## 【治疗方法】

1. 中医内治法

（1）寒湿内盛。

临床表现：泄泻清稀，甚则如水样，脘闷食少，腹痛肠鸣，或兼恶寒，发热，头痛，肢体酸痛；舌苔白或白腻，脉濡缓。

治法：芳香化湿，解表散寒。

代表方：藿香正气散。

本方由藿香、厚朴、苏叶、陈皮、大腹皮、白芷、茯苓、白术、半夏曲、桔梗、甘草、生姜、大枣组成。若表邪偏重，寒热身痛，可加荆芥、防风，或用荆防败毒散；若湿邪偏重，腹满肠鸣，小便不利，可用胃苓汤；若寒重于湿，腹胀冷痛者，可用理中丸。

（2）湿热中阻。

临床表现：泄泻腹痛，泻下急迫，或泻而不爽，粪色黄褐臭秽，肛门灼热，烦热口渴，小便短黄；舌质红，苔黄腻，脉滑数或濡数。

治法：清热燥湿，分消止泻。

代表方：葛根芩连汤。

本方由葛根、炙甘草、黄芩、黄连组成。若偏湿重宜加薏苡仁、厚朴；夹食滞者加神曲、山楂、麦芽；如有发热、头痛、脉浮等风热表证，可加金银花、连翘、薄荷；如在夏暑期间，症见发热头重，烦渴自汗，小便短赤，脉濡数等，是暑湿入侵，表里同病，可用新加香薷饮合六一散。

（3）食滞肠胃。

临床表现：腹痛肠鸣，泻下粪便臭如败卵，泻后痛减，脘腹胀满，嗳腐酸臭，不思饮食；舌苔垢浊或厚腻，脉滑。

治法：消食导滞，和中止泻。

代表方：保和丸。

本方由山楂、神曲、半夏、茯苓、陈皮、连翘、莱菔子组成。若食滞较重，脘腹胀满，可因势利导，据“通因通用”的原则，用枳实导滞丸，以大黄、枳实为主。

（4）肝气乘脾。

临床表现：平时心情抑郁，或急躁易怒，每因抑郁恼怒，或情绪紧张而发泄泻，伴有胸胁胀闷，嗳气食少，腹痛攻窜；舌淡红，脉弦。

治法：抑肝扶脾。

代表方：痛泻要方。

本方由白术、白芍、防风、陈皮组成。若肝郁气滞，胸胁脘腹胀痛者，可加枳壳、香附、元胡、川楝子；若脾虚明显，神疲食少者，加黄芪、党参、扁豆；若久泻不止，可加酸收之品，如乌梅、诃子、石榴皮等。

（5）脾胃虚弱。

临床表现：大便时溏时泻，迁延反复，稍进油腻食物，则大便溏稀，次数增加，或完谷不化，伴食少纳呆，脘闷不舒，面色萎黄，倦怠乏力；舌质淡，苔白，脉细弱。

治法：健脾益气，化湿止泻。

代表方：参苓白术散。

本方由人参、白术、茯苓、甘草、山药、莲肉、扁豆、砂仁、苡仁、桔梗、大枣组成。若脾阳虚衰，阴寒内盛，亦可用附子理中汤；若久泻不愈，中气下陷，而兼有脱肛者，可用补中益气汤，并重用黄芪、党参；还可以辨证选用升阳益胃汤、黄芪建中汤等。

（6）肾阳虚衰。

临床表现：黎明前腹部作痛，肠鸣即泻，泻后痛减，完谷不化，腹部喜暖喜按，形寒肢冷，腰膝酸软；舌淡苔白，脉沉细。

治法：温肾健脾，固涩止泻。

代表方：附子理中丸合四神丸。

附子理中丸由炮附子、人参、白术、炮姜、炙甘草组成；四神丸由补骨脂、肉豆蔻、吴茱萸、五味子、生姜、大枣组成。若年老体弱，久泻不止，中气下陷，加黄芪、升麻、柴胡，亦可合桃花汤。

2. 中医适宜技术

（1）体针。

腹泻：选取足三里、天枢、神阙、中脘等穴位，可使用平补平泻法。

腹痛：选取足三里、中脘、天枢、三阴交、太冲等穴位，其中太冲用泻法，其余穴位用平补平泻法。

呕吐：选取中脘、内关、足三里等穴位，其中足三里用平补平泻法，其余穴位用泻法。

（2）平衡针：可选取胃痛穴、腹痛穴。

胃痛穴：定位：此穴位于口角下一寸或下颌正中点旁开3cm（1.5寸）。取穴原则：男左女右取穴。手法：滞针手法。针感：以局限性针感出现的酸麻胀为主。

腹痛穴：定位：此穴位与腓骨小头前下方凹陷中。取穴原则：病变定位时采用交叉取穴。病变非定位时，采取男左女右取穴。视病情危重，采取双侧同时取穴。手法：上下提插可捻转滞针。针感：以局限性针感出现的酸麻胀为主。

（3）腹针。选取中脘、下脘、上风湿点（双侧）。留针20分钟。

（4）灸法。寒湿证选中脘、上脘温中止呕。

（5）中药外敷。

吴茱萸热奄包：吴茱萸200g加热，热度为患者皮肤可以接受为准，用治疗巾包裹后，外敷腹部，以寒湿证患者为宜。

四黄水蜜外敷：大黄、黄连、黄柏、黄芩各200g，研细末过筛备用，用时取适量加蜂蜜调制成饼状，外敷腹部，以湿热证或食滞证患者为宜。

（6）中药穴位贴敷。

寒湿证：苍术、白术各20g，吴茱萸5g，赤石脂15g，石榴皮20g，丁香5g，肉桂5g。上药晒干研细末过筛备用，取药粉1g，用生姜汁调成糊状，纳脐中，纱布固定，夜贴晨取，1次/d，3d为一个疗程。

湿热证：用黄连5g，苦参10g，茯苓15g。上三味药粉碎为极细末，和匀取1g用醋调成药饼，贴敷在神阙穴上，纱布固定，每次贴敷约8h，1次／d，3d为一个疗程。

（7）刮痧疗法。

取位：患者采取仰卧位。

操作步骤：术者在患者的下脘、石门、天枢、天突穴位上，将手指用清水湿润，五指弯曲，用食指与中指的第二指节对准穴位，将皮肤挟起，然后松开。这样一起一落，反复进行，每点挟撮6-8次，直至被挟处成为橄榄状之紫红色充血斑为度。每天2次。

**【护理】**

生活起居注意以下几点。生活规律，劳逸结合，适当运动，保证睡眠。急性发作时宜卧床休息。避免腹部受凉，注意保暖，根据气候变化及时增减衣服。加强护理，做好病情观察：注意观察患者神志，生命体征，大便次数、色、质、量的变化，及时发现及处理并发症，如脱水、酸中毒、休克及消化道出血等情况。

## 第九节　痢　　疾

痢疾，是以腹痛，里急后重，下痢赤白脓血为主症的病证。是一类或具有传染性的疾病，多发于夏秋季节。西医学中的细菌性痢疾、阿米巴痢疾、溃疡性结肠炎等属本病范畴，可参照本节辨证论治。

春秋战国时期，《黄帝内经》称本病为“肠澼”“赤沃”，对其病因及临床特点进行了简要论述，指出感受外邪和饮食不节是两个致病的重要环节。如《素问·太阴阳明论》云：“食饮不节，起居不时者，阴受之……入五脏则䐜满闭塞，下为飧泄，久为肠澼。”《素问·至真要大论》曰：“少阴之胜……呕逆躁烦，腹满痛溏泄，传为赤沃。”《难经》称之为“大瘕泄”，指出，“大瘕泄者，里急后重，数至圊而不能便”。东汉末年，张仲景在《伤寒论》《金匮要略》将痢疾与泄泻统称为“下利”，其治疗痢疾的有效方剂白头翁汤等一直为后世沿用。唐宋时期，孙思邈《备急千金要方·脾脏下》称本病为“滞下”。严用和《济生方·痢疾论治》正式用“痢疾”病名，“今之所谓痢疾者，古所谓滞下是也”，一直沿用至今。朱丹溪《丹溪心法·痢病》进一步阐明痢疾具有流行性、传染性，指出，“时疫作痢，一方一家，上下相染相似”，并论述痢疾的病因以“湿热为本”，提出通因通用的治痢原则。明清时期，李中梓《医宗必读·痢疾》指出：“至治法，须求何邪所伤，何脏受病。如因于湿热者，去其湿热；因于积滞者，去其积滞。因于气者调之；因于血者和之。新感而实者，可以通因通用；久病而虚者，可以塞因塞用。”喻昌创“逆流挽舟”之法，并在《医门法律·痢疾论》中云，“引其邪而出之于外”，创活人败毒散。蒋宝素将痢疾称为内痈，《医略十三篇·痢疾》云：“治痢之法，当参入治痈之义。”特别是《名医指掌·痢疾》中指出：“善治者，审其冷、热、虚、实、气、血之证，而行汗、吐、下、清、温、补、兜、涩之法可也。”这些治疗原则，一直指导着今天的临床。明清以后，对痢疾的认识更加深入，《类证治裁·痢证》认为，“症由胃腑湿蒸热壅，致气血凝结，夹糟粕积滞，进入大小腑，倾刮脂液，化脓血下注”，切中痢疾的发病机理。清代的一些痢疾专著，如吴道琼的《痢症参汇》、孔毓礼的《痢疾论》等，可谓集痢疾辨证治疗之大成。

【病因病机】

痢疾的发生多由外感湿热、疫毒之邪，内伤饮食，损及脾胃与肠，邪气客于大肠，与气血搏结，肠道脂膜血络受伤，传导失司，而致下痢。

1. 外感时邪疫毒　夏秋季节，暑湿秽浊、疫毒易于滋生。若起居不慎，劳作不休，湿热或暑湿之邪内侵肠道，湿热郁蒸，气血与之搏结于肠之脂膜，化为脓血而成湿热痢。疫毒之邪侵及阳明气分，进而内窜营血，甚则进迫下焦厥阴、少阴，而致急重之疫毒痢。素体阳虚之人，感受寒湿，或感受湿邪后，湿从寒化，寒湿伤中，胃肠不和，气血壅滞，发为寒湿痢。正如《景岳全书·痢疾》云："痢疾之病，多病于夏秋之交，古法相传，皆谓炎暑大行，相火司令，酷热之毒蓄积为痢。"

2. 内伤饮食　平素嗜食肥甘厚味者，酿生湿热，在夏秋季节内外湿热交蒸之时，饮食不洁或暴饮暴食，湿热毒邪，直趋中道，蕴结肠之脂膜，邪毒繁衍与气血搏结，腐败化为脓血，则成湿热痢或疫毒痢。若湿热内郁不清，易伤阴血，形成阴虚痢。若其平素恣食生冷瓜果，伤及脾胃，中阳不足，湿从寒化，寒湿内蕴，再贪凉饮冷或不洁食物，寒湿食积壅塞肠中，气机不畅，气滞血瘀，气血与肠中腐浊之气搏结于肠之脂膜，化为脓血而成寒湿痢。如《景岳全书·痢疾》云："因热贪凉者，人之常事也，过食生冷，所以致痢。"脾胃素弱之人，屡伤寒湿，或湿热痢过服寒凉之品，克伐中阳，每成虚寒痢。

痢疾的主要病机是邪蕴肠腑，气血壅滞，传导失司，脂膜血络受伤而成痢。湿热、疫毒、寒湿、食积等内蕴肠腑，与肠中气血相搏结，大肠传导功能失司，通降不利，气血瘀滞，肠络受损，腐败化为脓血而痢下赤白；气机阻滞，腑气不通，故见腹痛，里急后重。

痢疾病位在肠，与脾、胃相关，可涉及肾。因肠与胃密切相连，肠病及胃，故常病在肠胃。如《医碥·痢》所说："不论何脏腑之湿热，皆得以入肠胃，以胃为中土，主容受而传之肠也。"痢疾日久，不但损伤脾胃而且影响及肾，导致肾气虚惫或脾肾阳虚，下痢不止。

本病的病理性质分寒热虚实，病机演变多端。初期多为实证，因湿热或寒湿所致。外感湿热或湿热内生或疫毒内侵，壅滞腑气，熏灼肠道，下痢鲜紫脓血，壮热口渴，皆属热证。寒湿阴邪所致者为寒证。下痢日久，可由实转虚或虚实夹杂，寒热并见。如痢疾失治，迁延日久，或收涩太早，关门留寇，正虚邪恋，可发展为下痢时发时止，日久难愈的休息痢。

## 【诊断与鉴别诊断】

1.诊断

（1）以腹痛，里急后重，下痢赤白脓血为主症。

（2）急性痢疾起病急骤，可伴有恶寒发热；慢性痢疾则反复发作，迁延不愈。

（3）常见于夏秋季节，多有饮食不洁史，或具有传染性。大便常规检查，可帮助确立诊断。血常规检查，对急性菌痢具有诊断意义。必要时行X线钡剂造影及直肠、结肠镜检查，有助于诊断。

2.鉴别诊断

泄泻　两者多发于夏秋季节，病位在胃肠，病因亦有相似之处，症状都有腹痛、大便次数增多，但痢疾大便次数虽多而量少，排赤白脓血便，腹痛伴里急后重感明显。而泄泻大便溏薄，粪便清稀，或如水，或完谷不化，而无赤白脓血便，腹痛多伴肠鸣，少有里急后重感。正如《景岳全书》所说："泻浅而痢重，泻由水谷不分，出于中焦，痢以脂血伤败，病在下焦。"当然，泻、痢两病在一定条件下又可以相互转化，或先泻后痢，或先痢而后转泻。一般认为先泻后痢病情加重，先痢后泻为病情减轻。

## 【辨证论治】

1.湿热痢

临床表现：腹部疼痛，里急后重，痢下赤白脓血，黏稠如胶冻，腥臭，肛门灼热，小便短赤；舌苔黄腻，脉滑数。

治法：清肠化湿，调气和血。

代表方：芍药汤。

本方由芍药、当归、黄连、槟榔、木香、炙甘草、大黄、黄芩、肉桂组成。若痢下赤多白少，口渴喜冷饮，属热重于湿者，配白头翁、秦皮、黄柏；若瘀热较重，痢下鲜红者，加地榆、丹皮、苦参；若痢下白多赤少，舌苔白腻，属湿重于热者，可去当归，加茯苓、苍术、厚朴、陈皮等；若兼饮食积滞，嗳腐吐酸，腹部胀满者，加莱菔子、神曲、山楂等；若食积化热，痢下不爽，腹痛拒按者，可加用枳实导滞丸。

2.疫毒痢

临床表现：起病急骤，壮热口渴，头痛烦躁，恶心呕吐，大便频频，痢下鲜紫脓血，腹痛剧烈，后重感特著，甚者神昏惊厥；舌质红绛，舌苔黄燥，脉滑数或微欲绝。

治法：清热解毒，凉血除积。

代表方：白头翁汤合芍药汤。

白头翁汤由白头翁、黄连、黄柏、秦皮组成；芍药汤由芍药、当归、黄连、槟榔、木香、炙甘草、大黄、黄芩、肉桂组成。前方以清热凉血解毒为主；后方能增强清热解毒之功，并有调气行血导滞作用。若见热毒秽浊壅塞肠道，腹中满痛拒按，大便滞涩，臭秽难闻者，加大黄、枳实、芒硝；神昏谵语，甚则痉厥，舌质红，苔黄糙，脉细数，属热毒深入营血，神昏高热者，用犀角地黄汤、紫雪丹；若热极风动，痉厥抽搐者，加入羚羊角、钩藤、石决明。

3.寒湿痢

临床表现：腹痛拘急，痢下赤白黏冻，白多赤少，或为纯白冻，里急后重，口淡乏味，脘胀腹满，头身困重；舌质或淡，舌苔白腻，脉濡缓。

治法：温中燥湿，调气和血。

代表方：不换金正气散。

本方由苍术、陈皮、半夏、厚朴、藿香、甘草、生姜、大枣组成。若痢下白中兼紫者，加当归、芍药；脾虚纳呆者加白术、神曲；寒积内停，腹痛，痢下滞而不爽，加大黄、槟榔，配炮姜、肉桂。

4.阴虚痢

临床表现：痢下赤白，日久不愈，脓血黏稠，或下鲜血，脐下灼痛，虚坐努责，食少，心烦口干，至夜转剧；舌红绛少津，苔少或花剥，脉细数。

治法：养阴和营，清肠化湿。

代表方：黄连阿胶汤合驻车丸。

黄连阿胶汤由黄连、黄芩、白芍、阿胶、鸡子黄组成；驻车丸由黄连、阿胶、当归、炮姜组成。若虚热灼津而见口渴、尿少、舌干者，可加沙参、石斛；如痢下血多者，可加丹皮、旱莲草；若湿热未清，有口苦、肛门灼热者，可加白头翁、秦皮。

5.虚寒痢

临床表现：腹部隐痛，缠绵不已，喜按喜温，痢下赤白清稀，无腥臭，或为白冻，甚则滑脱不禁，肛门坠胀，便后更甚，形寒畏冷，四肢不温，食少神疲，腰膝酸软；舌淡苔薄白，脉沉细弱。

治法：温补脾肾，收涩固脱。

代表方：桃花汤合真人养脏汤。

桃花汤由赤石脂、干姜、粳米组成；真人养脏汤由诃子、罂粟壳、肉豆蔻、人参、当归、白术、木香、肉桂、炙甘草、白芍组成。前方温中涩肠，后方兼能补虚固脱。若积滞未尽，应少佐消导积滞之品，如枳壳、山楂、神曲等；若痢久脾虚气陷，导致少气脱肛，可加黄芪、柴胡、升麻、党参。

6.休息痢

临床表现：下痢时发时止，迁延不愈，常因饮食不当、受凉、劳累而发，发时大便次数增多，夹有赤白黏冻，腹胀食少，倦怠嗜卧；舌质淡苔腻，脉濡软或虚数。

治法：温中清肠，调气化滞。

代表方：连理汤。

本方由人参、白术、干姜、炙甘草、黄连、茯苓组成。临床可加槟榔、木香、枳实以调气化滞。

## 第十节　便　　秘

便秘，是以大便排出困难，排便周期延长，或周期不长，但粪质干结，排出艰难，或粪质不硬，虽频有便意，但排便不畅为主要表现的病证。西医学中的功能性便秘、肠易激综合征、肠炎恢复期之便秘、药物性便秘、内分泌及代谢性疾病所致的便秘均属本病范畴，可参照本节辨证论治。“便秘”病名首见于《黄帝内经》，指出便秘与脾胃、小肠、肾有关，如《素问·厥论》曰：“太阴之厥，则腹满䐜胀，后不利。”《素问·举痛论》曰：“热气留于小肠，肠中痛，瘅热焦竭，则坚干不得出，故痛而闭不通矣。”东汉时期，张仲景则称便秘为“脾约”“闭”“阴结”“阳结”，认为其病与寒、热、气滞有关，提出了便秘寒、热、虚、实不同的发病机制，设立了承气汤的苦寒泻下，麻子仁丸的养阴润下，厚朴三物汤的理气通下，以及蜜制药“内谷道中”、猪胆汁和醋“以灌谷道内”诸法，为后世医家认识和治疗本病确立了基本原则，有的方药至今仍广泛应用于临床。《诸病源候论·大便难候》曰：“大便难者，由五脏不调，阴阳偏有虚实，谓三焦不和则冷热并结故也。”又云：“邪在肾亦令大便难。”“渴利之家，大便亦难”，指出引起便秘的原因很多，与五脏不调、阴阳虚实寒热均有关系。

金元时期，《丹溪心法·燥结》则认为便秘是由于血少，或肠胃受风，涸燥秘涩所致。直至明清，张介宾按仲景之法把便秘分为阴结、阳结两类，认为有火为阳结，无火是阴结。《景岳全书·秘结》云：“秘结一证，在古方书有虚秘、风秘、气秘、热秘、寒秘、湿秘等说，而东垣又有热燥、风燥、阳结、阴结之说，此其立名大烦，又无确据，不得其要，而徒滋疑惑，不无为临证之害也。不知此证之当辨者惟二，则曰阴结、阳结而尽之矣。”《石室秘录·大便秘结》曰：“大便秘结者，人以为大肠燥甚，谁知是肺气燥乎？肺燥则清肃之气不能下行于大肠。”《杂病源流犀烛·大便秘结源流》则强调：“大便秘结，肾病也。”以上指出大便秘结与肺、肾均有密切关系。

【病因病机】

便秘主要是由外感寒热之邪，内伤饮食情志，病后体虚，阴阳气血不足等，热结、气滞、寒凝、气血阴阳亏虚，致使邪滞胃肠、壅塞不通；肠失温润，推动无力，糟粕内停，大便排出困难，发为便秘。

1.素体阳盛　素体阳盛，或热病之后，余热留恋，或肺热肺燥，下移大肠，或过食醇酒厚味，或过食辛辣，或过服热药，均可致肠胃积热，耗伤津液，肠道干涩失润，粪质干燥，难于排出，形成所谓“热秘”。如《景岳全书·秘结》曰：“阳结证，必因邪火有余，以致津液干燥。”

2.情志失调　忧愁思虑，脾伤气结，或抑郁恼怒，肝郁气滞，或久坐少动，气机不利，均可导致腑气郁滞，通降失常，传导失职，糟粕内停，不得下行，或欲便不出，或出而不畅，或大便干结而成气秘。如《金匮翼·便秘》曰：“气秘者，气内滞而物不行也。”

3.感受外邪　恣食生冷，凝滞胃肠，或外感寒邪，直中肠胃，或过服寒凉，阴寒内结，均可导致阴寒内盛，凝滞胃肠，传导失常，糟粕不行，而成冷秘。如《金匮翼·便秘》曰：“冷秘者，寒冷之气，横于肠胃，凝阴固结，阳气不行，津液不通。”

4.年老体虚　素体虚弱，或病后、产后及年老体虚之人，阴阳气血亏虚，阳气虚则温煦传送无力，阴血虚则润泽荣养不足，皆可导致大便不畅。如《景岳全书·秘结》曰：“凡下焦阳虚，则阳气不行，阳气不行则不能传送，而阴凝于下，此阳虚而阴结也。”《医宗必读·大便不通》说：“更有老年津液干枯，妇人产后亡血及发汗利小便，病后血气未复，皆能秘结。”

便秘病位主要在大肠，涉及脾、胃、肺、肝、肾等多个脏腑，基本病机为大肠传导失常。胃与肠相连，胃热炽盛，下传大肠，燔灼津液，大肠热盛，燥屎内结，可成便秘；肺与大肠相表里，肺之燥热下移大肠，则大肠传导功能失常，而成便秘；肝主疏泄气机，若肝气郁滞，则气滞不行，腑气不能畅通；肾主五液而司二便，若肾阴不足，则肠道失润，若肾阳不足则大肠失于温煦而传送无力，大便不通。以上原因均可发为本病。

便秘的病性可概括为虚、实两个方面。热秘、气秘、冷秘属实，气血阴阳亏虚所致者属虚。虚实之间常常相互兼夹或相互转化。如肠胃积热与气机郁滞可以并见，阴寒积滞与阳气虚衰可以相兼，气秘日久，久而化火，可转化成热秘。阳虚秘者，如温燥太过，津液耗伤，可转化为阴虚秘，或久病阳损及阴，则可见阴阳俱虚之证。

## 【诊断与鉴别诊断】

1.诊断

（1）排便次数每周少于3次，或周期不长，但粪质干结，排出艰难，或粪质不硬，虽频有便意，但排便不畅。

（2）粪便的望诊及腹部触诊、大便常规、潜血试验、肛门指诊、钡灌肠或气钡造影、纤维结肠镜检查等有助于便秘的诊断。

2.鉴别诊断

（1）肠结。两者皆有大便秘结。肠结多为急病，因大肠通降受阻所致，表现为腹部疼痛拒按，大便完全不通，且无矢气和肠鸣音，严重者可吐出粪便。而便秘多为慢性久病，因大肠传导失常所致，表现为大便干结难行，偶伴腹胀，饮食减少，恶心欲吐，有矢气和肠鸣音。

（2）积聚。两者皆有腹部包块。积聚的包块在腹部各处均可出现，形状不定，多与肠形不一致，与排便无关。而便秘者所致包块常出现在左下腹，可扪及条索状物，与肠形一致，压之变形，排便后消失或减少。

## 【治疗方法】

1.中医内治法

（1）热秘。

临床表现：大便干结，腹胀或痛，口干口臭，面红心烦，或有身热，小便短赤；舌质红，苔黄燥，脉滑数。

治法：泻热导滞，润肠通便。

代表方：麻子仁丸。

本方由麻子仁、芍药、枳实、大黄、厚朴、杏仁组成。若津液已伤，可加生地、玄参、麦冬；若肺热气逆，咳喘便秘者，可加瓜蒌仁、苏子、黄芩；若兼郁怒伤肝，易怒目赤者，加服更衣丸；若燥热不甚，或药后大便不爽者，可用青麟丸；若兼痔疮、便血，可加槐花、地榆；若热势较盛，痞满燥实坚者，可用大承气汤。

（2）气秘。

临床表现：大便干结，或不甚干结，欲便不得出，或便后不爽，肠鸣矢气，嗳气频作，胁腹痞满胀痛；舌苔薄腻，脉弦。

治法：顺气导滞，降逆通便。

代表方：六磨汤。

本方由沉香、木香、槟榔、乌药、枳实、大黄组成。若腹部胀痛甚，可加厚朴、柴胡、莱菔子；若便秘腹痛，舌红苔黄，气郁化火，可加黄芩、栀子、龙胆草；若气逆呕吐者，可加半夏、陈皮、代赭石；若七情郁结，忧郁寡言者，加白芍、柴胡、合欢皮；若跌仆损伤，腹部术后，便秘不通，属气滞血瘀者，可加红花、赤芍、桃仁等药。

（3）冷秘。

临床表现：大便艰涩，腹痛拘急，胀满拒按，胁下偏痛，手足不温，呃逆呕吐；苔白腻，脉弦紧。

治法：温里散寒，通便止痛。

代表方：温脾汤合用半硫丸。

温脾汤由附子、人参、大黄、甘草、干姜组成；半硫丸由半夏、硫黄组成。若便秘腹痛，可加枳实、厚朴、木香；若腹部冷痛，手足不温，加高良姜、小茴香。

（4）气虚秘。

临床表现：大便干或不干，虽有便意，但排出困难，用力努挣则汗出短气，便后乏力，面白神疲，肢倦懒言；舌淡苔白，脉弱。

治法：补脾益肺，润肠通便。

代表方：黄芪汤。

本方由黄芪、陈皮、火麻仁、白蜜组成。若乏力出汗者，可加白术、党参；若排便困难，腹部坠胀者，可合用补中益气汤；若气息低微，懒言少动者，可加用生脉散；若肢倦腰酸者，可用大补元煎；若脘腹痞满，舌苔白腻者，可加白扁豆、生薏苡仁；若脘胀纳少者，可加炒麦芽、砂仁。

（5）血虚秘。

临床表现：大便干结，面色无华，皮肤干燥，头晕目眩，心悸气短，健忘少寐，口唇色淡；舌淡苔少，脉细。

治法：养血滋阴，润燥通便。

代表方：润肠丸。

本方由当归、生地、麻仁、桃仁、枳壳组成。若面白，眩晕甚，加玄参、何首乌、枸杞子；若手足心热，午后潮热者，可加知母、胡黄连等；若阴血已复，便仍干燥，可用五仁丸。

（6）阴虚秘。

临床表现：大便干结，形体消瘦，头晕耳鸣，两颧红赤，心烦少寐，潮热盗汗，腰膝酸软；舌红少苔，脉细数。

治法：滋阴增液，润肠通便。

代表方：增液汤。

本方由玄参、生地、麦冬组成。若口干面红，心烦盗汗者，可加芍药、玉竹；便秘干结如羊屎状，加火麻仁、柏子仁、瓜蒌仁；若胃阴不足，口干口渴者，可用益胃汤；若肾阴不足，腰膝酸软者，可用六味地黄丸；若阴亏燥结，热盛伤津者，可用增液承气汤。

（7）阳虚秘。

临床表现：大便干或不干，排出困难，小便清长，面色白，四肢不温，腹中冷痛，腰膝酸冷；舌淡苔白，脉沉迟。

治法：补肾温阳，润肠通便。

代表方：济川煎。

本方由肉苁蓉、当归、牛膝、枳壳、泽泻、升麻组成。若寒凝气滞、腹痛较甚，加肉桂、木香；胃气不和，恶心呕吐，可加半夏、砂仁。

2. 中医适宜技术

（1）体针疗法　多选用大肠俞、天枢、支沟等穴，实秘用泻法；虚秘用补法。肠道实热可加针刺合谷、曲池；肠道气滞可加刺中脘、行间；脾气虚弱加针脾俞、胃俞；脾肾阳虚可艾灸神阙、气海。

（2）耳针疗法　常用胃、大肠、小肠、直肠、交感、皮质下、三焦等穴位，一次取3～4个穴位，中等刺激，每天1次，2耳交替进行，每天按压10次，每次3分钟。

（3）推拿治疗　辨证使用不同手法配合相关穴位，调节脾胃功能。按摩手法常用摩、揉法等。

（4）灌肠疗法　常用药物：番泻叶30g水煎成150～200mL，或大黄10g加沸水150～200mL，浸泡10分钟后，加玄明粉搅拌至完全溶解，去渣，药液温度控制在40℃灌肠。患者取左侧卧位，暴露臀部，将肛管插入10～15cm后徐徐注入药液，保留20分钟后，排出大便，如无效，间隔3～4h重复灌肠，适用于腹痛、腹胀等便秘急症，有硬便嵌塞肠道，数日不下的患者。

（5）敷贴疗法　辨证选用药物敷贴。如实证多用大黄粉、甘遂末、芒硝等，虚寒证多用附子、丁香、胡椒等。

## 【护理】

包括生活调理、心理调节、锻炼等。

（王晓乾、熊武忠）